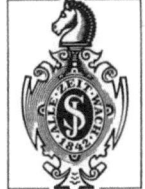

E. Lungershausen (Hrsg.)

Demenz

Herausforderung für Forschung,
Medizin und Gesellschaft

Unter Mitarbeit von
H. Erzigkeit   I. Füsgen   C. G. Gottfries
S. Hoyer   R. Schaltenbrand   J. Schulz

Mit 61 Abbildungen und 42 Tabellen

Springer-Verlag Berlin Heidelberg GmbH

Prof. Dr. med. Eberhard Lungershausen
Direktor der Psychiatrischen Klinik mit Poliklinik
Universität Erlangen-Nürnberg, Schwabachanlage 6−10
D-8520 Erlangen

ISBN 978-3-642-76933-7   ISBN 978-3-642-76932-0 (eBook)
DOI 10.1007/978-3-642-76932-0

Die Deutsche Bibliothek − CIP-Einheitsaufnahme
Demenz: Herausforderung für Forschung, Medizin und Gesellschaft/
E. Lungershausen (Hrsg.). Unter Mitarbeit von H. Erzigkeit ...
Berlin; Heidelberg; New York; London; Paris; Tokyo; Hong Kong; Barcelona;
Budapest: Springer, 1992
NE: Lungershausen, Eberhard [Hrsg.]

Dieses Werk ist urheberrechtlich geschützt. Die dadurch begründeten Rechte, insbesondere die der Übersetzung, des Nachdrucks, des Vortrags, der Entnahme von Abbildungen und Tabellen, der Funksendung, der Mikroverfilmung oder der Vervielfältigung auf anderen Wegen und der Speicherung in Datenverarbeitungsanlagen, bleiben, auch bei nur auszugsweiser Verwertung, vorbehalten. Eine Vervielfältigung dieses Werkes oder von Teilen dieses Werkes ist auch im Einzelfall nur in den Grenzen der gesetzlichen Bestimmungen des Urheberrechtsgesetzes der Bundesrepublik Deutschland vom 9. September 1965 in der jeweils geltenden Fassung zulässig. Sie ist grundsätzlich vergütungspflichtig. Zuwiderhandlungen unterliegen den Strafbestimmungen des Urheberrechtsgesetzes.

© Springer-Verlag Berlin Heidelberg 1992
Ursprünglich erschienen bei Springer-Verlag Berlin Heidelberg New York 1992
Softcover reprint of the hardcover 1st edition 1992

Die Wiedergabe von Gebrauchsnamen, Handelsnamen, Warenbezeichnungen usw. in diesem Werk berechtigt auch ohne besondere Kennzeichnung nicht zu der Annahme, daß solche Namen im Sinne der Warenzeichen- und Markenschutz-Gesetzgebung als frei zu betrachten wären und daher von jedermann benutzt werden dürfen.

Produkthaftung: Für Angaben über Dosierungsanweisungen und Applikationsformen kann vom Verlag keine Gewähr übernommen werden. Derartige Angaben müssen vom jeweiligen Anwender im Einzelfall anhand anderer Literaturstellen auf ihre Richtigkeit überprüft werden.

Satz: Storch GmbH, D-8714 Wiesentheid

19/3130/5 4 3 2 1 0 − Gedruckt auf säurefreiem Papier

Vorwort

„Demenz — Herausforderung für Forschung, Medizin und Gesellschaft", dies — wie es als Titel diesem Buch voransteht — signalisiert ein weitgefaßtes und anspruchsvolles Programm; dennoch ist dieser Titel aus gutem Grunde gewählt worden. In einer Zeit, in der die durchschnittliche Lebenserwartung ständig ansteigt und sich in unserem Jahrhundert mehr als verdoppelt hat, erwartet der Alternde auch für sich, ein möglichst hohes Lebensalter zu erreichen. Mehr noch, er erwartet auch, dieses hohe Alter in körperlicher und psychischer Gesundheit erleben zu können.

Hier liegt die Herausforderung an die Medizin und die ihr benachbarten Fächer, von denen stellvertretend nur einige, etwa Psychotherapie, Psychologie, Philosophie und Soziologie, genannt sein sollen. Die genauere Betrachtung der besonderen Situation des alten und des hochbetagten Menschen läßt rasch erkennen, daß eine rein medizinische Therapie der verschiedenen körperlichen und psychischen Erkrankungen und Leidenszustände, die sich nun einmal mit steigendem Alter häufen, ungenügend wäre. Sie bliebe selbst dann ungenügend, wenn es eines Tages gelingen sollte, auch diesen Lebensabschnitt in weitgehender Gesundheit zu erleben, ungenügend deshalb, weil Medizin allein dem hinsichtlich seines Daseinszweckes oft ratlosen alten Menschen nicht Wege zu weisen vermag, um auch diese letzte Wegstrecke fruchtbar zu machen. Jedoch nur die erlebte Sinnhaftigkeit des Alters vermag im näher rückenden Tod mehr erkennen zu lassen als nur sinnlosen Abbruch des Lebens, sondern vielmehr dessen Vollendung. Schon allein unter diesem Aspekt ergibt sich die Notwendigkeit der Zusammenarbeit mit anderen Fachgebieten außerhalb der Medizin.

Hier stellen sich besondere Herausforderungen; sie stellen sich aber auch da, wo beginnender oder fortgeschrittener dementieller Abbau das Leben des vergreisenden Menschen verändert, wandelt und die Möglichkeiten, dieses Leben zu erfahren, zunehmend einengt. Da dieses Schicksal der Demenz keineswegs jeden betagten oder hochbetagten Menschen trifft, wenn auch mit steigendem Alter die Gefahr hierfür ansteigt, stellt sich die Frage nach den möglichen Ursachen solcher Demenzen im höheren Lebensalter. Hier liegt die große Herausforderung für die Forschung.

Und schließlich ist auch unsere Gesellschaft, ob jung oder alt, gefordert. Es ist die Frage an die Gesellschaft, welchen Rang und welche Würde sie dem alten Menschen einzuräumen bereit ist, wieweit er am fließenden Leben des Alltags beteiligt ist oder an dessen Rand gedrängt wird. Es stellt sich auch die Frage, wieviel unsere Gesellschaft bereit ist, für ihre Alten aufzubringen; letzten Endes beinhaltet sie die Frage nach den ethischen Verpflichtungen, denen wir uns im Hinblick auf alte Menschen gegenübersehen.

Der internationale Geriatrie-Kongreß 1990 in Berlin bemühte sich, solchen Problemen nachzugehen, Fragestellungen zu präzisieren, Forschungsergebnisse mitzuteilen, erste Antworten zu versuchen. Die einzelnen Beiträge schienen uns wichtig genug, um sie zu publizieren. Wir glauben, erhoffen es jedenfalls, daß sie beim Leser heute auf das gleiche Interesse stoßen werden, wie bei den Zuhörern damals.

Erlangen, im Mai 1992 *E. Lungershausen*

Inhaltsverzeichnis

Einführung in das Thema

Zum Problem der Demenz − *E. Lungershausen* 3

Epidemiologie der Demenz − *H. Bickel* 6

Demenz als sozialmedizinisches Problem − *U. H. Peters* . 16

**Pathogenetische Mechanismen
und Ansätze für die Nootropikaforschung**

Molekularbiologie der Alzheimer-Krankheit − *M. Goedert* 27

Neuroprotektion durch Pharmaka −
J. Krieglstein, H. Oberpichler 37

Altern und Transmitterfreisetzung −
Funktionelle und therapeutische Konsequenzen −
J. Schmidt, H. D. Fischer 45

Kalziumregulation in der Pathogenese
der Alzheimer-Krankheit − *Z. S. Khachaturian* 51

Phospholipide und Pathophysiologie
bei der Alzheimer-Krankheit −
*J. K. Blusztajn, J. H. Growdon, H.-C. Lee, M. Liscovitch,
M. Logue, I. L. G-Coviella, C. Mauron, U. I. Richardson,
I. Ulus, R. J. Wurtman* 58

Störungen der monoaminergen Neurotransmittersysteme
bei Demenz vom Alzheimer-Typ − *C. G. Gottfries* 67

Glukose- und Sauerstoffmetabolismus bei Demenz vom
Alzheimer-Typ − *L. Frölich, R. Ihl, S. Hoyer, K. Maurer* . 76

Energiestoffwechsel und Neurotransmittersynthese
im Gehirn bei Demenz vom Alzheimer-Typ — S. Hoyer ... 87

Pharmakologische Aktivität stoffwechselaktiver
Substanzen in der Therapie der Demenz
und des chronischen hirnorganischen Psychosyndroms —
C. D. Nicholson ... 96

Wirkmechanismus von Adenosin und Vinpocetin —
B. B. Fredholm ... 103

Psychopathologie, Diagnose und Differentialdiagnose

Quantitative Beurteilung mnestischer Störungen
bei dementiellen Erkrankungen und in Abhängigkeit
vom Lebensalter — P. Metzler, J. Voshage ... 115

Diagnostische und technische Verfahren zur Diagnose
und Differentialdiagnose der Demenz — L. Gustafson ... 123

Anthropologische Aspekte des Alters und der Demenz —
E. Lungershausen ... 130

Das Nootropikakonzept in der Pharmakotherapie

Pharmakologie der Nootropika — H. Coper ... 141

Beispiele klinischer Prüfmodelle für den
Wirksamkeitsnachweis von Nootropika — H.-J. Möller ... 147

Therapiemaßnahmen bei akutem
zerebrovaskulärem Insult — J. Schulz ... 158

Pharmakokinetische Interaktionen essentieller
Basistherapeutika mit nootropen Substanzen —
G. Hitzenberger, R. Schmid, W. Sommer, R. Grandt ... 165

**Beurteilungskriterien und Meßmethoden
für die Evaluation der Wirksamkeit von Nootropika**

Empirische Methoden bei der Beurteilung
des Therapieerfolgs — J. E. Overall ... 175

Argumente für eine differenzierte Erfassung
psychopathologischer Syndrome bei Demenzen –
H. Gutzmann, K.-P. Kühl 182

Meßmethoden auf der Leistungsebene –
S. G. Sclan, B. Reisberg 189

Stellenwert des SKT bei der Beurteilung der klinischen
Wirksamkeit therapeutischer Maßnahmen –
H. Erzigkeit, H. Lehfeld, H. P. Bratenstein 198

Stellenwert des CGI in der Beurteilung der klinischen
Wirksamkeit von Nootropika – *E. Lehmann* 210

Methodenkritische Analyse einer Langzeituntersuchung
am Beispiel von Vinpocetin – *W. Braun* 215

Multimorbidität, Multimedikation
und Medikamentenoptimierung bei alten Patienten –
M. Linden, B. Geiselmann, M. Borchelt 231

Demenzpatient in Klinik, Pflegeheim und Praxis

Kriterien für die ambulante,
klinisch-stationäre und Heimbetreuung von Dementen:
medizinische vs. soziale Indikation – *G.-K. Köhler* 243

Beurteilung des Therapieerfolgs in der Praxis – *I. Füsgen* . 249

Demenz aus der Sicht der Angehörigen –
A. Kurz, M. Haupt, B. Romero, R. Zimmer 253

Umgang mit dementen Patienten aus
gerontopsychiatrischer Sicht – *E. Kinzler, A. Schweizer* . 258

Förderung von Selbständigkeit in Institutionen:
Ein Trainingsprogramm für Pflegepersonal – *S. Zank* . . 263

Gesellschaftliche Probleme und Fragen der Bewältigung

Über Rechte älterer Menschen –
Eine tauschtheoretische Legitimation – *O. Höffe* 271

Ethische Fragen im Zusammenhang
mit psychiatrischer Forschung aus der Perspektive
eines niedergelassenen Nervenarztes –
J. Meyer-Lindenberg † 278

Vinpocetin-Einjahresstudie:
Wirksamkeit und Verträglichkeit bei Patienten
mit organischen Psychosyndromen –
Hinweise auf antiprogrediente
Effekte von Vinpocetin –
I. Hindmarch 286

Psychoanalytischer Zugang zur Situation des Alters –
H. Radebold 302

Der Alterspatient und seine Familie – *P. Joraschky* . . . 307

Bedeutung der medikamentösen Therapie
dementieller Prozesse – *K.-H. Ruhl* 316

Demenz und die Krankenkassen – *G. Glaeske* 326

Sachverzeichnis 335

Verzeichnis der Mitarbeiter und erstgenannten Beitragsautoren

Bickel, Horst, Dr. med.
Zentralinstitut für seelische Gesundheit,
Postfach 12 21 20, D-6800 Mannheim 1

*Blusztajn, Jan Krzysztof,
Ph. D., Dr. med.*
Assistant Professor, Boston University
School of Medicine, Department
of Pathology, 85 East Newton Street,
USA-Boston/MA

Braun, Waldemar
Kurfürstenanlage 61, D-6900 Heidelberg

Coper, Helmut, Prof. Dr. med.
Freie Universität Berlin,
Psychiatrische Klinik und Poliklinik,
Abt. für Neuropsychopharmakologie,
Ulmenallee 30, D-1000 Berlin 19

Erzigkeit, Hellmut, Priv.-Doz. Dr.
Leiter des Bereichs Klinische
Psychologie, Psychiatrische Klinik
mit Poliklinik, Universität
Erlangen-Nürnberg,
Schwabachanlage 6–10,
D-8520 Erlangen

Fredholm, Bertil B., Prof. Dr.
Department of Pharmacology,
Karolinska Institutet,
Box 604 00, S-10401 Stockholm

Frölich, Lutz, Dr. med.
Psychiatrische Universitätsklinik,
Füchsleinstraße 15, D-8700 Würzburg

Füsgen, Ingo, Prof. Dr. med.
Chefarzt, III. Medizinische Klinik,
Kliniken St. Antonius,
Tönisheider Straße 24, D-5620 Velbert

Glaeske, Gert, Dr. rer. nat.
Leiter der Abt.
Pharmakologischer Beratungsdienst,
Arzneimittelinformation und -epidemiologie, AOK Kreis Mettmann,
Dürerstraße 29, D-5620 Velbert 1

Goedert, Michael, Dr.
Laboratory of Molecular Biology,
MRC Medical Research Council,
Hillsroad, Cambridge CB 2 2QH,
United Kingdom

Gottfries, Carl Gerhard, Prof. Dr.
University of Göteborg, Department
of Psychiatry and Neurochemistry,
St. Jörgens Hospital,
S-42203 Hisings Backa

Gustafson, Lars, Prof. Dr. med.
Department of Psychiatrics, University
Hospital, S-22185 Lund

Gutzmann, Hans, Dr. med.
Max-Bürger-Krankenhaus,
Sophie-Charlotten-Straße 115,
D-1000 Berlin 19

Hindmarch, Ian, Dr.
University of Surrey,
Milford Hospital, Godalming,
Surrey GU7 1UF, United Kingdom

Hitzenberger, Gerhard, Prof. Dr. med.
Klinische Pharmakologie der
I. Medizinischen Universitätsklinik,
Lazarettgasse 14, A-1090 Wien

Höffe, Otfried, Prof. Dr.
Université Miséricorde, Séminaire de
Philosophie, Avenue Louis
Weck-Reynould 20; CH-1700 Fribourg

Hoyer, Siegfried, Prof. Dr. med.
Arbeitsgruppe Hirnstoffwechsel,
Institut für Pathochemie
und Allgemeine Neurochemie,
Universität Heidelberg,
Im Neuenheimer Feld 220–221,
D-6900 Heidelberg

Joraschky, Peter, Priv.-Doz. Dr. med.
Oberarzt und Leiter der
psychosomatischen Station,
Psychiatrische Klinik mit Poliklinik,
Universität Erlangen-Nürnberg,
Schwabachanlage 6–10,
D-8520 Erlangen

Khachaturian, Zaven S., Prof. Dr.
Office of Alzheimer's Disease,
National Institute of Aging Research,
NJH – Building 31 c,
USA-Bethesda/MD 20892

Kinzler, Eckart, Dr. med.
Chefarzt der Gerontopsychiatrie,
Krankenhaus Mörsenbroich-Rath,
Flurstraße 14, D-4000 Düsseldorf 1

Köhler, Gert-Klaus, Prof. Dr.
Chefarzt der Psychiatrischen Klinik,
Evangelische und Johanniter-
Krankenanstalten, Johanniter-
Krankenhaus Oberhausen,
Steinbrinkstraße 96 A,
D-4200 Oberhausen

Krieglstein, Josef, Prof. Dr. med.
Direktor des Instituts für
Pharmakologie und Toxikologie,
Ketzerbach 23, D-3550 Marburg

Kurz, Alexander, Dr. med.
Psychiatrische Klinik, Institut für
Medizinische Statistik und
Epidemiologie der Technischen
Universität München, Ismaninger-
straße 22, D-8000 München 80

Lehmann, Erlo, Priv.-Doz. Dr. rer.nat.
Universität Düsseldorf, Psychiatrische
Klinik, Rheinische Landesklinik,
Bergische Landstraße 12,
D-4000 Düsseldorf

Linden, Michael, Priv.-Doz. Dr. med.
Freie Universität Berlin, Psychiatrische
Klinik und Poliklinik, Eschenallee 3,
D-1000 Berlin 19

Lungershausen, Eberhard,
Prof. Dr. med.
Direktor der Psychiatrischen Klinik
mit Poliklinik, Universität
Erlangen-Nürnberg, Schwabachanlage
6–10, D-8520 Erlangen

Metzler, Peter, Dr. sc.
Zentralklinik für Psychiatrie und
Neurologie, Griesinger-Krankenhaus,
Brebacher Weg 15,
D-1141 Berlin-Lichtenberg

Meyer-Lindenberg, Johannes, Dr. med. †
ehem. Vizepräsident DGPN,
Röntgenstraße 6, D-5300 Bonn 2

Möller, Hans-Jürgen, Prof. Dr. med.
Universität Bonn, Medizinische
Fakultät, Am Hof 16, D-5300 Bonn

Nicholson, C. David, Dr.
Head Department Pharmacology,
Science Development Group,
Organon Laboratory Ltd.,
Newhouse ML 1 5SH, Scotland

Overall, John E., Prof. Dr.
University of Texas Medical School,
Department of Psychiatry and
Behavioral Sciences, P.O. Box 20 708,
USA-Houston/TX 77225

Peters, Uwe Henrik, Prof. Dr.
Direktor der Nervenklinik,
Universität zu Köln,
Joseph-Stelzmann-Straße 9,
D-5000 Köln 41

Radebold, Hartmut, Prof. Dr. med.
Geschäftsführender Sprecher der
Interdisziplinären Arbeitsgruppe
für Angewandte Soziale Gerontologie
(ASG), Gesamthochschule Kassel FB 4,
Postfach 10 13 80, D-3500 Kassel

Ruhl, Karl-Heinz, Apotheker
Im Rippel 26, D-7889 Grenzach-Wyhlen

Schaltenbrand, R., Dr. med.
Stifterstraße 35, D-4714 Selm-Bork

Schmidt, Joachim, Prof. Dr. sc. med.
Medizinische Akademie
Carl-Gustav-Carus, Lignerplatz 1,
D/O-801 Dresden

Schulz, Jörg, Prof. Dr. sc. med.
Direktor des Geriatrischen Zentrums,
Chefarzt der I. Geriatrischen Klinik,
Zepernicker Straße 1,
D-1115 Berlin-Buch

Sclan, Steven G., Ph. D., Prof. Dr.
NYU Medical Center, 550 First Avenue,
USA-New York/NY 10016

Zank, Susanne, Dr.
Freie Universität Berlin,
Universitätsklinikum Rudolf Virchow,
Abt. für Gerontopsychiatrie,
Ulmenallee 32,
D-1000 Berlin 19

Einführung in das Thema

Zum Problem der Demenz

E. Lungershausen

Dieses Buch ist dem Problem der Demenz gewidmet, einem Problem, in welchem wir, wie es der Untertitel andeutet, eine Herausforderung sehen.

Das Thema der dementiellen Erkrankungen im höheren Lebensalter ist lange Zeit für die psychiatrische Forschung von geringem Interesse gewesen. Man beschränkte sich auf die Erfassung und Zuordnung bestimmter psychopathologischer Zustandsbilder und betrachtete im übrigen die Demenz, schon mangels therapeutischer Zugangswege, als ein mehr oder weniger schicksalhaftes Ereignis, mit dem der alte Mensch zu rechnen hatte. Dies hat sich nun in den letzten Jahrzehnten – erfreulicherweise – grundlegend verändert. Das Thema ist jetzt von brennender Aktualität, nachdem sich der Anteil alter Menschen in unserer Gesellschaft entscheidend vergrößert hat.

Die durchschnittliche Lebenserwartung lag am Beginn unseres Jahrhunderts bei 44 Jahren, sie betrug 1988 – die letzte derzeit bekannte Zahl – 79 Jahre, so daß man wohl davon ausgehen kann, daß jemand, der heute geboren wird, eine Lebenserwartung von mehr als 80 Jahren besitzen dürfte.

1987 waren 9,3 Mio. der Bevölkerung der Bundesrepublik Deutschland älter als 65 Jahre, das sind 15%. Älter als 80 Jahre waren 2 Mio. (= 3,4%).

Weltweit gesehen, wir folgen dabei Angaben von Cooper [1], stieg die Gesamtzahl der über 60jährigen Menschen von 214 Mio. im Jahre 1950 auf 307 Mio. im Jahre 1970. Diese Zahl wird im Jahr 2000 etwa 600 Mio. und 30 Jahre später 1 Milliarde erreichen. In diesem Jahr, 2030, dürfte sich der Altersaufbau der Bevölkerung in der Bundesrepublik Deutschland, den man bisher ja als eine Pyramide zu sehen gewohnt war, deutlich verändert haben.

Aber nicht nur die Zahl der alten Menschen nimmt zu, sondern unter diesen auch wieder der Anteil der Hochbetagten. Insofern kann man nur wiederholen, was Häfner in dem prägnanten Satz zusammengefaßt hat: „Immer mehr Menschen werden immer älter" [2].

Mit der Zahl der alten und immer älteren Menschen steigt aber auch die Zahl dementieller Erkrankungen innerhalb dieser Bevölkerungsgruppe. (Hierauf wird in verschiedenen Beiträgen näher eingegangen.) Die von mir genannten Zahlen wollen lediglich verdeutlichen, mit welchen zunehmenden Problemen wir jetzt und in der Zukunft zu rechnen haben.

Der Befürchtung des Menschen, im Alter zum kindischen Greis zu werden, steht auf der anderen Seite der uralte Traum vom Jungbrunnen entgegen, den man verjüngt und gesund verläßt. Dieser Traum wird sich sicher nie erfüllen lassen, aber andererseits zielt die Hoffnung der alten Menschen darauf, dieses höhere Lebensalter zumindestens auch in einiger körperlicher und psychischer Gesundheit erleben zu können. Und diese Hoffnung sollten wir in der Zukunft, soweit es eben geht, zu erfüllen suchen.

So ist es auch keine übertriebene Geschäftigkeit, wenn Kongresse über Alterskrankheiten und speziell über dementielle Erkrankungen im höheren Lebensalter in rascher Aufeinanderfolge stattfinden. Wir sehen hierin die Überwindung der früheren Resignation und den Versuch der sich nun so drängend stellenden Aufgabe nachzukommen. Sicher werden sich hierzu in absehbarer Zeit keine generellen Lösungen finden lassen, aber die wissenschaftliche Bearbeitung eines Problems besteht eben darin, Einzelerkenntnisse zusammenzutragen und miteinander so zu verbinden, daß sich, wenn auch keine allgemeingültige Antwort zu finden sein wird, zumindest doch Teilantworten ergeben werden. Zu solchem Tun beizutragen, ist das Ziel dieses Buches, das die Beiträge des Internationalen Geriatriekongresses zum Thema Demenz vom 26.–28. April 1990 in Berlin zusammenfaßt.

Sofern sich diese Herausforderung an Forschung und Medizin richtet, wird sie ihren Akzent zunächst im Bereich der biologischen Altersforschung haben müssen. Die Frage biochemischer Veränderungen, die sich mit dem Alterungsprozeß allgemein und im dementiellen Prozeß insbesondere in Verbindung bringen lassen, ist sicher eine besonders wichtige. Sie ist deshalb im Rahmen dieses Buches ein besonderer Schwerpunkt. Ebenso aber auch die Frage, ob sich hirnorganische Abbauprozesse auch in bestimmten Untersuchungsverfahren, v.a. bei testpsychologischen Untersuchungen, abbilden lassen. Man könnte dieses Problem zunächst für ein akademisches halten, wäre seine Lösung nicht so entscheidend wichtig für die Beantwortung der Frage, wie therapeutische Maßnahmen in bezug auf ihren Erfolg gewichtet werden können. Wenn es eines Tages Geriatrika geben wird, die für sich in Anspruch nehmen können, den Alterungsprozeß – ganz allgemein gesprochen – günstig zu beeinflussen, so stellt sich natürlich auch die Frage, wie denn eine derartige Beeinflussung auch zu messen ist. Hier liegt in unseren Augen ein zweiter wichtiger Schwerpunkt.

Darüber hinaus aber verbindet sich mit den dementiellen Erkrankungen und von ihnen untrennbar mit dem Altwerden überhaupt, eine Vielzahl von anderen Fragen.

Ich nenne hier nur ganz willkürlich einzelne davon:

- Gibt es psychotherapeutische Zugangswege zum alten Menschen, auch zum hirnorganisch veränderten?
- Wie ist die Einstellung des Menschen zu seinem Alter, wie sind seine Erwartungen und Befürchtungen?
- Wie ist das Verhältnis der Personen der Umgebung, der Familienangehörigen, zum alten und dementen Menschen?
- Welche ethischen Fragen ergeben sich im Zusammenhang mit dem alten Menschen, wieweit soll ich und wieweit darf ich der Hüter meines alten Bruders sein?

Auch solche Fragen werden hier zumindest angesprochen, auch wenn natürlich jede einzelne dieser Fragen Gegenstand und Thema für einen weiteren Kongreß (ein weiteres Buch) sein könnte. Sie sollten dennoch hier nicht unberücksichtigt bleiben, weil sie nach unserem Dafürhalten untrennbar mit dem Thema des Buches verbunden sind. Die Herausforderung, von der im Untertitel die Rede ist, richtet sich eben nicht nur an Forscher und Mediziner, sondern darüber hinaus in diesem so vielfältigen und komplexen Problembereich an jeden Bürger und an die Gesellschaft insgesamt. Letztlich wird auch eines Tages die Frage beantwortet werden müssen, welche Mittel denn die Gesellschaft für alte Menschen zur Verfügung stellen kann und will. Wieweit wird hier unsere Pflicht und wieweit unser Wollen gehen?

Gerade wegen dieser so differenten Dimensionen des Problems freuen wir uns, Beiträge von Wissenschaftlern verschiedenster Arbeitsrichtungen vorzulegen. Über die Anregungen hinaus, die unterschiedlichen Forschungsansätze einander zu geben in der Lage sind, geben sie auch die Möglichkeit der Verknüpfung, des Brückenschlags also.

Die Herausforderung aber, die sich jetzt stellt, richtet sich nicht nur an jeden Forscher, jeden Arzt, sondern an jeden einzelnen von uns in seiner Eigenschaft als Mitglied der Gemeinschaft der Bürger.

Es gibt so vieles zu forschen und zu untersuchen, noch mehr ist zu tun; und über alledem sollte das Nachdenken nicht vergessen werden, das sich vielleicht dadurch erleichtert, weil jeder von uns eines Tages alt sein wird und vielleicht Hilfe benötigt. Denkt man über das Maß der Hilfe nach, die man in diesem Fall einst erwarten wird, so wird es vielleicht auch leichter, die Frage zu beantworten, welche Hilfen wir heute geben und entwickeln müssen.

Literatur

Cooper B (1989) Epidemiologie psychischer Erkrankungen im Alter. In: Platt D (Hrsg) Handbuch der Gerontologie, Bd 5. Fischer, Stuttgart New York
Häfner H (1986) Psychische Gesundheit im Alter. Fischer, Stuttgart New York

Epidemiologie der Demenz

H. Bickel

Prävalenz der Demenzen

Im Zuge der gestiegenen Lebenserwartung sind die vorwiegend in höherem Alter auftretenden dementiellen Erkrankungen zu einem Gesundheits- und Versorgungsproblem ersten Ranges geworden. Die Epidemiologie hat zu ihrer Erforschung bisher v.a. deskriptive Daten beigetragen, mit denen sich ein maßstabsgetreues Abbild der Verbreitung des Demenzsyndroms in der Bevölkerung zeichnen läßt. Inzwischen liegen zahlreiche Untersuchungen vor, die trotz unterschiedlicher Fallkriterien eine hinreichend verläßliche Eingrenzung der Krankheitshäufigkeit erlauben.

In Abb. 1 ist die Prävalenz der Demenzen dargestellt. Die Daten stammen aus 11 Feldstudien, die in jüngerer Zeit an Zufallsstichproben aus der Altenbevölkerung mit einem Umfang zwischen 500 und 2500 Personen durchgeführt worden sind. In der über 65jährigen Gesamtbevölkerung lag der Anteil der Erkrankten zwischen 3,4 und 7,8%; im Mittel litten 6% an einer Demenz. Für die über 75jährigen ergaben sich Prävalenzraten zwischen 6,9 und 15,0%; der durchschnittliche Anteil Dementer betrug 10,5%. Die Varianz in den Werten ist vermutlich eher auf methodische Besonderheiten als auf tatsächliche Prävalenzunterschiede zwischen den Regionen zurückzuführen.

Eine von der Europäischen Gemeinschaft geförderte konzertierte Aktion zur Ermittlung der Demenzprävalenz kam zu dem Ergebnis, daß geographische Unterschiede – zumindest im europäischen Raum – eher unwahrscheinlich seien. Diese unter der Bezeichnung EURODEM vorgenommene Reanalyse aller europäischen Prävalenzstudien aus dem letzten Jahrzehnt bietet gegenwärtig die zuverlässigste Datengrundlage [39]. Unter 22 Feldstudien, die in den beteiligten 19 Forschungszentren durchgeführt worden waren, wurde nach strikten Kriterien eine Auslese getroffen. Zu den Voraussetzungen, die die Studien erfüllen mußten, zählten eine ausreichende Stichprobengröße, vergleichbare Meßinstrumente und Diagnosekriterien sowie der Einschluß institutionalisierter Personen. In den danach verbliebenen 12 Untersuchungen belief sich die durchschnittliche Prävalenzrate für die über 65jährigen auf 6,3%; die Einzelwerte schwankten zwischen 4,3 und 8,3%.

Die enge Abhängigkeit des Erkrankungsrisikos vom Lebensalter zeigen die altersspezifischen Prävalenzen. In Abb. 2 sind nach Altersgruppen von

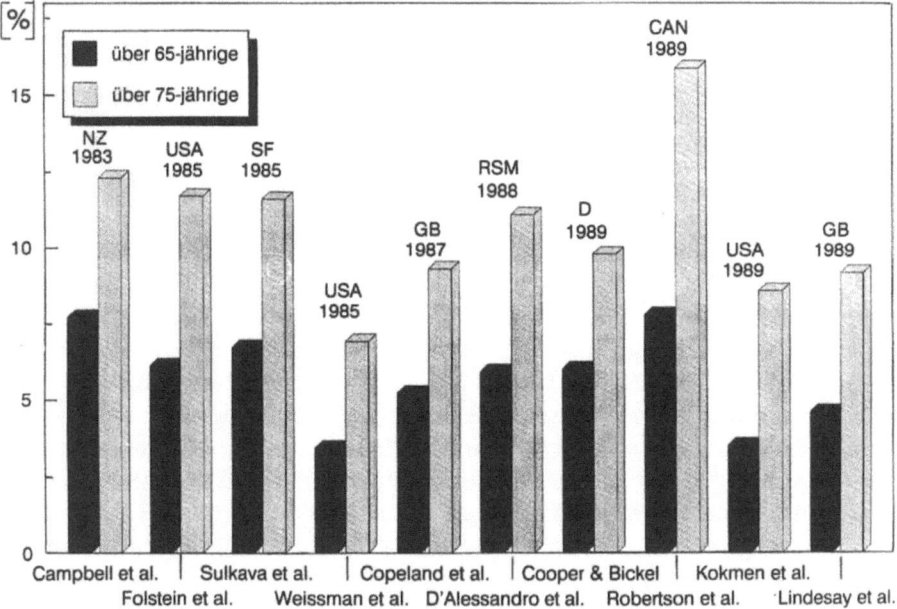

Abb. 1. Prävalenz von mittelschweren und schweren Demenzerkrankungen in der Altenbevölkerung über 65 und über 75 Jahre: Ergebnisse aus Feldstudien

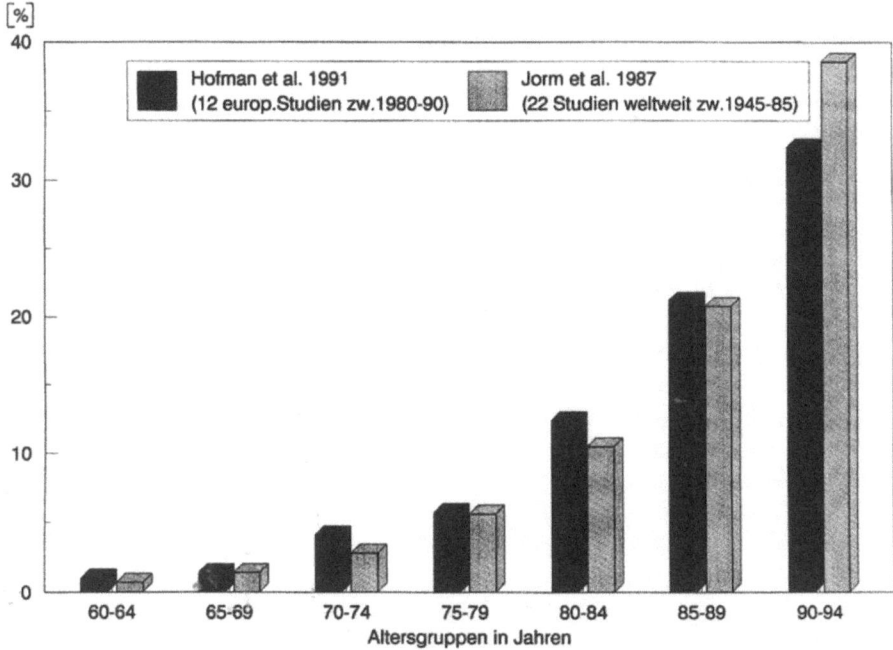

Abb. 2. Prävalenz von Demenzerkrankungen nach Altersgruppen. Resultate einer Meta-Analyse von 22 Feldstudien (Jorm et al. 1987; [26]) und einer Reanalyse der empirischen Daten aus 12 europäischen Studien (Hofman et al.; [39])

5 Jahren die Ergebnisse aus der EURODEM-Studie [39] den Resultaten einer Meta-Analyse von Jorm et al. [26] gegenübergestellt. Jorm et al. berücksichtigen die 22 Untersuchungen, die weltweit zwischen den Jahren 1945 und 1985 publiziert worden waren und altersbezogene Prävalenzraten mitteilten. Sie fanden eine erhebliche Varianz in den Prävalenzen, konnten jedoch feststellen, daß in allen Studien zwischen den Altersgruppen dieselben Relationen herrschten. Diese Relationen ließen sich statistisch als ein exponentieller Anstieg beschreiben, bei dem sich die Prävalenzraten im Alter von über 60 Jahren nach jeweils 5,1 Lebensjahren verdoppelten. In der EURODEM-Studie wurden hingegen die Originaldaten aus 12 Untersuchungen zusammengefügt und daraus die mittlere altersbezogene Prävalenz berechnet. Trotz der unterschiedlichen Methoden ergibt sich eine hohe Übereinstimmung. Während von den 60- bis 69jährigen weniger als 2% an einer Demenz leiden, erhöht sich nach diesen Resultaten der Anteil der Betroffenen bei den 75- bis 79jährigen auf etwas mehr als 5%, bis zum Alter von 84 Jahren auf 10−12% und bis zum Alter von 89 Jahren auf rund 21%. Von den über 90jährigen scheint etwa jeder dritte an einer Demenz erkrankt zu sein.

Über die präsenilen Demenzen im Alter von unter 60 Jahren liegen nur vereinzelte empirische Daten vor, aus denen zu schließen ist, daß im Alter von 40 bis 59 Jahren weniger als 0,1 bis maximal 0,2% der Bevölkerung betroffen sind. Daraus ergibt sich, daß in den industrialisierten Ländern mit einer hohen Lebenserwartung bereits mehr als die Hälfte aller Demenzkranken in der Altersgruppe der über 80jährigen zu finden ist.

Die differentialdiagnostische Verteilung der Demenzen, die in der EURODEM-Studie mit vergleichbaren Kriterien für mehr als 1000 Fälle eingeschätzt wurde, entsprach den bisherigen Ergebnissen aus klinischen und neuropathologischen Untersuchungen. Die Demenzen vom Alzheimer-Typ stellten mit 58% den größten Anteil, während vaskuläre Demenzen und vaskulär-degenerative Mischformen zusammen 31,5% ausmachten; auf sekundäre oder nicht näher spezifizierte Formen entfielen 10,5%.

Untersuchungen an intramural versorgten Älteren haben übereinstimmend einen hohen Prozentsatz von Dementen nachgewiesen. Ein beträchtlicher, wenn nicht der überwiegende Teil der Kapazität an geschlossener Altenversorgung scheint mittlerweile aufgrund von Demenzerkrankungen in Anspruch genommen zu werden. In größeren Studien aus den letzten 10 Jahren (Tabelle 1) finden sich allein für schwerste Demenzen Anteile von 29−40%. Unter Berücksichtigung auch der weniger schweren, wohl aber betreuungsbedürftigen Formen steigen die Anteile bis auf 60% an [5, 32]. Die höchsten Raten lassen sich verständlicherweise in psychiatrischen Kliniken feststellen. Den bei weitem größten Beitrag zur institutionellen Gesamtversorgung leisten jedoch die Pflegeheime, in denen eine vielfach höhere Anzahl von Dementen untergebracht ist als in Fachkrankenhäusern.

Diese Ergebnisse könnten den Eindruck erwecken, als befänden sich demente Ältere überwiegend in Institutionen. Für die skandinavischen Länder, in denen für mehr als 10% der Altenbevölkerung Plätze in Langzeiteinrichtungen zur Verfügung gestellt werden, scheint das auch zuzutreffen

Tabelle 1. Prävalenz schwerer Demenzen bei über 65jährigen in intramuraler Langzeitversorgung

Autoren/Jahr	Untersuchungsgebiet	Stichprobengröße	Art der Institution	Prävalenz [%]
Adolfson et al. 1981 [2]	Schweden	3523	alle Institutionen	35,2
Mann et al. 1984 [32]	London, England	433	Altenheime	31,0
Cooper et al. 1984 [13]	Mannheim, BRD	176	alle Institutionen	28,9
Dehlin u. Franzén 1985 [16]	Lund, Schweden	384	Pflegeheime	36,0
Nygaard et al. 1987 [37]	Bergen, Norwegen	2459	alle Institutionen	39,9
Ames et al. 1988 [5]	London, England	390	Altenheime	29,0
Bland et al. 1988 [8]	Edmonton, Kanada	199	alle Institutionen	39,7
Burns et al. 1988 [9]	Atlanta, Boston, Denver, Toledo, USA	526	Pflegeheime	39,0
Robertson et al. 1989 [38]	Saskatchewan, Kanada	990	alle Institutionen	36,0

[2, 42]. In der Bundesrepublik Deutschland hingegen, die im internationalen Vergleich eine geringe Platzkapazität von 4–5% anbietet, wird die Versorgung vorrangig durch Angehörige gewährleistet. Die Schätzungen sind unsicher, weil die Datenbasis schmal ist, doch dürfte der Anteil der institutionalisierten Demenzkranken hierzulande nicht wesentlich über 20% hinausgehen; nahezu vier Fünftel der Betroffenen leben in Privathaushalten.

Erkrankungsdauer

Die Prävalenz – und damit der Gesamtversorgungsbedarf – hängt entscheidend von der Dauer der Erkrankung ab. Bekannt ist, daß Demente eine deutlich verringerte Lebenserwartung haben, die nur zwischen 30 und 70% der altersüblichen Lebenserwartung beträgt. Das Sterberisiko hospitalisierter Patienten liegt im Mittel sogar um das 5fache über dem der altersgleichen Gesamtbevölkerung. In Feldstudien fand man durchschnittlich geringere Exzeßmortalitäten, doch selbst unter Kontrolle anderer Risiken – v.a. des körperlichen Gesundheitszustandes – war die Sterbewahrscheinlichkeit Dementer wenigstens um das Doppelte erhöht [7]. Es scheint deshalb durchaus berechtigt, die Demenzen unter die führenden Todesursachen im höheren Lebensalter einzureihen, auch wenn die amtliche Todesursachenstatistik zu einem anderen Ergebnis kommt.

In einigen Untersuchungen an stationär versorgten Dementen wurden die Angehörigen gebeten, den Beginn der Erkrankung zu datieren (Tabelle 2). Hatte die Erkrankung im Alter unter 80 Jahren eingesetzt, verblieben zwischen 5 und 10 weitere Lebensjahre; bei einem Beginn jenseits von 80 Jahren schwankte die Dauer zwischen 4 und 5 Jahren. Nichtsdestoweniger werden auch Überlebenszeiten von bis zu 25 Jahren berichtet.

Tabelle 2. Durchschnittliche Überlebenszeiten dementer Patienten. Einschätzungen basierend auf einer retrospektiven Datierung des Krankheitsbeginns durch Angehörige

Autoren/Jahr	Land/Anzahl der Patienten	Dauer (Jahre)
Demenzen vom Alzheimertyp		
Go et al. 1978 [20]	Schweiz/216	4,7
Barclay et al. 1985 [6]	USA/199	8,1
Heston 1985 [24]	USA/212	7,4
Diesfeldt et al. 1986 [17]	Niederlande/197	7,2
Mölsä et al. 1986 [34]	Finnland/218	5,7
		6,6
Vaskuläre Demenzen		
Go et al. 1978 [20]	Schweiz/132	5,2
Barclay et al. 1985 [6]	USA/69	6,7
Mölsä et al. 1986 [34]	Finnland/115	5,2
		5,5

Im Durchschnitt aus 5 Studien ergab sich für die Alzheimer-Demenz eine mittlere Gesamtdauer von 6,6 Jahren. Drei der Studien berichteten für vaskuläre Demenzen eine Dauer, die mit 5,5 Jahren rund ein Jahr weniger betrug.

Man muß vermuten, daß mit diesen retrospektiven Einschätzungen die Demenzdauer überschätzt wird, da besonders die länger Überlebenden mit größerer Wahrscheinlichkeit in stationäre Versorgung gelangten, während bei vielen der früher Verstorbenen noch keine Einweisung in die Wege geleitet wurde. So werden aus Feldstudien Überlebenszeiten bei manifesten Demenzen zwischen weniger als 3 und bis zu 6 Jahren berichtet. Eine grobe Schätzung der durchschnittlichen Dauer erhält man, indem man die Prävalenzraten durch die Inzidenzraten dividiert. Demzufolge dürfte die Lebenserwartung nach Erreichen eines klinisch relevanten Krankheitsstadiums i. allg. zwischen 4 und 5 Jahren betragen.

Inzidenz der Demenzen

Der Einfluß, den die Krankheitsdauer auf die Prävalenzrate nimmt, macht Prävalenzstudien ungeeignet für ätiologische Fragestellungen und für die Suche nach Risikofaktoren. Um Aussagen über unterschiedliche Erkrankungsrisiken nach Zeit, Ort und Person treffen zu können und diese in Verbindung mit mutmaßlichen Risikofaktoren zu bringen, muß man die Rate der Neuerkrankungen, die Inzidenz, heranziehen.

Der große Aufwand, den Inzidenzstudien mit sich bringen, weil man große Stichproben über lange Zeiträume im Längsschnitt begleiten muß, um die Neuerkrankungen erfassen zu können, hatte leider zur Folge, daß bis jetzt kaum mehr als eine Handvoll durchgeführt wurden. Ersatzweise hat man aus

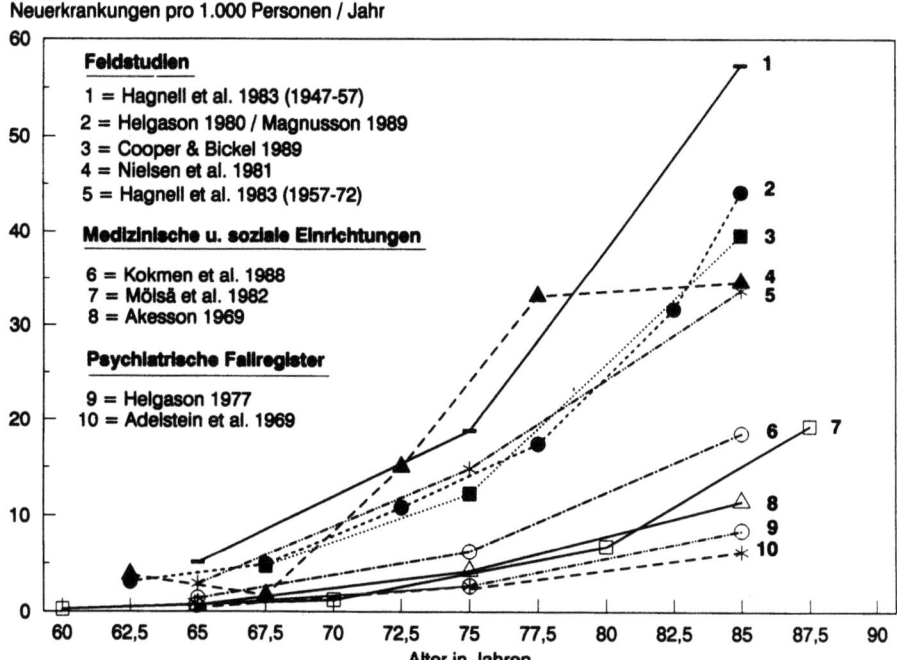

Abb. 3. Inzidenz von Demenzerkrankungen in Altersgruppen über 60 Jahren. Ergebnisse aus Feldstudien und aus Untersuchungen „bekannter" Inzidenz

psychiatrischen Fallregistern die Rate der Erstkonsultationen wegen einer dementiellen Erkrankung errechnet. Was man auf diese Weise erhält, ist jedoch nur die sog. Behandlungsinzidenz, die mehr über das Behandlungsangebot und das Inanspruchnahmeverhalten aussagt als über die tatsächliche Inzidenzrate. Da unbekannt ist, welche Faktoren die Inanspruchnahme psychiatrischer Einrichtungen determinieren, sind Registerstudien für die Beurteilung zeitlicher Trends und geographischer Unterschiede ungeeignet.

In Abb. 3 sind die Ergebnisse aus 5 Feldstudien dargestellt, aus 3 Untersuchungen, die sich nicht nur auf die psychiatrische Versorgung gestützt haben, sondern alle Neuerkrankungen berücksichtigten, die den medizinischen und den sozialen Einrichtungen bekannt wurden, und aus 2 Studien, deren Daten sich auf Fallregister beziehen.

Wie die Kurven zeigen, führen die letztgenannten Methoden zu einer erheblichen Unterschätzung der Zahl von Neuerkrankungen. Im Vergleich mit den Feldstudienresultaten beläuft sich die bekannte Inzidenz lediglich auf ein Fünftel bis die Hälfte.

Die Ergebnisse aus den Feldstudien stimmen numerisch gut überein, indem sie im Durchschnitt ein jährliches Neuerkrankungsrisiko für die 60- bis 70jährigen von etwa 0,5%, für die 70- bis 79jährigen von etwa 1,5% und für die über 80jährigen von rund 4% anzeigen, d.h. eine Verdreifachung nach jeweils 10 Lebensjahren.

Epidemiologische Ursachenforschung

Auf die eingangs gestellten Fragen nach Risikodifferenzen geben die Längsschnittstudien kaum eine Antwort.

Zwar glaubten Hagnell et al. [21], zeitbezogene Veränderungen im Demenzrisiko festgestellt zu haben, denn in den Jahren 1957–1972 fanden sie weitaus geringere Inzidenzraten als in den Jahren 1947–1957. Sollte es aber einen solchen rückläufigen Trend zwischen 1947 und 1972 tatsächlich gegeben haben, so scheint er sich zumindest nicht in den folgenden Jahren fortgesetzt zu haben, wie die Studien jüngeren Datums zeigen, die für die 80er Jahre fast identische Resultate wie Hagnell et al. für die 60er ermittelt haben.

Für geographische Risikodifferenzen gibt es kaum Anhaltspunkte. Man muß aber beachten, daß es sich bei allen Feldstudien um Untersuchungen in europäischen Ländern handelt, in denen die Lebensbedingungen sehr ähnlich sein dürften. Aufschlußreicher wären Vergleiche zwischen stärker kontrastierenden Kulturen.

Personenvariablen wurden in den meisten Studien nicht eingehend auf ihren Zusammenhang mit dem Erkrankungsrisiko geprüft. Vielmehr wurde in den letzten Jahren ein anderer Ansatz für die Ursachenforschung an der Alzheimer-Demenz bevorzugt: die Fall-Kontroll-Studie. Dabei werden klinisch diagnostizierte oder autoptisch bestätigte Fälle von Alzheimer-Erkrankung mit gesunden Kontrollen gleichen Alters parallelisiert, und mittels Befragung von Informanten wird nach Risikofaktoren in der Vorgeschichte der Probanden geforscht. Sofern ein potentieller Risikofaktor signifikant häufiger bei den Fällen vorkommt, könnte dies einen Hinweis auf die Krankheitsursachen geben.

Zu den meisten der ätiologischen Hypothesen, die aus der Grundlagenforschung und aus klinischen Beobachtungen hervorgegangen sind, liegen inzwischen Ergebnisse vor; überwiegend können sie die Hypothesen allerdings nicht stützen. Im Zusammenhang mit der viralen Hypothese, die man unter dem Eindruck der Übertragbarkeit von Kuru und Creutzfeldt-Jakob-Erkrankung untersuchte, wurden frühere Viruserkrankungen wie Meningitis, Enzephalitis und Herpes sowie Infektionsrisiken durch Verzehr rohen Fleisches, durch Kontakt mit Haustieren oder Nutzvieh erfragt, jedoch ohne positives Resultat. Ebensowenig konnte eine Verbindung zu Krankheiten nachgewiesen werden, die Störungen des Autoimmunsystems zugeschrieben werden, wie z.B. Asthma, Allergien, Thyroiderkrankungen oder Rheuma. Ausgehend von der Dementia pugilistica bei früheren Boxern wurde nach Schädel-Hirn-Traumen in der Vorgeschichte geforscht. In 9 Untersuchungen fanden sich 3 signifikante Resultate. Der Anteil der Dementen, die jemals eine schwere Kopfverletzung davongetragen hatten, variierte zwischen 6 und 25%. Es bleibt fraglich, ob einmalige Kopfverletzungen, die zudem nur bei einer Minorität von Personen auftraten, ein nennenswertes Risiko darstellen können. Unter den toxischen Stoffen wurden Pestizide, organische Lösungsmittel und andere chemische und pharmazeutische Produkte als Risikofaktor erwogen; bisher jedoch ohne klaren Nachweis ihres Einflusses [4, 11, 19, 25, 35, 40, 41].

Großes Interesse hat die seit längerem bekannte Tatsache gefunden, daß sich bei Personen, die am Down-Syndrom leiden, frühzeitig die typischen neuropathologischen Veränderungen, die auch die Alzheimer-Erkrankung begleiten, nachweisen lassen. Sowohl unter den Verwandten von Demenzkranken fanden sich in einigen Studien vermehrt Down-Patienten als auch umgekehrt [44] eine Häufung von Alzheimer-Demenzen unter den Familienangehörigen der Behinderten. Die in diesem Zusammenhang naheliegende Frage nach dem Gebäralter der Mütter der Dementen wurde widersprüchlich beantwortet. Tendenziell waren Demente zwar von etwas älteren Müttern geboren worden als Gesunde. Die Unterschiede waren jedoch zumeist nicht signifikant und bei weitem nicht so ausgeprägt, wie man es vom Down-Syndrom her kennt.

Daß genetische Faktoren eine Rolle spielen, steht hingegen außer Frage [27]. Strittig ist nur, wie der Vererbungsmodus beschaffen ist bzw. für welchen Anteil der Erkrankungen Erbfaktoren verantwortlich sind. In mehreren Pedigree-Studien fand sich über Generationen hinweg eine Verteilung von Fällen, die kompatibel mit einem autosomal dominanten Erbgang war. In Zwillingsstudien jedoch war die Konkordanzrate unter Monozygoten nicht höher als unter Dizygoten, was anzeigt, daß auch andere Faktoren wirksam sein müssen. Epidemiologische Untersuchungen kamen zumeist zu dem Ergebnis, daß eine familiäre Häufung v.a. dann beobachtet werden kann, wenn es sich um Demenzen handelt, die im Präsenium auftreten. Allerdings konnten selbst bei präsenilem Beginn in 50—75% der Fälle keine weiteren Demenzen in der Familie identifiziert werden. Die Resultate geben derzeit noch kein klares Bild von der genetischen Determination des Erkrankungsalters. Möglicherweise sind aber genetische Faktoren an frühen Erkrankungen in stärkerem Maße beteiligt als an der Majorität der Demenzen, die erst im hohen Alter eintreten.

Resümee

Die Lücken im epidemiologischen Wissen über die Alzheimer-Demenz sind immer noch beträchtlich. Es mag trösten, daß eine intensivere Forschung erst vor wenigen Jahren begonnen hat. Die Deskriptivdaten zeigen jedoch, welche sozial- und gesundheitspolitische Bedeutung den Demenzerkrankungen bereits heute zukommt und welche wachsenden Belastungen des privaten und öffentlichen Versorgungssystems nach demographischen Projektionen zu erwarten sind. Demnach sind die Demenzen zweifellos eine der größten Herausforderungen für Forschung, Medizin und Gesellschaft.

Literatur

1. Adelstein AM, Downham DY, Stein Z, Susser MW (1968) The epidemiology of mental illness in an English city. Inceptions recognized by Salford psychiatric services. Social Psychiatry 3:47–59
2. Adolfsson R, Gottfries C-G, Nystroem L, Winblad B (1981) Prevalence of dementia disorders in institutionalized Swedish old people. Acta Psychiatr Scand 63:225–244
3. Akesson HO (1969) A population study of senile and arteriosclerotic psychoses. Hum Hered 19:546–566
4. Amaducci LA, Fratiglioni L, Rocca WA et al. (1986) Risk factors for clinically diagnosed Alzheimer's disease: A case-control study of an Italian population. Neurology 36:922–931
5. Ames D, Ashby D, Mann AH, Graham N (1988) Psychiatric illness in elderly residents of part III homes in one London borough: prognosis and review. Age Ageing 17:249–256
6. Barclay LL, Zemcov A, Blass JP, Sansone J (1985) Survival in Alzheimer's disease and vascular dementias. Neurology 35:834–840
7. Bickel H (1987) Psychiatric illness and mortality among the elderly: findings of an epidemiological study. In: Cooper B (ed) Psychiatric epidemiology: progress and prospects. Croom Helm, London Sydney, pp 192–211
8. Bland RC, Newman SC, Orn H (1988) Prevalence of psychiatric disorders in the elderly in Edmonton. Acta Psychiatr Scand [Suppl 338] 77:57–63
9. Burns BJ, Larson DB, Goldstrom ID, Johnson WE, Taube CA, Miller NE, Mathis ES (1988) Mental disorder among nursing home patients: preliminary findings from the National Nursing Home Survey Pretest. Int J Geriatr Psychiatry 3:27–35
10. Campbell AJ, McCosh LM, Reinken J, Allan BC (1983) Dementia in old age and the need for services. Age Ageing 12:11–16
11. Chandra V, Philipose V, Bell PA, Lazaroff A, Schoenberg BS (1987) Case-control study of late onset „probable Alzheimer's disease". Neurology 37:1295–1300
12. Cooper B, Bickel H (1989) Prävalenz und Inzidenz von Demenzerkrankungen in der Altenbevölkerung. Ergebnisse einer populationsbezogenen Längsschnittstudie in Mannheim. Nervenarzt 60:472–482
13. Cooper B, Mahnkopf B, Bickel H (1984) Psychische Erkrankung und soziale Isolation bei älteren Heimbewohnern: eine Vergleichsstudie. Z Gerontol 17:117–125
14. Copeland JRM, Dewey ME, Wood N, Searle R, Davidson IA, McWilliam C (1987) Range of mental illness among the elderly in the community. Prevalence in Liverpool using the GMS-AGECAT package. Br J Psychiatry 150:815–823
15. D'Alessandro R, Gallassi R, Benassi G, Morreale A, Lugaresi E (1988) Dementia in subjects over 65 years of age in the Republic of San Marino. Br J Psychiatry 153:182–186
16. Dehlin O, Franzen M (1985) Prevalence of dementia syndromes in persons living in homes for the elderly and in nursing homes in Southern Sweden. Scand J Prim Health Care 3:215–222
17. Diesfeldt HFA, Houte LR van, Moerkens RM (1986) Duration of survival in senile dementia. Acta Psychiatr Scand 73:366–371
18. Folstein M, Anthony JC, Parhad I, Duffy B, Gruenberg EM (1985) The meaning of cognitive impairment in the elderly. J Am Geriatr Soc 33:228–235
19. French LR, Schuman LM, Mortimer JA, Hutton JT, Boatman RA, Christians B (1985) A case-control study of dementia of the Alzheimer type. Am J Epidemiol 121:414–421
20. Go RCP, Todorov AB, Elston RC, Constantinidis J (1978) The malignancy of dementias. Ann Neurol 3:559–561
21. Hagnell O, Lanke J, Rorsman B, Öhman R, Öjesjö L (1983) Current trends in the incidence of senile and multi-infarct dementia. A prospective study of a total population followed over 25 years: the Lundby study. Arch Psychiatr Nervenkr 233:423–438
22. Helgason L (1977) Psychiatric services and mental illness in Iceland. Acta Psychiatr Scand [Suppl] 268

23. Helgason T (1980) Epidemiological follow-up research within a geographically stable population. In: Schimmelpenning GW (Hrsg) Psychiatrische Verlaufsforschung. Methoden und Ergebnisse. Huber, Bern, S 73–85
24. Heston LL (1985) Clinical genetics of Alzheimer's disease. In: Hutton JT, Kenny AD (eds) Senile dementia of the Alzheimer type. Liss, New York, pp 197–203
25. Heyman A, Wilkinson WE, Stafford JA, Helms MJ, Sigmon AH, Weinberg T (1984) Alzheimer's disease: a study of epidemiological aspects. Ann Neurol 15:335–341
26. Jorm AF, Korten AE, Henderson AS (1987) The prevalence of dementia: a quantitative integration of the literature. Acta Psychiatr Scand 76:465–479
27. Kay DWK (1989) Genetics, Alzheimer's disease and senile dementia. Br J Psychiatry 154:311–320
28. Kokmen E, Beard M, Offord KP, Kurland LT (1989) Prevalence of medically diagnosed dementia in a defined United States population: Rochester, Minnesota, January 1, 1975. Neurology 39:773–776
29. Kokmen E, Chandra V, Schoenberg BS (1988) Trends in incidence of dementing illness in Rochester, Minnesota, in three quinquennial periods, 1960–1974. Neurology 38:975–980
30. Lindesay J, Briggs K, Murphy E (1989) The Guy's/Age Concern Survey. Prevalence rates of cognitive impairment, depression and anxiety in an urban elderly community. Br J Psychiatry 155:317–329
31. Magnusson H (1989) Mental health of octogenarians in Iceland. An epidemiological study. Acta Psychiatr Scande [Suppl] 79:349
32. Mann AH, Graham N, Ashby D (1984) Psychiatric illness in residential homes for the elderly: a survey in one London borough. Age Ageing 13:257–265
33. Mölsä PK, Marttila RJ, Rinne UK (1982) Epidemiology of dementia in a Finnish population. Acta Neurol Scand 65:541–552
34. Mölsä PK, Marttila RJ, Rinne UK (1986) Survival and cause of death in Alzheimer's disease and multi-infarct dementia. Acta Neurol Scand 74:103–107
35. Mortimer JA, French LR, Hutton JT, Schuman LM (1985) Head injury as a risk factor for Alzheimer's disease. Neurology 35:264–267
36. Nielsen JA, Biörn-Henriksen T, Bork BR (1981) Incidence and disease expectancy for senile and arteriosclerotic dementia in a geographically delimited Danish rural population. In: Magnussen J, Nielsen J, Buch J (eds) Epidemiology and prevention of mental illness in old age. EGV, Hellerup, pp 52–54
37. Nygaard HA, Breivik K, Bakke K, Brudvik E, Moe TJ (1987) Dementia and work load evaluation of the elderly. Compr Gerontol 1:65–68
38. Robertson D, Rockwood K, Stolee P (1989) The prevalence of cognitive impairment in an elderly Canadian population. Acta Psychiatr Scand 80:303–309
39. Hofmann A, Rocca WA, Brayne C, Breteler MMB, Clarke M, Cooper B, Copeland JRM et al. (1991) The prevalence of dementia in Europe: A collaborative study of 1980–1990 findings. Int J Epidemiol 20:736–748
40. Shalat SL, Seltzer B, Pidcock C, Baker EL (1987) Risk factors for Alzheimer's disease: a case-control study. Neurology 37:1630–1633
41. Soininen H, Heinonen OP (1982) Clinical and etiological aspects of senile dementia. Eur Neurol 21:401–410
42. Sulkava R, Wikstroem J, Aromaa A, Raitasalo R, Lehtinen V, Lahtela K, Palo J (1983) Prevalence of severe dementia in Finland. Neurology 35:1025–1029
43. Weissman MM, Myers JK, Tischler GL, Holzer CE, Leaf PJ, Orvaschel H, Brody JA (1985) Psychiatric disorders (DSM-III) and cognitive impairment among the elderly in a U.S. urban community. Acta Psychiatr Scand 71:366–379
44. Yathan LN, McHale PA, Kinsella A (1988) Down's syndrome and its association with Alzheimer's disease. Acta Psychiatr Scand 77:38–41

Demenz als sozialmedizinisches Problem*

U. H. Peters

Mein Beitrag ist in 3 Abschnitte gegliedert: Im 1. Teil möchte ich einige bekannte Tatsachen der Kulturentwicklung in diesem Jahrhundert in Erinnerung rufen, die dazu geführt haben, daß Demenz ganz allgemein zu dem Problem geworden ist, welches es heute darstellt. Im 2. Teil werde ich untersuchen, wie sich Gesellschaft und Politik auf diese Veränderungen einstellen. Schließlich sollen im 3. Teil einige Konsequenzen erörtert und Forderungen erhoben werden, wobei ich mich vor einigen Überspitzungen nicht scheuen werde, damit die Aufgaben deutlicher werden.

Ausgangssituation

Es ist eine Binsenweisheit zu sagen, daß der technische und medizinische Fortschritt in den letzten hundert Jahren nicht nur zu einem besseren Gesundheitszustand aller Bevölkerungskreise geführt hat, sondern daß der Anteil der Bevölkerung, der alt und sehr alt wird, sich ständig vergrößert. Dies gilt übrigens bislang nur für die westliche Welt. In wenigen Jahren werden z.B. mehr als 40% der Bevölkerung der Bundesrepublik Deutschland älter als 60 Jahre sein. Dieser Prozeß läßt erwarten, daß auch die absolute Zahl der Dementen zunehmen wird – selbst wenn die relative Zahl sinken sollte –, sofern es nicht gelingt, die Prozesse, die schließlich in eine irreparable Demenz münden, frühzeitig zu erkennen und entsprechend umzulenken. Die genannte Entwicklung kann man weiterhin als Erfolg der Medizin und allgemein der Kultur sehen; man braucht darin keine Bedrohung zu sehen, etwa der Renten. Es ist sogar zu untersuchen, ob nicht die Mittel zur Bekämpfung der neuen Gefahren teilweise schon vorhanden sind.

Die Zunahme des Durchschnittsalters ist infolge des Zusammenwirkens einer ganzen Reihe von Umständen entstanden. Die Landwirtschaft ist durch die Anwendung neuer biochemischer und biologischer Erkenntnisse revolutioniert worden. Als Folge davon stehen in Europa genügend Nahrungsmittel zur Verfügung. Nachdem noch der 2. Weltkrieg auf deutscher

---

* Ernst Jokl, Lexington, zum 83. Geburtstag gewidmet, dem dieser Beitrag mehr als nur eine Anregung verdankt.

Seite unter der Devise „Volk ohne [ausreichenden landwirtschaftlichen] Raum" [7] geführt worden ist, leiden heute die Industrieländer, aber nur diese, pardoxerweise unter einer landwirtschaftlichen Überproduktion. Eine derartige Überproduktion ist ein in der Geschichte noch nie dagewesenes Phänomen.

Die so erzeugten Nahrungsmittel werden dank der Erkenntnisse der Ernährungswissenschaft zu immer besseren Nahrungsmitteln verarbeitet, ungeachtet der vielfach durchaus berechtigten Kritik an der Verwendung von chemischen Substanzen bei der Haltbarmachung usw. Die weitere Verbesserung der Nahrungsmittel geschieht im Zusammenwirken mit Reformbewegungen und anderen modernen Bewegungen, etwa der Grünen, die somit eine typische Erscheinung der Industriegesellschaft darstellen.

Durch ausreichende und zugleich gesunde Ernährung bleiben als Ergebnis mehr Menschen länger gesund am Leben als früher.

Ein weiterer lebensverlängernder Faktor sind die Vitamine. Vitamine zählen nicht zu den Nahrungsmitteln. Die Kenntnis der Bedeutung der Vitamine hat sich nach dem 1. Weltkrieg rasch so weit durchgesetzt, daß die zahlreichen und furchtbaren Vitaminmangelkrankheiten des vorigen Jahrhunderts in der westlichen Welt nahezu verschwunden sind. Insbesondere hat sich die Rachitisprophylaxe, die inzwischen Allgemeingut geworden ist, sehr vorteilhaft auf die körperliche Entwicklung ausgewirkt. Als Folge der besseren Vitaminversorgung in Zusammenhang mit der besseren Ernährung hat die Körpergröße der Menschen zugenommen.

Eine weitere wichtige Errungenschaft stellt die weitgehende Beherrschung bakterieller Infektionen einschließlich der Tuberkulose dar. Um 1900 stellten Infektionen noch die häufigste Todesursache dar. Im vorigen Jahrhundert war die Situation noch so, daß auch diejenigen, die eine schwere Infektion lebend und spurlos überstanden, immer wieder viele Monate ihres Lebens mit Infektionskrankheiten und einer daran anschließenden langen Rekonvaleszenz zubrachten. Die Literatur und die Biographien des vorigen Jahrhunderts sind voll von entsprechenden Beschreibungen. Die Kindersterblichkeit war im vorigen Jahrhundert v.a. durch Infektionen hoch. Die Frauen brauchen heute nicht mehr so viele Kinder zu bekommen, um den Fortbestand der Gesellschaft zu garantieren. Nicht nur ihr Körper wird dadurch entlastet, es wird auch Zeit gewonnen, die für andere Zwecke eingesetzt werden kann. Natürlich werden auch die Männer durch die starke Herabsetzung der Regenerationsfrequenz entlastet, aber weniger. Schließlich verloren auch einige Viruskrankheiten durch Impfung ihre Bedeutung. Die Pocken, einst Geißel der Menschheit, sind heute ausgerottet. Allerdings bleibt den Virologen noch sehr viel zu tun. Neue Viruskrankheiten, z.B. Aids, greifen in die Gesellschaft ein und haben, wie allgemein bekannt ist, auch neue Formen der Demenz zur Folge [5].

Die geschilderten Vorgänge und noch einige mehr haben zu 2 scheinbar gegensätzlichen Prozessen geführt: 1) Zu der bekannten Akzeleration und 2) zu der weniger bekannten Dezeleration. Über die Akzeleration ist viel gesprochen worden. Die Kinder werden heute früher erwachsen, und sie werden auch größer. Davon soll beim Thema „Demenz als Herausforderung" nicht gesprochen werden, obwohl es durchaus auch mehr kindliche Demenzen gibt, weil hirnkranke Kinder, die im vorigen Jahrhundert gestorben wären, durch den Einsatz der modernen Medizin am Leben bleiben.

Als Dezeleration bezeichnet man das Hinaufschieben der Altersgrenze, der Grenze also, an welcher man in die Gesellschaft alter Menschen eintritt. Deutlich sichtbar wird dies z.B. in dem gegenüber Altersfragen sonst so sensiblen Showgeschäft. Während noch 1962 bei Marilyn Monroe mit 36 Jahren das beginnende Älterwerden eines der Motive zum Suizid dargestellt hat, sind heute mehrere der bekanntesten Künstlerinnen in den Fünfzigern. Sie demonstrieren nicht mehr, was es früher gab, verkrampfte Jugendlichkeit, wohl aber ein noch nicht eingetretenes Alter, obwohl sie biologisch im Großmütteralter und tatsächlich Großmütter sind.

Akzeleration und Dezeleration haben gemeinsam zur Folge, daß die Spanne des Erwachsenenalters, also die Zeit vom Ende der Kindheit bis zum Eintritt des Alters, immer weiter wird. Die hinzugewonnene Erwachsenenzeit läßt sich schwer genauer beziffern. Es könnten aber mehrere Jahrzehnte mittleren Lebensalters hinzugekommen sein. Dieser revolutionäre Prozeß ist noch keineswegs abgeschlossen und wird vielfach wohl überhaupt noch nicht erkannt.

Das Älterwerden an sich stellt keine Errungenschaft dar, welche sich in unserem Jahrhundert prinzipiell als etwas Neues ereignet hat. Der ägyptische König Ramses II hat schon 1290–1224 v. Chr. eine 66jährige aktive Regierungszeit erlebt. Der Mensch hat sich biologisch innerhalb der von uns überschaubaren historischen Zeit offenbar nicht verändert. Es handelt sich vielmehr um Entwicklungen, welche bereits prinzipiell in der menschlichen Natur begründet liegen. Was in früheren Zeiten besonders begünstigten Einzelmenschen vorbehalten blieb, ist heute jedoch ein demokratisches allgemeines Phänomen geworden und muß uns gerade deshalb beschäftigen.

Biologische und soziale Demenz

Die Statistiken zeigen uns, daß jenseits des 60. Lebensjahres die Häufigkeit des Vorkommens von Demenz steil ansteigt. Bisher wurde dabei wenig oder gar nicht beachtet, daß es zwei Arten von Demenzen, eine biologische und eine soziale, gibt. Über die biologische braucht hier nicht viel gesagt zu werden, denn sie ist das eigentliche Thema der allgemeinen gegenwärtigen Diskussion und wird auf vielen Kongressen und in zahlreichen Publikationen behandelt. Biologische Demenz tritt ein, wenn das Organ der Intelligenz einem unumkehrbaren Krankheitsprozeß ausgesetzt ist. Alzheimer-Krankheit und Hirnarteriosklerose kommen so oft vor, daß in der biologischen Demenz schon fast ein normaler Vorgang gesehen wird.

Demgegenüber wird der sozialen Demenz kaum Beachtung geschenkt. Sie wäre zu umschreiben als ein Verlust früher vorhanden gewesener intellektueller und sozialer Fähigkeiten durch mangelhafte Übung oder Nichtgebrauch. Mir ist das Phänomen zum ersten Mal in seiner umgekehrten Form begegnet, als ich zahlreiche sehr alte, ehemals deutsche Psychiater, v.a. Psychotherapeuten, aufsuchte, die vor den Nazis nach Amerika emigriert waren. Obwohl sie zwischen 80 und 90 Jahre alt waren, funktionerte ihr Gedächtnis ausgezeichnet, und sie behielten alles, was ihnen die Patienten während 8 intensiver Therapiestunden am Tage erzählten. Auch zeigten sie sich über alle Strömungen der Gegenwart informiert. Freilich waren sie zu diesem Training gezwungen worden, weil sie nach der Vertreibung keine Altersversorgung mehr aufbauen konnten.

Folgende Verallgemeinerung ist erlaubt: Wie für alle körperlichen Funktionen gilt auch für die Leistung des Gehirns, daß sie nur bei ständiger Übung aufrechterhalten werden kann [4, 12]. Beim Gehirn ist die Verbindung zwischen der geistigen Arbeitsleistung und biologischen Vorgängen wahrscheinlich sogar besonders eng. Bei mangelhaftem Gebrauch des Gehirns nimmt die Zahl der Verbindungen zwischen den Hirnzellen ab, bei lebhaftem Gebrauch nimmt sie zu.

Das Ausmaß der sozialen Demenz läßt sich bislang nicht messen, sondern allenfalls abschätzen. Alle bisherigen Testuntersuchungen messen nur die verminderte intellektuelle Leistung, ohne hinsichtlich der Ursachen unterscheiden zu können.

Da nicht anzunehmen ist, daß es nur eine strenge Unterscheidung zwischen biologischen und sozialen Faktoren gibt, sondern daß sich gewöhnlich eine soziale Demenz zu einer biologischen Demenz hinzuaddiert, haben wir es wahrscheinlich gewöhnlich mit Mischformen zu tun. Es sind daher alle Testautoren dazu aufgefordert, Tests zu entwickeln, mit denen sich soziale Demenz bestimmen läßt.

Reaktion von Politik und Gesellschaft

Die Frage, ob Gesellschaft und Politik auf die beschriebene Entwicklung reagiert haben, läßt sich einfach mit dem Wörtchen „kaum" beantworten. Im Gegenteil: Weil die Industrie zur Aufrechterhaltung und zur weiteren Verbesserung ihrer Produktion immer weniger Menschen benötigt, wird die Altersgrenze, mit der die Menschen aus dem Arbeitsprozeß auszuscheiden haben, immer weiter herabgesetzt. Vom Standpunkt der Produktivität innerhalb der Industrie ist dies sicher ein notwendiger und noch nicht einmal beklagenswerter Prozeß. Es gibt aber keinen erkennbaren Grund dafür, die älter werdenden Menschen gleichzeitig auch aus allen anderen sozialen Funktionen herauszulösen und dadurch vielfach erst einen sozialen Prozeß einzuleiten, der zu der von mir oben beschriebenen sozialen Demenz führt, die dann vermutlich wieder als Rechtfertigung für den Ausschluß aus der Arbeitswelt genommen wird.

Obwohl die älteren Einwohner einen so großen und immer größer werdenden Prozentsatz der Bevölkerung und damit der Wähler ausmachen, werden ihre Interessen in der Politik praktisch nicht vertreten. Dagegen haben die

Politiker selbst sich das Recht vorbehalten, ohne Berücksichtigung des Alters tätig zu bleiben. Beispielsweise hätte Bundespräsident von Weizsäkker, der gerade vollkommen gesund seinen 70. Geburtstag gefeiert hat,[1] als Arbeitnehmer spätestens vor 5 Jahren ausscheiden müssen. Nach dem statistischen Durchschnitt hätte er dies sogar vor 8 oder 9 Jahren tun müssen, wäre also gar nicht Bundespräsident geworden. Konrad Adenauer begann bekanntlich erst mit 73 Jahren seine eigentliche politische Laufbahn, 11 Jahre nachdem er nach dem statistischen Durchschnitt der Arbeitnehmer hätte ausscheiden müssen. Diese Karriere vermochte er noch 14 Jahre, bis er 87 Jahre alt war, durchzuführen. Freilich, diese Politiker standen nicht im industriellen Fertigungsprozeß, sondern widmeten sich sozialen Aufgaben im weitesten Sinne.

Ältere Menschen werden in unserer Gesellschaft finanziell ausreichend sichergestellt, dazu ist die Industriegesellschaft ohne Schwierigkeiten in der Lage, aber sie werden i.allg. zugleich ihres gesellschaftlichen Einflusses beraubt und dürfen, ironisch formuliert, in Kasernen, die man Altenheime oder Seniorenresidenzen nennt, einige Jahrzehnte lang dem Tode entgegenleben. Irgendwann wird sich dann Demenz einstellen. Besondere Aktivitäten werden weder von der Politik noch von der Gesellschaft zugelassen. Die Altersgrenze, bei der dieser soziale Ausgliederungsprozeß beginnt, wird entgegen der allgemeinen Entwicklung des Menschen nicht herauf-, sondern herabgesetzt. Lediglich in den USA hat man bislang Konsequenzen gezogen und die Zwangsberentung bzw. -pensionierung aufgehoben.

Nicht die Tatsache, daß man seinen Lebensunterhalt nicht selbst verdienen muß, ist an sich schädlich. In früheren Jahrhunderten gab es eine ganze Gesellschaftsschicht von etwa 100 000 Personen, für die Arbeit als schändlich galt. Diese Schicht lebte durch die Arbeit anderer Schichten ein luxuriöses Leben und befand sich dabei körperlich und seelisch wohl. Benjamin Disraeli konnte 1846 im englischen Unterhaus sagen: „England is populated by two classes of people; one which produces wealth; the other which consumes it." Allerdings hatten die so bevorzugten Menschen gegenüber der jetzigen breiten Schicht der Nichterwerbsbevölkerung einen entscheidenden Vorteil: sie hielten alle Fäden der Macht, des Einflusses und des Geldes bis zum Lebensende in der Hand. Diese Gesellschaftsschicht, in die man hineingeboren wurde und in welcher man erbte, gab die Zügel des Einflusses nicht aus der Hand, sondern gewann ihrer größten Einfluß teilweise erst im Alter.

Medizinische Konsequenzen

Den Ärzten kommt nicht nur bei der biologischen Demenz eine wichtige Aufgabe zu, sondern auch bei der Verhinderung der sozialen. Aus meiner Sicht besteht eine der Aufgaben der Ärzte darin, auf die sich verändernden Lebensbedingungen aufmerksam zu machen und auf Konsequenzen zu drän-

---
[1] Im Frühjahr 1990.

gen. Der Entwicklung neuer Medikamente kommt für die biologische Demenz wahrscheinlich eine wichtige Bedeutung zu. Von der Entwicklung eines allgemeinen Antidementivums sind wir allerdings noch weit entfernt. Das Problem eines medikamentösen Einflusses auf die soziale Demenz wird wohl noch nicht gesehen. Eine solche Einwirkung erscheint auf den ersten Blick unnötig oder verkehrt, sollte aber trotzdem auf ihre Möglichkeiten abgeklopft werden.

Andererseits können alle solchen Medikamente ihre Wirkung nur richtig entfalten, wenn sie in ein Gesamtkonzept eingebettet werden. Ein solches Konzept bedeutet nach alten ärztlichen Regeln einer „Diätetik des Lebens" (Hufeland 1797 [9]), das Vermeiden schädlicher Einflüsse einerseits und Übung und Training andererseits. Die Ärzte sollten sich nicht länger damit begnügen, Demenzerscheinungen nach ihrem Auftreten wieder auszulöschen, sondern Forderungen an die Gesellschaft stellen, damit solche Krankheitssymptome gar nicht erst auftreten. Dies ist zweifellos nicht vollständig erreichbar, aber doch in einem vorläufig noch nicht überschaubaren Maße. Wir können auf die Veränderungen, die ich hier ja nur in einzelnen Beispielen aufzeigen konnte, hinweisen und fordern, daß die Gesellschaft endlich entsprechend umstrukturiert wird.

Einige Mittel stehen jetzt schon zur Verfügung. Körperliches Training sei zuerst genannt. 80jährige, die im Training sind, können nach den vorliegenden Untersuchungen körperlich genausoviel leisten wie 20jährige, die nicht im Training sind [12]. Der Leistungssport und v.a. der ganz erstaunliche Versehrtensport haben so viele einfache und wirksame Methoden des Trainings entwickelt, daß es nur noch darauf ankommt, sie in der Breite anzuwenden [17]. Auch hier ist vielleicht eine allgemeine Entwicklung nicht hinreichend zur Aufmerksamkeit der Ärzte gelangt. Auf der Behindertenolympiade werden heute von körperlich Behinderten Leistungen erbracht, die Anfang des Jahrhunderts von Körpergesunden erbracht wurden. Den dabei gewonnenen Erkenntnissen fehlt noch die allgemeine Anwendung. Um sie anwenden zu können, fehlt es noch an Kenntnissen bei den Ärzten, in der Bevölkerung und an einer allgemeinen gesellschaftlichen Akzeptanz. Ein 80jähriger z.B. der in einem Body-building-Zentrum trainiert, wirkt lächerlich, obwohl es sich um eine sehr sinnvolle Übungsmaßnahme handeln könnte, wenn sie richtig angewandt wird. Allerdings, der Spontanantrieb läßt mit dem Älterwerden offenbar nach. Dies kann durch den Willen, ein bestimmtes Programm durchzuführen, oder durch Fremdantrieb ausgeglichen werden. Auch medikamentöse Unterstützungen für eine gewisse Anlaufzeit sind gerade in diesem Bereich denkbar. Körperliches Training hat, wenn der Körper eine ausreichende Durchführung erlaubt, psychisch eine euphorisierende Wirkung. Dies ist wahrscheinlich einer der Gründe für den großen Breitenerfolg des Joggings.

Geistiges Training ist schwerer durchzusetzen als körperliches, jedenfalls bei Menschen, die bereits in ihrem Berufsleben wenig geistiges Training erfuhren. Aber gerade dieses wäre besonders wichtig. Als Beispiel einer geistig-körperlichen Fähigkeit möchte ich die Sprechfähigkeit nennen:

Demente, biologische und soziale, allgemein ältere Menschen zeichnen sich oft durch eine v.a. konsonantisch unsaubere, schwer verständliche Artikulation aus. Alte Schauspieler, welche ihre Sprechfähigkeit täglich durch bestimmte Sprechübungen trainieren, lassen erkennen, daß Sprechverlust im Alter nicht naturgegeben ist, sondern daß sich die klare Aussprache und auch Stimme bei geeigneter Übung bis ins höchste Alter erhalten lassen.

Fernsehen und das Anhören von freundlichen Reden beim Altenkaffee sind sicher kein ausreichendes geistiges Training. Der Mensch muß gefordert sein, *aktiv* etwas zu leisten. Man kann sich allerdings fragen, wo denn die sinnvollen Aufgaben liegen, mit denen die große Schar der von der Industrie nicht mehr benötigten Menschen beschäftigt werden soll. Hier sind v.a. die Künste, alle Künste, am ehesten in der Lage, sinnvolle neue Aufgabefelder zu erschließen. Man kann sich eine Welt, in der es ein Übermaß an Kunst und Kunstwerken gibt, so leicht nicht vorstellen. Zwar haben sich inzwischen alle Künste ihre eigenen Gesellschaften und Therapieformen geschaffen (in Klammern neuere Literatur zur Therapie bei Demenzen): die Kunsttherapie [29], Musiktherapie [2], Theatertherapie, Tanztherapie [8, 21], Poesietherapie, Sprechtherapie [18] usw., von einer allgemeinen Anwendung selbst dieser Therapieformen sind wir aber noch weit entfernt. Die Anwendung im Bereich der Demenzen steckt noch in den Kinderschuhen, obwohl selbst in tiefer Demenz noch Wirkungen nachweisbar sind [19, 27]. Die Gründe für die Nichtanwendung derartiger im tiefsten Sinne menschlicher Therapieformen liegen wahrscheinlich in der Schwierigkeit, ihre Wirksamkeit mit naturwissenschaftlichen Mitteln nachzuweisen, und etwa mit medikamentösen oder anderen technischen Behandlungsmethoden zu konkurrieren.

Zu den medizinischen Forderungen könnte auch gehören, daß die Altersgrenze für Berentungen und Pensionierungen auch bei uns aufgehoben wird. Ich meine nicht, daß unbedingt jeder Mensch bis an das Ende seines Lebens innerhalb der Industrie oder überhaupt arbeiten muß. Vielmehr sollten die gegenwärtigen Altersgrenzen erhalten bleiben für Menschen, die mit der Arbeit aufhören möchten, und können sogar noch weiter herabgesetzt werden. Eine freie Gesellschaft sollte jedoch nicht das Recht haben, dem einzelnen Bürger vorzuschreiben, wie lange er in seinem Leben zu arbeiten hat.

Auch die Sexualität kann bei entsprechender Übung bis ans Lebensende aufrechterhalten werden und stellt ein Lebenselexier besonderer Art dar. Es gehört zum Wesen der sozialen Demenz v.a. bei Alleinlebenden, daß sie über Jahrzehnte ihres Lebens von niemanden mehr am Körper berührt werden. Über Sexualität bei biologisch Dementen liegen noch kaum sinnvolle Untersuchungen vor. Wie nun ein Training der Sexualität zu bewerkstelligen ist, darüber muß es nicht unbedingt ärztliche Vorstellungen geben. Hinweisen sollen die Ärzte aber darauf, daß es sich bei der Alterssexualität noch immer um ein Tabu handelt, mit all den Folgen, welche Tabus auf das Leben der Menschen haben. Burrhus Frederick Skinner, der große Verhaltensbiologie, hat bei seinem Älterwerden öffentliche Überlegungen über die Erhaltung der Sexualität angestellt und für seine Person die Segnungen der Pornographie gepriesen. Aber es gibt sicher kultiviertere Wege dazu, die aber nicht vor einer Lockerung des allgemeinen Tabus entfaltet werden können [23–26].

Zu den ärztlichen Empfehlungen sollte auch das Vermeiden von Schäden gehören. Es ist seit langem eine gesicherte Tatsache, daß Nikotingenuß in hohem Maße die Ursache für Herz- und Gefäßschädigungen ist, die ihrerseits wiederum Demenz verursachen [1, 6]. Die 140 000 Menschen, die in der Bundesrepublik Deutschland jährlich durch Nikotinsucht sterben, stellen die nur 1000 oder 2000 Drogentoten bei weitem in den Schatten. Sicherlich wäre die ärztliche Forderung nach einem aus solchen Zahlen eigentlich abzuleitenden Totalverbot des Nikotingenusses utopisch, v.a. weil dann neue Formen der Kriminalität zu befürchten sind. Aber wir Ärzte sollten wenigstens laut sagen, daß ein solches Verbot eigentlich dringlich ist.

Das Rauchverbot ist nur prophylaktisch sinnvoll, wegen der sich langsam bildenden Körperveränderungen. Rauchverbot bei bereits ausgebrochener Demenz ist nicht nur sinnlos, sondern hat Nachteile. Es läßt sich zeigen, daß der Nikotineinfluß bei Alzheimer-Demenz positiv ist [22].

Schließlich bin ich aber der Meinung, daß man der Herausforderung für Forschung, Medizin und Gesellschaft, welche die Demenz in der Tat darstellt, am besten zunächst einmal mit der Entwicklung von Utopien begegnet.

Literatur

1. Baumann A, O'Connor A, Joseph L (1989) Smoking: The effects on cerebral vascular circulation. A variable in patients decision making. Axone 10:89–92
2. Bright R (1986) The use of music therapy and activities with demented patients who are deemed „difficult to manage". Clin Gerontol 6:131–144
3. Brodal A (1969) Neurological anatomy. Oxford Univ Press, London
4. Brunner D, Jokl E (1970) Physical activity and aging. Karger, Basel
5. Diederich N, Karenberg A, Peters UH (1988) Psychopathologische Bilder bei der HIV-Infektion: AIDS-Lethargie und AIDS-Demenz. Fortschr Neurol Psychiatr 56:173–185
6. Grant DJ, McMurdo ME, Balfour DJ (1989) Nicotine and dementia. Br Med J 155:717
7. Grimm H (1926) Volk ohne Raum. München
8. Haag G (1985) Psychosoziale Rehabilitation im Alter. Rehabilitation 24:6–8
9. Hufeland CW (1937) Hufeland als Leibarzt und Volkserzieher. Selbstbiographie von Christoph Wilhelm Hufeland, neuherausgegeben und eingeleitet von Walter von Brunn. Robert Lutz Nachf. Otto Schramm, Stuttgart
10. Hufeland CW (1797) Makrobiotik. Die Kunst, das menschliche Leben zu verlängern. Akademische Buchhandlung, Jena (zahlreiche spätere Nachdrucke)
11. Jokl E, Jokl P (1981) Medicine and sports 1968–1980. oO
12. Jokl E (1954) Alter und Leistung. Springer, Berlin
13. Jokl E (1978) Awakeness and consciousness, memory traces, and the upright posture. Med Sport 12:26–30
14. Jokl E (1980) Brain, mind and movement. Int J Sport Psychol 11:299–307
15. Jokl E (1975) Der Wert eines menschlichen Lebens. Notabene Medici 5:26–28, 32–34
16. Jokl E (1957) Neurological case histories of two olympic athletes. JAMA 14
17. Lorenzen H (1961) Lehrbuch des Versehrtensports. Enke, Stuttgart
18. Metellus J (1985) Rééducation orthophonique. Rev Geriatr 10:375–377

19. Norberg A, Melin E, Asplund K (1986) Reactions of music, touch and object presentation in the final stage of dementia. An exploratory study. Int J Nurs Stud 23:315–323
20. Rook A (1954) An investigation into the longevity of Cambridge sportmen. Br Med J 8:73
21. Rosin AJ, Abramowitz L, Diamond J, Jesselson P (1985) Environmental management of senile dementia. Soc Work Health Care 11:33–43
22. Sahakian B, Jones G, Levy R, Gray J, Warburton D (1989) The effects of nicotine on attention, information processing, and short-term memory in patients with dementia of the Alzheimer type. Br J Psychiatry 154:797–800
23. Skinner BF, Vaugham ME (oJ) Enjoy old age. Sheldon, London
24. Skinner BF (1976) Particulars of my life, part 1 of an autobiography. Knopf, New York
25. Skinner BF (1979) The shaping of a behaviorist, part 2 of an autobiography. Knopf, New York
26. Skinner BF (1983) A matter of consequences, part 3 of an autobiography. Knopf, New York
27. Tanaka T (1987) Musiktherapie bei seniler Demenz. Kango Tenbo 12:808–812
28. Teubner HL (1969) Wahrnehmung, Willkürbewegung und Gedächtnis: Grundfragen der Neuropsychologie. Studium Generale 22:1135–1178
29. Wald J (1986) Art therapy for patients with dementing illness. Clin Gerontol 4:29–40

Pathogenetische Mechanismen und Ansätze für die Nootropikaforschung

Molekularbiologie der Alzheimer-Krankheit

M. Goedert

Einführung

Die Alzheimer-Krankheit ist gekennzeichnet durch einen Verlust der Merkfähigkeit und anderer kognitiver Funktionen. Sie führt zu schwerer Demenz und letztlich zum Tode [1]. Es handelt sich um eine verbreitete Krankheit, die 0,5−1% der Bevölkerung der westlichen Welt betrifft. Ihre Ursachen sind unbekannt, und bislang konnte noch keine allgemein wirksame Behandlung entwickelt werden. Man nimmt an, daß die Alzheimer-Krankheit in den meisten Fällen sporadisch auftritt, es existieren daneben auch familiäre Krankheitsformen mit autosomal-dominantem Erbgang.

Der für mindestens eine dieser familiären Formen verantwortliche genetische Defekt wurde in der zentromeren Region des Chromosoms 21 lokalisiert [8, 30]. Zusammen mit der Tatsache, daß praktisch alle Patienten mit Down-Syndrom, die älter als 35 Jahre werden, die Neuropathologie der Alzheimer-Krankheit entwickeln, deutet dies darauf hin, daß ein auf Chromosom 21 befindliches Gen in der Ätiologie zumindest einiger Fälle der Alzheimer-Krankheit eine Rolle spielt. Es ist zu erwarten, daß durch Kopplungsanalyse, Genomkartierung und molekulare Klonierung dieses Gen auf Chromosom 21 in absehbarer Zeit identifiziert werden kann. Daraus müßte sich ein besseres Verständnis für die Ätiologie zumindest einiger Alzheimer-Fälle ergeben.

Die Neuropathologie der Alzheimer-Krankheit ist gekennzeichnet durch zahlreiche Amyloidablagerungen und Neurofilbrillenknäuel, die v.a. in der Großhirnrinde und im Hippocampus anzutreffen sind, daneben auch in einigen subkortikalen Kernen wie dem Mandelkern, dem Nucleus basalis Meynert und den Locus coeruleus (Abb. 1). Man hofft, daß eine bessere Kenntnis der molekularen Eigenarten der Plaques und Neurofibrillendegenerationen die Pathogenese der Alzheimer-Krankheit verständlicher macht und auf lange Sicht eine effektive Therapie ermöglicht. Die Amyloidablagerungen treten immer extrazellulär auf und bestehen in ihrer reifen Form aus einem dichten Kern aus β-Amyloid-Protein [7, 23]. Die Neurofibrillenknäuel sind demgegenüber meist intrazellulär anzutreffen und bestehen hauptsächlich aus paarigem, schraubenförmig gedrehtem Filament [18]. Sie liegen in abnormen Neuriten im Neuropil und in senilen Plaques sowie in den Zellkörpern von Neuronen vor. Die Fortschritte der Molekularbiologie in den letz-

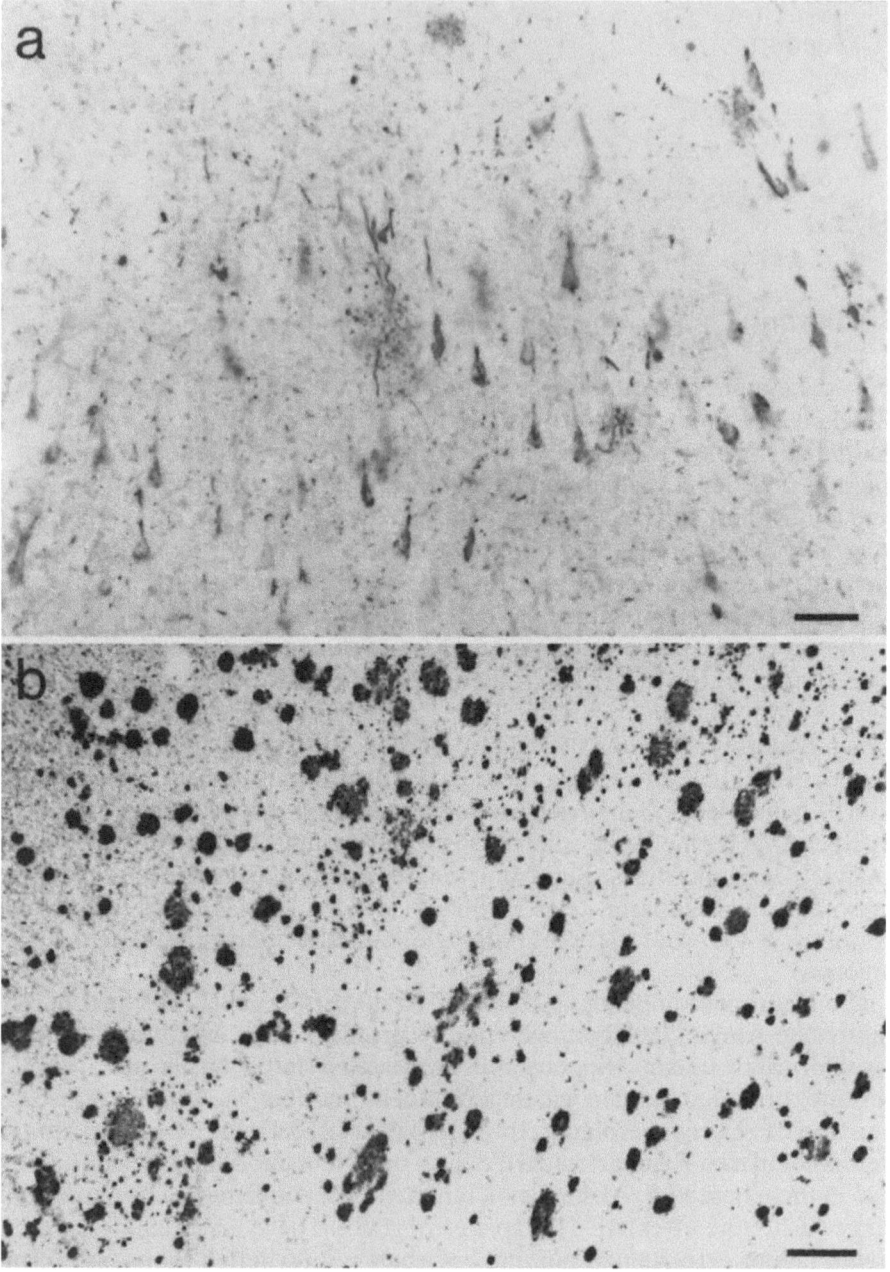

Abb. 1a, b. Zahlreiche Neurofibrillenknäuel (a) und Amyloidplaques (b) in der Hippocampusformation eines Alzheimer-Patienten. Die Filamente sind dargestellt mit Hilfe eines gegen das Mikrotubuli-assoziierte Tau-Protein gerichteten Antikörpers, die Plaques mit einem gegen β-Amyloidprotein gerichteten Antikörper. *Meßlinie:* 100 µm

ten Jahren haben zum besseren Verständnis der Zusammensetzung von Plaques und Filamenten beigetragen.

Die Amyloidfibrille und ihr Vorläufer

Hauptbestandteil der Amyloidplaques ist β-Amyloid-Protein [7, 23]. Durch Reinigung konnte die Aminosäurensequenz des β-Amyloid-Proteins teilweise entschlüsselt werden. Dies wiederum ermöglichte die Isolation von c-DNA-Klonen, die eine Form des β-Amyloid-Vorläufers mit 695 Aminosäuren kodieren [14, 17, 26, 31]. In der Folge wurden 2 weitere Formen entdeckt, die durch alternatives Splicing aus demselben Gen hervorgehen [19, 25, 32].

Sie besitzen 751 bzw. 770 Aminosäuren und unterscheiden sich von der ersten Form durch das Vorhandensein einer zusätzlichen Domäne, die den Kode für einen Serinproteasehemmer trägt. Die Form mit 770 Aminosäuren enthält zusätzlich eine 19 Aminosäuren lange Sequenz, die dem MRC OX-2-Antigen homolog ist. Es wurde auch eine Isoform beschrieben, die ausschließlich diese Sequenz enthält [13]. Der β-Amyloidvorläufer besitzt die Merkmale eines Membranproteins mit einer großen extrazellulären Region, einem hydrophoben, vermutlich sich durch die Membran erstreckenden Abschnitt und einem kurzen zytoplastiaschen Ende [17]. Das bei der Alzheimer-Krankheit massenhaft abgelagerte fibrillenbildende β-Amyloid besteht aus 42 bis 43 Aminosäuren und ist zum Carboxylende des μ-Amyloidvorläufers hin lokalisiert, wobei das zum Carboxyterminus gerichtete Ende im vermuteten membranständigen Abschnitt liegt [17]. Lösliche Formen des β-Amyloidvorläufers werden durch alternatives RNA-Splicing [4] oder durch proteolytische Spaltung [33] gebildet. Da sie jedoch bestenfalls einen Teil der β-Amyloidsequenz enthalten, tragen sie vermutlich nicht zu den bei der Alzheimer-Krankheit beobachteten Ablagerungen bei.

Durch molekulare Klonierung von c-DNA mit dem Kode für den β-Amyloidvorläufer wurde die Verteilung der verschiedenen m-RNA im Gewebe und in den Zellen verstorbener Alzheimer-Patienten und Kontrollpersonen deutlich. Studien mit Sonden, die nicht zwischen den einzelnen Formen des β-Amyloidvorläufers unterschieden, zeigten hohe m-RNA-Spiegel nicht nur im Zentralnervensystem, sondern auch in allen untersuchten peripheren Geweben [14, 31]. Bei der *In-situ*-Hybridisierung am Hirn zeigte sich, daß die β-Amyloidvorläufer-m-RNA vor allem in Neuronen lokalisiert ist [3, 9], wobei ein geringer Teil in Gliazellen nicht ausgeschlossen werden kann [13]. In der Großhirnrinde liegt β-Amyloidvorläufer-m-RNA in Pyramidenzellen in allen Schichten vor, mit stärkster Konzentration in den Schichten III und V. In der Hippocampusformation ist β-Amyloidvorläufer-m-RNA in Körnerzellen im Gyrus dentatus, in Pyramidenzellen in allen Schichten des Ammonshorns und in Pyramidenzellen des Subiculums (Abb. 2) vorhanden. Die gleiche qualitative und quantitative Verteilung fand sich im zerebralen Kortex und im Hippocampus verstorbener Alzheimer-Patienten [9]. Außer-

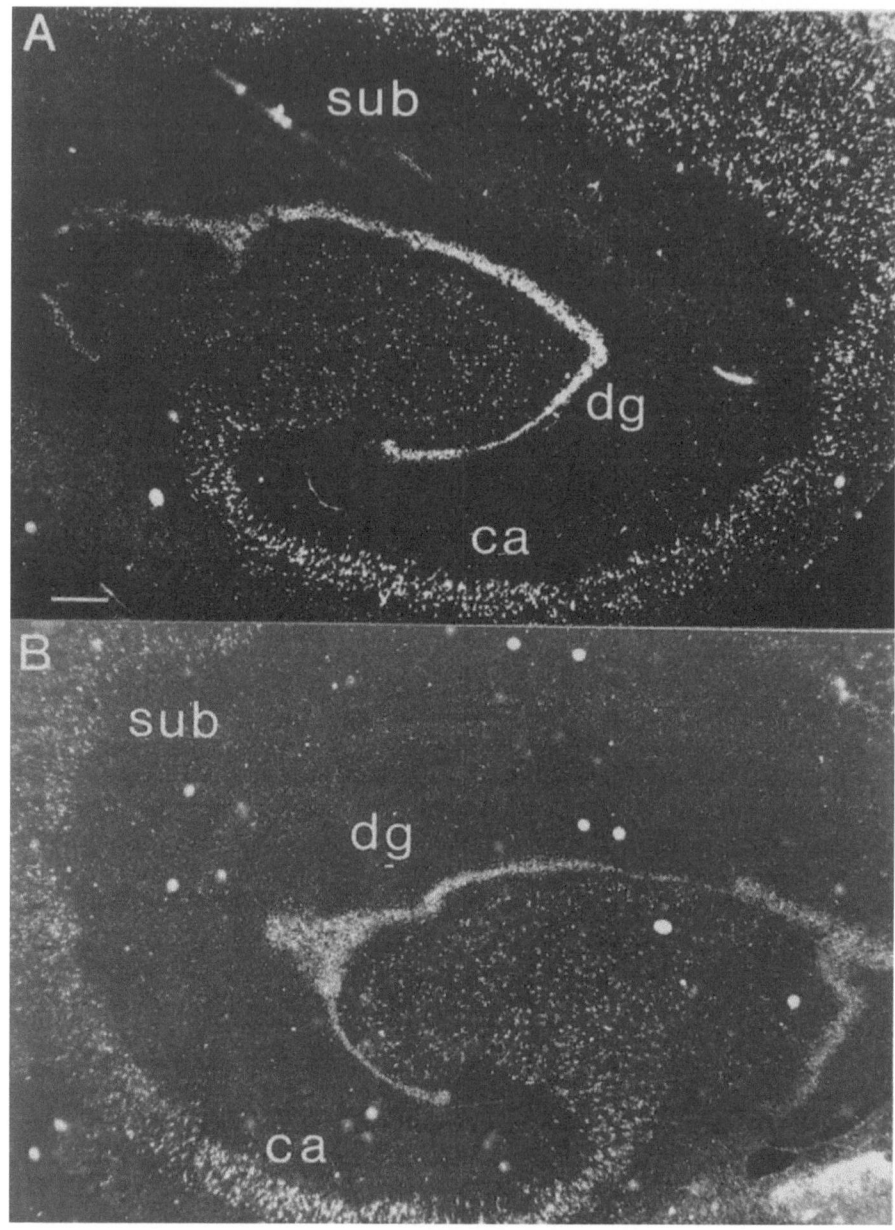

Abb. 2A, B. Zelluläre Lokalisierung von β-Amyloid-Vorläufer-m-RNA **(A)** und τ-Protein-m-RNA **(B)** in der Hippocampusformation eines Kontrollpatienten. *Sub:* Subiculum; *dg:* Gyrus dentatus; *ca:* Cornu ammonis. *Meßlinie:* 350 µm

dem wurde nachgewiesen, daß die m-RNA, welche die Formen mit 751 und 770 Aminosäuren kodiert, in großen Mengen ubiquitär exprimiert ist, während die m-RNA mit dem Kode für die Form mit 695 Aminosäuren im Gehirn konzentriert ist [16, 24, 27]. Durch *In-situ*-Hybridisierung werden beide m-RNA-Arten in denselben Hippocampus-Zellen exprimiert [27], was darauf schließen läßt, daß das Vorliegen einer Proteasehemmerdomäne auf dem β-Amyloidvorläufer die empfindlichen Zellen wahrscheinlich nicht vor Degenerationen schützt. Durch „northern blotting" des zerebralen Kortex wird die m-RNA mit dem Kode für die 695 Aminosäuren lange Form reduziert, ohne daß eine ähnliche Veränderung beider m-RNA-Spiegel für die Formen mit 751 und 770 Aminosäuren festzustellen wäre [16, 24, 27]. Die angeführten Studien deuten darauf hin, daß eine Korrelation zwischen der Verteilung der β-Amyloidvorläufer-m-RNA im Gewebe sowie zellulär und der Pathologie der Alzheimer-Krankheit nur insofern existiert, als die betroffenen Zellen die jeweilige m-RNA bilden. Derzeit deutet nichts darauf hin, daß eine allgemeine Überproduktion von μ-Amyloidvorläufer-m-RNA zur Ablagerung von β-Amyloidprotein bei der Alzheimer-Krankheit führt. Genau genommen ist noch unbekannt, ob das β-Amyloidprotein, das bei der Alzheimer-Krankheit abgelagert wird, im Gehirn selbst entsteht oder ob es das Gehirn über die Blutbahn erreicht. Insgesamt gesehen erscheint die erste Möglichkeit wahrscheinlicher, da die Reifung von β-Amyloidvorläufern im ZNS nachgewiesen ist [2] und einige gegen β-Amyloidprotein gerichtete Antisera Nervenzellen färben, welche von der pathologischen Neurofibrillendegeneration bei der Alzheimer-Krankheit betroffen sind [27, 28] (Abb. 3). Es ist daher anzunehmen, daß die β-Amyloidablagerungen bei der Alzheimer-Krankheit durch eine abnorme proteolytische Spaltung des β-Amyloidvorläufers entstehen.

Alzheimer-Filamente („paired helical filaments")

Die molekulare Zusammensetzung der paarweise schraubenförmig gewundenen Alzheimer-Filamente ist weniger gut erforscht als die der Amyloidfibrillen. Wie bei den Amyloidablagerungen ist auch hier der Grund für die abnorme Filamentbildung unbekannt. In den letzten Jahren durchgeführte Studien konnten den direkten Nachweis liefern, daß das Mikrotubuli-assoziierte τ-Protein ein Bestandteil der Alzheimer-Filamente ist. Die Familie der mikrotubulären τ-Proteine ist auf das Nervensystem spezialisiert und fördert Aufbau und Stabilität der Mikrotubuli [22]. Unterschiede ergeben sich durch alternative RNA-Spleißung desselben Gens. Es kommt dadurch zur phasen- und zelltypspezifischen Expression von τ-Protein-Isoformen [11, 15]. Alle bisher beschriebenen τ-Sequenzen enthalten in der C-terminalen Hälfte der Region mit 3 oder 4 Wiederholungen von 31 oder 32 Aminosäuren, von denen jede ein charakteristisches Pro-Gly-Gly-Gly-Muster als Tubulin-bindende Domäne aufweist [5, 21]. Ein Vergleich der Proteinsequenzen aus dem Kern eines Alzheimer-Filaments mit den Sequenzen des durch c-DNA-

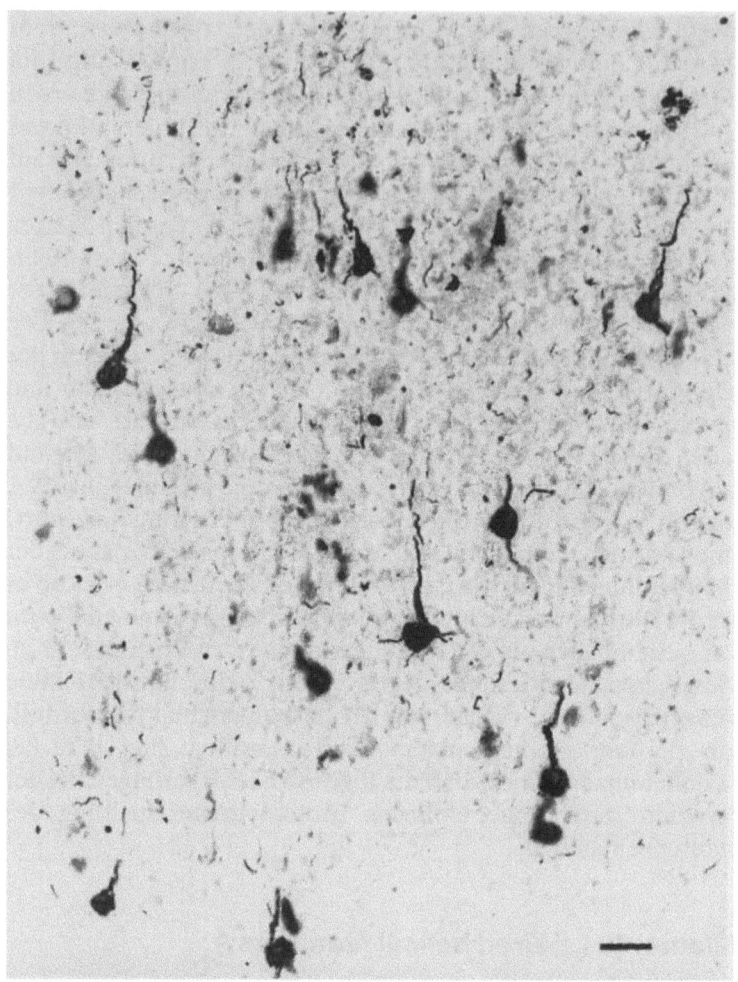

Abb. 3. Nervenzellen in der Hippocampusformation eines Alzheimer-Patienten. Färbung mit Antiserum gegen das Aminoende von β-Amyloidprotein. Dieses Antiserum färbt v.a. Zellen mit Fibrillendegenerationen, nicht jedoch Amyloidplaques. *Meßlinie:* 70 µm

Klonieren gewonnenen τ-Proteins zeigt, daß es sich bei den im Kern der Alzheimer-Filamente vorliegenden Sequenzen um die 3- und 4fachen Wiederholungsregionen des τ-Proteins handelt [10, 34, 35]. Gegen Sequenzen verschiedener menschlicher τ-Protein-Isoformen gerichtete Antisera zeigten jedoch, daß alle τ-Proteine in den Alzheimer-Fibrillen zu finden sind [12]. Zum Teil muß das Alzheimer-Filament noch identifiziert werden. Es ist jedoch anzunehmen, daß die enge Bindung zwischen diesem Molekül und der Wiederholungsregion des τ-Proteins zur unwiderruflichen Bildung der paarweise gedrehten Filamente führt. Die Immobilisierung eines großen Teils des τ-Protein-Zellaufkommens in den Alzheimer-Filamenten stört vermutlich die normale Funktion der Mikrotubuli, z.B. den raschen axonalen Transport, und führt so zu einer Degeneration der Zellen, die Träger des Fädengewirrs sind.

Mit Hilfe der Northern-Blot-Technik konnten überall im menschlichen Gehirn beträchtliche Mengen an τ-Protein-m-RNA nachgewiesen werden [10]. Durch Ribonuclease-Protection Assay wurde überall im Gehirn erwachsener Personen m-RNA mit dem Code für Proteine mit 2- und 4facher Wiederholung gefunden, deren Spiegel in den verschiedenen Hirnregionen sich nicht wesentlich unterscheiden. Im fetalen Gehirn hingegen lagen zwar Transkripte mit 3 Wiederholungen in großer Zahl vor, jedoch keine Transkripte mit 4 Wiederholungen [11]. Die *In-situ*-Hybridisierung ergab, daß τ-Protein-m-RNA ausschließlich in Neuronen vorkommt. Im zerebralen Kortex wurden Transkripte mit den Kodes für Isoformen mit 3- oder 4facher Wiederholung in Pyramidenzellen aller Schichten nachgewiesen. In der Hippokampusformation lagen isoforme Trankripte mit 3 Wiederholungen in Körnerzellen des Gyrus dentatus, in Pyramidenzellen aller Ammonshorn-Schichten und in Pyramidenzellen des Subikulums vor (Abb. 2). Transkripte mit den Kodes für Isoformen mit 4 Wiederholungen fanden sich ebenfalls in Pyramidenzellen von Subiculum und Hippocampus, nicht jedoch in den Körnerzellen des Gyrus dentatus. M-RNA mit den Kodes für die verschiedenen τ-Protein-Isoformen ist insofern phasen- und zellspezifisch exprimiert [11]. Die gleiche qualitative und quantitative Verteilung der τ-Protein-m-RNA fand sich im zerebralen Kortex und in der Hippokampusformation sowohl bei Kontrollen als auch bei verstorbenen Alzheimer-Patienten [12]. Es ist daher nicht anzunehmen, daß lediglich eine Überexpression von τ-Protein-m-RNA Auslöser für die Bildung von Alzheimer-Filamenten ist. Die Kenntnis der molekularen Identität zumindest einer Komponente des Alzheimer-Filamentkerns ermöglicht weitere Untersuchungen, wie und warum das sonst lösliche Mikrotubuli-assoziierte τ-Protein unlöslich wird.

Man weiß bereits, daß die Verteilung von τ-Protein in der Nervenzelle bei der Alzheimer-Krankheit abnorm ist und daß es im somatodendritischen Kompartiment anzutreffen ist, während es normalerweise axonal lokalisiert ist [20]. Die abnorme Phosphorylierung, die bei einer oder mehreren τ-Protein-Isoformen bei Alzheimer-Patienten beobachtet wurde [6], könnte eine Erklärung für diese Verteilung sein. Es ist vorstellbar, daß das Vorhandensein großer Mengen von τ-Protein im falschen Zellkompartiment zur Folge hat, daß dieses sich an eine somatodendritische Komponente bindet, die es normalerweise nicht antrifft. In der Folge käme es dann zur Bildung der Alzheimer-Filamente.

Schlußfolgerung

Die in den letzten fünf Jahren durchgeführten molekularbiologischen Studien zur Alzheimer-Krankheit legten den Grundstein für einen rationalen Ansatz zur Aufklärung der Ätiologie und Pathogenese dieser Krankheit. Man kann davon ausgehen, daß im Laufe des nächsten Jahrhunderts wesentliche Fortschritte erfolgen werden, die neuartige, wirksame Therapieansätze ermöglichen. Das Vorgehen „von unten nach oben", das von der Existenz familiär gehäufter Formen der Krankheit ausgeht, wird zur Identifizierung eines fehlenden Gens führen, das zumindest für eine Erscheinungsform der Krankheit verantwortlich ist. Hieraus könnte sich eine völlig neue Konzeption der Alzheimer-Krankheit ergeben. Das Vorgehen „von oben nach unten", das von der Pathologie der Endphase der Krankheit ausgeht, wird wichtige Einsichten in die Bildung von Plaques und Filamenten vermitteln. Derzeit sind die Beziehungen zwischen diesen beiden Strukturen noch unbekannt. Aus neueren immunhistochemischen Untersuchungen ergeben sich jedoch deutliche Hinweise darauf, daß sie von ihrem Ursprung her eng verwandt sind [28, 29]. Die umfassende Kenntnis der einzelnen Bestandteile von Plaques und Filamenten wird zum Verständnis der pathologischen Vorgänge, die zu ihrer Bildung führen, beitragen. Hieraus dürften sich wiederum Anhaltspunkte für eine direkte pharmakologische Beeinflussung ergeben.

Literatur

1. Alzheimer A (1907) Über eine eigenartige Erkrankung der Hirnrinde. Allg Zentralbl Psychiatr 64:146–148
2. Arai H, Lee VMY, Otvos L, Greenberg BD, Lowery DE, Sharma SK, Schmidt ML, Trojanowski JQ (1990) Defined neurofilament, tau, and beta amyloid precursor protein epitopes distinguish Alzheimer from non-Alzheimer senile plaques. Proc Natl Acad Sci USA 87:2249–2253
3. Bahmanyar S, Higgins GA, Goldgaber D et al. (1987) Localization of amyloid beta protein mRNA in brains from patients with Alzheimer's disease. Science 237:77–80
4. De Sauvage F, Octave JN (1989) A novel mRNA of the A4 amyloid precursor gene coding for a possible secreted protein. Science 245:651–653
5. Ennulat DJ, Liem RKH, Hashim GA; Shelanski ML (1989) Two separate 18-amino acid domains of tau promote the polymerization of tubulin. J Biol Chem 264:5327–5330
6. Flament S, Delacourte A, Hémon B, Défossez A (1989) Characterization of two pathological tau proteins variants in Alzheimer's disease. J Neurol Sci 92:133–141
7. Glenner GG, Wong CW (1984) Alzheimer's disease. Initial report of the purification and characterization of a novel cerebrovascular amyloid protein. Biochem Biophys Res Commun 12:885–890
8. Goate AM, Owen MJ, James LA et al. (1989) Predisposing locus for Alzheimer's disease on chromosome 21. Lancet I:352–355
9. Goedert M (1987) Neuronal distribution of amyloid beta protein precursor mRNA in normal human brain and in Alzheimer's disease. EMBO J 6:3627–3632
10. Goedert M, Wischick CM, Crowther RA, Walker JE, Klug A (1988) Cloning and sequencing of the cDNA encoding a core protein of the paired helical filament of Alzheimer's disease: Identification as the microtubule-associated protein tau. Proc Natl Acad Sci USA 85:4051–4055

11. Goedert M, Spillantini MG, Potier MC, Ulrich J, Crowther RA (1989) Cloning and sequencing of the cDNA encoding an isoform of microtubule-associated protein tau containing four tandem repeats: Differential expression of tau protein mRNAs in human brain. EMBO J 8:393–399
12. Goedert M, Spillantini MG, Jakes R, Rutherford D, Crowther RA (1989) Sequences of multiple isoforms of human microtubule-associated protein tau and their presence in neurofibrillary tangles of Alzheimer;s disease. Neuron 3:519–526
13. Golde TE, Estus S, Usiak M, Younkin LH, Younkin SG (1990) Expression of beta amyloid protein precursor mRNAs: Recognition of a novel alternatively spliced form and quantitation in Alzheimer's disease using PCR. Neuron 4:253–267
14. Goldgaber D, Lerman MI, McBride OW, Saffiotti U, Gajdusek DC (1987) Characterization and chromosomal localization of a cDNA encoding brain amyloid of Alzheimer's disease. Science 235:877–880
15. Himmler A (1989) The structure of the bovine tau gene: Alternatively spliced transcripts generate a protein family. Mol Cell Biol 9:1389–1396
16. Johnson SA, Rogers J, Finch CE (1989) APP-695 transcript prevalence is selectively reduced during Alzheimer's disease in cortex and hippocampus but not in cerebellum. Neurobiol Aging 10:267–272
17. Kang J, Lemaire HG, Unterbeck A et al. (1987) The precursor of Alzheimer's disease amyloid A4 protein resembles a cell surface receptor. Nature 325:733–736
18. Kidd M (1963) Paired helical filaments in electron microscopy of Alzheimer's disease. Nature 197:192–193
19. Kitaguchi N, Takahashi Y, Tokushima Y, Shiojiri S, Ito H (1988) Novel precursor of Alzheimer's disease amyloid protein shows protease inhibitory activity. Nature 331:530–532
20. Kosik KS (1990) Tau protein and Alzheimer's disease. Curr Opin Cell Biol 2:101–104
21. Lee G, Neve RL, Kosik KS (1989) The microtubule-binding domain of tau protein. Neuron 2:1615–1624
22. Lee G (1990) Tau protein: An update on structure and function. Cell Motil Cytoskeleton 15:199–203
23. Masters CL, Simms G, Weinmann NA, Multhaupt G, McDonald BL, Beyreuther K (1985) Amyloid plaque core protein in Alzheimer's disease and Down's syndrome. Proc Natl Acad Sci. USA 82:4245–4249
24. Neve RL, Finch EA, Dawes LR (1988) Expression of the Alzheimer amyloid precursor gene transcripts in the human brain. Neuron 1:669–677
25. Ponte P, Gonzalez-De Whitt P, Schilling J et al. (1988) A new A4 amyloid mRNA contains a domain homologus to serine protease inhibitors. Nature 331:525–527
26. Robakis N, Ramakrishna N, Wolfe G, Wisniewski HN (1987) Molecular cloning and characterization of a cDNA encoding the cerebrovascular and the neuritic plaque amyloid peptides. Proc Natl Acad Sci USA 84:4190–4194
27. Spillantini MG, Hunt SP, Ulrich J, Goedert M (1989) Expression and cellular localization of amyloid beta protein precursor transcripts in normal human brain and in Alzheimer's disease. Mol Brain Res 6:143–150
28. Spillantini MG, Godert M, Jakes R, Klug A (in press) Different configurational states of beta-amyloid and their distribution relative to plaques and tangles in Alzheimer's disease. Proc Natl Acad Sci USA
29. Spillantini MG, Goedert M, Jakes R, Klug A (in press) Topographical relationship between beta amyloid and tau protein epitopes in tangle-bearing cells in Alzheimer's disease. Proc Natl Acad Sci USA
30. St. George-Hyslop P, Tanzi RE, Polinsky RJ et al. (1987) The genetic defect causing familial Alzheimer's disease maps on chromosome 21. Science 235:885–890
31. Tranzi RE, Gusella JF, Watkins PC et al. (1987) Amyloid beta protein gene: cDNA, mRNA distribution and genetic linkage near the Alzheimer locus. Science 235:880–884

32. Tanzi RE, McClatchey AI, Lamperti ED, Villa-Komaroff L, Gusella JF, Neve RL (1988) Protease inhibitor domain encoded by an amyloid protein precursor mRNA associated with Alzheimer's disease. Nature 331:528–530
33. Weidemann A, König G, Bunke D, Fisher P, Salbaum JM, Masters CL, Beyreuther K (1989) Identification, biogenesis, and localization of presursors of Alzheimer's disease A4 Amyloid protein. Cell 57:115–126
34. Wischik CM, Novak M, Thøgersen HC et al. (1988) Isolation of a fragment of tau derived from the core of the Alzheimer paired helical filaments. Proc Natl Acad Sci USA 85:4506–4510
35. Wischik CM, Novak M, Edwards PC, Klug A, Tichelaar W, Crowther RA (1988) Structural characterization of the core of the paired helical filament of Alzheimer disease. Proc Natl Acad Sci USA 85:4884–4888

Neuroprotektion durch Pharmaka

J. Krieglstein, H. Oberpichler

Massive zerebrale Durchblutungsstörungen führen zum Absterben von Nervenzellen. Die Verringerung dieses Schadens ist Ziel einer Therapie mit neuroprotektiven Pharmaka. Trotz unterschiedlicher pharmakologischer Ansätze scheint die Wirkung vieler Substanzen auf den Erhalt der neuronalen Kalziumhomöostase gerichtet zu sein.

Die Regulation der Kalziumhomöostase

Kalzium hat für die neuronale Funktion eine zentrale Rolle. Es wird für die Transmitterfreisetzung benötigt, dient als „second messenger" und reguliert eine Vielzahl metabolischer Prozesse [7, 15]. Normalerweise liegen Ca^{2+}-Ionen in einem fein regulierten Gleichgewicht vor mit einer niedrigen (ca. 10^{-7} mol/l) freien intrazellulären und einer wesentlich höheren (ca. 10^{-3} mol/l) extrazellulären Konzentration. Wird dieses Gleichgewicht gestört, geraten die durch Ca^{2+}-Ionen modulierten Vorgänge außer Kontrolle, und die betroffenen Zellen können absterben.

An der Regulation des intrazellulären Ca^{2+}-Spiegels sind mehrere Mechanismen beteiligt (Abb. 1). Ca^{2+}-Ionen strömen mit dem Konzentrationsgradienten in die Zelle durch spannungsabhängige Ca^{2+}-Kanäle (VSCC) oder durch rezeptorgesteuerte Ca^{2+}-Kanäle (ROCC). Die VSCC öffnen sich bei Depolarisation und sind durch Kalziumantagonisten hemmbar. Die ROCC öffnen sich bei Wechselwirkung des Rezeptors mit einem Agonisten (z.B. Glutamat) und lassen sich durch entsprechende Antagonisten hemmen. Agonist-Rezeptor-Wechselwirkungen führen darüber hinaus über G-Proteine zur Aktivierung von Phospholipase C, die aus Membranlipiden Inositol-1,4,5-trisphosphat freisetzt, welches dann Ca^{2+}-Ionen aus intrazellulären Speichern mobilisiert. Phospholipase C kann auch durch eine bereits erhöhte intrazelluläre Ca^{2+}-Konzentration aktiviert werden. Weitere Eintrittspforten für Ca^{2+}-Ionen sind unspezifische Kationenkanäle (NSCC), die v.a. bei ATP-Mangel eine erhöhte Durchlässigkeit haben, und der Na^+-/Ca^{2+}-Antiporter, der in pathologischen Situationen mit hohem intrazellulärem Na^+-Spiegel Ca^{2+}-Ionen in die Zelle transportiert. Die intrazelluläre Pufferung der Ca^{2+}-Konzentration erfolgt durch Aufnahme in die Mitochondrien und in das endoplasmatische Retikulum (ER) und durch Bindung an Proteine

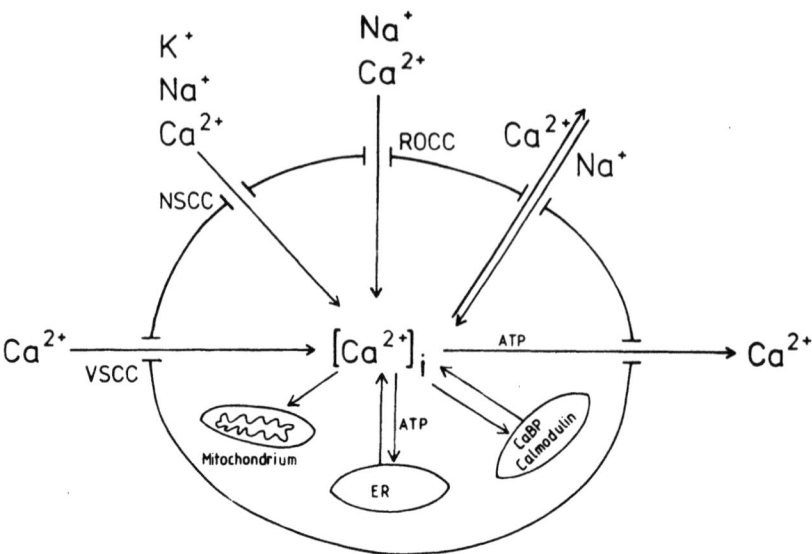

Abb. 1. Kontrollmechanismen der Kalziumhomöostase in einem Neuron. *VSCC* spannungsabhängiger Ca^{2+}-Kanal, *ROCC* rezeptorgesteuerter Ca^{2+}-Kanal, *NSCC* nichtselektiver Kationenkanal, *ER* endoplasmatisches Retikulum

(CaBP, Calmodulin). Die Aufnahme von Ca^{2+}-Ionen in das ER und ihr Transport aus der Zelle heraus erfordern Energie in Form von ATP.

Bei zerebraler Ischämie oder Hypoxie tritt schnell ein Abfall der intrazellulären ATP-Konzentration auf, und es kommt zur Depolariation der neuronalen Zellmembran. Eine Ischämie führt zudem zur verstärkten Freisetzung von Glutamat. Damit ist der Weg bereitet für den vermehrten Einstrom von Ca^{2+}-Ionen durch die VSCC und ROCC, während andererseits durch den ATP-Mangel die intrazelluläre Ca^{2+}-Speicherung und der Ca^{2+}-Auswärtstransport gestört sind. Bei hoher intrazellulärer Konzentration überladen Ca^{2+}-Ionen die Mitochondrien und beeinträchtigen dadurch deren Funktion, die ATP-Gewinnung. Weiterhin werden durch den erhöhten intrazellulären freien Ca^{2+}-Spiegel Lipasen, Proteasen und Endonukleasen aktiviert, die die Zellmembranen, Struktur- und Enzymproteine und Kernbestandteile zerstören und damit den Zelluntergang herbeiführen.

Modelle zum Nachweis neuroprotektiver Wirkungen

Pharmaka können durch verschiedene Angriffe die Störung der Kalziumhomöostase hemmen. Man bedient sich einer Reihe von Modellen, um Neuroprotektion durch Pharmaka nachzuweisen. Zu den wichtigsten gehören die transitorische globale Vorderhirnischämie und die fokale zerebrale Ischämie. Eine globale Ischämie wird erzeugt nach dem 4-Gefäß-Verschluß-Modell [11] oder nach dem 2-Gefäß-Verschluß-Modell mit Hypotension [14] bei der Ratte oder als halbseitige Ischämie beim Gerbil [5]. Mehrere Tage nach der Ischämie wird im Cortex und im Striatum, v.a. aber im CA1-Band des Hippocampus eine ausgeprägte Schädigung von Nervenzellen sichtbar. Da nur einzelne, besonders empfindliche Hirnregionen von der Schädigung betroffen sind, spricht man von selektiver Vulnerabilität. Die neuroprotektive Potenz eines Pharmakons wird gemessen an seiner Fähigkeit, den Anteil geschädigter Neuronen im CA1-Band des Hippocampus (bei unbehandelten Tieren 70–90%) zu reduzieren. Eine fokale Vorderhirnischämie wird erzeugt durch Verschluß der A. cerebri media bei der Ratte oder Maus [17]. Es entwickelt sich ein Infarkt, dessen Volumen durch neuroprotektive Pharmaka verringert werden kann.

Um die Wirkung neuroprotektiver Pharmaka auf zellulärer Ebene nachzuweisen, wurden verschiedene *In-vitro*-Modelle entwickelt. Kultivierte Neuronen sterben infolge eines massiven O_2-Mangels ab. Der Anteil überlebender Zellen in einer vorübergehend hypoxischen Kultur kann durch neuroprotektive Pharmaka erhöht werden [2, 10]. Darüber hinaus dienen *In-vitro*-Modelle auch zum Nachweis pathologischer Mechanismen auf zellulärer Ebene; so wurde an kultivierten Neuronen die Neurotoxizität von Glutamat gezeigt [12].

Neuroprotektion durch Kalziumantagonisten

Bei einer Hypoxie oder Ischämie kommt es zur Depolarisation der neuronalen Zellmembran und damit zum verstärkten Einstrom von Ca^{2+}-Ionen durch VSCC. Deshalb wurden Kalziumantagonisten auf ihre neuroprotektive Potenz getestet. Um im Hirngewebe wirksam sein zu können, müssen die Substanzen eine gewisse Lipophilie besitzen. Diese Voraussetzung wird von (S)-Emopamil, Flunarizin und Nimodipin erfüllt. Insbesondere für Nimodipin wurde auch nachgewiesen, daß es eine hohe Affinität zu neuronalen VSCC hat und seine Bindungsstellen in besonders hoher Dichte im Hippocampus vorkommen [7]. Alle 3 Substanzen wirkten im *In-vivo*-Modell neuroprotektiv (Abb. 2; [6]). Die Substanzen bewirken auch eine zerebrale Vasodilatation, die aber nicht die Ursache für den neuroprotektiven Effekt ist [18]. An neuronalen Primärkulturen nach zytotoxischer Hypoxie konnte nur für Flunarizin ein neuroprotektiver Effekt nachgewiesen werden (Tabelle 1). Es ist allerdings noch unklar, ob an diesen Zellen überhaupt VSCC existieren. Flunarizin blockiert außer den VSCC auch die Ca^{2+}-Freisetzung aus intrazeluären Speichern und hat somit etwas andere Wirkqualitäten als (S)-Emopamil und Nimodipin. Aber auch die *in vivo* beobachtete neuroprotektive Wirkung von (S)-Emopamil und Nimodipin muß nicht ausschließlich auf die Blockade von VSCC zurückzuführen sein, da ersteres auch antiserotonerge und letzteres NMDA-antagonistische Wirkungen hat.

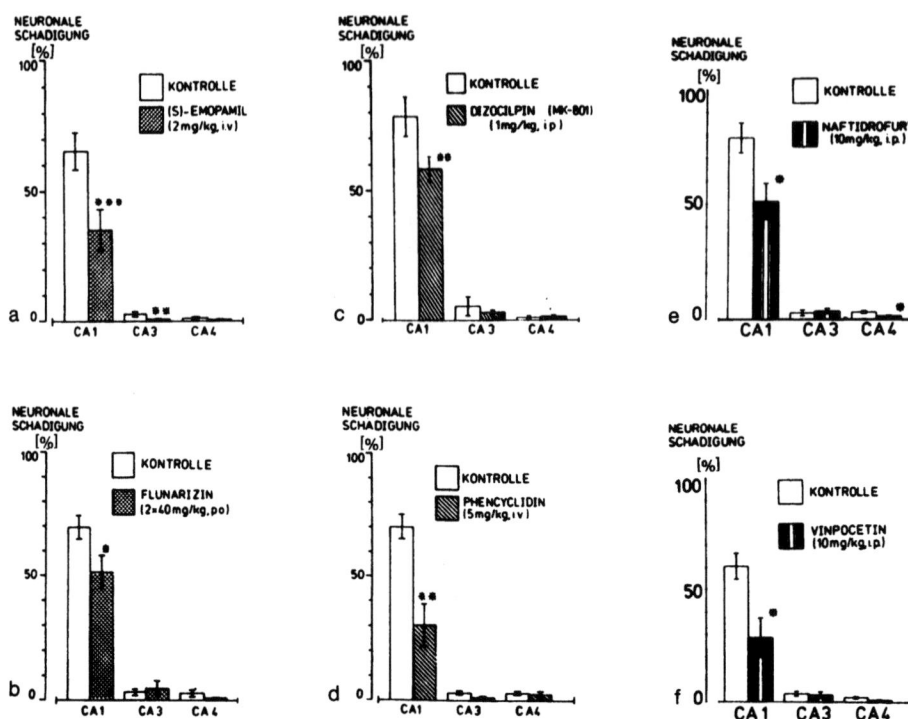

Abb. 2a–f. Neuroprotektive Effekte verschiedener Arzneistoffe *in vivo*. Der Anteil geschädigter Neuronen in den hippocampalen Regionen CA1, CA3 und CA4 wurde 7 Tage nach einer 10minütigen globalen Vorderhirnischämie [14] bestimmt (*helle Säulen:* Kontrolle). Applikation der Arzneistoffe: **a** Infusion über 30 min (Infusionsende 30 min vor Ischämiebeginn), **b** Gabe 24 und 4 h vor Ischämiebeginn, **c** Injektion 1 h vor Ischämiebeginn, **d–f** Injektion 15 min vor Ischämiebeginn. $p < 0,05$; ** $p < 0,01$; ** $p < 0,001$

Neuroprotektion durch NMDA-Antagonisten

Durch eine Ischämie wird verstärkt Glutamat aus den Neuronen freigesetzt, während gleichzeitig die Inaktivierung des Glutamats durch Aufnahme in Astrozyten durch den ATP-Mangel beeinträchtigt ist [7]. Glutamat kann im ZNS mit mindestens 3 Subtypen des Glutamatrezeptors wechselwirken, die durch die spezifischen Agonisten N-Methyl-D-aspartat (NMDA), Kainat und Quisqualat charakterisiert werden. Am besten beschrieben ist der NMDA-Rezeptor, der an einen Ca^{2+}-Kanal gekoppelt ist und im Hippocampus in sehr hoher Dichte vorliegt [7]. Stimulation des NMDA-Rezeptors führt zum Einstrom von Ca^{2+} und in geringerem Maße von Na^+ in die Neuronen. Voraussetzung dafür ist der gleichzeitige Angriff von Glyzin an der Glyzinbindungsstelle des Rezeptorkomplexes [7]. Die Kainat- und Quisqualatrezeptoren sind dagegen an Na^+-Kanäle gekoppelt und führen überdies, vermutlich über G-Proteine und Inositol-1,4,5-trisphosphat, zur Mobilisierung von Ca^{2+} aus intrazellulären Speichern [8].

Tabelle 1. Neuroprotektive Effekte verschiedener Arzneistoffe *in vitro*. Neuronale Primärkulturen aus Hühnerembryonen wurden nach 4 Kulturtagen einer zytotoxischen Hypoxie (1 mmol/l NaCN) von 30 min Dauer ausgesetzt. Nach insgesamt 7 Kulturtagen wurden der Proteingehalt der Kulturen und der Anteil lebender Zellen bestimmt. Die Arzneistoffe waren von 30 min vor Beginn bis 24 h nach Ende der Hypoxie anwesend. Mittelwerte $\bar{x} \pm$ Standardabweichung (s)

Arzneistoff	[Arzneistoffe] [µmol/l]	Proteingehalt (µg/Flasche) $\bar{x} \pm s$	Vitalität [%] $\bar{x} \pm s$
Flunarizin	–	52 ± 12	77,8 ± 5,7
	0,1	59 ± 15	78,9 ± 3,5
	1	47 ± 14	82,6 ± 1,8
	10	88 ± 18**	81,8 ± 4,3
Dizociplin	–	137 ± 25	61,9 ± 2,2
	0,1	189 ± 29*	79,7 ± 4,9*
	1	218 ± 31**	75,6 ± 3,9*
	10	214 ± 24**	86,1 ± 1,3**
Ketamin	–	107 ± 20	64,7 ± 1,5
	0,1	149 ± 23*	75,6 ± 1,3**
	1	155 ± 36*	82,7 ± 2,9**
	10	181 ± 3**	84,8 ± 1,9**
Imipramin	–	87 ± 12	66,6 ± 3,1
	0,1	108 ± 8*	85,3 ± 3,3**
	1	117 ± 13**	77,0 ± 3,1**
	10	119 ± 14**	77,4 ± 4,6**
Naftidrofuryl	–	133 ± 24	70,3 ± 2,0
	0,1	168 ± 14*	75,8 ± 3,5**
	1	172 ± 20*	79,4 ± 8,3**
	10	170 ± 11*	81,5 ± 1,4**

* $p < 0,05$; ** $p < 0,01$.

Umfangreiche pharmakologische Versuche zur Neuroprotektion liegen mit verschiedenen NMDA-Antagonisten vor. Während die verfügbaren kompetitiven NMDA-Antagonisten zu hydrophil sind, um bei systemischer Gabe im Gehirn wirksam werden zu können, gibt es eine Reihe lipophiler nichtkompetitiver Antagonisten, die im Experiment gut neuroprotektiv wirken. Phencyclidin und Dizocilpin verringerten den neuronalen Zellschaden nach globaler Ischämie (Abb. 2) und nach fokaler Ischämie [7]. Dizocilpin erhöhte auch den Anteil überlebender Zellen in neuronalen Primärkulturen nach zytotoxischer Hypoxie (Tabelle 1). Beide Substanzen blockieren den Ca^{2+}-Einstrom, indem sie eine Bindungsstelle besetzen, die sich im geöffneten Kanal befindet (die sog. Phencyclidinbindungsstelle). Hier binden auch Dextrorphan, Pentazocin [7], Memantine [1] u.a., für die ebenfalls neuroprotektive Wirkungen nachgewiesen werden konnten. Für die therapeutische Anwendung wirft allerdings die vielfach nachweisbare psychomimetische Wirkung der nichtkompetitiven NMDA-Antagonisten Probleme auf.

Der Ca^{2+}-Einstrom durch den NMDA-Rezeptor-gekoppelten Kanal kann außerdem experimentell durch Zn^{2+}-Ionen blockiert werden. Es wird eine Zn^{2+}-Bindungsstelle diskutiert, an der auch Phenothiazine und trizyklische

Antidepressiva gebunden werden sollen und so eine NMDA-antagonistische Wirkung entfalten [7]. Chlorpromazin und Imipramin zeigten neuroprotektive Wirkung sowohl nach globaler Vorderhirnischämie [4] als auch an neuronalen Primärkulturen nach zytotoxischer Hypoxie ([10]; Tabelle 1). Ein weiterer Angriffspunkt für pharmakologische Interventionen könnte die Glyzinbindungsstelle sein, deren Wechselwirkung mit Glyzin eine Voraussetzung für die Öffnung des ROCC durch Glutamat ist. Mittlerweile wurden verschiedene Glyzinantagonisten beschrieben, eine Neuroprotektion durch spezifische Glyzinantagonisten wurde aber noch nicht gezeigt.

Über Aktivierung von Quisqualatrezeptoren wird intrazelluläres Ca^{2+} mobilisiert [8], daher schien auch die Verwendung von Quisqualatantagonisten erfolgversprechend. In jüngster Zeit konnte auch die neuroprotektive Wirkung einer solchen Substanz nachgewiesen werden [13].

Neuroprotektion durch Adenosinagonisten

Eine zerebrale Ischämie führt auch zur massiven Freisetzung von Adenosin, das den deletären Folgen der Glutamatausschüttung entgegenwirkt. Adenosin bewirkt durch Wechselwirkung mit A_1- und A_3-Rezeptoren eine Hyperpolarisation der prä- und postsynaptischen Membran (Abb. 3). Es schwächt dadurch die Freisetzung von Glutamat ab und hemmt postsynaptisch die Stimulation von NMDA-Rezeptoren. Der postsynaptische Ca^{2+}-Einstrom wird über A_1-Rezeptoren gehemmt. Adenosin wirkt überdies durch Angriff an A_2-Rezeptoren der Muskelzellen in den Arteriolen vasodilatatorisch.

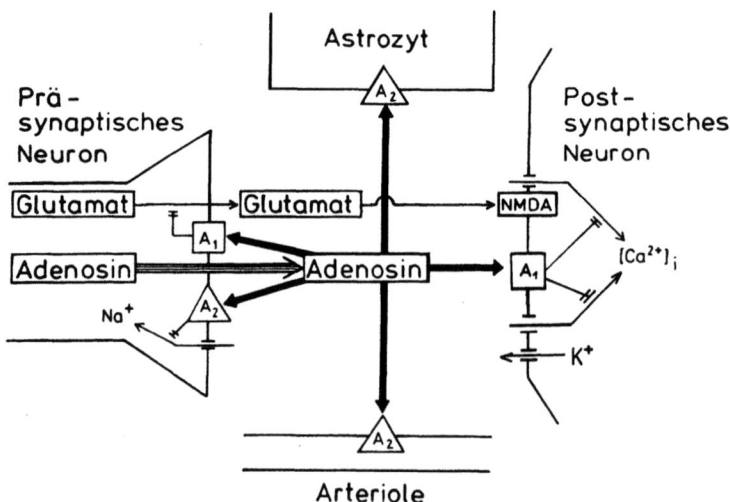

Abb. 3. Angriffspunkte des Adenosins im Hirngewebe. Adenosin moduliert die exzitatorischen Wirkungen von Glutamat

Es wurde versucht, die potentiell neuroprotektive Wirkung von Adenosin durch Herstellung von Strukturanaloga mit längerer Halbwertszeit zu verstärken, und tatsächlich konnte mit Cyclohexyladenosin und 2-Chloradenosin eine Neuroprotektion erzielt werden [7]. Die Verringerung des postischämischen Zellschadens durch Vinpocetin nach globaler Vorderhirnischämie (Abb. 2) läßt sich möglicherweise durch eine indirekte Adenosin-agonistische Wirkung erklären, da Vinpocetin die Inaktivierung von Adenosin durch Wiederaufnahme in die Zellen zu hemmen scheint [7]. Daneben wurde Vinpocetin auch als Radikalfänger charakterisiert [16].

Neuroprotektion durch Radikalfänger

Bei der Reoxygenierung von Gewebe nach Hypoxie oder Ischämie entstehen vermehrt O_2-Radikale, die durch Angriff an Nukleinsäuren, Proteinen und besonders an Membranbestandteilen die Zerstörung der Zelle herbeiführen können. Die Schädigung der Zellmembranen bedingt dabei wiederum einen verstärkten unspezifischen Ca^{2+}-Einstrom sowie eine verringerte Ca^{2+}-Speicherkapazität der Mitochondrien [7]. Eine Neuroprotektion durch Radikalfänger ist unlängst überzeugend mit den Lazaroiden gelungen [3].

Weitere pharmakologische Ansätze

Es gibt Hinweise, daß auch das serotonerge Transmittersystem eine Rolle für die Neuroprotektion spielt. Serotonin (5-Hydroxytyramin = 5-HT) bewirkt über $5-HT_{1A}$-Rezeptoren eine neuronale Hyperpolarisation, über $5-HT_2$-Rezeptoren eine Depolarisation [9]. In ersten Versuchen konnte eine Neuroprotektion durch $5-HT_{1A}$-Agonisten *in vivo* und *in vitro* nachgewiesen werden (Nuglisch und Karkoutly, persönliche Mitteilung). Das neuroprotektiv wirksame Naftidrofuryl (Abb. 2 und Tabelle 1) hat u.a. $5-HT_2$-antagonistische Wirkung [7].

Ein weiterer Ansatz zur pharmakologischen Neuroprotektion besteht in der Verwendung von Antagonisten des plättchenaktivierenden Faktors (PAF). Dieses Phospholipid entsteht vermehrt unter ischämischen Bedingungen und erhöht in kultivierten Neuronen den freien intrazellulären Ca^{2+}-Spiegel, führt aber auch zu Plättchenaggregation, vasogenen Ödemen und erhöhter Bildungsrate von Radikalen. Eine Neuroprotektion durch PAF-Antagonisten konnte verschiedentlich gezeigt werden [6, 7].

Zusammenfassung

Eine pharmakologische Neuroprotektion kann experimentell durch verschiedene Pharmaka bewirkt werden. Meist läßt sich die neuroprotektive Wirkung durch einen Schutz der neuronalen Kalziumhomöostase erklären.

Am erfolgversprechendsten hat sich die Antagonisierung des Glutamats erwiesen, sei es direkt durch Antagonisten der Glutamatrezeptoren oder indirekt durch Modulation der Glutamatausschüttung und den funktionellen Antagonismus seiner exzitatorischen Wirkung. Die effektivste Neuroprotektion dürfte allerdings durch eine Kombination von Pharmaka mit verschiedenen Angriffspunkten in der Kalziumhomöostase zu erwarten sein.

Literatur

1. Bormann J (1989) Memantine as a potent blocker of N-methyl-D-aspartate (NMDA) receptor channels. Eur J Pharmacol 166:591–592
2. Goldberg MP, Weiss JH, Pham PC, Choi DW (1988) N-methyl-D-aspartate receptors mediate hypoxic neuronal injury in cortical culture. J Pharmacol Exp Ther 243:784–791
3. Hall ED, Pazara KE (1989) Effects of novel 21-aminosteroid antioxidants on postischemic neuronal degeneration. In: Ginsberg MD, Dietrich WD (eds) Cerebrovascular diseases. Raven, New York, pp 387–391
4. Karkoutly C, Seif EL, Nasr M, Peruche B, Ahlemeyer B, Mennel HD, Roßberg C, Krieglstein J (1989) Evaluation of neuroprotective drug effects in vitro and in vivo. Naunyn Schmiedebergs Arch Pharmacol [Suppl] 339:R107
5. Kirino T (1982) Delayed neuronal cell death in the gerbil hippocampus following ischemia. Brain Res 239:57–69
6. Krieglstein J (ed) (1989) Pharmacology of cerebral ischemia 1988. Wissenschaftliche Verlagsgesellschaft, Stuttgart
7. Krieglstein J (1990) Pharmacology and drug therapy of cerebral ischemia. In: Schurr A, Rigor BM (eds) Cerebral ischemia and resuscitation. CRC Press, Boca Raton, pp 347–371
8. Murphy SN, Miller RJ (1989) A glutamate receptor regulates Ca^{2+} mobilization in hippocampal neurons. Proc Natl Acad Sci USA 85:8737–8741
9. Peroutka SJ (1988) 5-Hydroxytryptamine receptor subtypes. Ann Rev Neurosci 11:45–60
10. Peruche B, Ahlemeyer B, Brungs H, Krieglstein J (1990) Cultured neurons for testing antihypoxic drug effects. J Pharmacol Methods 23:63–77
11. Pulsinelli W, Brierley JB (1979) A new model of bilateral hemispheric ischemia in the unanaesthetized rat. Stroke 10:267–272
12. Rothman SM (1984) Synaptic release of excitatory amino acids mediates death of hypoxic neurons. Science 220:536–537
13. Sheardown MJ, Nielsen EO, Hansen AJ, Jacobsen P, Honore T (1990) 2,3-Dihydroxy-6-nitro-7-sulfamoyl-benzo(f)quinoxaline: A neuroprotectant for cerebral ischemia. Science 247:571–574
14. Smith ML, Bendek G, Dahlgren N, Rosen I, Wieloch T, Siesjö BK (1984) Models for studying long-term recovery following forebrain ischemia in the rat. A 2-vessel-occlusion model. Acta Neurol Scand 69:385–401
15. Siesjö BK (1981) Cell damage in the brain: A speculative synthesis. J Cereb Blood Flow Metabol 1:155–185
16. Suno M, Terao S, Nagaoka A (1983) Inhibition by vinpocetine (TCV-3B) of lipoperoxide generation from arachidonate. J Tekedfa Res Lab 42:249–252
17. Tamura A, Graham DI, McCulloch J, Teasdale GM (1981) Focal cerebral ischemia in the rat: 1. Description of technique and early neuropathological consequences following middle cerebral artery occlusion. J Cereb Blood Flow Metab 1:53–62
18. Welsch M, Karkoutly C, Nuglisch J, Roßberg C, Mennel HD, Krieglstein J (1990) Nimodipin wirkt neuroprotektiv ohne Steigerung der lokalen zerebralen Durchblutung. PZ Wissenschaft 3/135:29–34

Altern und Transmitterfreisetzung – Funktionelle und therapeutische Konsequenzen

J. Schmidt, H. D. Fischer

Die Leistungsfähigkeit des Zentralnervensystems wird in wesentlichem Maße von der Struktur und der Funktion der neuronalen synaptischen Konnektivität bestimmt. Störungen synaptischer Übertragungsprozesse sind von funktioneller Relevanz und beachtlicher pathogenetischer Bedeutung für neuropsychiatrische Erkrankungen. Deshalb hat die Erforschung der normalen und krankhaft veränderten synaptischen Übertragung sowie deren pharmakologische Beeinflußbarkeit seit langem besondere Aufmerksamkeit gefunden und bildet auch heute einen Schwerpunkt der neurobiologischen Forschung.

Funktionelle Bedeutung von Veränderungen zerebraler synaptischer Transmissionsprozesse für Altern und Demenz

Die Effizienz der synaptischen Transmission unterliegt einer ausgeprägten Variabilität und Plastizität und zeigt zugleich erhebliche alterns- und schädigungsbedingte Veränderungen [1, 4, 8]. Auch die dominierenden Symptome dementieller Erkrankungen, charakterisiert durch Ausfälle intellektueller und mnestischer Funktionen, den Verlust der Fähigkeit zu abstrahierendem und praktischem Denken, verbunden mit Einschränkungen der motorischen Geschicklichkeit sowie des Trieb- und Antriebsgefüges und der Affektivität, sind mit Veränderungen zerebraler synaptischer Transmissionsprozesse verbunden. Besondere Bedeutung haben die funktionellen Beziehungen zwischen mnestischen Störungen und Veränderungen im cholinergen System erlangt [1, 3].

Diese Beziehungen sind besonders bei der Alzheimer-Krankheit ausgeprägt, aber auch bei einer Reihe weiterer Demenzformen zu beachten. Demgegenüber gibt es senile Demenzen, z.B. die Multiinfarktdemenz oder die Demenz in Verbindung mit der Chorea Huntington, bei der die Störungen cholinerger Übertragungsprozesse weit weniger dominieren oder gar fehlen. Neben den cholinergen Übertragungsprozessen sind aminerge, azidergen und peptiderge Übertragungsprozesse betroffen. Die Beeinträchtigung dopaminerger und noradrenerger Transmissionsvorgänge ist dabei in Anbetracht ihrer funktionellen Relevanz für Motorik, psychomotorischen Antrieb, Affektivität und kognitive Leistungen ebenfalls als klinisch sehr bedeutungsvoll einzuschätzen. Zur funktionellen Relevanz der Störungen im Bereich der azidergen — speziell glutamatergen — und peptidergen Transmission liegen bisher zu wenig gesicherte Erkenntnisse vor. Unter Beachtung der Befunde zur Kotransmission und Modulation der aminergen Transmission durch Peptide erfordern sie künftig besondere Aufmerksamkeit.

Wir gehen davon aus, daß dementielle Erkrankungen von der Gesamtheit der Veränderungen bestimmt werden, aber Unterschiede in der Betroffenheit und der klinischen Relevanz der einzelnen Übertragungssysteme zu beachten sind. Daraus resultieren auch Behandlungsunterschiede und verschiedenartige Akzente in der klinisch relevanten Beeinflussung einzelner Übertragungsprozesse.

Altern, Demenz und Transmitterfreisetzung

Bei Mensch und Tier sind dementielle Prozesse bzw. entsprechende tierexperimentelle Modelle mit postsynaptischen und präsynaptischen Veränderungen verbunden. Davon zeugen die vielfältigen Befunde zu Rezeptorbindung und transmissionsrelevanten Enzymen sowie Gehaltsbestimmungen für Transmitter und deren Metaboliten, Ergebnisse, die in ihrer Gesamtheit eine die einzelnen Transmissionssysteme und Hirnregionen in unterschiedlicher Weise betreffende Beeinträchtigung ergeben und sowohl beim normalen als auch beim pathologischen Altern auf bevorzugte Veränderungen in den aminergen Bahnen weisen [1].

Wir haben uns in eigenen Untersuchungen alterns- und schädigungsbedingten Veränderungen der Transmitterfreisetzung zugewandt.

Altern führt ebenso wie eine hypoxische Schädigung zur signifikanten Verminderung der Ca^{++}-abhängigen K^+-stimulierten Dopaminfreisetzung aus Striatumschnitten der Ratte (Abb. 1). Diese Freisetzungsminderung betrifft

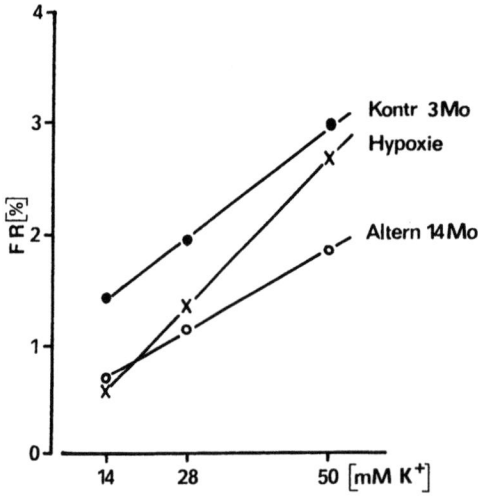

Abb. 1. Beeinflussung der K^+-stimulierten Dopamin-Freisetzung aus Striatumschnitten der Ratte durch eine milde hypobare Hypoxie (9% O_2, 18 h; ×———×) und Altern (○———○) im Vergleich zu 3 Monate alten Tieren (●———●).
Ordinate: Freisetzungsrate (*FR*) in %
Abszisse: Kaliumkonzentration in mM

Tabelle 1. Maximale Freisetzungsrate (FR_{max}) und Ankopplung des K^+-Reizes (Km_{Ca}^{++}) der Dopaminfreisetzung aus Striatumschnitten der Ratte nach Einwirkung einer milden hypobaren Hypoxie (9% O_2; 18 h oder 220 h), im Prozeß des Alterns und nach einer 3wöchigen Behandlung mit Vinpocetin

Behandlung	Alter (Monate)	K^+_{14}	FR_{max} K^+_{28}	K^+_{50}	Ankopplung (Km_{Ca}^{++})
Kontrolle	3	1,67	2,78	4,60	0,62
Kontrolle	12	0,93	1,31	2,63	0,69
Hypoxie (18 h)	3	1,75	3,00	5,00	1,80
Hypoxie adaptiert (220 h)	3	1,70	3,10	4,90	0,19
Vinpocetin (10 mg/kg i.p.)	3	1,66	2,25	4,05	0,09

nicht nur dopaminerge Strukturen im Striatum, sondern auch die Noradrenalin-, Serotonin- und Azetylcholinfreisetzung in Hippocampus, Hypothalamus und Kortex [5, 6, 10, 11].

Weiterführende Aussagen zu den zugrundeliegenden Veränderungen werden möglich, wenn die Ca^{++}-Abhängigkeit der K^+-stimulierten Freisetzung bestimmt wird und die experimentell ermittelten Reiz-Effekt-Beziehungen in Anlehnung an die Enzymkinetik nach Lineweaver-Burk ausgewertet werden. Dann erlaubt V_{max} (FR_{max}) Aussagen zur maximalen Freisetzungsrate und Km (Km_{Ca++}) zur funktionellen Ca^{++}-Verfügbarkeit und Effizienz der Ankopplung. Diese Betrachtung ergibt qualitative Unterschiede zwischen posthypoxischen und alternsbedingten Freisetzungsänderungen. Die posthypoxischen Veränderungen beruhen in erster Linie auf Störungen vom Km_{Ca++} und damit der Ca^{++}-Verfügbarkeit und Effizienz der Ankopplung. Die Ca^{++}-abhängige Ankopplung des K^+-Reizes ist im Vergleich zu normoxischen Kontrollen wesentlich vermindert. Bei alten Tieren ist demgegenüber eine markante Verminderung der möglichen maximalen Freisetzungsrate (FR_{max}) bei weitgehend unveränderter Ankopplung des Reizes festzustellen (Tabelle 1).

Aktivierung der zerebralen synaptischen Transmission durch Förderung der Stimulus-Freisetzungs-Kopplung

Die Befunde werfen die Frage nach Möglichkeiten der gezielten pharmakologischen Beeinflussung der Transmitterfreisetzung auf, zumal die Förderung der zerebralen synaptischen Transmission, speziell cholinerger und aminerger Übertragungsprozesse und Verbesserung des neuronalen Energiestoffwechsels, seit längerem die dominierenden Strategien in der Pharmakotherapie seniler Demenzen sind.

Beachtung verdienen in diesem Zusammenhang Nootropika und verwandte Verbindungen, von denen angenommen wird, daß sie durch Stabili-

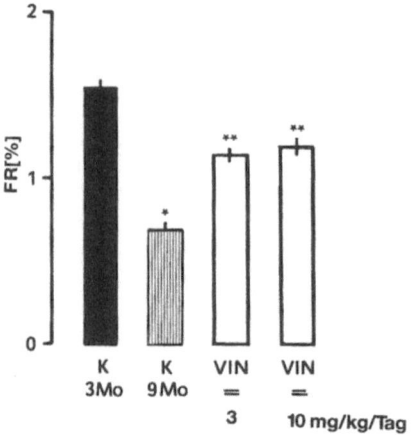

Abb. 2. Einfluß von Vinpocetin (2mal 3 bzw. 2mal 10 mg/kg/Tag über 3 Wochen) auf die alternsbedingte Verminderung der Dopaminfreisetzung aus Striatumschnitten der Ratte.
* = Signifikanz (p < 0,05) der Freisetzungsminderung (*FR*) aus Striatumschnitten 9 Monate alter Ratten im Vergleich zu 3 Monate alten Tieren;
** = Signifikanz (** p < 0,05) der mit Vinpocetin behandelten Tiere im Vergleich zu unbehandelten, 9 Monate alten Kontrolltieren;
VIN Vinpocetin, *K* Kontrolle

sierung des bioenergetischen Zustandes der Zelle und von Membranfunktionen zum Schutze des ZNS vor alters- und schädigungsbedingten Veränderungen führen und die Restitution geschädigter Zellfunktionen fördern [7, 9, 12]. Nootropika verringern signifikant die bei alten Tieren zu beobachtende Verminderung der Dopaminfreisetzung [13]. Auch Vinpocetin zeigt diesen Effekt (Abb. 2).

Eine detaillierte Untersuchung der Ca^{++}-Abhängigkeit der K^+-stimulierten Freisetzung ergibt, daß Vinpocetin zur Förderung der Freisetzung durch Erhöhung der Effizienz der Ankopplung des Reizes an den Freisetzungseffekt führt und keine Beeinflussung von FR_{max} (maximal mögliche Freisetzungsrate) bewirkt; ein Effekt, der in vergleichbarer Ausprägung auch bei Hypoxieadaptation auftritt (Tabelle 1). Bemerkenswert ist die Tatsache, daß dieser Vinpocetin-Effekt die wiederholte Applikation (2mal tgl., 2–3 Wochen) erfordert; die einmalige Substanzgabe bewirkt diesen Effekt nicht. Auch durch eine 6monatige Vinpocetinbehandlung, beginnend zu einem Zeitpunkt (6 Monate alte Tiere), wo die altersbedingten Freisetzungsänderungen noch nicht feststellbar sind (prophylaktische Behandlung), kann die Ausbildung der Veränderungen von FR_{max} nicht verhindert werden. Die altersbedingten Veränderungen werden durch Verbesserung der Reizankopplung (Km_{Ca++}) funktionell kompensiert.

Schlußfolgerungen

Vinpocetin führt zur Förderung der synaptischen Effizienz durch Aktivierung der Stimulus-Freisetzung-Kopplung. Dadurch kommt es zur Überwindung alters- und schädigungsbedingter Verminderungen der Transmitterfreisetzung. Es ist anzunehmen, daß dieses Wirkprinzip auch an anderen Ca^{++}-abhängigen Transmissionssystemen nachweisbar ist. Aber selbst bei bevorzugter Beeinflussung dopaminerger Übertragungsprozesse ist ihm in

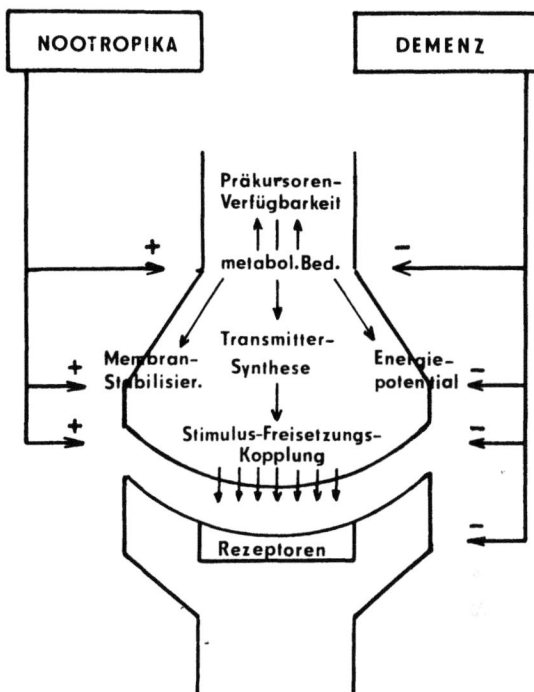

Abb. 3. Schematische Darstellung zu Veränderungen synaptischer Übertragungsprozesse bei dementiellen Erkrankungen und der Wirkungsweise von Nootropika.
+ = Aktivierung,
− = Verminderung

Anbetracht der bekannten funktionellen Relevanz dieses Transmissionssystems für Motorik, psychomotorischen Antrieb, Affektivität und kongnitive Leistungen eine beachtliche Bedeutung beizumessen. Nach den bisher vorliegenden Untersuchungen zeichnen sich auch weitere Verbindungen aus der Reihe der Nootropika und verwandter Verbindungen (z.B. Piracetam) durch diese Wirkung aus [12]. Eine verallgemeinerungsfähige Eigenschaft der Nootropika ist es jedoch nicht. Meklofenoxat und Orotsäurederivate besitzen diese Wirkung nicht.

Substanzen von der Art des Vinpocetins erfüllen damit 2 Aspekte der Pharmakotherapie seniler Demenzen:

Sie stabilisieren den neuronalen Zellstoffwechsel und aktivieren die synaptische Effizienz. Durch Stabilisierung des bioenergetischen Zustandes und der Membranfunktionen fördern sie die Restitution schädigungsbedingter Zellfunktionen einschließlich gestörter synaptischer Übertragungsprozesse. Außerdem bewirken sie eine Förderung der Stimulus-Effekt-Kopplung und aktivieren dadurch aminerge (dopaminerge) synaptische Transmissionsprozesse (Abb. 3).

Wir betrachten diese Wirkprinzipien als ein nützliches Konzept für eine rationale Pharmakotherapie seniler Demenzen. Die bisher vorliegenden Befunde bestätigen die klinische Wirksamkeit dieser Substanzen, allerdings v.a. bei leichteren und mittleren Schweregraden, weniger bei schweren Formen der senilen Demenz, was bei dem zugrundeliegenden Wirkprinzip auch durchaus verständlich ist.

Literatur

1. Adams I, Jones DG (1987) Effects of normal and pathological aging on brain morphology: Neurons and synapses. Curr Top Res Synapses 4:1–84
2. Arendt T, Bigl V, Tennstedt A, Arendt A (1984) Correlation between cortical plaque count and memorial loss in the nucleus basalis in Alzheimer's disease. Neurosci Lett 48:81–85
3. Coyle JT, Price DL, de Lang MR (1983) Alzheimer's disease: A disorder of cortical cholinergic innervation. Science 219:1184–1190
4. De Estable-Puig RF, Estable-Puig JF, Murthy MR von, Raduco-Thomas S (1986) On the pathogenesis and therapy of dementia of the Alzheimer type: Some neuropathological, biochemical, genetic and pharmacotherapeutic considerations. Prog Neuropsychopharmacol Biol Psychiatry 10:355–390
5. Fischer HD, Endtricht AK, Giele M et al. (1985) Posthypoxic transmitter release from brain slices and behavioural consequences of hypoxia in rats and mice. Biomed Biochim Acta 44:1219–1228
6. Gibson GE, Peterson C (1981) Aging decrease oxidative metabolism and the synthesis and release of acetylcholine. J Neurochem 37:978–984
7. Giurgea C (1982) The nootropic concept and its prospective implications. Drug Dev Res 2:441–446
8. Greenberg LM, Weiss B (1979) Ability of aged rats to alter beta adrenergic receptors of brain in response to repeated administration of reserpine and desmethylimipramine. J Pharmacol Exp Ther 211:309–316
9. Helmchen H (1988) Wirkungen und Wirksamkeit von Nootropika. Springer, Berlin Heidelberg New York Tokyo
10. Meyer EM, Baker SP, Crewes FT, Larsen K (1985) Aging and acetylcholine-release from cortical synaptosomal and atrial minces. Soc Neurosci Abstr 11:980
11. Raiteri M, Bonanno G, Calderini G, Caviglia A, Marchi M, Maura G (1986) Calcium dependence of transmitter release in nerve endings isolated from the brain of aged rats. Soc Neurosci Abstr 12:271
12. Schmidt J, Fischer HD, Wustmann C (1988a) Strategies and new aspects in the pharmacology of drugs for the treatment of senile dementia. Drug Dev Res 14:251–262
13. Schmidt J, Wustmann C, Rudolph E, Zschorn EM, Fischer HD (1988b) Effect of nootropic drugs on age-dependent changes in transmitter release. Drug Dev Res 14:293–295

Kalziumregulation in der Pathogenese der Alzheimer-Krankheit

Z. S. Khachaturian[1]

Einführung

Es liegen in zunehmendem Maße Hinweise darauf vor, daß der Zelltod das Grundproblem der Alzheimer-Krankheit (AD) darstellt. Bei dieser Erkrankung kommt es in bestimmten Hirnregionen zu strukturellen und funktionalen Zellveränderungen und zum Zelltod. Am meisten betroffen sind die Regionen mit einem hohen Anteil cholinerger Zellen. Bis heute wissen wir jedoch nicht, warum es bei der Alzheimer-Krankheit zum Untergang von Hirnzellen kommt, warum spezifische Zellarten in bestimmten Hirnregionen hierfür besonders anfällig sind und ob der Zelltod mit pharmakologischen Mitteln abgewendet werden kann.

Derzeit sind mehrere vielversprechende Theorien über die möglichen Mechanismen des Zelltods bei der Alzheimer-Krankheit bekannt, so z.B. über die Rolle von Infektionserregern, Toxinen, Proteinanomalien, Membranveränderungen, Stoffwechselstörungen und Anomalien des Zellskeletts. Der vorliegende Beitrag prüft die Anhaltspunkte für eine der möglichen Hauptursachen des selektiven Zelltodes und untersucht nochmals detailliert, welche Rolle die zellulären Mechanismen zur Regulation der Konzentrationen freier Ca^{2+}-Ionen im Zytosol bei der Ausprägung der Neuropathologie der Alzheimer-Krankheit spielen.

Wir prüften folgende These [6]:

Die zellulären Mechanismen sind zur Aufrechterhaltung der Homöostase hinsichtlich der Ca^{2+}-Konzentration im Zytosol für das alternde Hirn von entscheidender Bedeutung, und die Dysregulation der Zytosol-Ca^{2+}-Konzentration ist für eine Reihe neuropathologischer Veränderungen bei der Alzheimer-Krankheit verantwortlich.

Seit der Publikation der Kalziumhypothese 1984 wurden zahlreiche weitere Studien zur Beziehung zwischen der Kalziumregulation und der neuronalen Zellalterung veröffentlicht. Die wachsende Zahl von Publikationen stützt die These, daß eine Störung der homöostatischen Mechanismen zur Regelung der Ca^{2+}-Konzentration im Zytosol ein entscheidender Schritt im neurodegenerativen Prozeß der Alzheimer-Krankheit ist. Mehrere neuere Studien enthalten Hinweise auf verschiedene Mechanismen, die die Regulation der Ca^{2+}-Konzentration im Zytosol stören können.

---

[1] Übersetzung: Birgit Lamerz-Beckschäfer.

Dazu gehören z.B. die Erfahrungen, daß

a) Struktur und Funktion der neuronalen Membranen bei der Alzheimer-Krankheit verändert sind und damit potentiell die Funktion von Membranproteinen, z.B. den Kanälen, verändern;
b) diskrete, aber eindeutige Veränderungen in den Glukosetransportsystemen auftreten;
c) die maximale, ATP-abhängige Fähigkeit des Ca^{2+}-Transports bei alternden Membranen herabgesetzt ist;
d) die Erhöhung der Ca^{2+}-Konzentration eine Aktivierung des Fos-Proto-Onkogens bewirkt;
e) die Herabsetzung der Ca^{2+}-abhängigen Proteaseaktivität zum Zelltod führen kann sowie
f) eine hypoglykämische Schädigung der Nervenzellen durch exzitatorische Toxine wie Glutamat und Aspartat ausgelöst werden kann.

Aus neueren Studien geht hervor, daß der Zelltod durch Agonisten des N-Methyl-D-asparat-(NMDA-)Rezeptors ausgelöst wird. Eine Stimulation dieser Rezeptoren durch exzitatorische Aminosäuren erhöht den intrazellulären Ca^{2+}-Spiegel, was möglicherweise für den selektiven Zelluntergang bei der Alzheimer-Krankheit von entscheidender Bedeutung ist.

Neueste Ergebnisse unterstützen die Hypothese, daß eine gestörte Regulation der Ca^{2+}-Konzentration im Zytosol als zentrales Element oder sogar als letzter gemeinsamer Schritt des Zelltods bei der Alzheimer-Krankheit angesehen werden kann.

Kalziumhypothese der Hirnalterung und Alzheimer-Krankheit

In den vergangenen Jahren wurde zunehmend deutlich, daß Ca^{2+}-Ionen praktisch als universelles Botensystem für extrazelluläre Signale dient, welche die Funktionen einer Vielzahl von Zellen regulieren [8, 9]. Vieles deutet darauf hin, daß dieses Ca^{2+}-gesteuerte Signalsystem mit zunehmendem Alter des Nervensystems Veränderungen unterliegt [4]. Die wichtigsten Probleme zum Thema Hirnalterung betreffen die Fragen, welche zellulären Veränderungen zu einer Störung der Ca^{2+}-gesteuerten Signalübermittlung führen und wie dies geschieht, so daß es zu einer Destabilisierung der Ca^{2+}-Homöostase im Zytosol kommt. Das Kernproblem ist dabei, den Mechanismen derartiger Veränderungen auf die Spur zu kommen. Gegenwärtig wissen wir nicht, wie der Alterungsprozeß die Regulation der intrazellulären Ca^{2+}-Konzentrationen beeinflußt. Es ist noch unklar, ob die veränderte Ca^{2+}-Konzentration selbst Folge der pathogenen Vorgänge ist oder ob sie diese erst auslöst. Klar ist jedoch, daß jede signifikante, anhaltende Veränderung der normalen Funktionen der Ca^{2+}-Transportsysteme, der Pumpen, Puffer und Speichersysteme, die zur Aufrechterhaltung der Homöostase beitragen, das empfindliche Gleichgewicht der Ca^{2+}-Konzentration im Zytosol beeinflussen und schwerwiegende Folgen haben kann. Viele altersgemäße, altersabhängige Veränderungen der Hirnfunktionen müssen letztlich als Ausdruck einer Veränderung der Neuronentätigkeit oder des Zellunterganges angesehen werden. Das von Ca^{2+}-Ionen gesteuerte Signalleitungssystem und die Regulation der Ca^{2+}-Homöostase scheinen den *letzten gemeinsamen Schritt* derartiger zellulärer Veränderungen darzustellen.

Normalerweise liegt die intrazelluläre Konzentration freier Ca^{2+}-Ionen in Ruhe $[Ca^{2+}]_i$ im Neuron zwischen 10^{-8} und 10^{-7} mol/l. Bis vor kurzem war es noch unvorstellbar, die Mechanismen zur Regulation der intrazellulären Konzentration freier Ca^{2+}-Ionen zu untersuchen. Wesentliche Fortschritte auf verschiedenen Gebieten haben dies nunmehr ermöglicht, so daß z.B. die Patch-clamp-Methode, die Verfügbarkeit von Furo-2- und Quin-2-Färbungen zur Messung von Ca^{2+}-Konzentrationen sowie eine bessere Kenntnis der Biochemie von Inositoltrisphosphat (IP_3) und Diacylglycerin (DAG); [7]. Inzwischen ist allgemein anerkannt, daß Ca^{2+}-Ionen als Signal für zahlreiche neuronale Funktionen dient, u.a. für die Steuerung der Neurotransmitterfreisetzung, die Erregbarkeit neuronaler Membranen, als Second messenger und als Third messenger. Ca^{2+}-Ionen kann die Induktion einer Reihe von Genen auslösen, welche die Kodes für die an der Steuerung der Transkription beteiligten Proteine tragen. Darüber hinaus regulieren Ca^{2+}-Ionen die neuronale Plastizität und das Wachstum von Soma, Neuriten, Endkolben und Endknöpfen. Es steuert außerdem die Stoffwechselvorgänge des Neurons selbst, d.h. die Phosphorylierung, den axoplasmatischen Fluß und die proteolytische Aktivität. Darüber hinaus ist es auch an der Verkürzung von Dendriten und dendritischen Dornen beteiligt, möglicherweise auch an anderen pathologischen Vorgängen sowie am neuronalen Zelltod.

Die zelluäre Signalübertragung mittels Ca^{2+}-Ionen erfolgt in sehr unterschiedlichen Zeiteinheiten, die von Tausendstelsekunden über Sekunden und Minuten bis hin zu Stunden, Tagen und Jahren reichen. Vor allem die längeren Zeiträume sind für die Rolle der $[Ca^{2+}]_i$-Homöostase bei altersbedingten Veränderungen der neuronalen Funktionen und des Zelltodes von Bedeutung. Die komplexe Wechselwirkung zwischen der *Dauer* der $[Ca^{2+}]_i$-Veränderung (ΔT) und dem relativen *Umfang* der Dysregulation der Ca^{2+}-Konzentration ($\Delta [Ca^{2+}]_i$) ist ausschlaggebend für altersbedingte Veränderungen der neuronalen Funktionen. Ihm Rahmen dieser Neuformulierung der Kalziumhypothese schlage ich vor, daß eine sehr geringfügige Veränderung der Konzentration freier Ca^{2+}-Ionen, die jedoch über einen längeren Zeitraum (Jahre) anhält, neuronale Schäden in gleichem Maße auslöst wie eine umfangreiche Veränderung von $[Ca^{2+}]_i$, die innerhalb eines viel kürzeren Zeitraums abläuft, also in Minuten oder Stunden. Diese Beziehung zwischen $[Ca^{2+}]_i$ und der Zeit kann folgendermaßen ausgedrückt werden:

$$\Delta [Ca^{2+}]_i \cdot \Delta T = K.$$

Dabei hat bei kleinem T (Tausendstelsekunden) ein großes $\Delta [Ca^{2+}]_i$ die gleichen Folgen wie ein kleines $\Delta [Ca^{2+}]_i$, wenn ΔT groß ist (Jahre):

$$\Delta[Ca^{2+}]_i \cdot \Delta T = \Delta[Ca^{2+}]_i \cdot \Delta T.$$

Diese Hypothese besagt, daß eine geringe Veränderung in Form einer unbedeutenden Erhöhung von $[Ca^{2+}]_i$ oder einer anhaltenden, dabei geringfügigen Störung der Ca^{2+}-Homöostase über einen Zeitraum von mehreren Jahren zu altersbedingten Veränderungen der Zellfunktionen führen kann.

Verglichen mit der extrazellulären Ca^{2+}-Konzentration liegen freie Ca^{2+}-Ionen im Zytosol in extrem niedriger Konzentration vor. Ihre Regulation ist von verschiedenen komplexen Mechanismen abhängig. Eine Unterbrechung oder Veränderung der Leitfähigkeit eines homöostase-erhaltenden Systems kann zu altersabhängigen Veränderungen von $[Ca^{2+}]_i$ im Zytosol führen. Die zentrale These dieser Arbeit besagt, daß von den Mechanismen, mit denen die im Zytosol vorhandenen Ca^{2+}-Ionen gehemmt werden können, v.a. diejenigen von herausragender Bedeutung für eine nachfolgende Störung der Ca^{2+}-Homöostase sind, welche mit einem verringerten Glukoseangebot einhergehen.

Normalerweise liegt die intrazelluläre Konzentrationen freier Ca^{2+}-Ionen in Ruhe $[Ca^{2+}]_i$ im Neuron zwischen 10^{-8} und 10^{-7} mol/l. Sollen Ca^{2+}-Ionen als Signal eingesetzt werden, muß die Zelle freies $[Ca^{2+}]_i$ im Zytosol auf einem sehr niedrigen Anpassungsniveau halten. Dies ist notwendig, damit eine geringfügige Veränderung durch ein Signal im Vergleich zum Basisruhewert deutlich wird [1]. Zur Regulation der räumlichen und zeitlichen Verteilung vorübergehender Erhöhungen von $[Ca^{2+}]_i$ stehen mehrere verschiedene Mechanismen zur Verfügung, so daß in derselben Zelle unterschiedliche Prozesse ablaufen können, die alle durch Kalziumsignale gesteuert werden. Die Hauptbestandteile des Kontrollsystems für $[Ca^{2+}]_i$ im Zytosol sind: Ca^{2+}-Kanäle, Ca^{2+}-Pufferung durch Ca^{2+}-bindende Proteine (CaBPr-„calcium-binding proteins"), die Sequestrierung durch intrazelluläre Organellen und der energieabhängige Kalziumtransport aus der Zelle über membranständige Pumpen.

Einer der grundlegenden Faktoren für die Bestimmung der Ca^{2+}-Konzentrationen und des Beginns des Signalübermittlungsprozesses ist die depolarisationsabhängige Erhöhung der Ca^{2+}-Leitfähigkeit. Während der kurzen Depolarisierungsphase steigt die Ca^{2+}-Konzentration im Zytosol auf ca. 10^{-6} mol/l an. Der größte Teil der einströmenden Ca^{2+}-Ionen wird rasch gepuffert, sequestriert bzw. aus der Zelle eliminiert. Über einen längeren Zeitraum ist die in das Neuron einströmende Ca^{2+}-Menge abhängig von der Reizfrequenz, der Leistungsfähigkeit der Kanäle sowie der Tätigkeit der verschiedenen Puffer, Pumpen und Sequestrationsmechanismen. Da die Durchlässigkeit der Zellmembran für Ca^{2+}-Ionen durch Kanäle reguliert wird, sind Wesen und Steuerung dieser Ionenkanäle wichtig für das Verständnis der Mechanismen zur Erhaltung der $[Ca^{2+}]_i$-Homöostase.

Aus neueren Untersuchungen geht hervor, daß es verschiedene Arten von Ca^{2+}-Kanälen gibt. Sie können in 2 Hauptgruppen eingeteilt werden: 1. spannungsabhängige Ca^{2+}-Kanäle (VSCC, „voltage-sensitive Ca^{2+} channels") und 2. rezeptorgesteuerte Ca^{2+}-Kanäle (ROC „receptor-operated

Ca^{2+} channels"), wie z.B. durch N-Methyl-D-asparat (NMDA) und „second messenger" gesteuerten Kanäle (SMOC, „second-f messenger-operated Ca^{2+} channels").

Die spannungsabhängigen Ca^{2+}-Kanäle werden entsprechend ihrem Gatingmechanismus, ihrer Ionenleitfähigkeit und pharmakologischen Reaktionen in Kanäle vom T-, N- und L-Typ unterteilt [10]. Man nimmt an, daß alle Ca^{2+}-Kanäle zu einer Gruppe intrinsischer Membranproteine gehören, deren Strukturen denen anderer Membranproteine, z.B. den Na^{+}- und K^{+}-Kanälen ähneln. Derzeit wissen wir noch sehr wenig über das Funktionieren derartiger Kanäle im alternden Nervensystem. Es ist jedoch anzunehmen, daß ihre Leistungsfähigkeit durch Veränderungen der Struktur und Funktion von Membranphospholipiden beeinträchtigt wird.

Das wichtigste Merkmal des Nervensystems ist seine Plastizität, die sich bis ins hohe Alter erhält. Veränderungen der Struktur und Funktion von Nervenzellen sind Teil eines lebenslangen, normalen Prozesses, der das Überleben des Organismus durch Anpassung sicherstellt. Entscheidende Faktoren für die Neurobiologie des Alterns sind die Fragen, in welcher Phase des Kontinuums von Entwicklung und Reifung neuronale Funktionen ihre Anpassungsfähigkeit verlieren und welche molekularen Vorgänge dieses Gleichgewichts zerstören, indem sie die neuronale Plastizität, die normalerweise für den Organismus nützlich ist, zu einer Funktionsstörung werden lassen. Untersuchungen von Coleman et al. zufolge kann die Anpassungsfähigkeit synaptischer Strukturen und Funktionen bis ins hohe Alter erhalten bleiben. Coleman et al. [2, 3] führten quantitative Studien zur Dendritenausdehnung mittels Golgi-Färbung durch und konnten zeigen, daß bei normal alternden Menschen, Affen und Nagern die Dendritenausdehnung altersgebunden zunimmt, und zwar in den Hirnregionen mit alterungsbedingtem Zellverlust, nicht jedoch in den Regionen, in denen kein Zellabbau erfolgt. In sehr alten Organismen scheint die Dendritenausdehnung sich wieder zurückzubilden. Coleman et al. schlugen eine umgekehrte U-Funktion zur Beschreibung von Zunahme und Rückbildung der Dendritenausdehnung eine Kompensationsreaktion überlebender Neuronen auf den Untergang von Nachbarzellen sein und so einen Anpassungsversuch des alternden Gehirns darstellen. Diese plastische Anpassungsfähigkeit ist jedoch bei sehr alten Organismen wieder vermindert, so daß die Neuronen den regressiven Einflüssen der Denervierung und anderer zerebralen Veränderungen nicht mehr standhalten können. In den Gehirnen von Alzheimer-Patienten fehlt diese altersabhängige Dendritenplastizität offenbar. Anatomisch ist die von Coleman beschriebene Dendritenplastizität des alternden Gehirns wohl am ehesten als Fortsetzung der molekularen Vorgänge zu sehen, welche die axonale Ausdehnung, Bahnfindung und Zielerkennung durch die Endkolben der Neuriten bei der Entwicklung des Nervensystems steuern. Studien von Kater et al. [5] an Neuronenkulturen von Mollusken und Säugern zeigen, daß das Neuritenwachstum innerhalb eines spezifischen zulässigen Wachstumsbereichs durch intrazelluläre Ca^{2+}-Spiegel sowie durch verschiedene externe Signale, z.B. Neurotransmitter, gesteuert wird. Das Dendritenwachstum ist dabei offenbar von dem Gleichgewicht zwischen exzitatorischen und inhibitorischen Neurotransmittern abhängig. Kater zeigte, daß Glutamat das Dendriten-Wachstum hemmen kann, und daß andererseits eine Hemmung der Glutamat-Wirkung die Ausdehnung der Dendritenverzweigungen fördert. Kater meinte, daß die gleichen Mechanismen, die normalerweise Entwicklung und Plastizität der Neuronen regeln, auch bei neurodegenerativen Prozessen eine Rolle spielen. In seinem Modell könnten geringfügige, lokal begrenzte Veränderungen der Ca^{2+}-Konzentrationen eine Schrumpfung der Dendriten bewirken, was möglicherweise dem Wachstum und der Entwicklung angepaßt ist. Größere, die gesamte Zelle betreffende Veränderungen der Ca^{2+}-Konzentration könnten jedoch zur Degeneration und zum Untergang der Zelle führen. In dem von Kater entwickelten Modell ist das Gleichgewicht zwischen inhibitorischen und exzitatorischen Neurotransmittern, z.B. zwischen GABA und Glutamat, wesentliche Voraussetzung für das Wachstum und die Plastizität der Neuronen. Überwiegt jedoch der Einfluß der exzitatorischen Botenstoffe, kommt es zu Zelläsionen. Eine fortdauernde Erregung durch Glutamat kann beispielsweise $[Ca^{2+}]_i$ im Zytosol so stark erhöhen, daß die degenerativen Abläufe überwiegen und zum Zelltod führen. Eine chronische Erhöhung der Glutamatspiegel kann durch eine Krise in der zellulären Energieversorgung entstehen, die über eine der bereits beschriebenen Bahnen zustande kommt, z.B. durch eine chronische Erhöhung der Glukokortikoidspiegel, eine verringerte Leistungsfähigkeit der Glukosetransportproteine oder eine Beeinträchtigung der Transportmechanismen über die Endstrombahn. Jeder dieser Faktoren könnte zu einer Nettoreduktion des Glukoseangebots für einige Neuronen führen. Sehr wahrscheinlich ist der Energiebedarf der einzelnen Neuronenarten sehr unterschiedlich. Deshalb müßte die Nettoreduktion des Glukoseangebots eine unterschiedliche Empfindlichkeit der Neuronen bedingen. Durch eine geringgradige, langanhaltende Hypoglykämie kommt es vermutlich zu einer chronischen Glutamatzunahme, durch die die Kette der Abbauprozesse ausgelöst wird.

Es kann heute als gesichert gelten, daß die Regulation der Ca^{2+}-Homöostase für eine Reihe von Zellfunktionen, welche im alternden Gehirn fehlschlagen können, einen entscheidenden, gemeinsamen letzten Schritt darstellt. Es gibt offenkundig mehrere alternative Mechanismen, welche die Ca^{2+}-Homöostase verändern können. Mit der vorliegenden Arbeit habe ich versucht, den Nachweis für eine mögliche Abfolge von Vorgängen zu liefern, die die Ca^{2+}-Homöostase nachhaltig beeinträchtigen. Daneben sollten auch andere Abläufe untersucht werden. Der Nutzen einer Theorie wird letztlich immer dadurch bestimmt, wie gut sie die verfügbaren Daten integriert und weitere Forschungstätigkeiten anregt. Für die Erforschung der Neurobiologie des Alterns sind neue Ideen und Modelle für das Studium des alternden Gehirns notwendig. Hierzu soll diese Arbeit beitragen.

Derzeit kann keiner der untersuchten ätiologischen Faktoren allein das klinische Bild der Alzheimer-Krankheit und die post mortem festgestellten pathologischen Merkmale umfassend erklären. Als Arbeitshypothese schlug ich vor, die Rolle jedes einzelnen ätiologischen Faktors in dem größeren Kontext anderer Thesen zur Ätiologie dieser Störung zu untersuchen, z.B. hinsichtlich der genetischen Hintergründe, eines Infektionserregers, einer Stoffwechselstörung, einer Veränderung der Blut-Hirnschranke oder eines neurochemischen Mangelzustands. Diese umfassendere Sehweise ist notwendig, weil die Alzheimer-Krankheit höchstwahrscheinlich nicht auf ein einzelnes Ereignis oder eine isolierte Schädigung zurückzuführen ist, sondern über einen langen Zeitraum durch eine Reihe von Ereignissen herbeigeführt wird. Um die Ätiologie der Alzheimer-Krankheit zu verstehen, könnte es deshalb wichtig sein, Hinweise auf die Beziehung zwischen einer bestimmten Variablen, z.B. eines Toxins, und der Alzheimer-Krankheit im Kontext anderer, vorangegangener physiologischer Ereignisse im Leben des Patienten zu beachten, die sein Gehirn für die Entstehung der Krankheit prädisponieren.

Literatur

1. Blaustein MP (1988) Calcium transport and buffering in neurons. TINS 11:438–448
2. Coleman PD, Flood DG (1987) Neuron number and dendritic extend in normal aging and Alzheimer's disease. Neurobiol. Aging 8:521–545
3. Coleman PD, Flood DG, Wadhams A, Rogers K (in press) Neuronal plasticity in normal aging and failed plasticity in Alzheimer's disease. In: Coleman PD, Higgins GS, Phelps CH (eds) Molecular and cellular mechanisms of neuronal plasticity in aging and Alzheimcr's disease. Elsevier, Amsterdam
4. Gibson GE, Peterson C (1987) Calcium and the aging nervous system. Neurobiol Aging 8:329–343
5. Kater SB, Mattson MP, Guthrie PB (in press) Calcium-induced neuronal degeneration: A normal growth cone regulating signal gone away. In: Khachaturian ZS, Cotman CW, Pettegrew JW (eds) Calcium, membranes, aging and Alzheimer's disease. Ann N Y Acad Sci
6. Khachaturian ZS (1984) Towards theories of brain again. In: Kay DS, Burrows GW (eds) Handbook of studies on psychiatry and old age. Elsevier, Amsterdam, pp 7–30
7. Miller RJ (1988) Calcium signaling in neurons, TINS 11:415–418
8. Rassmussen H (1986) The calcium messenger system. N Engl J Med 314:1094–1101
9. Rassmussen H (1986) The calcium messenger system. N Engl J Med 314:1164–1170
10. Tsien RW, Lipscombe D, Madison DV, Bley KR, Fox AP (1988) Multiple types of neuronal calcium channels and their selective modulation. TINS 11:431–437

Phospholipide und Pathophysiologie bei der Alzheimer-Krankheit*

J. K. Blusztajn, J. H. Growdon, H.-C. Lee, M. Liscovitch, M. Logue, I. L. G-Coviella, C. Mauron, U. I. Richardson, I. Ulus, R. J. Wurtman[1]

Die Herabsetzung der Aktivität der Cholinacetyltransferase [des die Synthese von Acetylcholin (ACh) katalysierenden Enzyms] wurde als erstes der zahlreichen Neurotransmitteranomalien, die in den Gehirnen von Alzheimer-Patienten nachweisbar sind, beschrieben [4] und ist nach wie vor das am besten belegte Phänomen. Der ACh-Mangel ist eng mit dem Untergang von cholinergen Zellen verbunden [20] und geht zugleich mit dem Auftreten der für die Alzheimer-Krankheit charakteristischen senilen Plaques einher [26]. Er trägt vermutlich zu den bei diesem Krankheitsbild auffallenden Gedächtnisstörungen bei. Gehirne von Patienten mit Down-Syndrom weisen ähnliche pathologische Merkmale auf wie Alzheimer-Patienten im 4. Lebensjahrzehnt (neuere Übersicht in [6]). Bei ihnen besteht ebenfalls ein ACh-Mangel wie er bei der Alzheimer-Krankheit zu beobachten ist [16, 38]. Wir stellten die These auf, daß die Anfälligkeit cholinerger Neuronen für Schädigungen bei der Alzheimer-Krankheit möglicherweise auf ihrem einzigartigen doppelten Bedarf an Cholin beruht. Alle Zellen benötigen Cholin für den Einbau in Phosphatidylcholin (PCh), einen strukturellen Bestandteil biologischer Membranen, cholinerge Neuronen benötigen Cholin jedoch darüber hinaus auch für die Synthese von ACh [2]. Von Störungen, die mit abnormem Phospholipidumsatz an Membranen einhergehen, sind cholinerge Neuronen möglicherweise besonders betroffen, weil sie das aus Phosphatidylcholin freigesetzte Cholin für die Synthese von ACh verwenden [19, 36] und so die für die Membranwiederherstellung zur Verfügung stehende Cholinmenge weiter reduzieren [36].

Phosphatidylcholin als Cholinspeicher für die Synthese von Acetylcholin: In-vitro-Studien

Der direkte Nachweis, daß PCh in neuronalen Membranen einen Cholin-„speicher" darstellt, der bei Bedarf zur Synthese von ACh verwendet wird, wurde durch Untersuchungen an der humanen cholinergen Neuroblastom-

---

* Die Studie wurde unterstützt durch das National Institute of Aging P50AG05134, RO1AG08906 und das National Institute of Mental Health MH-28783.

[1] Übersetzung: Birgit Lamerz-Beckschäfer

zellinie LA-N-2 geliefert [3]. Es wurde eine Radioisotopenuntersuchungsmethode entwickelt, bei der zelluläres PCh vor Markierung der übrigen cholinhaltigen Substanzen durch Inkubation der Zellen mit [^{3}H-Methyl-]Methionin spezifisch markiert wurden. Die Zellen verwendeten das aus der markierten Aminosäure gewonnene [^{3}H-Methyl-]S-Adenosylmetionin zur Methylierung endogenen Phosphatidylethanolamis (PE) über eine durch Phosphatidylethanolamin-N-Methyltransferase katalysierte Reaktion. Das aus PE durch Methylierung gewonnene [^{3}H]PCh wurde in der Cholinkomponente mit Isotopen markiert. Die Radioaktivität dieser Quelle wurde dann in freies [^{3}H]Cholin und [^{3}H]ACh weiterverfolgt. Die spezifische Aktivität von [^{3}H]PCh, [^{3}H]Cholin und [^{3}H]ACh (12; 6 bzw. 1,2 dpm/pmol) ließ auf eine Vorläufer-Produkt-Beziehung schließen, bei der PCh in ACh umgewandelt wird. Neuere Studien [17] zeigen, daß es sich bei dem in LA-N-2-Zellen kumulierten Hauptmetaboliten des markierten PE um Glycerophosphorylcholin (GPC) handelt. Vermutlich ist dies ein Zwischenprodukt im Abbau von PCh zu freiem Cholin. GPC wird aus PCh durch die gleichzeitige Aktivität von Phospholipase A_2 (PLA_2) und Lysophospholipase gebildet. Die Frage, ob diese beiden Enzyme am Abbau von PCh zu Cholin beteiligt sind, wird derzeit überprüft.

Zusätzliche Untersuchungen wurden an perfundierten, elektrisch gereizten Schnittpräparaten aus dem Corpus striatum der Ratte durchgeführt. Es sollte festgestellt werden, ob die prolongierte Freisetzung von ACh (bei Perfusion mit einem cholinfreien Medium unter Zusatz eines Cholinesterasehemmers) tatsächlich mit einer Verringerung der membranären PCh einhergeht [36]. Die Schnitte wurden 1- bis 8mal jeweils für 20 min mit 20minütigen „Ruhe"intervallen depolarisiert. Die Perfusionsmedien enthielten entweder kein Cholin (mit Ausnahme des durch die Hydrolyse von PCh und anderen cholinhaltigen Gewebephospholipiden entstehende Cholins) oder Cholin in Konzentrationen, wie sie im menschlichen Plasma anzutreffen sind (10, 20 bzw. 40 μM).

Wir stellten fest, daß aus den Schnitten weiterhin unvermindert Cholin freigesetzt wurde, selbst nach 2 h elektrischer Stimulation. Diese Freisetzung erhöhte sich dosisabhängig durch den Zusatz von Cholin zum Perfusionsmedium. Bei fehlendem exogenem Cholin sanken die membranären PCh-Spiegel (bezogen auf DNS im Gewebe) in Abängigkeit von der Zahl der Stimulationen ab, die Spiegel von ACh und freiem Cholin im Gewebe veränderten sich dabei jedoch nicht. Dagegen sanken auch die Spiegel der beiden anderen Hauptmembranphospholipide, PE und Phosphatidylserin (PS), ebenfalls stöchiometrisch. Dies weist darauf hin, daß die absolute Membranmenge abgenommen hatte. (Die Proteinspiegel sanken ebenfalls signifikant ab, jedoch nicht in demselben Maße wie PE. Dies spiegelt vermutlich die unterschiedliche Verteilung von Phospholipiden und Proteinen in der Zelle wider: während Phospholipide praktisch ausschließlich in Membranen vorkommen, sind Proteine auch im Zytoplasma vorhanden). Bei Zugabe exogenen Cholins zum Medium kam es dosisabhängig zu einer Erhaltung der membranären PCh-Spiegel bis zu einer Dauer von 6 Stimulationsphasen (2 h).

Durch die Zugabe von Cholin wurde ebenfalls der Abbau von PE, PS und Protein im Gewebe gehemmt. Bei ähnlichen Untersuchungen an Zerebellumschnitten der Ratte (einer Hirnregion mit sehr wenigen cholinergen Strukturen) bewirkte die elektrische Stimulation keine Veränderungen des Gewebephospholipidgehalts. Insgesamt enthalten diese Daten Hinweise darauf, daß Membranphosphatidylcholin als Cholinspeicher für die Synthese von ACh verwendet wird und daß der Membranabbau beschleunigt ist, wenn mehr Cholin zur Aufrechterhaltung der ACh-Synthese und -Freisetzung benötigt wird, als durch das Kreislaufsystem beschafft werden kann.

Abnormer Phospholipidumsatz bei der Alzheimer-Krankheit, nicht jedoch beim Down-Syndrom

Zur Bestimmung der Indizes für den membranären Phospholipidumsatz bei der Alzheimer-Krankheit maßen wir die Spiegel der wesentlichen Metaboliten von PCh und PE, also GPC und Glycerophosphorylethanolamin (GPE), in mehreren Hirnregionen anhand von Autopsiepräparaten von Patienten mit Alzheimer-Krankheit, Down-Syndrom sowie von Kontrollpersonen.

Das Hirngewebe wurde vom Tissue Resource Center des Massachusetts Alzheimer's Disease Research Center zur Verfügung gestellt. Fünfzehn Alzheimer-Fälle mit charakteristischem klinischen Verlauf der Demenz und entsprechenden histopathologischen Befunden [15] wurden untersucht. Als Kontrollen dienten die Hirne von 8 Personen, die ohne klinische Hinweise auf neurologische oder psychiatrische Erkrankungen gestorben waren und deren Hirne normale neuropathologische Befunde aufwiesen. Fünf Hirne von Patienten mit Down-Syndrom wiesen bei histopathologischer Untersuchung Merkmale einer Alzheimer-Krankheit auf. Die Gruppen waren vergleichbar hinsichtlich des Alters bei Eintritt des Todes (Jahre, Mittelwert ± Standardabweichung; Kontrollen: 74 ± 3, Alzheimer-Patienten: 74 ± 3, Patienten mit Down-Syndrom: 64 ± 4) und der Zeit zwischen Eintritt des Todes und Entnahme des Hirns (Stunden, Mittelwerte ± Standardabweichung; Kontrollen: 15 ± 3; Alzheimer-Patient: 12 ± 2, Down-Syndrom: 10 ± 2). Es wurde Gewebe aus folgenden Hinregionen verwendet: Temporalkortex (Area 20/21), Parietalkortex (Area 40), lateraler Cortex cerebelli und Nucleus caudatus. Wir wählten den temporalen und parietalen Neokortex, weil sich hier die für die Alzheimer-Krankheit typischen senilen Plaques in großer Zahl finden. Man nimmt an, daß diese Regionen für einige der Verhaltensauffälligkeiten bei der Alzheimer-Krankheit von Bedeutung sind. Nucl. Caudatus und Zerebellum wurden gewählt, weil hier normalerweise keine für die Alzheimer-Krankheit typischen pathologischen Veränderungen zu finden sind. Die Zahl der pro Region untersuchten Gewebeproben hing von der zur Verfügung stehenden Gewebemenge ab. GPC wurde mittels HPLC gereinigt [18] und durch Radioenzymassay [11]; die Bestimmung erfolgte nach Säurehydrolyse in freies Cholin. GPE wurde mittels HPLC mit fluorimetrischem Nachweis als 9-Fluorenylmethyl-Chloroformat-Derivat von GPC identifiziert [7].

Tabelle 1. Glycerophosphorylcholin im menschlichen Hirn. Die Ergebnisse sind dargestellt als Mittelwerte ± Standardabweichung. Die Varianzanalyse (Zweifachklassifikation) zeigt signifikante Unterschiede zwischen den Gruppen ($p < 0,001$), jedoch keine signifikante Auswirkung der jeweiligen Hirnregion oder Interaktionen zwischen Gruppen und Hirnregionen. Zusätzlich wurden jeweils Einfachklassifikationen für jede Hirnregion durchgeführt. Anhand dieser Analysen wurden Tests für Kontraste durchgeführt, um das Signifikanzniveau der Unterschiede zwischen den Gruppen zu bestimmen. Es bestanden signifikante Unterschiede zwischen den Kontrollen und den Patienten mit Alzheimer-Krankheit auf einem Signifkanzniveau von $p = 0,005$; $p = 0,003$; $p = 0,022$ und $p = 0,001$, bezogen auf den Temporalkortex, Parietalkortex, N. caudatus/Putamen und Cortex cerebelli, sowie zwischen Alzheimer-Patienten und Patienten mit Down-Syndrom in den gleichen Hirnregionen auf einem Signifikanzniveau von $p = 0,024$; $p = 0,014$; $p = 0,009$ und $p = 0,004$. Zwischen den Kontrollen und den Patienten mit Down-Syndrom bestanden keine signifikanten Unterschiede

	Glycerophosphorylcholin [nmol/g Gewicht]		
	Kontrolle	Alzheimer-Krankheit	Down-Syndrom
Temporalkortex	585 ± 370 n = 5	1464 ± 607 n = 10	786 ± 309 n = 5
Parietalkortex	619 ± 186 n = 6	1269 ± 442 n = 8	700 ± 204 n = 4
N. caudatus/Putamen	1014 ± 422 n = 5	1698 ± 552 n = 6	891 ± 224 n = 5
Cortex cerebelli	707 ± 327 n = 6	1574 ± 530 n = 10	773 ± 344 n = 5

Beim Vergleich der postmortalen Konzentrationen der Metaboliten der beiden wichtigsten zerebralen Phospholipide, PCh und PE, in den Gehirnen von Kontrollpersonen, Alzheimer- und Down-Syndrom-Patienten traten auffällige Unterschiede zutage. Die Spiegel der 2 katabolen Zwischenprodukte GPC und GPE waren bei Alzheimer-Patienten im Vergleich zu den beiden anderen Gruppen erhöht (Tabellen 1 und 2). Die GPC-Spiegel bei Alzheimer-Patienten waren im Vergleich zu den Kontrollpersonen um das 1,7- bis 2,5fache erhöht (Tabelle 1), der Anstieg der GPE-Spiegel betrug 20—50% im Vergleich zu den Kontrollen (Tabelle 2). (Aufgrund von Berichten, daß Phosphodiesterspiegel, GPC, GPE, in menschlichem Hirngewebe nach dem Tode stabil bleiben 25, 29], ist davon auszugehen, daß die hier beschriebenen Veränderungen den Zustand ante mortem widerspiegeln.)

Die mit biochemischen Assays ermittelten Werte bestätigen und erweitern frühere Beobachtungen aus ersten Spektroskopieuntersuchungen *in vitro* mit 31-Phosphor-Kernspintomographie (^{31}P NMR), bei denen wir [21, 22] und andere [1, 29, 31, 32] bei Alzheimer-Patienten erhöhte Phosphodiesterspiegel einschließlich der GPC- und GPE-Spiegel feststellten. Pettegrew et al. [29, 31, 32] stellten darüber hinaus bei Alzheimer-Patienten insbesondere in frühen Stadien erhöhte Phosphomonoesterspiegel fest, einschließlich der PCh- und PE-Vorläufer Phosphocholin und Phosphoethanolamin. Mögli-

Tabelle 2. Glycerophosphorylethanolamin im menschlichen Hirn. Die Ergebnisse sind dargestellt als Mittelwerte ± Standardabweichung. Die statistische Auswertung erfolgte wie in Tabelle 1 beschrieben. Die Varianzanalyse (Zweifachklassifikation) zeigte signifikante Unterschiede zwischen den Gruppen ($p < 0,001$), jedoch keine signifikante Auswirkung der jeweiligen Hirnregion oder Interaktionen zwischen Gruppen und Hirnregionen. Es bestanden signifikante Unterschiede zwischen den Kontrollen und den Patienten mit Alzheimer-Krankheit auf einem Signifikanzniveau von $p = 0,047$; $p = 0,007$ und $p = 0,029$, bezogen auf den Temporalkortex, Parietalkortex und den Cortex cerebelli, jedoch nicht hinsichtlich des N. caudatus/Putamen ($p = 0,056$). Zwischen Alzheimer-Patienten und Patienten mit Down-Syndrom waren signifikante Unterschiede hinsichtlich des N. caudatus ($p = 0,019$), des temporalen ($p = 0,004$) und zerebellaren Kortex ($p = 0,005$) festzustellen, nicht jedoch hinsichtlich des Parietalkortex ($p = 0,083$). Zwischen den Kontrollen und den Patienten mit Down-Syndrom bestanden keine signifikanten Unterschiede

	Glycerophosphorylethanolamin [nmol/g Gewicht]		
	Kontrolle	Alzheimer-Krankheit	Down-Syndrom
Temporalkortex	685 ± 173 n = 4	1003 ± 337 n = 16	522 ± 155 n = 5
Parietalkortex	679 ± 186 n = 5	1008 ± 236 n = 14	790 ± 224 n = 4
N. caudatus/Putamen	872 ± 171 n = 8	1060 ± 216 n = 12	785 ± 212 n = 5
Cortex cerebelli	888 ± 182 n = 8	1154 ± 307 n = 13	740 ± 178 n = 5

cherweise waren bei den von uns mit ^{31}P NMR untersuchten Patienten deshalb keine erhöhten Phosphomonoesterspiegel zu beobachten, weil es sich hierbei durchweg um schwere Fälle der Alzheimer-Krankheit handelte. Die Erhöhung der GPC-Spiegel fand sich in den Hirnregionen, in denen zahlreiche senile Plaques und neurofibrilläre Degenerationen bestanden (im Kortex) sowie in Regionen, in denen diese für die Alzheimer-Pathologie typischen Zeichen normalerweise nicht auftreten (in Schweifkern und Zerebellum). In neueren Studien mit immunhistochemischen Verfahren wurde jedoch nachgewiesen, daß es auch in diesen Hirnregionen zu einer Kumulation von β-Amyloid kommen kann [24, 34]. Unsere Beobachtungen lassen insofern darauf schließen, daß der abnorme Phospholipidstoffwechsel in verschiedenen Hirnregionen quantitativ ähnlich ist, während die Kumulation abnormer Proteine verstärkt, jedoch nicht ausschließlich im Kortex auftritt. Da die Degeneration der Nervenzellen bei der Alzheimer-Krankheit offenbar im Kortex ausgeprägter ist als im Nucleus caudatus und im Zerebellum, legen unsere Daten den Schluß nahe, daß eine Kumulation von GPC und GPE kein Randphänomen des Zellunterganges darstellt, sondern offenbar als fundamentaler Aspekt der Pathophysiologie der Alzheimer-Krankheit anzusehen ist.

Bei den Hirnen von Patienten mit Down-Syndrom waren die GPC- und GPE-Spiegel in ähnlicher Weise erhöht wie bei den durch Matching altersmäßig vergleichbaren, älteren Kontrollpersonen. Dies weist darauf hin, daß sich Alzheimer-Krankheit und Down-Syndrom trotz ähnlicher zerebraler Pathologie gerade durch die spezifischen Merkmale des Phospholipidstoffwechsels unterscheiden und daß Alzheimer-ähnliche Veränderungen im Gehirn von Patienten mit Down-Syndrom eigentlich als dem normalen Alterungsprozeß nahestehende Vorgänge angesehen werden sollten, die bei diesen Patienten allerdings eher einsetzen. Dies postulierten Rumble et al. [33] und berichteten, daß bei Patienten mit Down-Syndrom Amyloidablagerungen in ähnlichem Maße auftreten wie beim normalen Alterungsprozeß, jedoch in einem früherem Lebensalter beginnend. Es ist allerdings möglich, daß beim Down-Syndrom weitere Anomalien hinsichltich des Phospholipidstoffwechsels bestehen, die mit der Messung von GPC und GPE nicht erfaßt werden.

Erhöhte GPC-Spiegel könnten die Folge einer verminderten Aktivität des Enzyms Phospholipase D sein, welches die Freisetzung von Cholin aus PCh katalysiert [13], in Verbindung mit einer verstärkten Hydrolyse von PCh und PLA_2 und Lysophospholipase, wobei GPC und GPE entstehen. Einem neuen Bericht von Farroqui et al. [10] zufolge soll die Aktivität der Lysophospholipase um ein Vielfaches erhöht sein. Diese These wird auch gestützt durch die Ergebnisse von Kanfer u. McCartney [14] die ebenfalls eine Verminderung der PCh-Hydrolyse im Gehirn von Alzheimer-Patienten beschrieben.

Im Zusammenhang mit der Alzheimer-Krankheit wurden Membrananomalien beschrieben, die die Zellen inner- und außerhalb des ZNS betreffen und einen systemischen Defekt des Phospholipidstoffwechsels nahelegen. Die Spiegel der Phosphoinositide im Temporalkortex waren bei Alzheimer-Patienten gegenüber den Kontrollen erniedrigt [35]. Die zerebrale Bindung von [^{3}H]Inositol 1,4,5-Triphosphat war herabgesetzt [39]. Veränderungen der Membranfluidität in der Hippocampusformation und in den Thrombozyten von Alzheimer-Patienten wurden in einer umfassenden Untersuchungsreihe von Zubenko et al. beschrieben [5, 12, 40, 42, 43]. Die Thrombozytenveränderungen wurden mit einem erniedrigten Verhältnis von Phospholipiden zu Cholesterin in Zusammenhang gebracht [5]. Die familiäre Häufung dieser Anomalie bei Alzheimer-Patienten läßt auf einen sich vollständig durchsetzenden autosomal-dominanten Erbgang schließen [41, 43]. Weitere Hinweise auf Membrananomalien in nichtzerebralen Geweben ergeben sich aus: dem Fehlen des normalen, altersentsprechenden Rückgangs der Adenylatzyklaseaktivität in den Thrombozyten [9], die Erhöhung der Cholinkonzentration in den Erythrozyten, zusammen mit einer Reduktion der Cholinaufnahme [23], der dem Anstieg des zellulären Gesamtkalziums in Verbindung mit einer Verringerung des freien Kalziums im Zytoplasma und einem verminderten Wachstum kultivierter Hautfibroblasten [27, 28].

Insgesamt geben die Daten Hinweise darauf, daß Zellmembranen in der Pathophysiologie der Alzheimer-Krankheit grundsätzlich eine Rolle spielen. Sie legen den Schluß nahe, daß der Krankheitsprozeß ausgedehnt ist und sich nicht auf die Neuronen des ZNS beschränkt, die durch die Krankheit tatsächlich vernichtet werden. Ob Anomalien des Phospholipidstoffwechesl die primäre Schädigung darstellen oder sekundäre Krankheitserscheinungen sind, ist derzeit nicht bekannt. In beiden Fällen sind cholinerge Neuronen besonders für Schädigungen anfällig, weil nur sie Cholin für 2 Zwecke einsetzen, d.h. für die Synthese von PCh und ACh. Unter normalen Bedingungen kann der Phospholipidumsatz in cholinergen Zellen rascher ablaufen als in anderen Zellen, da diese einen Teil des vorhandenen PCh hydrolysieren, um Cholin für die Synthese von ACh zu gewinnen [3, 19, 36].

Unter den abnormen Bedingungen der Alzheimer-Krankheit kann der durch PLA_2 und Lysophospholipase gesteuerte Phospholipidabbau verstärkt sein. Dieser beschleunigte Katabolismus überschreitet u.U. die Fähigkeit der Zelle, Membranen neu zu synthetisieren, und zerstört letzlich die strukturelle und funktionale Integrität der Nervenzelle. Je mehr cholinerge Zellen zugrunde gehen, desto schneller feuern die verbleibenden Neuronen, um die cholinerge Transmission aufrechtzuerhalten, und hydrolysieren dabei noch mehr PCh als Cholinlieferant für die Synthese von ACh [37]. Hierdurch käme es dann zu unwiderruflichen Schädigungen.

Literatur

1. Barany M, Chang YC, Arus C, Rustan T, Frey WH (1985) Increased glycerol-3-phospharylcholine in post-mortem Alzheimer's brain. Lancet I:517
2. Blusztajn JK, Liscovitch M, Richardson UI (1987) Synthesis of acetylcholine from choline derived from phosphatidylcholine in a human neuronal cell line. Proc Natl Acad Sci USA 84:5474—5477
3. Blusztajn JK, Wurtman RJ (1983) Choline and cholinergic neurons. Science 221:614—620
4. Bowen DM, Smith CB, White P, Davison AN (1976) Neurotransmitter related enzymes and indices of hypoxia in senile dementia and other abiotrophies. Brain 99:459—496
5. Cohen BM, Zubenko GS, Babb SM (1987) Abnormal platelet membrane composition in Alzheimer's-type dementia. Life Sci 40:2445—2451
6. Coyle JT, Oster-Granite ML, Reeves RH, Gearhart JD (1988) Down syndrome. Alzheimer's disease and the trisomy 16 mouse. TINS 11:390—394
7. Cunico R, Anton G, Mayer C, Wehr T, Sheehan TL (1986) High sensitivity amino acid analysis using a novel automated precolumn derivatization system. Bio Chromatogr 1:6—14
8. Dujindan-van den Berge MR, Goekoop JG (1986) Lymphocyte concanavalin A capping: A similarity between Down's syndrome and early onset primary degenerative dementia. J Neurol Neurosurg Psychiatry 49:595—598
9. Ebstein RP, Oppenheim G, Zlotogorski Z, van Dijk Y, Doron A, Stessmann J (1986) Age-post-receptor changes in cyclic AMP second messenger signal amplification in normal aging and dementia of the Alzheimer type. Life Sci 39:1167—1175
10. Farooqui AA, Liss L, Horrocks LA (1988) Neurochemical aspects of Alzheimer's disease: Involvement of membrane phospholipids. Metab Brain Dis 3:19—35
11. Goldberg AM, McCaman RE (1973) The determination of picomole amounts of acetylcholine in mammalian brain. J Neurochem 20:1—8
12. Hicks N, Brammer MJ, Hymas N, Levy R (1987) Platelet membrane properties in Alzheimer and multi-infarct dementias. Alzheimer Dis Assoc Disord 1:90—97

13. Kanfer JN, Hattori H, Oribel D (1986) Reduced phospholipase D activity in brain tissue samples from Alzheimer's disease patients. Ann Neurol 20:265–267
14. Kanfer JN, McCartney DG (1986) Reduced phosphorylcholine hydrolysis by homogenates of temporal regions of Alzheimer's brain. Biochem Biophys Res Commun 139:315–319
15. Khachaturian Z (1985) Diagnosis of Alzheimer's disease. Arch Neurol 42:1097–1105
16. Kish S, Karlinsky H, Becker L et al. (1989) Down's syndrome individuals begin life with normal levels of brain cholinergic markers. J Neurochem 52:1183–1187
17. Lee HC, Blusztajn JK (1990) Glycerophosphocholine is the predominant metabolite of phosphatidylcholine in a human cholinergic cell line, LA-N-2. (American Society of Biochemistry and Molecular Biology meeting 1990, abstract no 2655)
18. Liscovitch M, Fresse A, Blusztajn KK, Wurtman RJ (1985) High performance liquid chromatography of water soluble choline metabolits. Anal Biochem 151:182–187
19. Maire J-C, Wurtman RJ (1985) Effect of electrical stimulation and choline availability on the release and contents of acetylcholine and choline in superfused slices from rat stiatum. J Physiol (Paris) 80:189–195
20. McGeer PL, McGeer EG, Suzuki J, Dolman CE, Nagai T (1984) Aging, Alzheimer's disease, and the cholinergic system of the basal forebrain. Neurology 34:741–745
21. Miatto O, Gonzalez G, Buonanno F, Growdon JH (1986) In vitro ^{31}P NMR spectroscopy detects altered phospholipid metabolism in Alzheimer's disease. Can J Neurol Sci 13:535–539
22. Miatto O, Blusztajn JK, Logue M, Gonzalez G, Buonanno F, Growdon JH (1989) Detection of phospholipids in brain tissue using ^{31}P NMR spectroscopy. In: Bazan NG, Horrocks LA, Toffano G (eds) Phospholipids in the nervous system: Biochemical and molecular pathology. Liviana, Padua, pp 243–250
23. Miller BL, Henden DJ, Cummings JF, Read S, Rice K, Benson DF (1986) Abnormal erythrocyte choline and influx in Alzheimer's disease. Life Sci 38:485–490
24. Ogomori K, Kitamoto T, Tateishi J, Sato Y, Suetsugu M, Abe M (1989) β-Protein amyloid is widely distributed in the central nervous system of patients with Alzheimer's disease. Am J Pathol 134:243–251
25. Perry TL, Hansen S, Gandham SS (1981) Postmortem changes of amino compounds in human and rat brain. J Neurochem 36:406–412
26. Perry EK, Tomlinson BE, Blessed G, Bergman K, Gibson PH, Perry RH (1987) Correlation of cholinergic abnormalities with senile plaques and mental test scores in senile dementia. Br Med J 11:1457–1459
27. Peterson C, Goldman JE (1986) Alterations in calcium content and biochemical processes in cultured skin fibroblasts from aged and Alzheimer's donors. Proc Natl Acad Sci USA 83:2758–2762
28. Peterson C, Ratan RR, Shelanski ML, Goldman JE (1986) Cytosolic free calcium and cell spreading decrease in fibroblasts from aged and Alzheimer's donors. Proc Natl Acad Sci USA 83:7999–8001
29. Pettegrew JW, Kopps J, Minshew NJ, Glonek T, Feliksik JM, Tow JP, Chohen MM (1987) ^{31}P Nuclear magnetic resonance studies of phosphoglyceride metabolism in developing and degenerating brain: preliminary observations. J Neuropathol Exp Neurol 46:419–430
30. Pettegrew JW, Minshew NJ, Cohen MM, Kopp SJ, Glonek T (1984) ^{31}P NMR changes in Alzheimer's and Huntington's disease brain. Neurology [Suppl 1] 34:281
31. Pettegrew JW, Moossy J, Withers G, McKeag D, Panchalingam K (1988) ^{31}P Nuclear magnetic resonance study of the brain in Alzheimer's disease. J Neuropathol Exp Neurol 47:235–248
32. Pettegrew JW, Panchalingam K, Moossy J, Martinez J, Rao G, Boller F (1988b) Correlation of phosphorus-31 magnetic resonance spectroscopy and morphologic findings in Alzheimer's disease. Arch Neurol 45:1093–1096
33. Rumble B, Retallack R, Hilbich C et al. (1989) Amyloid A4 protein and its precursor in Down's syndrome and Alzheimer's disease. N Engl J Med 320:1446–1452

34. Selkoe D (1989) Biochemistry of altered brain proteins in Alzheimer's disease. Ann Rev Neurosci 12:463–490
35. Stokes CE, Hawthorne JN (1987) Reduced phosphoinositide concentrations in anterior temporal cortex of Alzheimer's-diseased brains. J Neurochem 48:1018–1021
36. Ulus IH, Wurtman RJ, Mauron C, Blusztajn JK (1989) Choline increases acetylcholine release and protects against the stimulation-induced decrease in phosphatide levels within membranes of rat corpus striatum. Brain Res 484:217–227
37. Wurtman RJ, Blusztajn JK, Maire J-C (1985) „Autocannibalism" of choline-containing membrane phospholipids in the pathogenesis of Alzheimer's disease. Neurochem Int 7:369–372
38. Yates CM, Simpson J, Gordon A, Maloney AF, Allison Y, Ritchie LM, Urquhart A (1983) Catecholamines and cholinergic enzymes in pre-senile and senile-Alzheimer-type dementia and Down's syndrome. Brain Res 280:119–126
39. Young LT, Kish SJ, Li PP, Warsh JJ (1988) Decreased brain [3H]inositol 1,4,5-trisphosphate binding in Alzheimer's disease. Neurosci Lett 94:198–202
40. Zubenko GS, Cohen BM, Growdon JH, Corkin S (1984) Cell membrane abnormality in patients with Alzheimer's disease. Lancet II:235
41. Zubenko GS, Ferrell RE (1988) Monozygotic twins concordant for probable Alzheimer disease and increased platelet membrane fluidity. Am J Med Genet 29:431–436
42. Zubenko GS (1986) Hipoocampal membrane alteration in Alzheimer's disease. Brain Res 385:115–121
43. Zubenko GS; Malinakova I, Chojnacki B (1987) Proliferation of internal membranes in platelets from patients with Alzheimer's disease. J Neuropathol Exp Neurol 46:407–418
44. Zubenko GS, Wusylko M, Cohen BM, Boller F, Teply I (1987) Family study of platelet membrane fluidity in Alzheimer's disease. Science 238:539–542

Störungen der monoaminergen Neurotransmittersysteme bei Demenz vom Alzheimer-Typ

C. G. Gottfries

Einleitung

Aus verschiedenen Untersuchungen ergeben sich Hinweise auf zerebrale neurochemische Veränderungen bei Patienten mit Alzheimer-Krankheit (AD) und seniler Demenz vom Alzheimer-Typ (SDAT). Die meisten Studien gehen davon aus, daß es sich um Neurotransmitterstörungen in der grauen Hirnsubstanz handelt. Von Veränderungen in der weißen Hirnsubstanz wurde jedoch ebenfalls berichtet. Brun u. Gustafson [7] beschrieben degenerative Veränderungen der weißen Hirnsubstanz dementer Patienten. Es handelte sich dabei nicht nur um Patienten mit zerebralen Durchblutungsstörungen, sondern auch um Patienten mit AD/SDAT. Neurochemische Untersuchungen der Bestandteile weißer Hirnsubstanz haben ebenfalls gezeigt, daß die Myelinanteile bei AD und SDAT geringere Konzentrationen aufweisen [8, 13, 20]. Veränderungen der weißen Hirnsubstanz werden als inkomplette Infarkte beschrieben, ihr Wesen ist jedoch noch nicht vollständig geklärt. Auch ist nicht bekannt, in welchem Zusammenhang diese Störungen mit dem Demenzsyndrom stehen. Auszuschließen ist jedoch, daß die Veränderungen der weißen Hirnsubstanz lediglich als Sekundärerscheinungen neben den Veränderungen der grauen Hirnsubstanz auftreten.

Es ist bekannt, daß bei Patienten mit AD/SDAT in der grauen Substanz eine schwere Störung des cholinergen Systems vorliegt (Übersicht in [10, 14]). Neben der Verringerung der Acetylcholinesterase (AChE) in einzelnen Regionen des Hirngewebes und im Liquor (CSF) war in den meisten untersuchten Gehirnen auch die Cholinacetyltransferase (ChAT) reduziert. Darüber hinaus liegen Hinweise darauf vor, daß bei AD/SDAT die Zahl der Zellkörper im Nucleus basalis Meynert verringert ist [22].

Die Funktionsstörung des cholinergen Systems wird als entscheidend für AD/SDAT angesehen, zumal in Tierversuchen nachgewiesen werden konnte, daß die Acetylcholin-(ACh-)Systeme eine wichtige Rolle für Merk- und Lernfähigkeit spielen. In anderen Studien zeigte sich, daß cholinerge Substanzen für die Gedächtnisleistung und kognitiven Funktionen des Menschen von Bedeutung sind. Darüber hinaus liegen jedoch bei Patienten mit AD/SDAT nachweislich auch Störungen anderer Neurotransmittersysteme vor (Abb. 1).

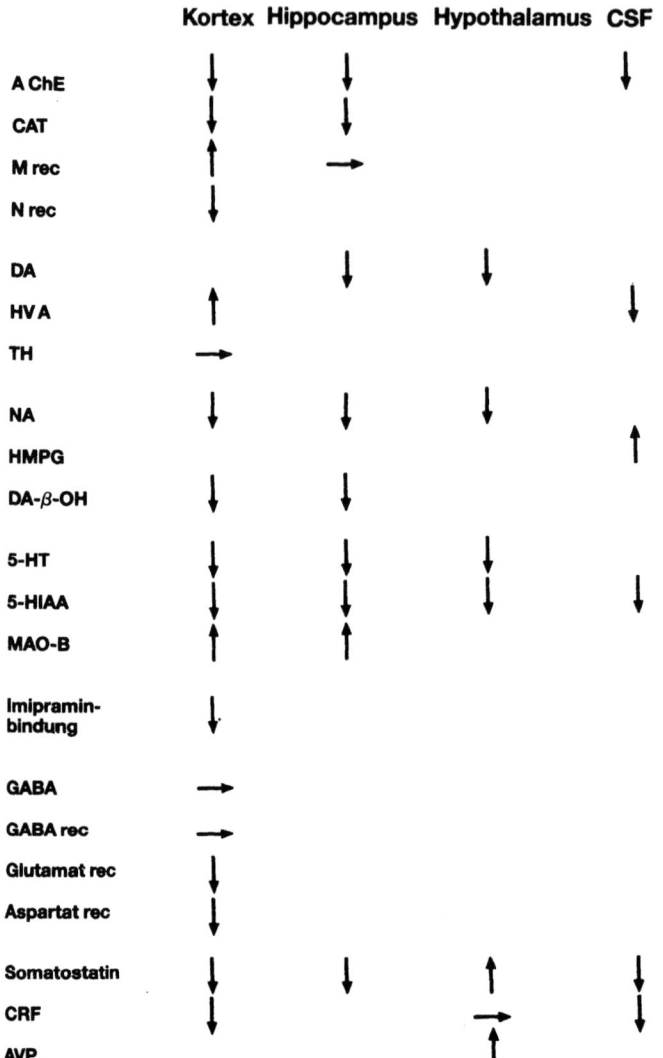

Abb. 1. Veränderungen der Neurotransmittersysteme und der Aktivität der am Neurotransmitterstoffwechsel beteiligten Enzyme in den Gehirnen von Patienten mit Demenz vom Alzheimer-Typ. Die *Pfeile* weisen auf signifikante Veränderungen im Vergleich zu altersmäßig vergleichbaren Kontrollen hin.
CSF Liquor, *AChE* Acetylcholinesterase, *CAT* Cholinacetyltransferase, *M rec* muscarinische Rezeptoren, *N rec* nicotinische Rezeptoren, *DA* Dopamin, *HVA* Homovanillinsäure, *TH* Tyrosinhydroxylase, *NA* Noradrenalin, *HMPG* 3-Methoxy-4-Hydroxy-phenylglycol, *DA-β-OH* Dopamin-β-Hydroxylase, *5-HT* 5-Hydroxytryptamin, *5-HIAA* 5-Hydroxyindolessigsäure, *MAO-B* Monoaminooxidase B, *GABA* γ-Aminobuttersäure, *CRF* „corticotropin-releasing factor", *AVP* Argipressin, *rec* Rezeptoren

In dieser Arbeit werden Störungen der monoaminergen Systeme 5-Hydroxytryptamin (5HT), Noradrenalin (NA) und Dopamin (DA), in den Gehirnen von Patienten mit AD/SDAT untersucht.

Störungen des 5-Hydroxytryptamin-(5HT-)Systems im Gehirn von Patienten mit AD/SDAT

Die meisten Daten zum Serotoninstoffwechsel des menschlichen Gehirns stammen aus Postmortem-Untersuchungen. In diesen Studien wurden die Konzentrationen von 5HT und 5-Hydroxyindolessigsäure (5HIE) in bestimmten Hirnregionen gemessen. Die Konzentration von 5HT wird v. a. als Indikator für die Anzahl von 5HT-Neuronen oder Endigungen angesehen, während die Konzentration von 5HIE darüber hinaus als Indikator für die metabolische Aktivität dieser Neuronen dient. Üblicherweise werden die Vorläufer Tryptophan und 5-Hydroxytryptophan nicht gemessen, weil diese Aminosäuren nach dem Tode Veränderungen unterliegen, die eine Interpretation der Befunde erschweren.

Das 5HT-System unterliegt altersbedingten Veränderungen (Übersicht in [11]). Ab 60 Jahren ist die Konzentration von 5HT altersabhängig signifikant erniedrigt. Zwischen 60 und 85 Jahren verringert sich die 5HT-Konzentration um fast die Hälfte. Abbildung 2 stellt bisher unveröffentlichte Daten unseres Instituts dar. Es ergibt sich deutlich, daß sich die 5HT-Konzentration im Putamen im Alter zwischen 60 und 90 Jahren um mehr als 50% verringert. Das Endprodukt 5HIE ist allerdings nicht altersbedingt reduziert. Dies könnte darauf hinweisen, daß im normalen Alterungsprozeß die Abnahme der 5HT-Neuronen, die sich im Absinken der 5HT-Konzentration ausdrückt, durch eine verstärkte Stoffwechselaktivität der verbleibenden Neuronen ausgeglichen wird.

Mehrere Studien zur AD/SDAT zeigen, daß nicht nur die Konzentration von 5HT, sondern auch die von 5HIE gegenüber altersmäßig vergleichbaren Kontrollen signifikant vermindert ist [2, 10, 14]. Niedrigere Konzentrationen von 5HT und 5HIE finden sich in kortikalen Regionen sowie in Basalganglien und Teilen des Hirnstamms (Abb. 1).

Die Serotonin-sensitive Imipraminbindung in menschlichem Hirngewebe nach dem Tode gilt als Indikator für präsynaptische serotonerge Neuronen. Verglichen mit altersmäßig vergleichbaren Kontrollen wurde bei AD/SDAT-Patienten in Putamen und Cortex gyrus cinguli ein B_{max}-Abfall von fast 50% festgestellt [16].

Das 5HT synthetisierende Enzym Tryptophanhydroxylase (TPH) wurde von Nagatsu u. Iizuka untersucht [17]. Sie stellten fest, daß die Aktivität der TPH in einigen Hirnregionen verringert war, und zwar signifikant in den seitlichen Segmenten des Globus pallidus, des Locus coeruleus und der Substantia nigra.

Im Zusammenhang mit den beschriebenen neurochemischen Markern des 5HT-Systems müssen auch die Befunde von Mann u. Yates [15] genannt wer-

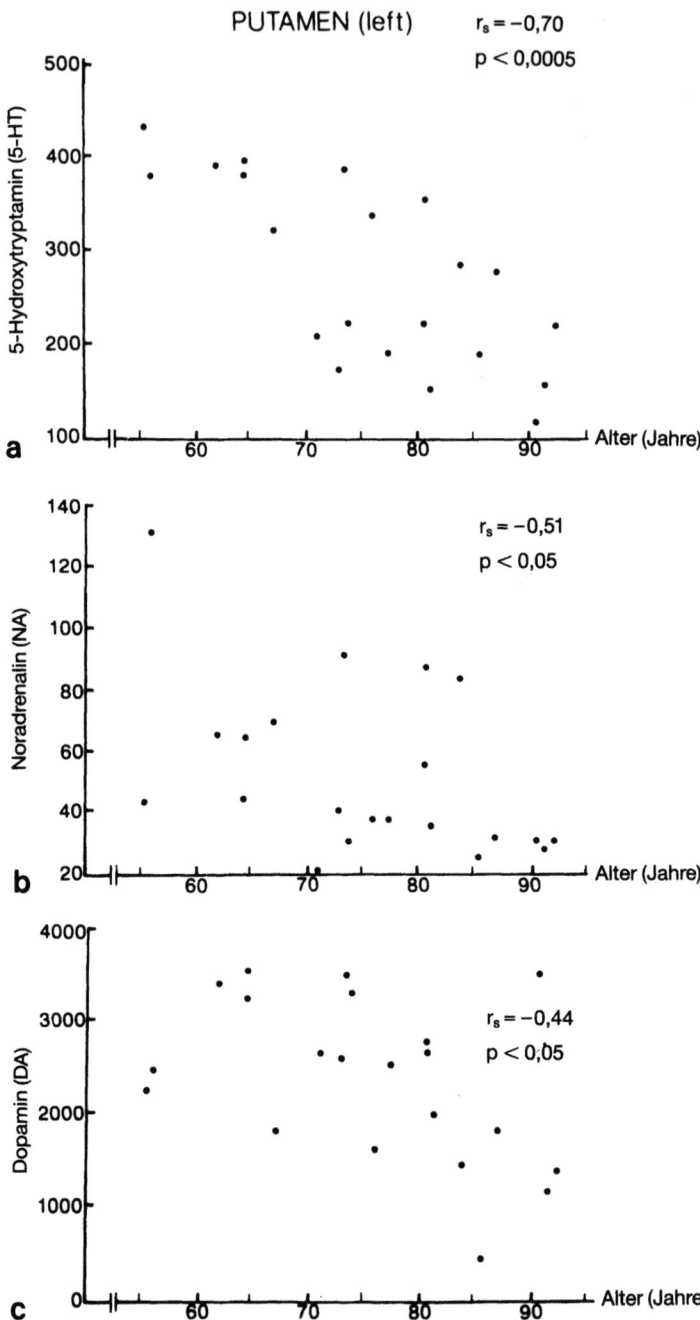

Abb. 2a–c. Altersabhängige Konzentrationen von 5-Hydroxytryptamin *(a)*, Noradrenalin *(b)* und Dopamin *(c)* im linken Putamen von Kontrollen. r_s = *Spearman-Rangkorrelationskoeffizient*

den, die bei Patienten mit AD/SDAT degenerative Veränderungen der Raphekerne belegen.

Bekanntlich liefern Messungen der sauren Metaboliten im Liquor wichtige Informationen über die Neurochemie des Hirngewebes. 5HIE findet sich in meßbaren Mengen im Liquor. Bei Patienten mit AD/SDAT zeigten sich gegenüber altersmäßig vergleichbaren Kontrollen signifikante Verringerungen der Konzentration im Liquor [3]. Obgleich die Verringerung der 5HIE-Spiegel signifikant ist, bestehen starke Überschneidungen zwischen AD/SDAT-Patienten und Kontrollen, so daß der diagnostische Wert dieser Variablen eher gering ist.

In der Untersuchung von Forsell et al. [9] wurde bei AD/SDAT-Patienten im Verhältnis zu altersmäßig vergleichbaren Kontrollen eine Verringerung der Tryptophankonzentration im Liquor festgestellt.

Veränderung des Noradrenalin-(NA-)Systems bei AD/SDAT

Bei normal gealterten Personen (Abb. 2) und bei Patienten mit AD/SDAT wurde eine Verringerung der Noradrenalinkonzentrationen in menschlichem Hirngewebe post mortem nachgewiesen. Wie in Abb. 2 gezeigt, wurde bei der Untersuchung von 21 normal gealterten Gehirnen eine signifikante altersabhängige Reduktion der NA-Konzentration festgestellt ($r = 0,51$; $p < 0,05$). In den Gehirnen von AD/SDAT-Patienten war die Verringerung der NA-Konzentrationen noch ausgeprägter (Übersicht in [10, 14]). Studien zum Endprodukt der Abbaureaktionen, 3-Methoxy-4-hydroxyphenylglycol (HMPG) ergaben heterogene Befunde. In einer Untersuchung von Gottfries et al. [12] wurden erhöhte Konzentrationen dieses Metaboliten nachgewiesen, nicht jedoch in der Studie von Blessed et al. [4]. Tierexperimentelle Studien zeigten einen verstärkten NA-Stoffwechsel und eine erhöhte Impulsrate der verbleibenden Neuronen nach Läsionen, die mit einer NA-Depletion einhergingen [23]. In den Gehirnen von AD/SDAT-Patienten ist ein Neuronenabbau im Locus coeruleus zu beobachten [5].

Untersuchungen am Liquor von Patienten mit AD/SDAT zeigten keine Veränderungen der HMPG-Konzentration [3].

Vor diesem Hintergrund ist die funktionale Bedeutung dieser Veränderungen trotz des Verlustes noradrenerger Neuronen im Locus coeruleus und der Verminderung der NA-Konzentration in bestimmten Hirngeweben bei Patienten mit AD/SDAT nur schwer zu deuten.

Veränderung des Dopamin-(DA-)Stoffwechsels bei AD/SDAT

Die Homovanillinsäurekonzentration war in der Großhirnrinde von AD/SDAT-Patienten signifikant gesenkt (Abb. 1). Auch im Nucleus caudatus war sie verringert [12]. Darüber hinaus wurde nachgewiesen, daß bei normal gealterten Personen in mehreren der untersuchten Hirnregionen reduzierte

Dopaminkonzentrationen vorlagen (Abb. 2). Bei Patienten mit AD/SDAT war diese Verminderung noch stärker ausgeprägt (Übersicht in [10]). Bereits 1974 zeigten Bowen et al. [6], daß die Dopa-Decarboxylase-Aktivität im Hirngewebe verstorbener AD/SDAT-Patienten reduziert war. Allard et al. [1a] zeigten kürzlich eine Verminderung der (^{3}H)GBR-12935-Bindung im Putamen von AD/SDAT-Patienten. (^{3}H)GBR-12935 wird an Moleküle in den dopaminergen Terminalen gebunden, die für die Wiederaufnahme von Dopamin verantwortlich sind, und ist insofern ein Indikatior für die Anzahl dopaminerger Terminalen im Putamen.

Liquoruntersuchungen belegen ebenfalls verminderte Homovanillinsäurespiegel bei AD/SDAT-Patienten [3]. Dieser Befund deutet darauf hin, daß bereits in der frühesten Phase der Erkrankung eine Störung des dopaminergen Systems vorliegt. Beim Vergleich mit den Spiegeln von Kontrollen ergeben sich jedoch starke Überschneidungen, so daß der Marker nur eine begrenzte Aussagekraft besitzt.

Monoaminooxidase (MAO) im Hirngewebe von AD/SDAT-Patienten

Bei der Aktivität der MAO im menschlichen Hirn werden 2 Formen unterschieden: MAO-A, die vorwiegend für die oxidative Desaminierung von 5HT, Noradrenalin und teilweise von Dopamin zuständig ist, und MAO-B, die die oxidative Desaminierung verschiedener exogener Amine und teilweise von Dopamin katalysiert. Seit langem weiß man, daß die Aktivität der MAO-B im menschlichen Gehirn mit dem Alter zunimmt [1]. Es konnte auch nachgewiesen werden, daß die B-Form in Gehirnen von Patienten mit AD/SDAT verstärkt aktiv ist. Unabhängig von der Frage, was die vermehrte MAO-B-Aktivität auslöst, weist dies darauf hin, daß diese Tätigkeit bei AD/SDAT beschleunigt ist. Beim Vergleich der MAO-A-Aktivität bei Kontrollen und AD/SDAT-Patienten zeigten sich keine Unterschiede hinsichtlich grauer und weißer Hirnsubstanz, bei der MAO-B-Aktivität wies jedoch die weiße Hirnsubstanz deutlich höhere Werte im Vergleich zum Nucleus caudatus auf. Untersuchungen der MAO-Enzyme untermauern die Vermutung, daß die Zunahme auf eine erhöhte Konzentration sonst unveränderter MAO-B-Moleküle zurückzuführen ist. Aus Hemisphärenquerschnitten am Rattenhirn wurde eine selektive Zunahme der MAO-B-Aktivität auf der sezierten Seite festgestellt [18]. Die einfachste Erklärung für die Zunahme der MAO-B-Aktivität dürften degenerative Prozesse sein, die zu einem Wachstum extraneuraler Zellen (z.B. Gliazellen) führen, welche etwa die gleiche Menge MAO-A enthalten wie das ursprüngliche Gewebe, jedoch relativ mehr MAO-B. Die Aktivität der MAO-B kann insofern als Indikator einer Gliose gewertet werden.

Die Tatsache, daß die Zunahme der MAO-B-Aktivität in weißer Hirnsubstanz gegenüber grauer Hirnsubstanz beschleunigt ist und dieser Unterschied bei AD/SDAT-Patienten im Vergleich zu Kontrollen beträchtlich größer war, deutet darauf hin, daß die der MAO-B-Aktivität zugrundeliegenden degenerativen Prozesse in weißer Hirnsubstanz verstärkt auftreten. Es ist sogar zu vermuten, daß sie ihren Ausgangspunkt in weißer Hirnsubstanz nehmen und daß die zerebrale Funktionsstörung als sekundäres Phänomen einer Degeneration der myelinhaltigen Zellen anzusehen ist.

In menschlichen Thrombozyten liegt die MAO offenbar nur in der B-Form vor. Bei AD/SDAT-Patienten wurde im Vergleich zu altersmäßig vergleichbaren Kontrollen auch in den Thrombozyten eine erhöhte MAO-Aktivität festgestellt. Regland et al. [19] zeigten, daß die Zunahme der MAO-Aktivität in Thrombozyten völlig anders gelagert ist als im Hirngewebe. Aufgrund des Vitamin-B_{12}-Mangels werden unreife Thrombozyten mit verstärkter MAO-Aktivität gebildet.

Diskussion

Insgesamt gesehen deuten die in den Gehirnen von AD/SDAT-Patienten gemessenen neurochemischen Veränderungen auf multiple Störungen nicht nur der grauen, sondern auch der weißen Hirnsubstanz hin. Nach dem derzeitigen Wissensstand kann keine der Veränderungen für sich genommen als herausragendes Merkmal dieser Krankheit angesehen werden. Die Veränderungen sind vielmehr als sekundäre Erscheinungen fundamentaler zerebraler Veränderungen zu werten, deren Wesen noch unbekannt ist. Trotz ihres sendundären Charakters sind einige der neurochemischen Veränderungen für die Pathogenese der Symptomatik bei Alzheimer-Krankheit und seniler Demenz vom Alzheimer-Typ von Bedeutung. Es ist anzunehmen, daß Störungen des cholinergen Systems für eine Verschlechterung der Merkfähigkeit verantwortlich sind [21]. Vom klinischen Standpunkt aus weisen Patienten mit AD/SDAT darüber hinaus extrapyramidale Symptome, Affekthemmungen, depressive Verstimmung, Verwirrtheit, Angst und Unruhe auf. Auch neuroendokrine Störungen wurden beobachtet.

Das Vorliegen einer Parkinson-ähnlichen Symptomatik steht natürlich in Relation mit einer Störung des dopaminergen Systems. Demgegenüber müssen Affekthemmungen und -störungen im Zusammenhang mit Veränderungen der Noradrenalin- und Serotoninsysteme gesehen werden. Neuroendokrine Störungen können durch eine verminderte Hemmwirkung von 5HT- und Dopaminsystem auf den Hypothalamus bedingt sein [11]. Solche Hypothesen sind heute keine reine Spekulation mehr. Sie sind vielmehr wichtig für die Entwicklung von Strategien für eine pharmakologische Therapie.

Literatur

1. Adolfsson R, Gottfries CG, Oreland L, Wiberg Å, Winblad B (1980) Increased activity of brain and platelet monoamine oxidase in dementia of Alzheimer type. Life Sci 27:1029–1034
1a. Allard P, Alafuzoff I, Carlsson A, Eriksson K, Gottfries CG, Marcusson JO (1990) Loss of dopamine uptake sites labeled with (3H)GBR-12935 in Alzheimer's disease. Eur Neurol 30:181–185
2. Arai H, Kosaka K, Iizuka R (1984) Changes of biogenic amines and their metabolites in postmortem brains from patients with Alzheimer-type dementia. J Neurochem 43:388–393
3. Blennow K, Wallin A, Gottfries CG, Lekman A, Karlsson I, Svennerholm L (1990) Significance of decreased lumbar CSF levels of HVA and 5-HIAA in Alzheimer's disease (submitted)
4. Blessed G, Cross AJ, Crow TJ, Perry EK, Perry RH, Tomlinson BE (1982) Monoaminergic changes in postmortem brain in Alzheimer-type dementia. (Collegium Internationale Neuro-Psychopharmacologium, vol 1, 13th C.I.N.P. Congress, Jerusalem, Israel, June 20–25, abstracts, p 57)
5. Bondareff W, Mountjoy CQ, Roth M (1981) Selective loss of neurones of origin of adrenergic projection to cerebral cortex (nucleus locus caeruleus) in senile dementia. Lancet I:783–784
6. Bowen DM, White P, Flack RH, Smith CB, Davison AN (1974) Braindecarboxylase activities as indices of pathological change in senile dementia. Lancet I:1247–1249
7. Brun A, Gustafson L (1976) Distribution of cerebral degeneration in Alzheimer's disease. A clino-pathological study. Arch Psychiatr Nervenkr 223:15–33
8. Englund E (1988) A white matter disease in dementia. A study with special reference to Alzheimer's disease. (Academic dissertation, Walling och Dalholm Boktryck, Lund, Sweden, pp 1–179)
9. Forssell LG, Eklöf R, Winblad B (1989) Early stages of late onset Alzheimer's disease II. Derangements in protein metabolism with special reference to tryptophan, tyrosine and cystine. Acta Neurol Scand [Suppl 121] 79:27–42
10. Gottfries CG (1988) Alzheimer's disease. A critical review. Compr Gerontol C 2:47–62
11. Gottfries CG (in press) Disturbance of the 5-hydroxytryptamine metabolism in brains from patients with Alzheimer's dementia. J Neural Transm
12. Gottfries CG, Adolfsson R, Aquilonius SM et al. (1983) Biochemical changes in dementia disorders of Alzheimer type (AD/SDAT). Neurobiol Aging 4:261–271
13. Gottfries CG, Karlsson I, Svennerholm L (1985) Senile dementia – a „white matter" disease? In: Gottfries CG (ed) Normal aging. Alzheimer's disease and senile dementia. Aspects on etiology, pathogenesis, diagnosis and treatment. (Proceedings of two symposia held at The CINP 14th Congress, June 22–23, 1984, Florence, Italy. L'Université de Bruxelles, Brussels, 1985, pp 111–118)
14. Hardy J, Adolfsson R, Alafuzoff I et al. (1985) Review. Transmitter deficits in Alzheimer's disease. Critique: CG Gottfries, MN Rossor, CM Yates. Neurochem Int 7:545–563
15. Mann DMA, Yates PO (1983) Serotonin nerve cells in Alzheimer's disease. J Neurol Neurosurg Psychiatry 46:96
16. Marcusson JO, Alafuzoff I, Bäckström IT, Ericson E, Gottfries CG, Winblad B (1987) 5-Hydroxytryptamine-sensitive (^{3}H)imipramine binding of protein nature in the human brain. II. Effect of normal aging and dementia disorders. Brain Res 425:137–145
17. Nagatsu T, Iizuka R (1989) Tyrosine hydroxylase, tryptophan hydroxylase, and the biopterin k-factor in the brains from patients with Alzheimer's disease. J Neural Transm 1:21
18. Oreland L, Fowler CJ, Carlsson A, Magnusson T (1980) Monoamine oxidase-A and -B activity in the rat brain after hemitransection. Life Sci 26:139–146

19. Regland B, Gottfries CG, Oreland L and Svennerholm L (1988) Low B12 levels related to high activity of platelet MAO in patients with dementia disorders. A retrospective study. Acta Psychiatr Scand 78:451–457
20. Svennerholm L, Gottfries CG, Karlsson I (1988) Neurochemical changes in white matter of patients with Alzheimer's disease. In: Serlupi Crescenzi G (ed) A multidisciplinary approach to myelin disease. Plenum, New York, pp 319–328
21. Wester P (1987) Monoamine nurotransmitters in human brain and cerebrospinal fluid: Methodological, functional and clinical studies. (Medical dissertation, new series no 185-ISSN 0346-6612 ISBN 91-7174-277-8, University of Umeå)
22. Whitehouse PJ, Price DL, Struble RG, Clark AW, Coyle JT, deLong MR (1982) Alzheimer's disease and senile dementia: loss of neurons in the basal forebrain. Science 215:1237–1239
23. Zigmond MJ, Acheson AL, Chiodo LA, Stricker EM (1981) Increased norepinephrine turnover and increased firing rate in residual neurons after NA-depleting lesions. Abstr Soc Neurosci 7

Glukose- und Sauerstoffmetabolismus bei Demenz vom Alzheimer-Typ

L. Frölich, R. Ihl, S. Hoyer, K. Maurer

Einleitung

In der Problematik der Demenz vom Alzheimer-Typ ergeben sich zumindest 2 große Bereiche, die von besonderer klinisch-medizinischer Bedeutung sind.

Zum einen ist die differentialdiagnostische Abgrenzung der Demenz vom Alzheimer-Typ (DAT) gegenüber anderen Demenzformen schwierig. Es sind zwar klinische Kriterien entwickelt worden [50], anhand derer eine diagnostische Zuverlässigkeit von etwa 80% für die klinische Diagnose der „wahrscheinlichen Demenz vom Alzheimer-Typ" erzielt wird [52]. Eine sichere Diagnose dieser sehr häufigen Erkrankung [18] ist allein durch eine neuropathologische Untersuchung des Gehirns post mortem oder durch eine Hirnbiopsie möglich [50].

Zum anderen ist eine wirksame ursächliche Therapie aufgrund des bisher mangelnden Verständnisses der pathobiochemischen Veränderungen im Verlauf der Erkrankung noch nicht verfügbar. In den letzten 10 Jahren sind eine Vielzahl von neurobiochemischen [27] und neuropathologischen [39] Befunden erhoben worden. Trotzdem ließ sich auch über die neuesten molekularbiologischen Befunde [41, 55, 64] bisher keine einheitliche Hypothese zu den zellbiologischen Ausgangsstörungen bei der DAT formulieren. Als Ausgangspunkt für die Zelldegeneration werden neurotoxische Membranschädigungen durch vermehrt entstehende freie O_2-Radikale ebenso vermutet [25a, 56] wie eine Regulationsstörung des zerebralen Glukosestoffwechsels [34].

Zur Klärung dieser Problembereiche kann die Untersuchung des Glukose- und O_2-Metabolismus einen wichtigen Beitrag leisten. Die besondere Bedeutung dieses Stoffwechselweges ergibt sich daraus, daß das Gehirn mehr als jedes andere Organ zur Aufrechterhaltung seiner Funktion und Struktur auf die ungestörte Utilisation von Glukose angewiesen ist [57]. Nur im Hungerzustand und vielleicht im hohen Alter [26] sowie unter pathologischen Bedingungen [36] kann Glukose durch Ketonkörper oder Aminosäuren teilweise ersetzt werden. Die Glukose wird nach der Aufnahme in die Zellen zunächst glykolytisch im Zytosol und dann oxidativ im Mitochondrion abgebaut. Die dabei frei werdende Energie wird in Form energiereicher Adeninnukleotide gespeichert, die im wesentlichen für die Aufrechterhaltung des Membranpotentials und die Prozesse der Neurotransmission benötigt werden. Desweiteren stellt die Glukoses in einem zwar quantitativ sehr kleinen Anteil – weniger als 1% des Gesamtumsatzes – einen direkten Präkursor des Neurotransmitters Acetylcholin dar [65]. Dabei finden sich Hinweise für eine Kompartmentierung des Glukosestoffwechsels für die Acetylcholinsynthese [23]. Wie anhand tierexperimenteller Befunde gezeigt wurde, könnte unter pathologischen Bedingungen, z.B. bei DAT, aber schon eine geringe Einschränkung des Glukosestoffwechsels zu einer starken Störung des cholinergen Neurotransmittersystems führen [21, 22].

Glukose- und Sauerstoffmetabolismus in vivo

Veränderungen von Glukose- und O_2-Verbrauch gehören zu den am besten dokumentierten biologischen Befunden bei der DAT. Bereits 1978 beschrieb Hoyer [32] Reduktionen des zerebralen Glukoseverbrauchs, während der zerebrale O_2-Verbrauch zu Beginn der Erkrankung nur wenig vermindert war [47]. Für Patienten mit einer präsenilen DAT und einer kurzen Krankheitsdauer von weniger als 2 Jahren konnte diese Imbalance zwischen Glukose- und O_2-Verbrauch später deutlich herausgestellt werden [35]. Aus methodischen Gründen erlaubten die genannten Untersuchungen nur Aussagen über die globalen oder hemisphärischen Stoffwechselparameter [33].

Fortschritte in der Entwicklung funktioneller bildgebender Verfahren erlauben inzwischen sowohl die qualitative als auch quantitative Messung zerebraler physiologischer Parameter am lebenden Organismus. Mit der Positronenemissionstomographie (PET) mit [^{18}F]-Fluordeoxyglucose (FDG) oder mit [^{15}O]-Sauerstoff kann die regional-anatomische Verteilung der Glukoseaufnahme und des O_2-Verbrauchs gemessen werden [31]. Die Technik ergibt tomographisch rekonstruierte Bilder und quantitative Bestimmungen der Verteilung von positronenmarkierten Substanzen, die unter der Annahme von kinetischen Modellen einem Querschnittbild des Glukose- oder O_2-Verbrauchs entsprechen. In zahlreichen Untersuchungen seit einem Jahrzehnt (vgl. Tabelle 1) bestätigten sich die Reduktionen der zerebralen Glukoseaufnahme auf Werte von 2,21–4,16 mg/100 g/min und des zerebralen O_2-Verbrauchs auf Werte von 1,6–2,8 ml/100 g/min. Zusätzlich fand sich typischerweise ein charakteristisches Muster der reduzierten Glukoseaufnahme. Primär zeigen sich Verminderungen in parietotemporalen Kortexarealen, die sich in späteren Stadien auf frontale Areale ausdehnen (vgl. Tabelle 1). Dieses Muster ließ sich auch für die regionale Hirndurchblutung mit Single-Photonemissionstomographie (SPECT) und einem Blutflußmarker (HMPAO) nachweisen [19].

Weitere Untersuchungen ergaben Korrelationen zwischen verschiedenen neuropsychologischen Parametern (z.B. Sprachstörungen oder Raumorientierungsstörungen) und der asymmetrisch reduzierten Glukoseaufnahme in den korrespondierenden Kortexarealen [7, 12, 28]. Äußerst bemerkenswert sind die Befunde einer wiederholten Bestimmung der regionalen Glukose-

Tabelle 1. Fluor-deoxyglucose PET bei der Demenz vom Alzheimer-Typ. Übersicht über bisherige Untersuchungen

Diagnose	n	Schweregrad	Jahr	Ergebnisse (Untersucher)
DAT	7	unterschiedlich	1980	Hypometabolismus temporal und frontal > parietal (Ferris et al. 1980 [11])
DAT	11	unterschiedlich	1982	Hypometabolismus temporal > frontal > subkortikal (Farkas et al. 1982 [10])
DAT und MID	11	unterschiedlich	1983	variabler Hypometabolismus (Benson et al. 1983 [3])
DAT	24	leicht bis schwer	1983	hemisphärischer und parietaler Hypometabolismus (de Leon et al. 1983 [8])
DAT	10	unterschiedlich	1983	frontale und temporo-parietale Quotienten bei DAT > Kontrollen Friedland et al. 1983 [15])
DAT	20	unterschiedlich	1984	temporaler > parietaler > frontaler Hypometabolismus; Asymmetrie korrelierte mit klinischem Ausfall (Foster et al. 1984 [12])
DAT	17	leicht bis schwer	1984	verbaler IQ korreliert mit linksseitigem, Handlungs-IQ mit rechtsseitigem Hypometabolismus (Chase et al. 1984 [6])
DAT	7	leicht bis schwer	1985	Schweregrad korreliert mit metabolischem Ausfallsmuster: parietal > frontal > okkzipital (Cutler et al. 1985 [7])
DAT	10	leicht bis schwer	1985	temporoparietaler Hypometabolismus, Asymmetrie korreliert mit neuropsychologischen Ausfällen (Haxby et al. 1985 [28])
DAT	18	leicht bis schwer	1985	rechts- > linkshemisphärischer Hypometabolismus bei Patienten < 65 Jahre (Koss et al. 1985 [43])
DAT (NINCDS/ADRDA)	17	nicht dokumentiert	1986	primär linksparietale und temporale metabolische Ausfälle (Alavi et al. 1986 [1])
DAT (NINCDS/ADRDA)	21	leicht bis schwer (wiederholte Untersuchung)	1986	parietale > temporale > frontale metabolische Defizite; anfangs starke später nur geringe Zunahme der Defizite (Duara et al. 1986 [9])
DAT (NINCDS/ADRDA)	22	leicht bis schwer	1986	parietaler > temporaler Hypometabolismus, metabolische Defizite gehen neuropsychologischen Dysfunktionen voraus (Haxby et al. 1986 [29])
Demenz (CT/MRI/PET)	14	unterschiedlich	1986	Asymmetrien, Temporaler > frontaler > parietaler Hypometabolismus (McGeer et al. 1986 [49])
Gedächtnisstörungen	28	nur subjektiv bis mäßig	1987	parietal/kaudatothalamischer Quotient bei Patienten < Kontrollen vor Diagnose (Kuhl et al. 1987 [44])

Tabelle 1 (Fortsetzung)

Gedächtnis-störungen	63	nur subjektiv bis leicht	1987	links- > rechtsseitiger Hypometabolismus; rechtsseitige Defizite länger asymptomatisch (Loewenstein et al. 1987 [48])
DAT (NINCDS/ ADRDA)	7	leicht bis schwer	1987	abnorme temporale Aktivierung durch kognitive Aufgabe (Miller et al. 1987 [51])
DAT (NINCDS/ ADRDA)	6	zunehmend (wiederholte Untersuchung)	1988	parietaler Hypometabolismus zunehmend von erster auf zweite Untersuchung (Jagust et al. 1988 [38])
DAT (NINCDS/ ADRDA)	16	unterschiedlich (dynamische Untersuchung)	1989	bidirektionaler Glukosetransport intakt, temporoparietaler > frontaler > okzipitaler Hypometabolismus (Friedland et al. 1989 [16])

n = Anzahl der untersuchten Patienten; *DAT* = Demenz vom Alzheimer-Typ; *MID* = Multiinfarktdemenz; *(NINCDS/ADRDA)* = Diagnosekriterien für DAT (McKhann et al. [50])

aufnahme und neuropsychologischer Testung bei Patienten vor und im Beginn einer klinisch faßbaren DAT. Bei einer ersten Untersuchung zeigten sich im Vergleich zu altersentsprechenden Kontrollen keine Verminderungen der Glukoseutilisation. Bei einer zweiten Untersuchung fanden sich dann eine verminderte Glukoseutilisation im rechten Parietallappen und ein Anstieg in subkortikalen Regionen. Eine dritte Untersuchung ergab eine verminderte Glukoseaufnahme in beiden Parietallappen. Die Stoffwechselveränderungen zeigten sich insbesondere bei Patienten, die zwar schon Gedächtnisdefizite, aber noch keine parietal bedingten neuropsychologischen Ausfälle aufwiesen. Dies legt nahe, daß die metabolischen Veränderungen die neuropsychologischen Defekte verursachen und daß klinische Veränderungen im Sinne von neuropsychologisch faßbaren Symptomen erst deutlich werden, nachdem eine meßbare Verminderung der Glukoseaufnahme aufgetreten ist [29]. Im späteren Verlauf der Erkrankung kommt es dann zu keiner ausgeprägten Verminderung der Stoffwechselparameter mehr [12]. Die früheren Untersuchungen wurden zumeist unter mehr oder weniger definierten Ruhebedingungen durchgeführt. In neuerer Zeit wurde FDG-PET unter kognitiven Aufgaben angewandt. Hierbei zeigte sich bei einer Studie eine abnorme Aktivierung des Temporallappens als Resultat der Informationsverarbeitung bei DAT. Im Vergleich zu Ruhebedingungen erlaubten die Stoffwechselparameter unter kognitiver Aufgabenstellung eine bessere Gruppenunterscheidung der dementen Patienten von Gesunden [51].

Aufgrund der verbesserten technischen Qualität der verfügbaren PET-Geräte ließen sich in letzter Zeit einige der früher vorgebrachten methodischen Einwände gegen die beschriebenen Glukosestoffwechselverminderungen ausräumen. Hirngröße, Hirnatrophie oder zerebrovaskuläre Risikofaktoren beeinflußten die Stoffwechselparameter in nur geringem Maße (ca. 20% der beobachteten Varianz nach Multivarianzanalyse; [66]). Dynamische PET-Untersuchungen zeigten, daß die Stoffwechseldefekte nicht an einer Einschränkung der Transportkapazität der Blut-Hirn-Schranke für Glukose liegen, sondern die verminderte Hexokinaseaktivität in den Kortexarealen widerspiegeln [16]. Biochemische Untersuchungen hatten zuvor eine Verminderung des Glukosetransporters an der Blut-Hirn-Schranke nachgewiesen [40], obwohl die Blut-Hirn-Schranke nach konventionellen Untersuchungen nicht gestört erscheint [20].

Ein grundsätzliches Problem der FDG-PET-Untersuchungen besteht darin, daß die Glukoseaufnahme, welche mit der Methode erfaßt wird, keine Hinweise auf die Effizienz des Energiestoffwechsels gibt [25]. Die [^{15}O]-O_2-PET, die wegen der kurzen Halbwertszeit des verwendeten Tracers methodisch sehr viel aufwendiger ist, erfaßt den Energiestoffwechsel besser, da der O_2-Verbrauch der oxidativen Phosphorylierung parallel geht und nur der Anteil der Glukose, der über Laktatdehydrogenase anaerob in die Energiebildung eingeht, nicht erfaßt wird [13]. Für mäßig bis schwer demente Patienten fand sich eine Korrelation des O_2-Verbrauchs mit dem Schweregrad der Erkrankung [14]. Obwohl sich ein Anhalt für die Hypothese findet, daß die Verlaufskurven für Glukoseverwertung und O_2-Verbrauch sowohl bei der normalen Hirnalterung [45] als auch bei DAT [35] unterschiedlich verlaufen, wurde mit Hilfe des PET bisher noch keine Untersuchung durchgeführt, in der beide für die Energiebildung nötigen Substrate gleichzeitig gemessen wurden. Es konnte gezeigt werden, daß die technischen Voraussetzungen für die methodisch aufwendige simultane Messung von Glukoseaufnahme und O_2-Verbrauch am Menschen gegeben sind [2].

Neurochemische Untersuchungen

Die neurochemische Untersuchung der Enzyme des glykolytischen und oxidativen Glukoseabbaus im postmortalen Hirngewebe sowie zusätzlich funktioneller Stoffwechselparameter im bioptisch gewonnenen Hirngewebe stellt einen zweiten wichtigen Zugang zur Analyse des Glukose- und O_2-Metabolismus bei der DAT dar. Zunächst ist zu beachten, daß einige Enzyme, z.B. die Phosphofruktokinase (PFK), autolytischen Artefakten unterliegen [4]; andere, z.B. der Pyruvatdehydrogenase komplex (PDHc), aber nicht [46]. In den ersten Untersuchungen über biochemische Veränderungen bei DAT berichteten 2 Forschergruppen über eine drastische Abnahme der PFK-Aktivität auf bis zu 10% des Normalwertes [5, 37]. Auch andere Enzyme des glykolytischen Glukoseabbaus waren betroffen. Da die PFK das Regulationsenzym für den glykolytischen Abbau darstellt, könnte diese Aktivitätsminderung über die Reduktion des Glukosestoffwechsels die Zelldegeneration bei der DAT bedingen. Das aus dem glykolytischen Glukoseabbau entstandene Pyruvat ist quantitativ das wichtigste Substrat für den oxidativen Glukoseabbau im Zitronensäurezyklus, über welchen die Energiegewinnung

Parameter	Untersuchungsmaterial (Neokortex)	
	post-mortem	Biopsie

1. Glykolyse

Hexokinase	▼	
Phosphofruktokinase	▼	◆
Aldolase		
Phosphoglycerat-Mutase	▼	
Triosephosphat-Isomerase	▼	
Glyceraldehyd-dehydrogenase	▼	
Pyruvatkinase	▼	
Laktatdehydrogenase	▼	

2. Oxidativer Glukosemetabolismus

Pyruvatdehydrogenase	▼	
Ketoglutaratdehydrogenase	▼	
Succinatdehydrogenase	▼	
CO_2- Produktion		▲
Adeninnukleotid-Ladungspotential		◆

Abb. 1. Neurochemische Befunde zu Veränderungen des Glukose- und O_2-Metabolismus bei DAT (Daten aus der Literatur, vgl. Text)

des Gehirns stattfindet. Das wesentliche Regulationsenzym für den oxidativen Abbau von Pyruvat ist die PDHc. Bei der DAT findet sich eine Reduktion der PDHc-Aktivität [54, 63] sowohl in den nach den pathologischen Befunden betroffenen als auch in den nicht betroffenen Hirnregionen [62]. Neueste Untersuchungen zeigten, daß ein weiteres, wichtiges Enzym des Zitronensäurezyklus, der Ketoglutaratdehydrogenase-Komplex (KGDHc), ebenfalls Aktivitätsreduktionen zeigt [24]. Andere Enzyme des mitochondrialen Stoffwechsels waren nicht betroffen [62, 63].

Auch aus einem anderen Blickwinkel läßt sich die pathophysiologische Bedeutung einer Veränderung der PDHc-Aktivität im Gehirn bei DAT belegen. Lernvorgänge bei Ratten führen zu einer Steigerung der PDHc-Aktivität [53] und eine Hemmung der PDHc führt zu einer Störung von Lern- und Gedächtnisleistungen bei Ratten [17].

Diese Daten legen nahe, daß es bei der DAT zu einer Schädigung mitochondrialer Enzyme kommt, die eine zentrale Stellung im Glukosestoffwechsel einnehmen. Die entstehende Störung ist somit pathobiochemisch für die DAT von Bedeutung. Diese primäre Schädigung könnte zu einer Störung der Kalziumhomöostase führen, die verschiedenste zellschädigende Mechanismen in Gang setzt [42, 58].

Allerdings wird diese Vorstellung der zellbiologischen Veränderungen bei DAT durch eine Reihe von Untersuchungen in Frage gestellt, die an Biopsiematerial aus dem frontalen und temporalen Kortex von DAT-Patienten vorgenommen wurden. Diese Untersuchungen sind insofern sehr bedeutsam, da an diesem Material, das keinen autolytischen Artefakten unterliegt, auch Aussagen über funktionelle Stoffwechselparameter möglich waren. Zunächst wurde – wie zu erwarten – eine verminderte Acetylcholinsynthese beschrieben [59]. Zusätzlich fand sich aber auch eine erhöhte CO_2-Produktion aus Glukose, was den bisherigen Befunden eines reduzierten Glukosestoffwechsels zu widersprechen scheint [59]. Weiter fand sich der Aminosäurepool dieses Gewebes unverändert [60], ebenso der Ladungszustand der Adeninnukleotide [60]. Die PFK-Aktivität war auch nicht konsistent reduziert [61]. Da diese Befunde schon in sich nicht einheitlich erscheinen, ist ihre Bedeutung für die Pathophysiologie der DAT unklar. Verschiedene methodische Einwände werden gegen die Untersuchungen vorgebracht, z.B. die Auswahl der Kontrollen und die Tatsache, daß die für die Bestimmung gewählten Untersuchungsbedingungen nicht die in situ gegebene Situation widerspiegeln.

Schlußfolgerungen

Die Untersuchung des Glukose- und O_2-Metabolismus bei DAT hat für die Diagnostik und das Verständnis der Pathobiochemie der DAT wichtige Befunde erbracht. Durch die Hinzunahme der FDG-PET läßt sich insbesondere in der Frühphase der DAT eine deutlich größere Diagnosegenauigkeit erzielen als ohne dieses Verfahren. Wegen des intensiven technischen Aufwandes, der mit dieser Methode verknüpft ist, sowie der hohen Kosten einer Untersuchung, bleibt diese Methode aber nur auf wenige Zentren beschränkt. Möglicherweise läßt sich durch die Anwendung der klinisch leicht verfügbaren SPECT zur Untersuchung der regionalen zerebralen Durchblutung eine ähnliche Verbesserung der Diagnosegenauigkeit erzielen. Der Vergleich der in vivo mit PET gewonnenen Befunde mit den neurochemischen postmortalen Untersuchungen der Glukose-metabolisierenden Enzyme hat neue Hypothesen zur Pathogenese der DAT eröffnet. Danach kommt es bei der DAT möglicherweise zu einer primären Störung des Glukoseabbaus, die eine Kaskade von weiteren Stoffwechselstörungen in Gang setzt. Diese Störungen können über eine Reihe von Mechanismen zum Zelluntergang führen. Diskrepant dazu stehen z.T. die Befunde von bioptischen Hirngewebsuntersuchungen. Sie zeigten mitunter keine größeren Störungen des Glukosemetabolismus auf. Inwieweit sie sich mit den bisherigen Vorstellungen zur Pathogenese der DAT in Übereinstimmung bringen lassen, müssen weitere Untersuchungen zeigen.

Literatur

1. Alavi A, Dann R, Chawluk J, Alavi J, Kushner M, Reivich ME (1986) Positron emission tomography imaging of regional cerebral glucose metabolism. Semin Nucl Med 16:2–34
2. Baron JC, Lebrun-Grandie P, Collard P et al. (1982) Non invasive measurement of blood flow, oxygen consumption and glucose utilisation in the same brain regions in man by positron emission tomography. Concise communication. J Nucl Med 23:391–399
3. Benson DF, Kuhl DE, Hawkins RA, Phelps ME, Cummings JL, Tsai SY (1983) The flourodeoxy-glucose ^{18}F scan in Alzheimer's disease and multi infarct dementia. Arch Neurol 40:711–714
4. Bird ED, Gale JS, Spoker EGS (1977) Huntington's chorea: post mortem activity of enzymes involved in cerebral glucose metabolism. J Neurochem 29:539–545
5. Bowen DM, White P, Spillane JA et al. (1979) Accelerated ageing or selective neuronal death as an important cause of dementia? Lancet I:11–14
6. Chase TN, Foster NL, Fedio P, Brooks R, Mansi L, DiChiro G (1984) Regional cortical dysfunction in Alzheimer's disease as determined by positron emission tomography. Ann Neurol 15:S170–S174
7. Cutler NR, Haxby JV, Duara R et al. (1985) Clinical history, brain metabolism, and neuropsychological function in Alzheimer's disease. Ann Neurol 18:298–309
8. DeLeon MJ, Ferris SH, George AE et al. (1983) Positron emission tomography studies of aging and Alzheimer's disease. Am J Nucl Neuroradiol 4:568–571
9. Duara R, Grady C, Haxby JV et al. (1986) Positron emission tomography in Alzheimer's disease. Neurology 36:879–887
10. Farkas T, Ferris SH, Wolf AP et al. (1982) 18-F-2-Deoxy-2-fluoro-D-glucose as a tracer in the positron emission tomographic study of senile dementia. Am J Psychiatry 139:352–353
11. Ferris SH, deLeon MJ, Wolf AP et al. (1980) Positron emission tomography in the study of aging and senile dementia. Neurobiol Aging 1:127–131
12. Foster NL, Chase TN, Mansi L, Brooks R, Fedio P, Patronas NJ, DiChiro G (1984) Cortical abnormalities in Alzheimer's disease. Ann Neurol 16:649–654
13. Frackowiack RSJ, Lenzi GL, Jones T et al. (1980) Quantitative measurement of regional cerebral blood flow and oxygen metabolism in man using oxygen-15 and positron emission tomography: theory, procedure and normal values. J Comput Assist Tomogr 4:727–736
14. Frackowiack RSJ, Pozzili C, Legg NNJ, Du Boulay GH, Marshall J, Lenzi GL, Jones T (1981) Regional cerebral oxygen supply and utilization in dementia: a clinical and physiological study with oxygen-15 and positron tomography. Brain 104:753–778
15. Friedland RP, Budinger TF, Ganz E et al. (1983) Regional cerebral metabolic alterations in dementia of the Alzheimer type: positron emission tomography with [18F]-fluoro-deoxyglucose. J Comput Assist Tomogr 7:590–598
16. Friedland RP, Jagust WJ, Huesman RH et al. (1989) Regional cerebral glucose transport and utilization in Alzheimer's disease. Neurology 39:1427–1434
17. Frölich L, Hoyer S (1986) Animal models of brain metabolic defect. AF64A- and bromopyruvate-induced dementia. In: Bes A, Cahn J, Hoyer S, Marc-Vergnes JP, Wisniewski HM (eds) Senile dementias: Early detection. Libbey, London, pp 245–252
18. Frölich L, Hoyer S (1988) Epidemiologie und Pathobiochemie primär degenerativer und vaskulärer Genese. In: Weitbrecht W-U (Hrsg) Diagnose, Differentialdiagnose und Therapie dementieller Erkrankungen. Springer, Berlin Heidelberg New York Tokyo, S 26–43
19. Frölich L, Eilles C, Ihl R, Maurer K, Lanczik M (1989) Stagedependent reductions of regional cerebral blood flow measured by HMPAO-SPECT in dementia of Alzheimer type. Psychiatr Res 29:347–350

20. Frölich L, Kornhuber J, Ihl R, Riederer P, Fritze J, Maurer K (1989) Integrity of the blood-CSF-barrier in dementia of the Alzheimer type. J Neural Transm (P-D Sect) 1:59–60
21. Gibson GE, Jope R, Blass JP (1975) Decressed synthesis of acetylcholine accompanying impaired oxidation of pyruvic in rat brain minces. Biochem J 184:17–23
22. Gibson GE, Blass JP, Jendon DJ (1978) Measurement of acetylcholine turnover with glucose used as a precursor: evidence for compartmentarion of glucose metabolism in brain. J Neurochem 30:71–76
23. Gibson GE, Shimada M, Blass JP (1978) Alterations in acetylcholine synthesis and cyclic nucleotides in mild cerebral hypoxia. J Neurochem 31:757–760
24. Gibson GE, Sheu KFR, Blass JP, Baker A, Carlson KC, Harding B, Perrino P (1988) Reduced activities of thiamine-dependent enzymes in the brains and peripheral tissues of patients with Alzheimer's disease. Arch Neurol 45:836–840
25. Gjedde A (1987) Does deoxyglucose uptake in the brain reflect energy metabolism. Biochem Pharmacol 36:1853–1861
25a. Götz ME, Freyberger A, Riederer P (1990) Oxidative stress: a role in the pathogenesis of Parkinsons's disease. J Neural Transm [Suppl] 29:241–249
26. Gottstein U, Müller W, Berghoff W et al. (1971) Zur Utilisation von nicht-veresterten Fettsäuren und Ketonkörpern im Gehirn des Menschen. Klin Wochenschr 49:406–411
27. Hardy J, Adolfsson R, Alafuzoff I et al. (1985) Transmitter deficits in Alzheimer's disease. Neurochem Int 7:545–563
28. Haxby JV, Duara R, Grady CL, Cutler NR, Rapoport SI (1985) Relations between neuropsychological and cerebral metabolic asymmetries in early Alzheimer's disease. J Cereb Blood Flow Metab 5:193–200
29. Haxby JV, Grady CL, Duara R, Schlageter N, Berg G, Rapoport SI (1986) Neocortical metabolic abnormalities precede nonmemory cognitive defects in early Alzheimer's-type dementia. Arch Neurol 43:882–885
30. Hoffman JM, Guze BH, Hawk TC et al. (1988) Cerebral glucose metabolism in normal individual: effects of aging sex, and handedness. Neurology [Suppl 1] 38:371
31. Heiss WD, Beil C, Herholz K, Pawlik G, Wagner R, Wienhard K (1985) Atlas der Positronen-Emissons-Tomograhpie des Gehirns. Springer, Berlin Heidelberg New York Tokyo
32. Hoyer S (1978) Blood flow and oxidative metabolism of the brain in different phases of dementia. In: Katzman R, Terry RD, Bick KL (eds) Alzheimer's disease: senile dementia and related disorders. Raven, New York, pp 219–226
33. Hoyer S (1985) Metabolism of the human brain: the principle and limitation of global measurement. In: Hartman A, Hoyer S (eds) Cerebral blood flow and metabolism measurement. Springer, Berlin Heidelberg New York Tokyo, pp 382–390
34. Hoyer S (1988) Metabolism and circulation in normal and abnormal aging precesses of the brain: what are the mechanisms of neuronal degeneration? In: Henderson AS, Henderson JH (eds) Etiology of dementia of Alzheimer's type. Wiley, Chichester, pp 149–162
35. Hoyer S, Österreich K, Wagner O (1988) Glucose metabolism as the site of the primary abnormality in early-onset dementia of Alzheimer's type. J Neurol 235:143–148
36. Hoyer S, Nitsch R (1989) Cerebral excess release of neurotransmitter amino acids subsequent to reduced cerebral glucose metabolism in early-onset dementia of Alzheimer type. J Neural Transm 75:227–232
37. Iwangoff P, Armbruster R, Enz A, Meier-Ruge W, Sandoz P (1980) Glycolytic enzymes from autoptic human brain: normally aged and demented cases. In: Roberts PJ (ed) Biochemistry of dementia. Wiley, Chicester, pp 258–262
38. Jagust WJ, Friedland RP, Budinger TF, Koss E, Ober BA (1988) Longitudinal studies of regional cerebral metabolism in Alzheimer's disease. Neurology 38:909–912
39. Jellinger K (1987) Neuropathological substrates of Alzheimer's disease and Parkinson's disease. J Neural Transm [Suppl] 24:109–129
40. Kalaria RN, Harik SI (1989) Reduced glucose transporter at the blood-brain barrier and in cerebral cortex in Alzheimer disease. J Neurochem 53:1083–1088

41. Kang J, Lemaire HG, Unterbeck A et al. (1987) The precursor of Alzheimer's disease amyloid A4 protein resembles a cell-surface receptor. Nature 325:733–736
42. Khachturian ZS (1992) Calcium Regulation in der Pathogenese der Demenz vom Alzheimer Typ. In: Lungershausen E (Hrsg) Demenz: Herausforderung für Forschung, Medizin und Gesellschaft. Springer, Berlin Heidelberg New York Tokyo
43. Koss E, Friedland RP, Ober BA, Jagust WJ (1985) Differences in lateral hemispheric asymmetries of glucose utilization between early-, and late-oneset Alzheimer-type dementia. Am J Psychiatry 142:638–640
44. Kuhl DE, Small GW, Riege WH et al. (1987) Cerebral metabolic patterns before the diagnosis of probable Alzheimer's disease. J Cereb Blood Flow Metab 7:S406
45. Kuhl DE, Metter EJ, Riege WH, Hawkins RA (1984) The effect of normal aging on patterns of local glucose utilisation. Ann Neurol [Suppl] 15:S133–S137
46. Ksiezak-Reding H, Blass JP, Gibson GE (1982) Studies on the pyruvate dehydrogenase complex in brain with the arylamine acetyltransferase-coupled assay. J Neurochem 38:1627–1636
47. Lassen NA, Feinberg I, Lane MH (1960) Bilateral studies of cerebral oxygen uptake in young and gaed normal subjects and in patients with organic dementia. J Clin Ivest 39:491–500
48. Loewenstein D, Yoshii F, Barker WW, Apicella A, Emran A, Chang JY, Duara R (1987) Predominant left hemisphere metabolic deficit predict early manifestation of dementia. J Cereb Blood Flow Metab 7:S416
49. McGeer PL, Kamo H, Harrop R et al. (1986) Positron emission tomography in patients with clinically diagnosed Alzheimer's disease. Can Med Assoc J 134:597–607
50. McKhann G, Drachman D, Folstein M, Katzman R, Price DL, Stadlan EM (1984) Clinical diagnosis of Alzheimer's disease: report of the NINCDS-ADRDA work group under the auspices of department of health and human services task force on Alzheimer's disease. Neurology 34:939–944
51. Miller JD, deLeon MJ, Ferris SH et al. (1987) Abnormal temporal lobe response in Alzheimer's disease during cognitive processing as measured by ^{11}C-2-deoxy-D-glucose and PET. J Cereb Blood Flow Metab 7:248–251
52. Morris JC, McKeel DW, Fulling K, Torack RM, Berg L (1988) Validation of clinical diagnostic criteria for Alzheimer's disease. Ann Neurol 24:17–22
53. Morgan DG, Routtenberg A (1981) Brain pyruvate dehydrogenase phophorylation and enzyme activity altered by a training experience. Science 214:470–471
54. Perry EK, Perry RH, Tomlinson BE, Blessed G, Gibson PH (1980) Coenzym A acetylating enzymes in Alzheimer's disease. Possible cholinergic ‚compartment' of pyruvate dehydrogenase. Neurosci Lett 18:105–110
55. Ponte P, Gonzalez-DeWhitt P, Schilling J et al. (1988) A new A4 amyloid mRNA contains a domain homologous to serine proteinase inhibitors. Nature 331:525–527
56. Riederer P, Sofic E, Moll G et al. (1990) Senile dementia of Alzheimer type and Parkinson's disease: neurochemical overlaps and specific differences. In: Dostert P, Riederer P, Strolin-Renedetti M, Roncucci R (eds) Early markers in Parkinson's and Alzheimer's diseases. Springer, Wien Berlin Heidelberg (New vistas in drug research, vol I, pp 221–232)
57. Siesjö BK (1978) Brain energy metabolism. Wiley, Chichester
58. Siesjö BK (1981) Cell damage in the brain: a speculative hypothesis. J Cereb Blood Flow Metab 1:155–185
59. Sims HR, Bowen DM, Davison AN (1981) [^{14}C]Acetylcholine synthesis and [^{14}C]carbon dioxide production from [$^{U-14}$C]glucose by tissue prisms from human neocortex. Biochem J 196:867–876
60. Sims HR, Bowen DM, Neary D, Davison AN (1983) Metabolic processes in Alzheimer's disease: Adenine nucleotide content and production of [^{14}C]CO$_2$ from [$^{U-14}$C]glucose in vitro in human enocortex. J Neurochem 41:1329–1334
61. Sims NR, Blass JP, Murphy C, Bowen DM, Neary D (1987) Phosphofructokinase activity in the brain in Alzheimer's disease. Ann Neurol 21:509–510

62. Sheu KFR, Kim YT, Blass JP, Weksler ME (1985) An immunocytochemical study of the pyruvate dehydrogenase deficit in Alzheimer's disease brain. Ann Neurol 17:444–449
63. Sorbi S, Bird ED, Blass JP (1983) Decreased pyruvate dehydrogenase complex activity in Huntington and Alzheimer brain. Ann Neurol 13:72–78
64. Tanzi RE, McClatchey AI, Lamperti ED, Villa-Komaroff L, Gusella JF, Neve RL (1988) Protease inhibitor domain encoded by an amyloid precursor mRNA associated with Alzheimer's disease. Nature 331:528–530
65. Tucek S (1985) Regulation of acetylcholine synthesis in the brain. J Neurochem 44:11–24
66. Yoshii F, Barker WW, Chang JY et al. (1988) Sensitivity of cerebral glucose metabolisms to age, gender, brain volume, brain atrophy, and cerebrovascular risk factors. J Cereb Blood Flow Metab 8:654–661

Energiestoffwechsel und Neurotransmittersynthese im Gehirn bei Demenz vom Alzheimer-Typ

S. Hoyer

Einleitung

Vor nahezu 50 Jahren konnte erstmals gezeigt werden, daß der oxidative Stoffwechsel des Gehirns unter physiologischen Bedingungen ausschließlich auf der Nutzung von Glukose als Substrat der Energiegewinnung basiert [13]. Spätere Untersuchungen haben diesen Befund bestätigt und zudem dem zerebralen Glukose- und Energiestoffwechsel eine zentrale Stellung bei der Aufrechterhaltung normaler mentaler Funktionen zugewiesen [7, 10, 17, 19, 44]. Aus Glukose werden im Gehirn der Neurotransmitter Acetylcholin [35] und die Aminosäurenneurotransmitter Glutamat, Aspartat, Glyzin und γ-Aminobuttersäure gebildet [2, 40, 56]. Glutamat und Aspartat haben exzitatorische, Glyzin und γ-Aminobuttersäure inhibitorische Wirkungen. Allein diese Beispiele verdeutlichen, daß eine Störung im zerebralen Glukosestoffwechsel zu erheblichen Beeinträchtigungen im Energie- und Neurotransmitterhaushalt dieses Organs und damit zu mentalen Leistungseinbußen führen muß. Am Beispiel der Demenz vom Alzheimer-Typ sollen derartige pathobiochemische Vorgänge im Gehirn erläutert werden.

Biochemie des zerebralen Glukoseverbrauchs und verwandte Stoffwechselwege

Glukoseabbau und Energiebildung

Die Kontrolle des zerebralen Glukosestoffwechsels erfolgt über unterschiedliche Mechanismen. Die Aufnahme von Glukose aus dem arteriellen Blut durch die Blut-Hirn-Schranke ins Gehirn geschieht über einen erleichtert ablaufenden Transportmechanismus, der offensichtlich von Insulin beeinflußt wird [1, 18].

Der zelluläre glykolytische Abbau der Glukose unterliegt der Kontrolle der allosterischen Enzyme Hexokinase und Pyruvatkinase unter Dominanz von Phosphofruktokinase, wobei das Endprodukt der Glykolyse Pyruvat ist. Über den glykolytischen Abbau von 1 mol Glukose werden 8 mol ATP (ca. 21%) von insgesamt 38 mol ATP gebildet. Die Oxidation beginnt mit dem Abbau des Pyruvats zu Acetyl-CoA über den allosterischen Multienzymkomplex Pyruvatdehydrogenase. Dieser Stoffwechselschritt, der Glykolyse und Oxidation untereinander verbindet, ist von herausragender Bedeutung. Acetyl-CoA wird zum größten Teil zur weiteren Oxidation und Energiebildung in den Zitronensäurezyklus eingeschleust. Die Pyruvatoxidation liefert Äquivalente für 6 mol ATP (ca. 16% der Gesamtmenge). Zu rund 1% dient Acetyl-CoA der Acetylcholinbildung, die funktionell eng an die Aktivität des Pyruvatdehydrogenasekomplexes gekoppelt ist [14]. Weitere Oxidationsschritte verlaufen über die allosterischen Multienzymkomplexe Isozytratdehydrogenase und α-Ketoglutaratdehydrogenase, die wie Pyruvatdehydrogenase durch Ca^{2+}-Ionen stimuliert werden [54] und die Äquivalente für jeweils 6 mol ATP bereitstellen. So wird nahezu die Hälfte (47%) aller Oxidationsäquivalente für die ATP-Bildung aus diesen 3 Oxidationsschritten verfügbar gemacht. Der weitere Abbau von Glukosemetaboliten im Zitronensäurezyklus mit Verfügbarmachung von Oxidationsäquivalenten erfolgt über Succinatdehydrogenase und Malatdehydrogenase, denen (bislang) keine regulatorischen Eigenschaften zugerechnet werden. Aus beiden Reaktionen entstehen Äquivalente für 4 bzw. 6 mol ATP, was rund ein Viertel (26%) der Gesamtleistung für die nachfolgend in der Atmungskette ablaufende Energiebildung in Form von ATP ausmacht. Es wird deutlich, daß mit Blick auf die für die Energiebildung notwendigen Stoffwechselschritte diese bezüglich des Glukoseabbaus eine unterschiedliche Wertigkeit besitzen.

Das gebildete ATP kann in Kreatinphosphat überführt und in dieser Form im Gehirn als Energiereserve gespeichert werden. Überwiegend wird ATP jedoch sofort z.B. für die Aufrechterhaltung der Ionenhomöostase, für die Funktion von Synapsen, für die Aufrechterhaltung des axoplasmatischen Fluxes und für die strukturelle Integrität des Neurons genutzt. Zwischen ATP-Bildung und -Verbrauch besteht ein Gleichgewicht, das Störungen erfährt, wenn die Bildung insuffizient ist, die Utilisation nicht normal verläuft oder wenn Veränderungen in beiden Prozessen vorliegen.

Glukoseabbau und verwandte Stoffwechselwege

Unter normalen Bedingungen wird Glukosekohlenstoff sehr schnell im Zitronensäurezyklus in Aminosäuren eingebaut, bevorzugt in Glutamat, Glutamin, Aspartat und γ-Aminobuttersäure [2, 56]. Im Gehirn werden für diese Aminosäuren wenigstens 2 unterschiedliche Kompartimente vermutet, von denen eines ein Speicherkompartiment ist. Diese glukoplastischen Aminosäuren dürften einmal als Subtratreserve für Glukose dienen, weil sie z.B. über α-Ketoglutarat oder Pyruvat leicht in den Zitronensäurezyklus eingeschleust werden können. Zum anderen wirken sie als Aminosäurenneurotransmitter, von denen Glutamat und Aspartat, die exzitatorische Funktionen entfalten, nahezu im gesamten Gehirn effektiv sind, besonders jedoch in Afferenzen des entorhinalen Kortex und in den Schaffer-Kollateralen, die beide im Hippocampus enden [32, 51]. Glutamat und Aspartat binden mit hoher Affinität an postsynaptische dendritische Rezeptoren [39], die im wesentlichen als N-Methyl-D-Aspartat (NMDA)-, Quisqualat- und Kainatrezeptoren unterschieden werden können. NMDA- und Quisqualatrezeptoren sind in enger Verbindung angeordnet und lassen ein konzertiertes Zusammenwirken vermuten, wohingegen Kainatrezeptoren komplementär verteilt sind [9]. Diese verschiedenen glutamatergen Rezeptoren vermitteln unterschiedliche Ionenströme, wobei die schnelle exzitatorische Transmission über Quisqualat- und Kainatrezeptoren verläuft. Der NMDA-Rezeptor dagegen kontrolliert einen Ca^{2+}-Kanal und wird in seiner Wirkung durch Glyzin potenziert [24, 26].

So wirkt der Glukosestoffwechsel im Gehirn über die Bereitstellung von Glutamat/Aspartat auf die Ionenhomöostase ein, wobei die Kalziumhomöostase deswegen von großer funktioneller Bedeutung ist, weil Ca^{2+} als „second messenger" bekannt ist. Hohe zytosolische Ca^{2+}-Konzentrationen wirken über die Aktivierung von Proteasen und Phospholipasen zellzerstörend. Über die Aktivierung von Phosphokinasen kommt es zu abnormen Proteinphosphorylierungen, die ebenfalls die Zellfunktion nachteilig beeinflussen [46]. Dadurch wird die toxische Wirkung exzitatorischer Neurotransmitter gelegt [34], die nicht zwangsläufig hohe Konzentrationen aufweisen müssen: Eine normalerweise nicht toxisch wirkende Glutamatkonzenteration entwickelt eine hohe Neurotoxizität bei Energiemangel [33].

Somit fällt dem zerebralen Abbau von Glukose und der daraus resultierenden Energiegewinnung sowie den verwandten Stoffwechselwegen eine zentrale Bedeutung bei der Aufrechterhaltung normaler neuronaler Funktionen zu. Störungen im zerebralen Glukosemetabolismus dürften demgemäß Anlaß zu neuronalen Schädigungen geben, die in Abhängigkeit vom Grad der Schädigung und ihrer Lokalisation abnorme mentale Leistungen in unterschiedlicher Schwere bedingen.

Der zerebrale Glukosestoffwechsel bei der Demenz vom Alzheimer-Typ

Die Demenz vom Alzheimer Typ (DAT) ist die am häufigsten auftretende Demenzform mit einer Prävalenzrate, die von rund 1% bei 65jährigen auf nahezu 50% bei über 90jährigen zunimmt [16]. Demenz wird definiert als Abnahme erworbener intellektueller Fähigkeiten [25] und Intelligenz als „das Ganze der Denkanlagen und Denkvollzüge mit ihrer Anwendung auf die praktischen und theoretischen Aufgaben des Lebens" [42]. Aus genetischer, morphologischer, pathobiochemischer und klinischer Sicht hat es sich als sinnvoll erwiesen, zwischen der DAT mit frühem und der DAT mit spätem Beginn zu unterscheiden [4, 15, 31, 37].

Bei der DAT mit frühem Beginn konnte als herausragende pathobiochemische Veränderung eine um 44% reduzierte zerebrale Glukoseutilisation gefunden werden, während Durchblutung und O_2-Verbrauch des Gehirns nicht verändert waren [22]. Bei arterieller Normoglykämie konnte die reduzierte Umsatzrate von Glukose im Gehirn nicht auf ein vermindertes Glukoseangebot an das Gehirn zurückgeführt werden. Bemerkenswerterweise wurde bei DAT-Patienten, bei denen ein dominanter Erbgang vorlag, eine Abnahme der zerebralen Glukoseumsatzrate gleichen Ausmaßes gefunden [36]. Der bei der DAT mit frühem Beginn ungestörte zerebrale O_2-Verbrauch dürfte seine Erklärung darin finden, daß die Mitochondrienfunktion nicht beeinträchtigt ist, was aus der ungestörten O_2-Aufnahmerate in Mitochondrien, aus der normalen CO_2-Produktion und aus der um nur 21% reduzierten ATP-Bildung in frischen Hirnhomogenaten bei Alzheimer-Patienten in vivo hervorgeht [47, 49]. Die 44%ige Reduktion der zerebralen Glukoseumsatzrate müßte bei Betroffensein des gesamten zellulären Abbauwegs für Glukose dagegen eine weit höhere Minderung der ATP-Bildung hervorrufen. Somit liegt die Annahme nahe, daß der Glukosemetabolismus im Gehirn nicht als ganzes gestört ist, sondern daß ganz bestimmte Stoffwechselschritte dieses Metabolismus in Mitleidenschaft gezogen sind. Neben den genannten Hinweisen auf eine ungestörte Substratoxidation im Zitronensäurezyklus und der Atmungskette gibt es nun solche, die einen gestörten glykolytischen Abbau der Glukose und eine gestörte Pyruvatoxidation durch den Pyruvatdehydrogenasekomplex vermuten lassen. So wurde die Aktivität des den glykolytischen Flux kontrollierenden Enzyms Phosphofruktokinase im Post-mortem-Material in Gehirnen bei der DAT bei 10% gefunden [3] bzw. ein Aktivitätsabfall etwa gleicher Größenordnung von etwa 0,7 μmol/min/g auf etwa 0,1 μmol/min/g festgestellt [23]. Unter In-vivo-Bedingungen ließ sich jedoch lediglich eine inkonsistente Abnahme dieser Enzymaktivität von etwa 20% im temporalen Kortex bei noch nicht chronifizierter DAT finden [48]. Trotz ihres unterschiedlich hohen Ausfalls weisen diese Befunde darauf hin, daß ein eingeschränkter glykolytischer Flux einen nicht unwesentlichen Anteil an der 44%igen Reduktion des zerebralen Glukoseumsatzes bei der DAT haben mag. Bei ebenfalls an Post-mortem-Material in DAT-Gehirnen durchgeführten Studien wurde eine Reduktion der (Gesamt)aktivität des Pyruvatdehydrogenasekomplexes gefunden [35, 43], wobei diese Herabsetzung 38% betrug [50].

Bei Vergleich der Ergebnisse aus postmortalen Untersuchungen fällt auf, daß die Aktivitätsabnahme regulatorisch effektiver Enzyme mit Wirkung in der Glykolysekette bedeutend höher ist als bei der Pyruvatoxidation. Dabei ist bemerkenswert, daß keine Korrelation zwischen der Phosphofruktokinaseaktivität und der Zeit der postmortalen Gewebegewinnung gefunden wurde [3] und daß sich die Aktivität des Pyruvatdehydrogenasekomplexes postmortal nicht änderte [28].

Sollte sich in weiteren Untersuchungen bestätigen lassen, daß der glykolytische Glukoseabbau einschließlich der Pyruvatoxidation im Gehirn bei der DAT vorrangig betroffen ist bzw. daß bei intaktem Glukosetransport durch die Blut-Hirn-Schranke [12] die etwa 50%ige Reduktion des zerebralen Glukoseumsatzes bei der DAT ausschließlich durch einen Hypometabolismus in der Glykolyse und im ersten Schritt der Glukoseoxidation hervorgerufen wird, dann würde sich aufgrund dieser Annahme eine ATP-Bildung von lediglich 4 statt 8 ATP aus der Glykolyse berechnen lassen. Bei komplettem

Ausfall des Pyruvatdehydrogenasekomplexes wäre ein weiterer Verlust von 6 ATP zu erwarten. Nach den Untersuchungen von Sorbi et al. [50] kann jedoch lediglich von einer Aktivitätsabnahme dieses Enzymkomplexes von 38% ausgegangen werden, wodurch die ATP-Bildung um etwa 2 ATP herabgesetzt würde, was einer Verminderung der Energiebildung um etwa 16% bedeutet. Dieser auf der Grundlage obiger Annahmen berechnete Wert kommt dem gemessenen von ca. 21% recht nahe [47].

Die Verminderung der Aktivität des Pyruvatdehydrogenasekomplexes führt zu einer Reduktion der Acetyl-CoA-Bildung. Hieran lassen sich 2 Überlegungen von grundsätzlicher Bedeutung knüpfen:

1. Bei einem Mangel an Acetyl-CoA ist die Kondensation von Oxalazetat mit Acetyl-CoA zu Zitrat wegen des niedrigeren Km-Wertes der Zitratsynthese gegenüber der Aspartataminotransferase reduziert: Oxalazetat kondensiert mit Glutamat zu α-Ketoglutarat und Aspartat. Bei Ablauf dieser Reaktion würde der Isozitratdehydrogenasekomplex umgangen werden, was zu einer weiteren Abnahme der Energiebildung um bis zu 6 ATP (ca. 16%) führen würde. Daß die Aspartataminotransferasereaktion unter Verbrauch von Glutamat und mit vermehrter Bildung von Aspartat abläuft, kann nach den Untersuchungen von Hoyer u. Nitsch [21] angenommen werden. Der Energieverlust läge zwischen 16 und 32%. Was die Acetylcholinbildung angeht, so wird angenommen, daß die Bereitstellung von Acetyl-CoA aus der Pyruvatoxidation der limitierende Schritt für die Acetylcholinsynthese ist [52, 53].
2. Acetyl-CoA wird aus dem Abbau von freien Fettsäuren im Gehirn bereitgestellt, deren Konzentration z.B. in den hippocampalen Subfeldern CA_1 und CA_3 bei der Ratte rund 600 nmol/g beträgt [55]. Eine weitere Quelle der Bildung freier Fettsäuren im Gehirn unter pathologischen Bedingungen stellt der Abbau von Phospholipiden durch verschiedene Lipasen dar, deren Aktivitäten in Hirnregionen, z.B. dem Hippocampus, dem parietalen Kortex oder dem Nucleus basalis magnocellularis bei der DAT gegenüber Kontrollen um ein Mehrfaches erhöht gefunden wurden [11]. Bei Nutzung von Acetyl-CoA aus dem Fettsäureabbau könnte trotz Verminderung der Leistung des Pyruvatdehydrogenasekomplexes ausreichend Acetyl-CoA zur Verfügung gestellt werden, um die Bildung von Zitrat zu ermöglichen. Damit träte eine Verschlechterung der Energiebildung durch Einbeziehen des Isozitratdehydrogenasekomplexes nicht ein.

Selbst im Fall der ausschließlichen Nutzung von endogenem Glutamat an Stelle von Glukose kann angenommen werden, daß die Bereitstellung von Oxidationsäquivalenten durch den α-Ketoglutaratdehydrogenasekomplex nicht eingeschränkt verläuft. Die Freisetzung von Ammoniak aus dem Gehirn in hoher Konzentration läßt auf eine massiv ablaufende Proteolyse schließen, an der offenbar der Abbau von endogenem Glutamin in erheblichem Maße beteiligt ist. Während das entstehende Glutamat in α-Ketoglutarat überführt werden kann, wird Ammoniak vom Gehirn abgegeben (Hoyer et al., in Vorbereitung).

Metabolische Konsequenzen der gestörten zerebralen Glukosehomöostase bei der DAT

Der bei der DAT unter In-vivo-Bedingungen gefundene ATP-Mangel dürfte somit zustande kommen durch eine Einschränkung im glykolytischen Abbau der Glukose und in den ersten beiden Schritten ihrer Oxidation. Die Substitution des zerebralen Glukosemetabolismus durch entweder endogene Aminosäuren oder endogene Fettsäuren oder durch beide dürfte neben dem Energieverlust mit einer Reihe von Konsequenzen verbunden sein. Glutamat und Aspartat binden an unterschiedliche glutamaterge Rezeptoren, wovon der N-Methyl-D-Aspartat-Rezeptor einen Ca-Kanal kontrolliert [8, 24]. Die erhöhte Bildung von Aspartat aus der Aspartataminotransferasereaktion (s. oben) dürfte zu einer vermehrten Bindung von Aspartat an den NMDA-Rezeptor führen, wodurch die intraneuronale Ca-Homöostase nachhaltig beeinträchtigt wird und zur neuronalen Schädigung sowie zum Zelltod beiträgt [27, 38, 45, 57].

Die Ca-induzierte Aktivierung von Proteasen und Phospholipasen dürfte in hohem Maße zur Schädigung der zellulären Funktionen beitragen, wobei für Zellmembranen der Abbau von Phosphatidylcholin bei der DAT von offenbar großer funktioneller Bedeutung ist [5, 6]. Der Verlust an verfügbarer Energie, die Störung der intraneuronalen Ca-Homöostase und die Schädigung der zellulären Integrität in bevorzugten Neuronenpopulationen mögen bei der DAT eine sich ständig verstärkende Kaskade zellschädigender Vorgänge auslösen, die für die betroffenen Neuronen eine Streßsituation darstellen [20]. Zellulärer Streß gilt als Auslöser für die Bildung von „heat shock proteins" (HSP; [29, 30]). Es gibt Hinweise darauf, daß das streßbezogene HSP über einen Promotor das Gen des Vorläuferproteins (APP) reguliert, aus dem sich das β-A_4-Protein des Amyloids in neuritischen Plaques rekrutiert [41]. So liegt die Vermutung nahe, daß die Störung in der neuronalen Glukosehomöostase, die Anlaß gibt zum zellulären Energiemangel, zu Veränderungen der neuronalen Ca-Homöostase und der zellulären Integrität, letztlich auslösend auf die überschießende Bildung von APP und die Ablagerung von Amyloid in neuritischen Plaques bei der DAT wirkt.

Zusammenfassung

Die ausreichende Bildung und ungestörte Nutzung von Energie als ATP garantiert die Aufrechterhaltung der intrazellulären Ionenhomöostase und des axoplasmatischen Flusses sowie die Synapsenfunktion und die strukturelle Integrität eines Neurons. Unter physiologischen Bedingungen entsteht im Gehirn ATP ausschließlich aus dem Abbau von Glukose, wobei aus der Glykolyse etwa 20 % und aus der Oxidation etwa 80 % der Gesamtmenge ATP stammen. Jede Störung im neuronalen Glukosemetabolismus kann somit ein zelluläres Energiedefizit verursachen, das dann Veränderungen in der Homöostase des Neurons hervorruft und neuronalen Streß auslöst. Bei

Patienten mit früh beginnender DAT wurde als dominierende Störung im zerebralen Stoffwechsel eine Reduktion der Glukoseutilisation um 44% gefunden, ohne daß Durchblutung und Sauerstoffverbrauch des Gehirns bei der DAT mit frühem Beginn in Mitleidenschaft gezogen waren. Diese veränderte Bilanz zwischen Glukose- und Sauerstoffverbrauch kann aller Wahrscheinlichkeit nach zurückgeführt werden auf eine Störung des glykolytischen Glukoseabbaus und auf eine reduziert ablaufende Oxidation im Pyruvatdehydrogenase- sowie evtl. auch im Isozitratdehydrogenasekomplex. Dabei kann die fehlende Glukose durch endogene Aminosäuren und/oder endogene freie Fettsäuren substituiert werden, ohne daß ein Energiedefizit völlig verhindert wird. Letzteres, die Störungen der neuronalen Kalziumhomöostase und der neuronalen Integrität stellen einen zellulären Streß dar, der über die Aktivierung von „heat shock proteins" zu einer Induktion des APP-Gens führt, was die überschießende Bildung von APP und die Ablagerung von Amyloid in neuritischen Plaques als herausragender morphologischer Marker bei der DAT erklären kann.

Literatur

1. Bachelard HS (1971) Specific and kinetic properties of monosaccharide uptake into guinea pig cerebral cortex in vitro. J Neurochem 13:213−222
2. Barkulis SS, Geiger A, Kawikata Y, Aguilar V (1960) A study of the incorporation of ^{14}C derived from glucose into free amino acids of the brain cortex. J Neurochem 5:339−348
3. Bowen DM, White P, Spillane JA et al. (1979) Accelerated ageing or selective neuronal loss as an important cause of dementia? Lancet I:11−14
4. Bowen DM, Davison AN (1986) Biochemical sutdies of nerve cells and energy metabolism in Alzheimer's disease. Br Med Bull 42:75−80
5. Blusztajn JK, Wurtman RJ (1983) Choline and cholinergic neurons. Science 221:614−620
6. Blusztajn JK, Maire JC, Tacconi MT, Wurtman RJ (1984) The possible role of neuronal choline metabolism in the pathophysiology of Alzheimer's disease: A hypothesis. In: Wurtman RJ, Corkin SH, Growdon JH (eds) Alzheimer's disease: Advances in basic research and therapies. Center Brain Sci Metabol, Cambridge MA, pp 183−198
7. Cohen PJ, Alexander SC, Smith TC, Reivich M, Wollman H (1967) Effects of hypoxia and normocarbia on cerebral blood flow and metabolism in conscious man. J Appl Physiol 23:183−189
8. Cotman CW, Iversen LL (1987) Excitatory amino acids in the brain − focus on NMDA receptors. TINS 10:263−265
9. Cotman CW, Monaghan DT, Ottersen OP, Storm-Mathisen J (1987) Anatomical organization of excitatory amino acid receptors and their pathways. TINS 10:273−280
10. Erecinska M, Silver IA (1989) ATP and brain function. J Cereb Blood Flow Metab 9:2−19
11. Farooqui AA, Liss L, Horrocks LA (1988) Neurochemical aspects of Alzheimer's disease: Involvement of membrane phopholipids. Metab Brain Dis 3:19−35
12. Friedland RP, Jagust WJ, Huesman RH et al. (1989) Regional cerebral glucose transport and utilization in Alzheimer's disease. Neurology 39:1427−1434
13. Gibbs EL, Lennox WG, Nims LF, Gibbs FA (1942) Arterial and cerebral venous blood. Arterial-venous differences in man. J Biol Chem 144:325−332
14. Gibson GE, Jope R, Blass JP (1975) Reduced synthesis of acetylcholine accompanying impaired oxidation of pyruvic acid in rat brain. Biochem J 148:17−29

15. Goate AM, Haynes AR, Owen MJ et al. (1989) Predisposing locus for Alzheimer's disease on chromosome 21. Lancet I:352–355
16. Gottfries CG (1985) Alzheimer's disease and senile dementia: Biochemical characteristics and aspects of treatment. Psychopharmacology 86:245–252
17. Gottstein U, Bernsmeier A, Sedlmeyer I (1963) Der Kohlenhydratstoffwechsel des menschlichen Gehirns. I. Untersuchung mit substratspezifischen enzymatischen Methoden bei normaler Hirndurchblutung. Klin Wochenschr 41:943–948
18. Hertz MM, Paulson OB, Barry DI, Christiansen JS, Svendsen PA (1981) Insulin increases glucose transfer across the blood-brain barrier. J Clin Invest 67:597–604
19. Hoyer S (1970) Der Aminosäurenstoffwechsel des normalen menschlichen Gehirns. Klin Wochenschr 48:1239–1243
20. Hoyer S (1988) Glucose and related brain metabolism in dementia of Alzheimer type and its morphological significance. Age 11:158–166
21. Hoyer S, Nitsch R (1989) Cerebral excess release of neurotransmitter amino acids subsequent to reduced cerebral glucose metabolism in early-onset dementia of Alzheimer type. J Neural Transm 75:227–232
22. Hoyer S, Oesterreich K, Wagner O (1988) Glucose metabolism as the site of the primary abnormality in early-onset dementia of Alzheimer type? J Neurol 235:143–148
23. Iwangoff P, Armbruster R, Enz A, Meier-Ruge W, Sandoz P (1980) Glycolytic enzymes from human autoptic brain cortex: Normally aged and demented cases. In: Roberts PJ (ed) Biochemistry of dementia. Wiley, Chichester, pp 258–262
24. Jahr CE, Stevens CF (1987) Glutamate activates multiple single channel conductances in hippocampal neurons. Nature 325:522–525
25. Jaspers K (1959) Allgemeine Psychopathologie, 7. Aufl. Springer, Berlin Göttingen Heidelberg, S 180–187
26. Johnson JW, Ascher P (1987) Glycine potentiates the NMDA response in cultured mouse brain neurons. Nature 325:529–531
27. Khachaturian ZS (1984) Towards theories of brain ageing. In: Kay DWK, Burrows GD (eds) Handbook of studies on psychiatry and old age. Elsevier, Amsterdam, pp 7–30
28. Ksiezak-Reding H, Blass JP, Gibson GE (1982) Studies on the pyruvate dehydrogenase complex in brain with the arylanine acetyltransferase-coupled essay. J Neurochem 38:1627–1636
29. Leenders HJ, Berendes HD, Helmsing PJ, Derksen J, Koninkx JFJG (1974) Nuclear-mitochondrial interactions in the control of mitochondrial respiratory metabolism. Subcell Biochem 3:119–147
30. Lindquist S (1986) The heat-shock response. Ann Rev Biochem 55:1151–1191
31. Mann DMA, Yates PO, Marcyniuk B (1984) Alzheimer's presenile dementia, senile dementia of Alzheimer type and Down's syndrome in middle age form an age related continuum of pathological changes. Neuropathol Appl Neurobiol 10:185–207
32. Monaghan DT, Nolets VR, Toy DW, Cotman CW (1983) Anatomical distributions of four pharmacologically distinct ^{3}H-L-glutamate binding sites. Nature 306:176–179
33. Novelli A, Reilly JA, Lysko PG, Henneberry RC (1988) Glutamate becomes neurotoxic via the N-methyl-D-aspartate receptor when intracellular energy levels are reduced. Brain Res 451:205–212
34. Olney JW, Ho OL, Rhee V (1971) Cytotoxic effects of acidic and sulphur containing amino acids on the infant mouse central nervous system. Exp Brain Res 14:61–76
35. Perry EK, Perry RH, Tomlinson BE, Blessed G, Gibson PH (1980) Coenzyme A acetylating enzymes in Alzheimer's disease: possible cholinergic „compartment" of pyruvate dehydrogenase. Neurosci Lett 18:105–110
36. Polinsky RJ, Noble H, Dichiro G, Nee LE, Feldman RG, Brown RT (1987) Dominantly inherited Alzheimer's disease: cerebral glucose metabolism. J Neurol Neurosurg Psychiatry 50:752–757
37. Roth M (1986) The association of clinical and neurological findings and its bearing on the classification and aetiology of Alzheimer's disease. Br Med Bull 42:42–50
38. Rothman S (1984) Synaptic release of excitatory amino acid neurotransmitter mediates anoxic neuronal death. J Neurosci 4:1884–1891

39. Rothman SM, Olney JW (1986) Glutamate and the pathophysiology of hypoxic-ischemic brain damage. Ann Neurol 19:105–111
40. Sacks W (1965) Cerebral metabolism of double labeled glucose in human in vivo. J Appl Physiol 20:117–130
41. Salbaum JM, Weidemann A, Lemaire HG, Masters CL, Beyreuther K (1988) The promoter of Alzheimer's disease amyloid A4 precursor gene. EMBO J 7:2807–2813
42. Schneider K (1959) Klinische Psychopathologie, 5. Aufl. Thieme, Stuttgart, S 63
43. Sheu KFR, Kim YP, Blass JP, Weksler ME (1985) An immunochemical study of the pyruvate dehydrogenase deficit in Alzheimer's disease brain. Ann Neurol 17:444–449
44. Siesjö BK (1978) Brain energy metabolism. Wiley, Chichester, chapters 1, 6
45. Siesjö BK (1981) Cell damage in the brain: A speculative synthesis. J Cereb Blood Flow Metab 1:155–185
46. Siesjö BK, Wieloch T (1985) Cerebral metabolism in ischemia: neurochemical basis for therapy. Br J Anaesth 57:47–62
47. Sims NR, Bowen DM, Neary D, Davison AN (1983) Metabolic processes in Alzheimer's disease: adenine nucleotide content and production of $^{14}CO_2$ from (^{14}-C) glucose in vitro in human neocortex. J Neurochem 41:1329–1334
48. Sims NR, Blass JP, Murphy C, Bowen DM, Neary D (1987) Phosphofructokinase activity in the brain in Alzheimer's disease. Ann Neurol 21:509–510
49. Sims NR, Finegan JM, Blass JP, Bowen DM, Neary D (1987) Mitochondrial function in brain tissue in primary degenerative dementia. Brain Res 436:30–38
50. Sorbi S, Bird ED, Blass JP (1983) Decreased pyruvate dehydrogenase complex activity in Huntington and Alzheimer brain. Ann Neurol 13:72–78
51. Strange PG (1988) The structure and mechanism of neurotransmitter receptors. Implications for the structure and function of the central nervous system. Biochem J 249:309–318
52. Tucek S (1967) Subcellular distribution of acetyl-CoA synthetase, ATP citrate lyase, citrate synthetase, choline acetyltransferase, fumarate hydratase, and lactate dehydrogenase in mammalian brain tissue. J Neurochem 14:531–545
53. Tucek S (1978) Acetylcholine synthesis in neurons. Chapman & Hall, London
54. Wan B, LaNoue KF, Cheung JV, Scaduto RC Jr (1989) Regulation of citric acid cycle by calcium. J Biol Chem 264:13 430–13 439
55. Westerberg E, Deshpande JK, Wieloch T (1987) Regional differences in arachidonic acid release in rat hippocampal CA_1 and CA_3 regions during cerebral ischemia. J Cereb Blood Flow Metab 7:189–192
56. Wong KL, Tyce GM (1983) Glucose and amino acid metabolism in rat brain during sustained hypoglycemia. Neurochem Res 8:401–415
57. Zanotto L, Heinemann U (1983) Aspartate and glutamate induced reactions in extracellular free calcium and sodium concentration in area CA_1 of „in vitro" hippocampal slices of rats. Neurosci Lett 35:79–84

Pharmakologische Aktivität stoffwechselaktiver Substanzen in der Therapie der Demenz und des chronischen hirnorganischen Psychosyndroms

C. D. Nicholson

Etwa 10% der über 65jährigen leiden an leichter bis mittelschwerer Demenz. Als Hauptursachen der primären Altersdemenz vermutet man bei der senilen Demenz des Alzheimer-Typs (SDAT) degenerative Veränderungen der Nervenzellen, bei der Multiinfarktdemenz eine Atherosklerose [9]. Die Ätiologie der Erkrankung ist am lebenden Patienten diagnostisch nur schwer zu bestimmen. Aktuellen Schätzungen zufolge sollen in Europa und den USA 50–60% der Demenzkranken an SDAT leiden, 15% an Multiinfarktdemenz und 20% an einer Demenz mit sowohl vaskulärer als auch neurodegenerativer Grundlage [38]. Abgesehen von der deutlich erkennbaren Altersdemenz leiden viele ältere Patienten unter weniger klar definierten Kognitions- und Verhaltensstörungen, z.B. dem chronischen hirnorganischen Psychosyndrom und altersbedingten Störungen der Merkfähigkeit. Trotz aller Bemühungen konnten bisher keine Präparate entwickelt werden, die das Fortschreiten solcher altersabhängigen Störungen aufhalten würden. Selbst die Entwicklung von Präparaten zur symptomatischen Besserung schwerer Altersdemenz hat sich als sehr schwierig erwiesen. Demgegenüber scheinen Kognitions- und Verhaltensstörungen in früheren Stadien durchaus der Behandlung mit einer Reihe von Präparaten zugänglich zu sein, so z.B. mit Stoffwechselmodifikatoren, z.B. Mutterkornalkaloiden [23], Vinca-Alkaloiden [2] und einigen Alkylxanthinen [29].

Trotz ihres weit verbreiteten Einsatzes sind die Wirkmechanismen von Stoffwechselmodifikatoren noch immer unbekannt. Obgleich diese Substanzen meist als Stoffwechselsteigerer oder -aktivatoren bezeichnet werden, ist die Frage, inwieweit diese Substanzen ihre klinische Wirksamkeit der direkten Aktivierung des zellulären Metabolismus verdanken, noch immer ungeklärt.

Die 3 oben beschriebenen Substanzgruppen üben am Tier eine direkte Wirkung auf die Gewebedurchblutung aus [28]. Da jedoch eine Vasodilatation in der Behandlung der Demenz wenig nutzbringend oder sogar kontraindiziert ist [9, 12, 24], dürfte diese Wirkung nur wenig zum klinischen Nutzen dieser Präparate beitragen. Wichtig ist der Nachweis, daß bei Substanzen mit gefäßerweiternder Wirkung aufgrund dieser Eigenschaft keine weitere Verschlechterung der Durchblutung und damit der Versorgung minderdurchbluteter Gehirnregionen mit Nährstoffen zu erwarten ist. Im Tiermodell bewirken Vasodilatatoren wie Nimodipin und Papaverin eine weitere

Verschlechterung von Durchblutung und Substratversorgung, während Co-Dergocrin und die Alkylxanthine Pentoxifyllin und Denbufyllin die O_2-Spannung in der hypovolämischen Großhirnrinde erhöhen [25]. Das Vinca-Alkaloid Vinpocetin bewirkt bei Patienten mit zerebrovaskulären Erkrankungen nachweislich keinen Stealeffekt in den minderdurchbluteten Gehirnregionen [11]. Warum einige vasoaktive Substanzen eine weitere Verschlechterung der Durchblutung teilweise ischämischen Gewebes bewirken, andere diese jedoch verbessern, ist unbekannt. Eine Erkärung wäre die Fähigkeit einiger dieser Substanzen, die Fließeigenschaften des Blutes zu verändern [28]. Hierdurch müßte die Durchblutung oligämischen Gewebes aller Voraussicht nach verbessert werden können. Da eine Stoffwechselstimulation vaskuläre Reserven mobiliseren kann, die normalerweise nicht von Vasodilatatoren beeinflußt werden, kann andererseits die Fähigkeit einiger Substanzen, den Zellstoffwechsel anzuregen, von Bedeutung sein.

Der unmittelbare Nachweis der metabolischen Aktivität bestimmter Substanzen wird durch die Untersuchung ihrer Wirkung auf die Atemfrequenz in Mitochondriensuspensionen geliefert [21]. Diese Versuche haben gezeigt, daß Vinca- und Secale-Alkaloide, nicht aber das Alkylxanthin Pentoxifyllin, die mitochondriale Atemfrequenz in vitro erhöhen. In Tierversuchen wurde gezeigt, daß Substanzen wie die Vinca-Alkaloide Vinpocetin und Vinburnin den zerebralen O_2- und Glukoseverbrauch erhöhen [14, 18]. Darüber hinaus mildern Vinca-Alkaloide, Mutterkornalkaloide und Alkylxanthine die Wirkung von zerebralen Stoffwechseldepressoren wie Triäthylzinn [19, 25]. Diese metabolische Aktivität erklärt möglicherweise im Tierversuch die Verlängerung der Überlebenszeit nach Hypoxiephasen durch Substanzen wie Co-Dergocrin und Vinpocetin [16, 19].

Es wurde nachgewiesen, daß Stoffwechselaktivatoren der Kognition bei einer Vielzahl von Tests verbessern. Vinpocetin, Co-Dergocrin und Denbufyllin verbessern die Kognition bei passiven Vermeidungstests, bei denen durch Hypoxie, Ischämie oder Scopolamin Lern- bzw. Gedächtnisstörungen ausgelöst worden waren [5, 27, 32]. Der Wirkmechanismus dieser Präparate ist nicht restlos geklärt, jedoch enthalten die Ergebnisse von Tiermodellen zur SDAT und Multiinfarktdemenz Hinweise auf eine Beeinflussung der Aufmerksamkeit bzw. der Merkfähigkeit. Vinpocetin erhöht den zerebralen Katecholaminumsatz [17, 30, 33] und verstärkt die durch Noradrenalin hervorgerufene Zunahme an cAMP im Kortex [20]. Da man annimmt, daß Dopamin und Noradrenalin im Kortex einen Einfluß auf Aufmerksamkeit, Lernen und Merkfähigkeit haben [13], erklärt diese Aktivität vielleicht eher als eine direkte Beeinflussung des Zellstoffwechsels die in passiven Vermeidungstests festgestellte Wirkung von Vinpocetin.

Vinpocetin, die Mutterkornalkaloide (einschließlich Co-Dergocrin) und Alkylxanthine wie Denbufyllin verringern die Zerfallsrate zyklischer Nukleotide durch die Hemmung der Isoenzyme der für zyklische Nukleotide spezifischen Phosphodiesterase (Tabelle 1). Da die Hemmung dieser Isoenzyme eine Stimulation der Tyrosinhydroxylase bewirkt [15, 37] und die Freisetzung von Noradrenalin und Dopamin aus Hirnschnitten anregt [34],

Tabelle 1. Hemmung der für zyklische Nukleotide spezifischen Phosphodiesterase. Die Werte der Mutterkornalkaloide geben die Hemmung der für zyklische Nucleotide spezifischen Phosphodiesterase mit geringer und hoher Affinität für cAMP im Rattenhirn wieder. Wie von Nicholson et al. [26] gezeigt, ist die Form mit geringer Affinität für cAMP eine Mischung aus Ca^{++}- und Calmodulin-abhängiger und durch cGMP stimulierter PDE, während die hochaffine Form eine für cAMP spezifische PDE ist

	Ca^{++} Calmodulin-abhängig	Spezifisch für/stimuliert durch cGMP	Spezifisch für cAMP
Vinpocetin[a]	21	>500	>500
Dihydroergocristin[b]	50		1,4
Dihydroergocornin[b]	76		2,5
Dihydroergocryptin[b]	35		0,4
Denbufyllin[c]	>100	>100	1

[a] Hagiwara et al. 1984 [10].
[b] Venutti et al. 19892 [39].
[c] Nicholson et al. 1989 [26].

könnte die Hemmung der für zyklische Nukleotide spezifischen Phoshodiesterase für die Wirkung von Vinpocetin auf den zerebralen Katecholaminumsatz und die cAMP-Spiegel im Kortex verantwortlich sein. Second-messenger-Systeme wie dasjenige, in dem cAMP eine Rolle spielt, sollen für Lernen und Merkfähigkeit von großer Bedeutung sein [1, 8]. Die zellulären Mechanismen im Rahmen der kurzfristigen, mittelfristigen und langfristigen Gedächtnisspeicherung sind noch nicht vollständig aufgeklärt, man nimmt jedoch an, daß die cAMP-abhängige Modulation der Proteinkinasen und die Ausstoßung von Genen aus dem Zellkern hierbei eine Rolle spielen [8]. Weiterführende Untersuchungen zur Bedeutung von Second-messenger-Systemen für die Gedächtnisspeicherung sollten die Rolle des cAMP für die Kognition erhellen und könnten sich als lohnendes Forschungsgebiet erweisen.

Neben der Verbesserung der Kognition schützen einige stoffwechselaktive Substanzen zerebrale Neuronen nachhaltig vor ischämischen Schädigungen. Es konnte gezeigt werden, daß Vinpocetin die neuronale Schädigung durch zerebrale Ischämie bei der Ratte abschwächt (Abb. 1). Das Alkylxanthin Propentofyllin zeigte bei der Wüstenrennmaus eine ähnliche Wirkung [4]. Der Wirkmechanismus beider Substanzen ist noch ungeklärt. Möglicherweise ist es aber von Bedeutung, daß beide Substanzen die Wiederaufnahme von Adenosin in die Zelle hemmen [7, 36]. Man nimmt an, daß die exzessive Freisetzung von Glutamat und die Stimulation der postsynaptischen NMDA-Rezeptoren mit der Folge eines massiven Ca^{++}-Einstroms die Ursache für den Nervenzelltod nach zerebraler Ischämie darstellen [3, 22]. Da Adenosin in der Lage ist, den durch eine Stimulation der NMDA-Rezeptoren ausgelösten postsynaptischen CA^{++}-Einstrom zu hemmen [35], müßte eine Erhöhung der extrazellulären Adenosinkonzentration durch die Hemmung der

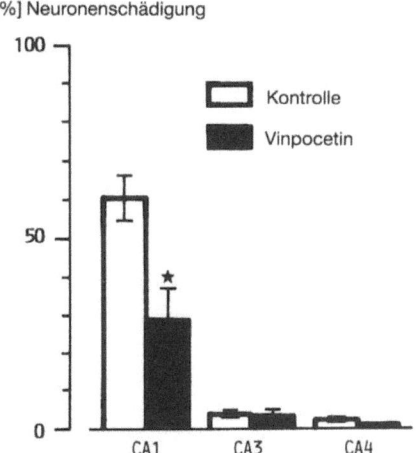

Abb. 1. Abschwächung der Schädigung von Hippocampusneuronen durch die Gabe von Vinpocetin (10 mg/kg i.p.) nach 10minütiger Vorderhirnischämie und einer 7tägigen Erholungsphase (Mittelwerte ± SEM; n ≥ 9), Signifikanzniveau $p < 0,05$. (Aus Sauer et al. 1988 [31])

Wiederaufnahme in die Zelle Neuronen vor ischämischen Schädigungen schützen. In der Tat konnte gezeigt werden, daß Adenosinrezeptorantagonisten die Neuronen des Hippocampus vor Schädigungen durch zerebrale Ischämien schützen [6].

Ausgehend von unserem heutigen Wissen wäre es verfrüht, entweder einen bestimmten oder einen einheitlichen Wirkmechanismus für alle stoffwechselaktiven Substanzen in der Behandlung altersbedingter kognitiver Störungen zu postulieren. Substanzen wie Vinca-Alkaloide, Mutterkornalkaloide und Alkylxanthine können die Versorgung des minderdurchbluteten Kortex verbessern und die Wirkung von Stoffwechseldepressoren abschwächen. Darüber hinaus steigern diese Substanzen den Umsatz von Neurotransmittern wie Noradrenalin und Dopamin und modulieren kortikale Second-messenger-Systeme. Letztere Wirkung ist möglicherweise von besonderer Bedeutung für die kognitiven Effekte dieser Substanzen. Einige Stoffwechselmodifikatoren wie Vinpocetin und Propentofyllin schützen darüber hinaus zerebrale Nervenzellen vor den Folgen einer Ischämie, vermutlich durch die Hemmung der zellulären Wiederaufnahme von Adenosin.

Unter bestimmten, festgelegten Versuchsbedingungen verbessern Substanzen wie Vinpocetin am Tier die kognitive Leistung und schützten darüber hinaus die Neuronen. Ob eine dieser Wirkungen unter klinischen Bedingungen überwiegt, und welche dies sein könnte, ist derzeit noch ungewiß. Eine Substanz, die eine Steigerung der kognitiven Leistung bewirkt und gleichzeitig die Nervenzellen schützt, könnte von großem Nutzen in der Behandlung des chronischen organischen Psychosyndroms und der senilen Demenz unterschiedlicher Ätiologie sein.

Zusammenfassung

Bisher konnten noch keine Präparate entwickelt werden, die das Fortschreiten der senilen Demenz und des chronischen hirnorganischen Psychosyndroms (HOPS) stoppen können. Allerdings werden vielfach stoffwechselaktive Substanzen zur Milderung der Symptomatik eingesetzt. Substanzen wie das Mutterkorn-Alkaloidgemisch Co-Dergocrin, das Vinca-Alkaloid Vinpocetin und bestimmte Alkylxanthine haben sich als fähig erwiesen, die Wirkung zerebraler Stoffwechseldepressoren abzuschwächen und die Freisetzung und Wirkung zerebraler Neurotransmitter zu beeinflussen. Diese Aktivität erklärt möglicherweise den Einfluß dieser Substanzen auf die Kognition. Darüber hinaus konnte gezeigt werden, daß Vinpocetin und das Alkylxanthin Propentofyllin Hippocampusneuronen vor ischämischen Schäden schützen. Durch die Verlangsamung der Krankheitsprogression trägt die neuronale Schutzwirkung möglicherweise zur Langzeitwirksamkeit dieser Substanzen bei Demenz und chronischem HOPS bei. Das Wirkspektrum von Präparaten wie Vinpocetin, die sowohl die kognitive Leistung verbessern als auch Nervenzellen vor den Auswirkungen einer Ischämie schützen, ist für die Behandlung der Altersdemenz und des chronischen hirnorganischen Psychosyndroms vermutlich von Nutzen.

Literatur

1. Abrams TW, Kandel ER (1988) Is contiguity detection in classical conditioning a system or a cellular property? Learning in aplysia suggests a possible molecular site. Trends Neurosci 11:128–135
2. Blaha L, Erzigkeit H, Adamczyk A, Freytag S, Schaltenbrand R (1989) Clinical evidence of the effectiveness of vinpocetine in the treatment of organic psychosyndrome. Hum Psychopharmacol 4:103–111
3. Cotman CW, Iversen LL (1987) Excitatory amino acids in the brain – focus on NMDA receptors. Trends Neurosci 10:263–265
4. De Leo J, Toth L, Schubert P, Rudolphi K, Kreutzerg GW (1987) Ischaemia-induced neuronal cell death, calcium accumulation and glial response in the hippocampus of the mongolian gerbil and protection by propentofylline (HWA 285). J Cereb Blood Flow Metab 7:745–751
5. De Noble V, Repetti SJ, Gelpke LW, Wood LM, Keim KL (1986) Vinpocetine: Nootropic effects on scopolamine-induced and hypoxia-induced retrieval deficits of a stepthrough passive avoidance response in rats. Pharmacol Biochem Behav 24:1123–1128
6. Evans MC, Swan JH, Meldrum BS (1987) An adenosine analogue, 2-chloroadenosine, protects agonist long term development of ischemic cell loss in the rat hippocampus. Neurosci Lett 83:287–292
7. Fredholm BB, Lindgren E, Lindstrom L, Vernet L (1983) The effects of some drugs with purported antianoxic effect in veratridine-induced purine release from isolated rat hypothalamic synaptasomes. Acta Pharmacol Toxicol 52:236–244
8. Goelet P, Castellucci UF, Schacher SG, Kandel ER (1986) The long and the short of long term memory – a molecular framework. Nature 322:419–422
9. Hachinski VC, Lassen NA, Marshall J (1974) Multi-infarct dementia: a cause of mental deterioration in the elderly. Lancet II:207–210
10. Hagiwara M, Endo T, Hidaka H (1984) Effects of vinpocetine on cyclic nucleotide metabolism in vascular smooth muscle. Biochem Pharmacol 33:453–457

11. Heiss WD, Podreka I (1981) Die Wirkung von Vinpocetin auf die regionale Hirndurchblutung bei Patienten mit chronisch-zerebrovaskulären Erkrankungen mit der intravenosen Xenon-clearance-methode. Report for Thiemann Pharmaceuticals, Wiltrop
12. Hossmann KA (1982) Treatmant of experimental cerebral ischemia. J Cereb Blood Flow Metab 2:275–297
13. Iversen SD (1977) Brain dopamine systems and behaviour Plenum, New York (Handbook of psychopharmacology, vol 8, pp 333–385)
14. Karpati E, Szporny L (1976) General and cerebral haemodynamic activity of ethyl apovincaminate. Arzneimittelforsch 26:1908–1911
15. Kehr W, Debus G, Neumeister R (1985) Effects of rolipram, a novel antidepressant on monoamine metabolism in rat brain. J Neural Transm 63:1–12
16. King GA (1987b) Protective effects of vinpocetine and structurally related drugs on the lethal consequences of hypoxia in mice. Arch Int Pharmacodyn Ther 286:299–307
17. Kiss B, Lapis E, Palosi E, Groo D, Szporny L (1982) Biochemical and pharmacological observations with vinpocetine, a cerebral oxygenator. In: Wauquier A, Borgers M, Amery WK (eds) Protection of tissues against hypoxia, vol 7: International Symposium on protection of tissues against hypoxia. Elsevier, Amsterdam, pp 305–309
18. Lacroix P, Quiniou MJ, Linee P, Le Polles JB (1979) Cerebral metabolic and haemodynamic activities of L-eburnamonine in the anaesthetised dog. Arzneimittelforsch 29:94–101
19. Lamar JC, Beaughard M, Bromont C, Poignet H (1986) Effects of vinpocetine in four pharmacological models of cerebral ischaemia. In: Krieglstein J (ed) Pharmacology of cerebral ischaemia. Elsevier, Amsterdam, pp 334–339
20. Lapis E, Balazs ZM, Rosdy B (1979) Biochemical effects of semi-synthetic vinca alkaloids on the cyclic AMP system. (3rd Congress Hungarian Pharmacol Soc, pp 429–433
21. MacKenzie ET, Gotti B, Nowicki JP, Young AR (1984) Adrenergic blockers as cerebral antiischaemic agents. In: MacKenzie ET (ed) LERS, vol 2. Raven, New York, pp 219–243
22. McDonald RJ (1979) Hydergine: a review of 26 clinical studies. Pharmakopsychiatr Neuropsychopharmakol 12:407–422
23. Maragos WF, Greenamyre T, Penney JB, Young AB (1987) Glutamate dysfunction in Alzheimer's disease: an hypothesis. Trends Neurosci 10:65–68
24. Mohs RC, Davis KL (1987) The experimental pharmacology of Alzheimer's and related dementias. In: Meltzer H (ed) Psychopharmacology, the third generation of progress. Raven, New York, pp 921–928
25. Nicholson CD, Angersbach D (1986) Denbufylline (BRL 30 892) – a novel drug to alleviate the consequences of cerebral ischaemia. In: Krieglstein J (ed) Pharmacology of cerebral ischaemia. Elsevier, Amsterdam, pp 371–396
26. Nicholson CD, Jackman SA, Wilke R (1989) The ability of denbufylline to inhibit cyclic nucleotide phosphodiesterase and its affinity for adenosine receptors and the adenosine re-uptake site. Br J Pharmacol 97:889–897
27. Nicholson CD, Jukna JJ, Wilke B, Angersbach D (1989) Effect of denbufylline in passive avoidance trials in gerbils, following transient forebrain ischaemia, and in mice. Drug Dev Res 14:349–352
28. Nicholson CD (in press) Pharmacology of nootropics and metabolically active compounds in relation to their use in dementia. Psychopharmacology
29. O'Connolly MO, Mayer M-ER, Wolf D, Brett M, Greb WH (1986) Efficacy and tolerance of denbufylline (BRL 30 892) in patients with cerebrovascular disease – an investigational study with a new agent. In: Krieglstein J (ed) Pharmacology of cerebral ischaemia. Elsevier, Amsterdam, pp 440–444
30. Rosdy B, Balazs M, Szporny L (1976) Biochemical effects of ethyl apovincaminate. Arzneimittelforsch 26:1973–1976
31. Sauer D, Rischke R, Beck T, Rossberg C, Mennel H-D, Bielenberg CW, Krieglstein J (1988) Vinpocetine prevents ischemic cell damage in rat hippocampus. Life Sci 43:1733–1739

32. Schindler U, Rush D, Fielding S (1984) Nootropic drugs: animal modes for studying effect on cognition. Drug Dev Res 4:567–576
33. Schmidt J, Wustmann C, Fischer HD, Rudolph E, Friedel R (1986) The effect of vinpocetine on posthypoxic dopamine release inhibition in comparison to some nootropic drugs. In: Krieglstein J (ed) Pharmacology of cerebral ischaemia. Elsevier, Amsterdam, pp 330–333
34. Schoffelmeer ANM, Wardeh G, Mulder AH (1985) Cyclic AMP facilitates the electrically evoked release of radiolabelled noradrenaline, dopamine and 5-hydroxytryptamine from rat brain slices. Naunyn Schmiedebergs Arch Pharmacol 330:74–76
35. Schubert P, Kreutzberg GW (1987) Pre- versus postsynaptic effects of adenosine on neuronal calcium fluxes. In: Gerlach E, Becker BP (eds) Topics and perspectives in adenosine research. Springer, Berlin Heidelberg New York Tokyo, pp 521–532
36. Stafanovich V (1983) Uptake of adenosine by isolated bovine cortex microvessels. Neurochem Res 11:1459–1469
37. Tank AW, Weiner N (1981) Effect of carbachol and 56 mM-potassium chloride on the cyclic AMP-mediated induction of tyrosine hydroxylase in neuroblastoma cells in culture. J Neurochem 36:518–531
38. Tomlinson BE, Blessed G, Roth M (1970) Observations of the brains of demented old people. J Neurol Sci 11:205–242
39. Venutti P, Ferretti C, Portaleone P (1982) Ergot alkaloids and phosphodiesterase: ‚in vitro' activities in several rat brain areas. Experientia 38:601–603

Wirkmechanismus von Adenosin und Vinpocetin*

B. B. Fredholm[1]

Sehr wahrscheinlich spielt Adenosin in verschiedenen Geweben einschließlich des Zentralnervensystems eine Rolle als autokriner/parakriner Regulator. Dies ist in Abb. 1 schematisch dargestellt. Adenosinspiegel im Gewebe steigen nach Hypoxie und/oder Ischämie an, ebenso nach langfristiger Aktivierung eines Nervs. Adenosin stammt entweder aus den Nervenzellen selbst oder wird während der Aktivität des Nervs von Effektorzellen abgegeben. Es wurde wiederholt festgestellt, daß es eher post- als präsynaptisch produziert wird [1a, 2]. Es wird nicht aus Speichern abgerufen, sondern bei Bedarf freigesetzt. Eine mögliche Quelle ist das von Nerven- oder Effektorzellen während der Transmission ausgeschüttete ATP. Dies wurde wiederholt von Burnstock [1] postuliert, und es dürften kaum Zweifel daran bestehen, daß ATP zumindest in der Peripherie als wichtiger Botenstoff an der Neurotransmission beteiligt ist.

Adenosin kann auch aus extrazellulärem ATP gebildet werden (vgl. z.B. [3]). Es handelt sich dabei jedoch ganz offensichtlich meist um eine eher untergeordnete Adenosinquelle. (Wichtigste Ausnahme ist die Tatsache, daß Zellschädigung und Zelltod zu einer massiven Freisetzung von Adeninnukleotiden in die extrazelluläre Flüssigkeit führen können. Dies ist häufig der Fall bei In-vitro-Präparaten, da die Exzision von Geweben aus dem Körper normalerweise mit Zellschäden einhergeht.) Deshalb verändern Inhibitoren der extrazellulären 5'-Nucleotidase normalerweise die Adenosinfreisetzung nicht wesentlich (vgl. z.B. [2, 3]). Unabhängig hiervon liegen weitere Beweise dafür vor, daß der größte Teil des nach Aktivierung eines Nervs freigesetzten Adenosins intrazellulärer Herkunft ist:

a) Die Adenosinfreisetzungsrate wird durch eine Blockade der Adenosinkinase, z.B. durch 5'-Jodtubericidin, stark erhöht.
b) Die Adenosinfreisetzungsrate wird deutlich erhöht durch Zugabe einer exzessiven Menge von l-Homocystein. Dieses fängt intrazelluläres Ade-

---

* Ich danke Dres. Marianne Dunér-Engström, Ping-Sheng Hu, Ingeborg van der Ploeg, Johan Fastbom, Thomas Dunwiddie, Fiona Parkinson, Herrn Sten Ågren sowie Frau Agneta Wallman für ihre Unterstützung. Die Untersuchungen wurden durch Forschungsbeihilfen der Loo and Hans Ostermans Foundation, der 1987 Foundation for Stroke Research des Swedish Medical Research Council, des Karolinksa Institut unterstützt.
[1] Übersetzung: Birgit Lamerz-Beckschäfer.

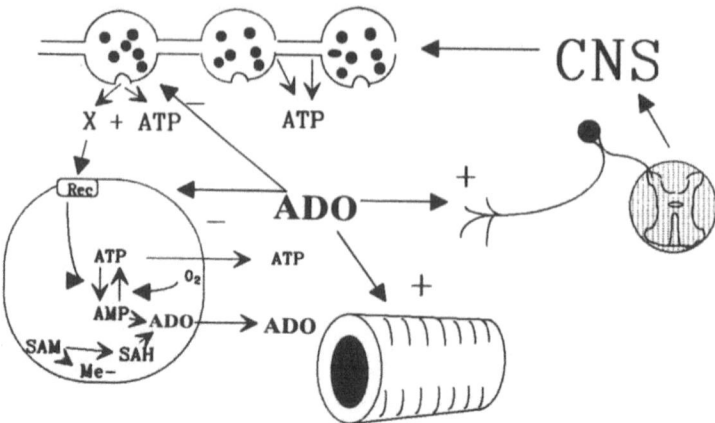

Abb. 1. Schematische Darstellung der Rolle von Adenosin. Einzelheiten s. Text.
ADO: Adenosin, *AMP:* Adenosinmonophosphat, *ATP:* Adenosintriphosphat,
SAH: S-Adenosyl-L-homocystein, *SAM:* S-Adenosyl-L-methionin, *ME-:* Methyl-

nosin ein, indem es das Gleichgewicht in der S-Adenosylhomocystein-Hydrolasereaktion in Richtung auf die Synthese verlagert.
c) Inhibitoren des carriervermittelten Adenosintransports reduzieren meist den Ausstrom von Purinen einschließlich Adenosin.

Adenosinsynthese und -metabolismus

Vor diesem Hintergrund spiegelt die Adenosinsynthese die intrazelluläre AMP-Konzentration wider. In den meisten Fällen scheint die intrazelluäre $5'$-Nucleotidase das Schlüsselenzym für die Adenosinsynthese zu sein. Die Adenosinsyntheserate reflektiert offenbar die relative Syntheserate von ATP aus AMP sowie die ATP-Abbaurate und gibt so den Energieumsatz der Zelle wieder. An der Adenosinfreisetzung ist folglich der Energiestatus von Zellen erkennbar. Es muß jedoch darauf hingewiesen werden, daß es eine weitere Adenosinquelle gibt, nämlich die Synthese von S-Adenosylhomocystein. Diese Substanz wird ständig als eine Konsequenz mehrerer Transmethylierungsreaktionen aus S-Adenosylmethionin gebildet. Da derartige Reaktionen Teil des normalen Zellstoffwechsels sind, werden auch bei günstiger Energieversorgung der Zelle geringe Mengen Adenosin gebildet.

In der extrazellulären Flüssigkeit wird Adenosin durch metabolische Schritte unter Beteiligung der Adenosindesaminase zu Inosin abgebaut und von den Zellen absorbiert. Der zweite Schritt ist dabei bei weitem der wichtigere, nicht zuletzt im Zentralnervensystem. Die Aufnahme erfolgt im wesentlichen über carriervermittelte Transportsysteme, von denen es mehrere gibt. Sie scheint in den wenigen Fällen aktiv zu sein, die Transportrichtung hängt jedoch von der relativen Adenosinkonzentration im Intra- und Extrazellulärraum ab.

In Zellen mit einem Energieüberschuß wird die freie Adenosinkonzentration durch 3 verschiedene Mechanismen niedrig gehalten:

1) Adenosinkinase,
2) S-Adenosylhomocystein-Hydrolase und
3) Adenosindesaminase, die Adenosin in Inosin umwandelt.

Zusammen halten diese 3 Mechanismen die intrazellulären Adenosinspiegel meist weit unter 1 mmol, so daß als Transportrichtung die Aufnahme in die Zelle vorgegeben ist.

Inhibitoren des Adenosintransports

Es gibt verschiedene Substanzen, die Adenosin-Carrier hemmen. Dazu gehören Substratanaloga wie Nitrobenzylthioinosin (NBMPR), Vasodilatanzien wie Lidoflazin, Dilazep, Hexobendin sowie Dipyridamol, welches am häufigsten eingesetzt wird. Eine Hemmung der Adenosinaufnahme bewirken jedoch auch andere pharmakologische Substanzklassen wie Benzodiazepine, Kalziumkanalhemmer, Reserpin und einige Xanthine. Diese Stoffe verursachen meist einen Anstieg der Adenosinspiegel in Geweben und Körperflüssigkeiten. Sehr häufig verändern sie insbesondere das Verhältnis von Adenosin und Inosin (indem sie ersteres erhöhen und letzteres verringern), wobei der Gesamtpurinspiegel mehr oder weniger unverändert bleibt.

Die Wirkung von Adenosin auf Adenosinrezeptoren

Das in extrazellulärer Flüssigkeit kumulierte Adenosin bewirkt über die Adenosinrezeptoren eine Vielzahl von Effekten. Die Rezeptoren können in 2 Hauptgruppen unterteilt werden: A_1 und A_2 (vgl. [4, 5]). Eine aktuelle schematische Klassifikation der Adenosinrezeptoren ist in Tabelle 1 wiedergeben. Wesentliches Kriterium ist dabei die unterschiedliche Potenz der Adenosinanaloga als Stimulatoren von A_1- und A_2-Rezeptoren. In der Literatur herrscht viel Unklarheit über die Substanz 5′Ethylcarboxamido-Adenosin (NECA), die oft enthusiastisch als A_2-selektiver Adenosinrezeptoragonist bezeichnet wurde. Tatsächlich beträgt die Potenz dieser Substanz gegenüber A_1-Rezeptoren allerdings oft ca. das 100fache ihrer Wirkung an A_2-Rezeptoren. Insofern kann eine hohe Potenz dieser Substanz nicht als Kriterium für ihre Klassifizierung als A_2-Unterart herangezogen werden.

Von großer Bedeutung ist die Hemmung der Adenosinrezeptoren durch eine Reihe von Xanthinderivaten wie Coffein und Theophyllin. Erst kürzlich konnten einige Xanthine als sehr potente, selektive Adenosinrezeptorantagonisten synthetisiert werden (Abb. 2). Je nach Situation führt eine Langzeitbehandlung mit dem Antagonisten in vielen Fällen zur Steigerung der Zahl der Adenosinrezeptoren [6]. Zusätzlich zur Erhöhung der Rezeptor-

Tabelle 1. Beschreibung der Adenosinrezeptorsubtypen

	A_1	A_{2a}	A_{2b}
Selektive Agonisten	Cyclophenyladenosin	CGS 21680, 2-Phenylaminoadenosin	2-Phenylaminoadenosin
Selektiver Antagonist	8-Cyclopentyl-theophyllin (7.4) DPCPX (9.3)		
Agonisten in der Reihenfolge ihrer Potenz	CPA>CHA>R-PIA>NECA >2-Chloadenosin >2-Phenylaminoadenosin	NECA>2-Chloradenosin> 2-Phenylaminoadenosin> R-PIA>CHA>CPA	
Effektoren	cAMP↓ (Protein) K^+ Kanal ↑(G-Protein) Ca^{2+} Kanal ↓↑	cAMP ↑ (G_s-Protein) Ca^{2+}-Kanal ↑(G_s-Protein)	
Distribution	Nervengewebe, Herz, Nieren, Fettgewebe	Dopaminreiche ZNS-Regionen	Alle Gewebe
Struktur	32 kDa	35 kDa	?

zahl wird auch die Kopplung zwischen dem Adenosinrezeptor und seinem Effektorsystem verbessert, was sich in einer verstärkten Bindung an G-Protein ausdrückt [7].

Über A_1-Rezeptoren regulierte Mechanismen

Zu den von A_1-Adenosinrezeptoren gesteuerten Wirkungen gehört die *Hemmung der Neurotransmitterfreisetzung* [8, 9]. Adenosin ist in der Lage, die Freisetzung verschiedener Neurotransmitter wie Noradrenalin, Serotonin, Acetylcholin und Glutamat herabzusetzen. Andererseits scheint die Freisetzung von GABA i.allg. nicht durch Adenosin blockiert zu werden. Diese Wirkung tritt im physiologischen Konzentrationsbereich auf (vgl. Abb. 3). Die Wirkung von Adenosin wird zumindest unter In-vitro-Bedingungen durch einen Adenosinaufnahmehemmer, Dipyridamol, verstärkt [10]. Vor dem Hintergrund der nachgewiesenen grundlegenden Bedeutung exzitatorischer Aminosäuren für die Ausbreitung ischämischer Schäden im Gehirn könnte die Hemmung der Glutamatfreisetzung im Zusammenhang mit dem Thema dieses Beitrags von herausragender Bedeutung sein.

Adenosin kann darüber hinaus *die Wirkung exzitatorischer Aminosäuren hemmen*, z.B. in den Pyramidenzellen des Hippocampus. Zusätzlich wird das wiederholte Feuern von Neuronen nach antidromer Stimulation in einem schwachen Kalziummedium blockiert [11]. Beide Effekte sind aller Wahrscheinlichkeit nach letztlich auf dieselbe grundlegende Wirkung zurückzuführen, nämlich auf eine Stimulation der Kaliumleitfähigkeit. Hierbei kann

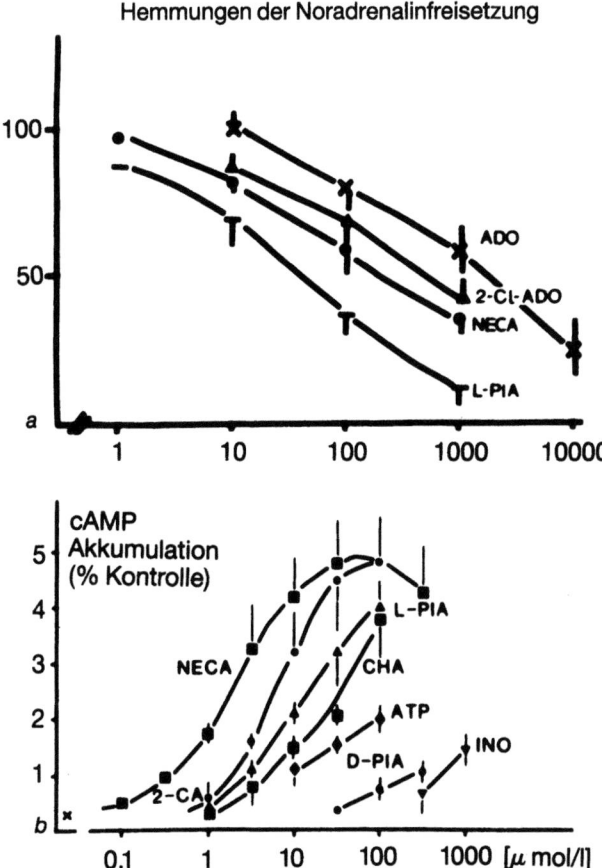

Abb. 2a, b. Adenosinrezeptoren: **a** Präsynaptische A_1-Rezeptoren. **b** Postsynaptische A_2-Rezeptoren.
Dargestellt sind die dosisabhängigen Charakteristika einer Reihe von Adenosinanaloga. Bitte beachten Sie die unterschiedlichen Wirkungsrelationen von L-PIA und NECA an A_1- **(a)** und A_2-Rezeptoren **(b)**

auch ein Einfluß auf Chloridströme eine Rolle spielen, dies ist jedoch noch wenig untersucht.

Adenosin kann am A_1-Rezeptor darüber hinaus auch eine *Hemmung der Adenylatcyclaseaktivität* bewirken. Bisher ist allerdings noch nicht erforscht, welche Zellen am ehesten verantwortlich sind für diesen Effekt, der sowohl in Hirngewebehomogenisaten als auch in Kortexschnitten nach Stimulation von Adenylatcyclase beispielsweise durch Forskolin beobachtet wird [12]. Die Bedeutung dieses spezifischen Effekts ist ebenfalls noch ungeklärt. Sehr wahrscheinlich handelt es sich um ein Randphänomen. Da die durch A_1-Rezeptoren vermittelte Adenosinwirkung von einer Aktivierung der G-Proteine abhängt, die nicht mit dem stimulatorischen G-Protein identisch sind, führt Adenosin zu einer Freisetzung von β-γ-Untereinheiten, die wiederum die Menge an freiem, aktivem G_s-Protein vermindern und so die Aktivität der Adenylatcyclase herabsetzen.

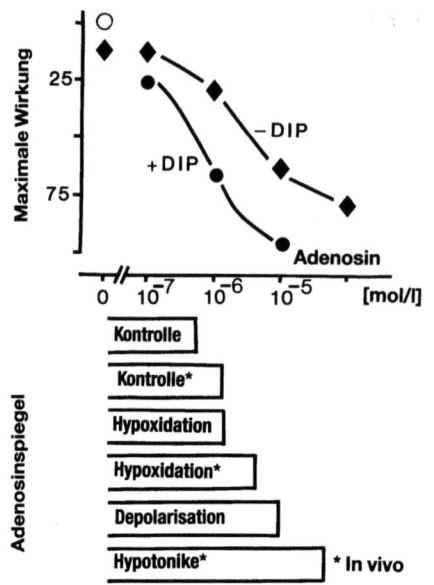

Abb. 3. Präsynaptische Hemmwirkung von Adenosin. Im *oberen Teil* der Abbildung ist die konzentrationsabhängige Verminderung der Neurotransmitterfreisetzung aus dem Hippocampus der Ratte durch Adenosin dargestellt. Zu beachten ist, daß Dipyridamol (3 mmol/l; DIP) eine deutliche Verschiebung der Dosis-Wirkungs-Kurve nach links bewirkt, da es den Abbau von Adenosin im Hirngewebe verzögert. Der *untere Teil* der Abbildung zeigt die im Rattenhirn in vivo und in vitro gemessenen Adenosinkonzentrationen

Über A_2-Rezeptoren regulierte Mechanismen

Auch die A_2-Rezeptoren steuern mehrere Effekte, die sich potentiell bei Ischämie und Hypoxie günstig auswirken können. Dazu gehört die *Vasodilatation peripherer und zentraler Blutgefäße* [13], die auf einer cAMP-abhängigen Erschlaffung der glatten Gefäßmuskulatur beruht [14]. Daneben findet sich eine *Zunahme der cAMP-Spiegel* in den *Sternzellen*. Dies hängt vermutlich mit Veränderungen der extrazellulären Glukosespiegel nach Glykogenabbau der Glia zusammen. Auch kann es zu Veränderungen in der Regulation der Bestandteile des Extrazellulärraums durch die Glia kommen. Berichte über Veränderungen an Ionenpumpen und -kanälen finden sich ebenfalls. Schließlich könnte die über A_2-Rezeptoren regulierte Wirkung von Adenosin auf Leuko- und Thrombozyten von Bedeutung sein [13, 15, 16].

Adenosinspiegel bei Ischämie

Mehrere kürzlich durchgeführte Studien zeigten, daß die zerebralen Adenosinspiegel nach Hypoxie [17] bzw. Ischämie (vgl. [18, 19]) deutlich ansteigen. Diese Anstiege sind von beträchtlichem Umfang und betragen oft das 10- bis 100fache. Wie bereits in Abb. 3 angedeutet, sind die Adenosinspiegel dann ausreichend, um nachhaltige Veränderungen hinsichtlich der Belegung der Adenosinrezeptoren herbeizuführen und somit mehrere der oben genannten Effekte auszulösen.

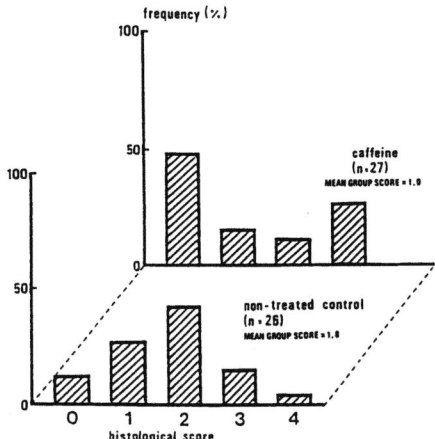

Abb. 4. Hinweise auf eine Schutzwirkung von Adenosin gegenüber Ischämien. Die Verstärkung der Adenosinrezeptoren durch Langzeitbehandlung mit Coffein schützt vor ischämiebedingten Läsionen

Hinweise auf eine Schutzwirkung von Adenosin bei Ischämie

Es gibt heute verschiedene Belege dafür, daß Adenosin bei Ischämien eine endogene Schutzwirkung besitzt (Abb. 4):

- Die Injektion von Adenosinanaloga schützt nachweislich vor ischämischen Läsionen [20, 21].
- Die Gabe eines Adenosinrezeptorantagonisten bieten einen akuten Schutz vor verschiedenen ischämischen Schädigungen (z.B. [18, 22]).

Die Hinweise für eine Wirkungen von Adenosinaufnahmehemmern sind dagegen widersprüchlich.

Bei all diesen Studien besteht das Problem, daß es nach Adenosingabe zu umfangreichen adaptiven Veränderungen, z.B. einer Hypothermie, kommt [23], die die Deutung der Ergebnisse erschweren. Wir sind deshalb bei unseren Untersuchungen von einem anderen Ansatz ausgegangen. Wir erwähnten bereits, daß die Langzeitbehandlung mit Xanthin-Adenosin-Antagonisten eine verstärkte Aktivität von Adenosinrezeptoren bewirkt, was z.T. durch eine erhöhte Zahl von Rezeptoren [6], zum anderen durch eine verstärkte Bindung der Rezeptoren an G-Proteine [7] bedingt ist. Nach einer solchen Rezeptorverstärkung war eine signifikante Verringerung der Läsionen nach bilateralem Karotisverschluß zu verzeichnen [24].

Bedeutung der Ergebnisse für die Entwicklung von Arzneimitteln – ein möglicher Wirkort für Vinpocetin

Insgesamt belegen diese Ergebnisse, daß Adenosin eine endogene Schutzwirkung gegenüber Ischämien besitzt. Das bedeutet, daß eine Substanz, die den Adenosinspiegel anhebt, ebenfalls eine potentielle Schutzwirkung haben müßte. Da verschiedene Demenzformen auf seinem Zellverlust beruhen, dessen Mechanismen den Vorgängen bei Ischämie ähneln, könnte eine Anhebung der Adenosinspiegel auch gegen das Fortschreiten einer Demenz schützen. Dies ist aber heute noch reine Spekulation.

Eine Substanzgruppe, die einen Ischämieschutz nach diesem Prinzip bieten könnte, sind Adenosintransportblocker. Vor diesem Hintergrund machten wir vor einigen Jahren die interessante Entdeckung, daß Vinpocetin z.T. ähnliche Wirkungen aufweist wie Dipyridamol [25]. Vinpocetin könnte insofern möglicherweise die zerebralen Adenosinspiegel steigern. Dies ist jedoch derzeit noch reine Spekulation und bedarf der weiteren Abklärung.

Literatur

1. Burnstock G (1990) Overview. Purinergic mechanisms. Ann NY Acad Sci 603:1–17
1a. Fredholm BB (1976) Release of adenosine-like material from isolated perfused dog adipose tissue following sympathetic nerve stimulation and its inhibition by adrenergic alpha-receptor blockade. Acta Physiol Scand 96:122–130
2. Jonzon B, Fredholm BB (1985) Relase of purines, noradrenaline, and GABA from rat hippocampal slices by field stimulation. J Neurochem 44:217–224
3. Fredholm BB, Hedqvist P, Lindström K, Wennmalm M (1982) Release of nucleosides and nucleotides from the rabbit heart by sympathetic nerve stimulation. Acta Physiol Scand 116:285–295
4. Fredholm BB (1982) Adenosine receptors. Med Biol 60:289–293
5. Fredholm BB, Jonzon B (1988) Adenosine receptors: Agonists and antagonists. In: Stefanovich V, Okyayuz-Baklouti I (eds) Adenosine in cerebral metabolism and blood flow. VSP, Utrecht, p 17
6. Fredholm BB (1982) Adenosine actions and adenosine receptors after 1 week treatment with caffeine. Acta Physiol Scand 115:283–286
7. Fastbom J, Fredholm BB (1990) Effects of long-term theophylline treatment on adenosine A1-receptors in rat brain: autoradiographic evidence for increased receptor number andaltered coupling to G-proteins. Brain Res 507:195–199
8. Fredholm BB, Hedqvist P (1980) Modulation of neurotransmission by purine nucleotides and nucleosides. Biochem Pharmacol 29:1635–1643
9. Fredholm BB, Dunwiddie TV (1988) How does adenosine inhibit transmitter release? Trends Pharmacol Sci 9:130–134
10. Fredholm BB, Jonzon B, Lindgren E, Lindström K (1982) Adenosine receptors mediating cyclic AMP production in the rat hippocampus. J Neurochem 39:165–175
11. Dunwiddie TV, Fredholm BB (1989) Adenosine A1 receptors inhibit adenylate cyclase activity and neurotransmitter release and hyperpolarize pyramidal neurons in rat hippocampus. J Pharmacol Exp Ther 249:31–37
12. Fredholm BB, Jonzon B, Lindström K (1986) Effect of adenosine receptor agonists and other compounds on cyclic AMP accumulation in forskolin-treated hippocampal slices. Naunyn Schmiedebergs Arch Pharmacol 332:173–178
13. Fredholm BB, Sollevi A (1986) Cardiovascular effects of adenosine. Clin Physiol 6:1–21
14. Edvinsson L, Fredholm BB (1983) Characterization of adenosine receptors in isolated cerebral arteries of cat. Br J Pharmacol 80:631–637
15. Fredholm BB, Sandberg G (1983) Inhibition by xanthine derivatives of adenosine receptor-stimulated cyclic adenosine 3′,5′-monophosphate accumulation in rat and guinea-pig thymocytes. Br J Pharmacol 80:639–644

16. Söderbäck U, Sollevi A, Fredholm BB (1987) The disappearance of adenosine from blood and platelet suspension in relation to the platelet cyclic AMP content. Acta Physiol Scand 129:189–194
17. Zetterström T, Vernet L, Ungerstedt U, Tossmann U, Jonzon B, Fredholm BB (1982) Purine levels in the intact rat brain. Studies with an implanted perfused hollow fibre. Neurosci Lett 29:111–115
18. Dux E, Fastbom J, Ungerstedt U, Rudolphi K, Fredholm BB (1990) Protective effect of adenosine and a novel xanthine derivative propentophylline on the cell damage after bilateral carotid occlusion in the gerbil hippocampus. Brain Res 516:248–256
19. Andiné P, Rudolphi KA, Fredholm BB, Hagberg H (1990) Effect of propentofylline (HWA 285) on extracellular purines and excitatory amino acids in CA1 of rat hippocampus during transient ischemia. Br J Pharmacol 100:814–818
20. Evans MC, Swan JH, Meldrum BS (1987) An adenosine analogue, 2-chloroadenosine, protects against long term development of ischemic cell loss in the rat hippocampus. Neurosci Lett 83:287–292
21. Lubitz DKAJ von, Dambrosia JM, Klempski O, Redmond DJ (1988) Cyclohexyl adenosine protects against neuronal death following ischemia in the CA1 region of gerbil hippocampus. Stroke 19:1133–1139
22. Rudolphi KA, Keil M, Hinze H-J (1987) Effect of theophylline on ischemically induced hippocampal damage in mongolian gerbils: A behavioural and histopathological study. J Cereb Blood Flow Metab 7:74–81
23. Jonzon B, Bergquist A, Li YO, Fredholm BB (1986) Effects of adenosine and two stable adenosine analogues on blood pressure, heart rate and colonic temperature in the rat. Acta Physiol Scand 126:491–498
24. Rudolphi KA, Keil M, Fastbom J, Fredholm BB (1989) Ischemic damage in gerbil hippocampus is reduced following upregulation of adenosine (A1) receptors by caffeine treatment. Neurosci Lett 103:275–280
25. Fredholm BB, Lindgren E, Lindström K, Vernet L (1983) The effect of some drugs with purported antianoxic effect on veratridine-induced purine release from isolated rat hypothalamic synaptosomes. Acta Pharmacol Toxicol 53:236–244

Psychopathologie, Diagnose und Differentialdiagnose

Quantitative Beurteilung mnestischer Störungen bei dementiellen Erkrankungen und in Abhängigkeit vom Lebensalter

P. Metzler, J. Voshage

Einleitung

Mnestische Störungen sind als Frühsymptom eines allgemeinen Leistungsdefizits anzusehen und spielen bei allen Formen der Demenz eine wesentliche Rolle. Sie können aber auch relativ isoliert, also unabhängig von anderen kognitiven Störungen auftreten (z.B. beim Korsakow-Syndrom).

In den letzten 10–15 Jahren sind an verschiedenen Patientengruppen (z.B. Enzephalitis, temporale Lobektomie, Korsakow-Syndrom, traumatische Amnesie, M. Alzheimer) experimentelle neuropsychologische Forschungen intensiv betrieben und ein wesentlicher Wissenszuwachs zum Wesen der anterograden Amnesie erzielt worden. Mit der experimentellen Amnesieforschung sind Namen wie Butters, Cermak, Hirst, Markowitsch, Squire, Warrington und Weiskrantz verbunden [1, 2, 5, 6, 11].

Bei der Durchsicht der Arbeiten wird deutlich, daß dieser Erkenntniszuwachs nicht auf der Grundlage der herkömmlichen Verfahren der klinisch-psychologischen Leistungsdiagnostik erzielt wurde, sondern mit experimentellen Methoden der allgemeinen Psychologie und der Neuropsychologie. Es ergibt sich somit die Situation, daß die in der klinischen Praxis verwendeten Tests für die Diagnostik von mnestischen Störungen nicht mehr dem heutigen Wissensstand zur Beurteilung von anterograden Gedächtnisstörungen entsprechen.

Ein wichtiges Ergebnis der experimentellen Amnesieforschung ist darin zu sehen, daß sie eine bestimmte Menge von Symptomen oder Merkmalen aufgedeckt hat, die bei den meisten Patienten mit anterograder Amnesie festgestellt wurden, d.h. unabhängig von der Ätiologie und vom Schädigungsort beobachtet werden können [5, 10]. Diese Merkmale wurden in der Regel isoliert voneinander durch Stichprobenvergleiche von Amnestikern und Probanden mit normalem Gedächtnis gewonnen. Auf der Basis dieser Befunde und eigener Untersuchungen wurde von uns ein standardisierter Leistungstest entwickelt, der es gestattet, leichte bis schwere mnestische Defizite zu erfassen. Dabei bilden die experimentell ermittelten Amnesiemerkmale die Basis der Testentwicklung und bestimmen damit wesentlich die inhaltliche Validität des Tests.

Amnesiemerkmale und Testbeschreibung

Merkmal 1: Extrem gestörte Reproduktionsleistung („free recall"). Die Recall-Leistung wird in der Regel mit verbalem Material, d.h. über die unmittelbar freie Reproduktion von Wortlisten geprüft. In allen Untersuchungen, die wir ausgewertet haben, zeigte sich, daß Amnestiker i.allg. unmittelbar nach Darbietung einer Itemmenge (z.B. 15 oder 20 Wörter) im Mittel nicht mehr als 6 oder 7 Wörter reproduzieren können. Dies entspricht der Kurzzeitgedächtnisspanne.

Merkmal 2: Verstärkung des Reproduktionsdefizits durch Verzögerung der Reproduktion (bzw. Distraktortechnik). Dieses Merkmal bezieht sich auf die Wirkung von sog. Ablenkungsaufgaben, die man zwischen der Darbietung der Items und der Reproduktion bearbeiten läßt. Ablenkungsaufgaben von etwa 1 min Dauer führen bei Amnestikern zu einem dramatischen Absinken der Reproduktionsleistung.

Merkmal 3: Im Vergleich zur Reproduktionsleistung geringer gestörte Wiedererkennungsleistung („recognition"). In Gedächtnisuntersuchungen wird eine grundlegende Unterscheidung zwischen Reproduktions- und Wiedererkennungsleistungen (Recall- und Rekognition-Experiment) getroffen. Mit Merkmal 3 wird zum Ausdruck gebracht, daß die Rekognitionsleistung bei Amnestikern gegenüber Normalen zwar verringert und somit auch als gestörte Funktion anzusehen ist, daß sie aber quantitativ gesehen weit weniger gestört ist als die Recall-Leistung.

Merkmal 4: Im Vergleich zum „free recall" geringer gestörtes „cued recall". In vielen Experimenten wird die Wirkung von Abrufhilfen („retrieval cues") untersucht. Unter einer Abrufhilfe versteht man jede beliebige Zusatzinformation, die das Erinnern erleichtert (z.B. semantische Merkmale des zu erinnernden Materials). Das wesentliche Ergebnis der meisten Untersuchungen mit Cued-recall-Tests besteht darin, daß sich Amnestiker zwar – wie bei der Rekognition – im Vergleich zum „free recall" verbessern, daß jedoch ihre Gedächtnisdefizite durch Abrufhilfen nicht vollständig aufgehoben werden.

Merkmal 5: Erhöhte proaktive Interferenz. Allgemein bezeichnet man mit proaktiver Interferenz den Einfluß von zuvor dargebotenem Material auf die Recall- oder Rekognitionsleistung bei neuem Material. In Untersuchungen zur proaktiven Interferenz wurde festgestellt, daß Amnestiker in bedeutend höherem Maße als gesunde Probanden proaktive Interferenz ausbilden und daß dies eine der Ursachen ihrer schlechten Gedächtnisleistungen darstellt.

Merkmal 6: Defizit in der spontanen Anwendung effektiver Kodierungsstrategien. Die Wirkung von Abrufhilfen (Merkmale 3 und 4) ist offenbar darauf zurückzuführen, daß bei Amnestikern Defizite im selbständigen aktiven Abruf und in der Fähigkeit zur bewußten Erinnerung bestehen.

Neben Abrufstörungen werden auch Defizite bei der Enkodierung und v. a. bezüglich aktiver Formen der Informationsverarbeitung für die Gedächtnisprobleme von Amnestikern verantwortlich gemacht. Dies betrifft besonders Defzite in der semantischen Kodierung des dargebotenen Materials.

Merkmal 7: Normale Kurzzeitgedächtnisspanne. Unter normaler Kurzzeitgedächtnisspanne versteht man, daß 7 ± 2 Items nach einmaliger Darbietung unmittelbar reproduziert werden können (z.B. „digit span"). Untersuchungen an Amnestikern haben ergeben, daß ihre Kurzzeitgedächtnisspanne weitgehend erhalten, d.h. normal ausgeprägt ist.

Diese empirisch gewonnenen und den meisten Formen der Amnesie gemeinsamen Merkmale haben viele experimentelle Arbeiten beeinflußt, aber bisher keine ersichtliche Testentwicklung nach sich gezogen, obwohl es wiederholt gefordert wurde [5, 7]. Die gegenwärtig in der Klinik eingesetzten psychologischen Leistungstests zur Beurteilung der Gedächtnisleistung (z.B. Benton-Test, Wechsler-Gedächtnistest, DCS, Eyckmanns-Batterie) entsprechen nicht mehr dem heutigen Kenntnisstand und haben z.T. auch Mängel in ihrer psychometrischen Bearbeitung. Vor diesem Hintergrund erfolgte die Konstruktion des Berliner Amnesietests (BAT), der die Amnesiemerkmale in quantitativen Leistungsskalen abbildet [8]. Bei der Konstruktion des Tests gingen wir davon aus, daß sich aus den Amnesiemerkmalen 4 Einflußfaktoren ergeben, die sich im Testaufbau niederschlagen müßten:

1) Abrufbedingungen,
2) Kodierungsbedingungen,
3) Vergessensprozesse,
4) Interferenzprozesse.

Die inhaltliche Validität des Tests wird also ganz wesentlich davon abhängen, wie es gelingt, diese Faktoren im Sinne der Amnesiemerkmale zu prüfen.

Tabelle 1 gibt einen Überblick über den im BAT realisierten Prüfplan. Der Testaufbau wird durch eine systematische Variation der Einflußgrößen bestimmt. Der Gesamttest besteht, wie bei psychologischen Leistungstests üblich, aus einzelnen Untertests (UT), die getrennte Untersuchungseinheiten darstellen. Ein Untertest bezieht sich entweder direkt auf ein Amnesiemerkmal, oder es wird durch den Vergleich der Leistungen zweier Untertests eine Aussage zu einem Amnesiemerkmal möglich. Der Test ist zur quantitativen Bestimmung von leichten bis schweren mnestischen Defiziten geeignet und an über 2000 Patienten in der Klinik erprobt. Die Durchführungszeit beträgt etwa 45 min.

Tabelle 1. Die Untertests des Berliner Amnesietests *(BAT)* und die damit prüfbaren Einflußfaktoren

Untertests *(UT)*	Prüfbare Einflußfaktoren	
UT 1: Recall, unstrukturiert	Retrievalbedingung (verbal)	verbal
UT 3A: Rekognition, unstrukturiert		
UT 8: Recall, semantische Struktur	aktive Kodierung	
UT 7A: Recall, assoziierbare Muster		figural
UT 6: Musterrecall	Retrievalbedingung (figural)	
UT 4: Musterrekognition		
UT 7B: Distractorwirkung	Vergessensprozeß	
UT 5: Kurzzeitgedächtnisspanne		
UT 3B: Proaktive Interferenz	Interferenz	
UT 2: Semantische Interferenz		

Vergleich von BAT-Profilen verschiedener Patientenstichproben

Als Ergebnis des Tests erhält man für jeden Probanden ein Testprofil, in dem die Testleistungen der 10 Einzelskalen (vgl. Tabelle 1) und ein Gesamtscore enthalten sind, der den „Grad mnestischer Defizite" angibt. Diese Skalen wurden an einer Normstichprobe von 230 gesunden Probanden standardisiert und in z-Werte transformiert; d.h. der Nullpunkt der in Abb. 1 benutzten Skala entspricht dem Mittelwert, und die Einheit der Skala entspricht einer Standardabweichung der Normstichprobe. (In Abb. 1 ist das Profil der Normstichprobe deshalb eine senkrechte Gerade.)

Die Abbildung 1 enthält die BAT-Mittelwertprofile folgender von uns untersuchter Patientenstichproben:

Stichprobe 1: 52 Patienten mit pseudoneurasthenischem Syndrom, bei denen kognitive Leistungsminderungen testpsychologisch nachweisbar waren und Hinweise auf eine mögliche vaskuläre Genese (CVI) bestanden. Durchschnittsalter = 54 Jahre (Standardabweichung s = 6,5), aktueller mittlerer MWT-IQ = 104 (s = 9), WIP-IQ = 103 (s = 11).

Stichprobe 2: 23 Patienten mit hirnorganischem Psychosyndrom und nachgewiesenen mnestischen Störungen bei Alkoholismus. Zum Zeitpunkt der Untersuchungen waren sie mindestens 4 Wochen abstinent. Durchschnittsalter = 43,8 Jahre (s = 4,7), MWT-IQ = 97 (s = 9).

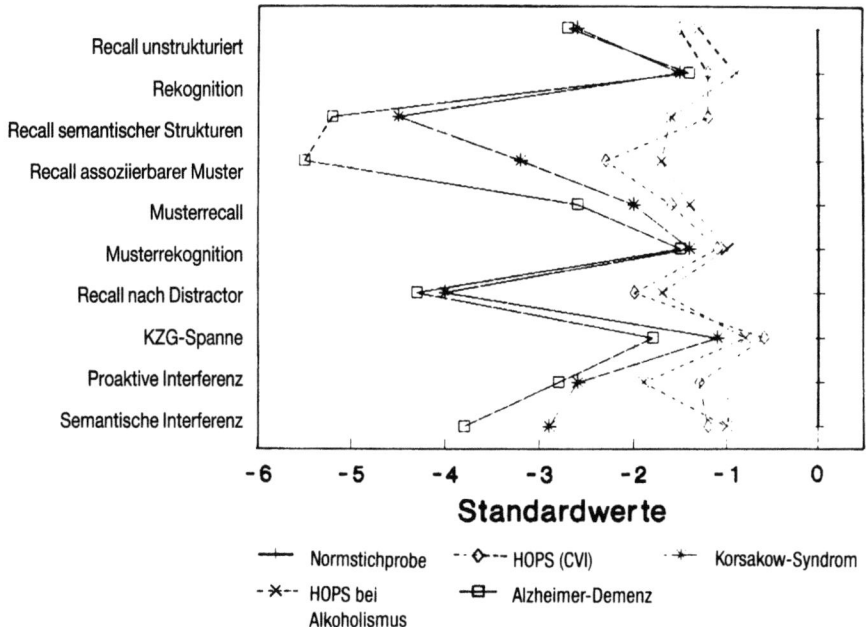

Abb. 1. Vergleich der BAT-Profile für die Patientengruppen: hirnorganisches Psychosyndrom (HOPS) bei Verdachtsdiagnose CVI (n = 52), hirnorganisches Psychosyndrom bei Alkoholismus (n = 23), Patienten mit Korsakow-Syndrom (n = 35) und Patienten mit M. Alzheimer im fortgeschrittenen Stadium (n = 6)

Stichprobe 3: 6 Patienten mit M. Alzheimer im fortgeschrittenen Stadium. Durchschnittsalter = 59,3 Jahre (s = 6,6). Das prämorbide Intelligenzniveau lag bei allen Patienten im Durchschnittsbereich. Dagegen war das aktuelle Intelligenzniveau bei allen Patienten geringer ausgeprägt: mittlerer MWT-IQ = 86,7 (s = 16,3), WIP-IQ = 80,2 (s = 7,8).

Trotzdem waren diese Patienten mit dem BAT untersuchbar. Als Vergleich werden in Abb. 1 die Werte einer Stichprobe von 35 Korsakow-Patienten angegeben, die maßgeblich für die Validierung des BAT benutzt wurden. Alle Korsakow-Patienten hatten eindeutig eine Alkoholanamnese. Neben den mnestischen Defiziten wurden Orientierungsstörungen und Konfabulationstendenzen beobachtet. Das Durchschnittsalter betrug 50,8 Jahre (s = 8,4). Die aktuelle Intelligenz betrug: MWT-IQ = 96,5 (13,7) und WIP-IQ = 94,5 (s = 9,5).

Die Darstellung der mittleren BAT-Profile dieser Patientengruppen in Abb. 1 läßt 3 Ergebnisse erkennen:

1) Die Testleistungen der Patienten liegen in allen Skalen signifikant unter denen der Normstichprobe. Entsprechend den Amnesiemerkmalen ist der Ausprägungsgrad der Defizite jedoch unterschiedlich. Insbesondere sind die Rekognitionsleistungen (Wiedererkennen) bei allen Patienten-

gruppen weit weniger gestört als die Recall-Leistungen (Reproduzieren). Die geringsten Defizite liegen bei der Kurzzeitgedächtnisspanne vor.

2) Zwischen den BAT-Profilen der Patientenstichproben gibt es ebenfalls große quantitative Unterschiede (MANOVA: Wilks Lambda = 1,64, $F = 9{,}09$, $p < 0{,}000$). Dabei fällt die Ähnlichkeit der Mittelwertprofile zwischen Patienten mit hirnorganischem Psychosyndrom bei Alkoholismus und bei Verdacht auf CVI auf der einen Seite und der Alzheimer- und Korsakow-Patienten auf der anderen Seite auf. Die größten Unterschiede zwischen diesen Gruppen bestehen in folgenden Untertests: UT 8: Recall bei semantisch strukturierter Wortliste ($F = 61{,}4$; $p < 0{,}000$), UT7B: Recall nach Distractor ($F = 50{,}9$; $p < 0{,}000$). UT2: semantische Interferenz ($F = 17{,}9$; $p < 0{,}000$), UT1: Recall bei unstrukturierter Wortliste ($F = 17{,}4$; $p < 0{,}000$) und UT7A: Recall begrifflich assoziierbarer Muster.

3) Alzheimer- und Korsakow-Patienten weisen im Vergleich zu den anderen Patieten offensichtlich auch qualitative Unterschiede auf. Im Unterschied zu den anderen Patienten und zu Gesunden können sie Kodierungshilfen in der Regel nicht nutzen; z.B. vermögen sie aus der semantischen Struktur von Wortlisten keinen Nutzen für die Behaltensleistung zu ziehen. Besonders auffällig ist außerdem der dramatische Abfall der Recall-Leistungen nach einer Distractoraufgabe.

Ergebnisse zur Altersabhängigkeit

Neben der Untersuchung hirnorganisch bedingter mnestischer Defizite wurde immer wieder die Altersabhängigkeit von Gedächtnisleistungen untersucht und kontrovers diskutiert [3, 4, 9, 12]. Neben der Normstichprobe von 230 Probanden, die in einem Altersbereich zwischen 20 und 65 Jahren etwa gleich verteilt lag, untersuchten wir eine Stichprobe von Senioren mit einem Durchschnittsalter von 74,6 Jahren ($s = 5{,}1$), die ein eigenständiges aktives Leben führten. Ausschlußkriterien waren schwerwiegende Allgemeinerkrankungen, akute Schmerzzustände, zerebrale Erkrankungen in der Anamnese.

Abbildung 2 zeigt das mittlere Testprofil der Senioren, das erhebliche mnestische Defizite ausweist und etwa zwischen CVI- und Alzheimer-Profil liegt, wobei es große intraindividuelle Unterschiede in der Stichprobe gibt.

Deutlich wird, daß auch bei den Senioren die Rekognitionsleistungen wesentlich besser ausfallen und die Leistungen in den figuralen Tests etwas unter denen der verbalen Tests liegen.

Der direkte Zusammenhang zwischen Testleistung und Alter wird aus Abb. 3 ersichtlich; hier wurde der Gesamtscore der Normstichprobe (Punkte) und der Senioren (Kreuze) über dem Lebensalter aufgetragen. Die (gestrichelt gezeichnete) Regressionsgerade gibt den mittleren Zusammenhang zwischen Gesamtscore und Lebensalter der Normstichprobe an. Der Leistungsabfall ist gering, aber statistisch signifikant ($r = -0{,}21$; $p = 0{,}002$).

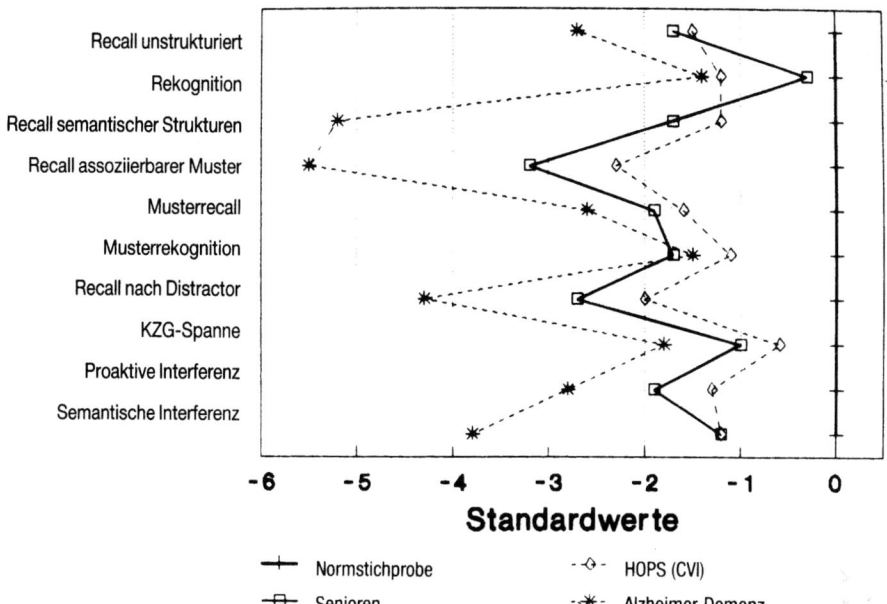

Abb. 2. BAT-Profil der Seniorenstichprobe (n = 42). Im Vergleich dazu die Profile der CVI-Stichprobe und der Patienten mit Morbus Alzheimer

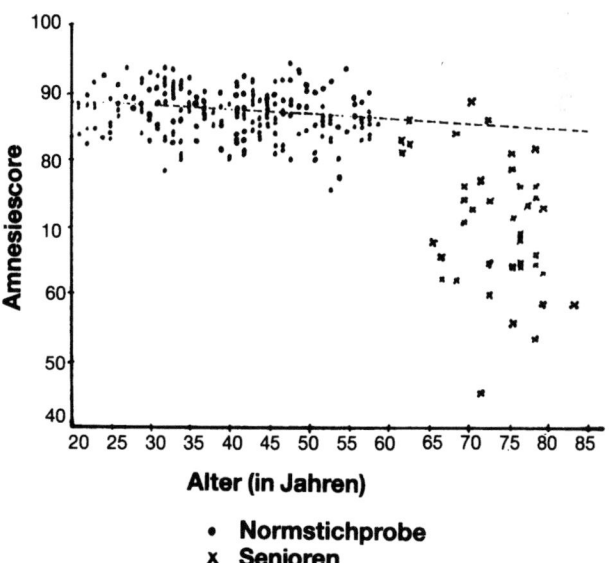

Abb. 3. Amnesiegesamtscore des BAT in Abhängigkeit vom Lebensalter für die Normstichprobe (n = 230) und die Senioren (n = 42). Die *eingezeichnete Regressionsgerade* kennzeichnet die mittlere Altersabhängigkeit der Normstichprobe

Dagegen sinkt nach dem 60. Lebensjahr die mittlere Testleistung stark ab, wobei die große intraindividuelle Variabilität sichtbar wird. Unter den Senioren haben etwa 30%, entsprechend der Extrapolation der Regressionsgeraden, normale Gedächtnisleistungen; auf der anderen Seite besitzen etwa 15% der Senioren mnestische Defizite, die schon im Streuungsbereich der Korsakow- und Alzheimer-Patienten liegen.

Bei einer Analyse der Altersabhängigkeit in der Normstichprobe zeigt sich, daß sie im wesentlichen durch 2 Recall-Tests mit figuralem Material (UT7A und UT7B) zustande kommt. Das sind gerade die Untertests, in denen auch die Senioren die größten Defizite haben.

Literatur

1. Butters N, Cermak LS (1980) Alcoholic Korsakoff's Syndrome: An information-processing approach to amnesia. Academic Press, New York London
2. Cermak LS (ed) (1982) Human memory and amnesia. Erlbaum, Hillsdale/NJ
3. Craik FIM, Byrd M (1982) Aging and cognitive deficits: The role of attentional resources. In: Craik FIM, Trehub S (eds) Aging and cognitive processes. Plenum, New York
4. Craik FIM (1984) Age differences in remembering. In: Squire LR, Butters N (eds) Neuropsychology of memory. Guilford, New York
5. Hirst W (1982) The amnesic syndrome: Descriptions and explanations. Psychol Bull 91:435-460
6. Markowitsch HJ (ed) (1988) Information processing by the brain. Huber, Bern Stuttgart
7. Mayes AR (1986) Learning and memory disorders and their assessment. Neuropsychologia 24/1:25-39
8. Metzler P, Voshage J, Rösler P (1989) Der Berliner Amnesie Test: Quantitative Beurteilung mnestischer Störungen. Verlag für Psychologie Dr. C. J. Hogrefe, Göttingen
9. Moscovitch M (1982) A neuropsychological approach to perception and memory in normal and pathological aging. In: Craik FIM, Trehub S (eds) Aging and cognitive processes. Plenum, New York
10. Piercy MF (1977) Experimental studies of the organic amnesic syndrome. In: Whitty CWM, Zangwill OL (eds) Amnesia. Butterworth, London Boston
11. Squire LR, Butters N (eds) (1984) Neuropsychology of memory. Guilford, New York London
12. Wippich W (1984) Lehrbuch der angewandten Gedächtnispsychologie, Bd 1. Kohlhammer, Stuttgart

Diagnostische und technische Verfahren zur Diagnose und Differentialdiagnose der Demenz

L. Gustafson

Ein Demenzsyndrom kann durch eine Vielzahl von Krankheiten und Läsionen des Gehirns ausgelöst werden. Die Diagnose der Demenz ist zwar meist klinisch begründet, Klassifizierungen der Demenz stützen sich jedoch weniger auf klinische Symptome als vielmehr v. a. auf neuropathologische Kriterien. Die meisten klinisch-pathologischen Studien haben demgegenüber überzeugend nachgewiesen, daß die einzelnen Formen der Demenz auch mit spezifischen klinischen Symptomen einhergehen. Durch die Entwicklung diagnostischer Verfahren und spezieller Behandlungsmethoden konnte bereits die Inzidenz bestimmter Demenzarten gesenkt werden, z.B. bei Hydrozephalus, Infektionen und Stoffwechselkrankheiten. In Zukunft wird es möglich sein, einige heute noch keiner Behandlung zugängliche Demenzarten zu verhüten oder zu heilen. Voraussetzung für eine sinnvolle Therapie ist jedoch die Früherkennung nicht nur der Demenz an sich, sondern des jeweiligen Erkrankungstyps.

Ziel dieses Beitrags ist die Diskussion der Diagnose der Demenz am lebenden Patienten und einiger Instrumente, die hierfür eingesetzt werden. Meine eigene Erfahrung stützt sich auf eine seit 25 Jahren laufende Langzeitstudie zur Demenz [8]. Wir haben dabei versucht, Patienten in einem frühen Stadium der Demenz in diese Studie einzuschließen und den weiteren Verlauf der Erkrankung mit wiederholten klinischen Untersuchungen einschließlich psychometrischer Tests und Messungen des regionalen zerebralen Blutdurchflusses (rCBF) und einer Obduktion zu verfolgen. Neuropathologische Analysen (durchgeführt von Prof. Arne Brun) stehen von ca. 80% der verstorbenen Patienten zur Verfügung.

Den ersten entscheidenden Schritt der Diagnosefindung stellt das Screening zur Selektion von Personen mit Symptomen einer Demenzerkrankung dar. Die Kriterien für diese Auswahl sind sehr wichtig, da sie einerseits die Grundlage für die Beurteilung der Demenz und ihrer Prävalenz in der Bevölkerung bilden, gleichzeitig aber in dieser Hinsicht auch eine Fehlerquelle sein können. Soweit möglich, sollten in der Forschung und in der klinischen Praxis dieselben Kriterien zur Erkennung von Demenzpatienten eingesetzt werden. Der Verdacht auf eine Demenz kann durch das Vorliegen eines mehr oder weniger spezifischen klinischen Symptomenkomplexes zustande kommen, die Entscheidung, ob ein Patient weiteren diagnostischen Untersuchungen unterzogen wird, kann jedoch auch durch ein einzelnes spezifisches

Symptom gerechtfertigt sein. Ein wichtiger Punkt ist die Frage, ob es sich um eine progressive Verschlechterung der kognitiven Funktion handelt, die nicht mit dem normalen Alterungsprozeß oder mit den jeweiligen psychologischen bzw. somatischen Begleitumständen gerechtfertigt werden kann. Die Beurteilung muß sich neben den Informationen, die der Patient selbst liefert, auf Aussagen von Verwandten oder auf andere Quellen stützen. Die klinischen Informationen müssen sorgfältig mit Standardtechniken wie dem AGP-System [2] dokumentiert werden. Alle relevanten Fragen müssen abgeklärt werden, und das Fehlen von Informationen zu einem Symptom darf nicht mit dem Fehlen dieses Symptoms verwechselt werden. Screeningverfahren wie der Mini-Mental State [7], bei dem das Gewicht auf der kognitiven Störung des Patienten liegt, werden häufig zur Diagnose hirnorganischer Syndrome eingesetzt. Die Grenzen dieses Screeningtests für Demenz werden offenbar, wenn die vorhandenen Symptome überwiegend emotionaler, triebhafter oder neurologischer Natur sind, was beim Stirnhirnsyndrom vom Nicht-Alzheimer-Typ (FLD; [10, 16]) und der Chorea Huntington der Fall ist.

Hieran schließt sich als nächster diagnostischer Schritt die klinische Untersuchung an. Sie sollte körperliche und kognitive Prüfungen enthalten und eine optimale Kombination radiologischer, biochemischer und neurophysiologischer Verfahren bieten. Hauptsächliches Ziel dieser Untersuchung ist die Differenzierung der Erkrankung von normaler Alterung, anderen hirnorganischen Syndromen und nichtorganischen funktionellen Störungen. Die Untersuchung führt möglicherweise zur Diagnose einer potentiell behebbaren Demenz, z.B. bei einem Hydrozephalus mit normalem Druck, Vitamin-B_{12}-Mangel und Hypothyreose.

Die Diagnose spezifischer Demenztypen sollte sich auf positive klinische Kriterien stützen und durch weitere diagnostische Verfahren untermauert werden. Es wurden verschiedene Diagnoseschemata vorgeschlagen, anhand derer eine Demenz vom Alzheimer-Typ (DAT) zu erkennen ist. Nach dem DSM III-R [1] ist die Diagnose DAT dann gerechtfertigt, wenn mehrere allgemeine Kriterien für eine Demenz erfüllt sind und zusätzlich ein schleichender Beginn sowie eine fortschreitende Verschlimmerung der Erkrankung vorliegen und spezifische Ursachen der Demenz ausgeschlossen sind. Trotz dieser Beschränkungen umfassen die im DSM III-R genannten Kriterien voraussichtlich nicht nur die DAT, sondern darüber hinaus andere primär degenerative Demenzformen sowie gefäßbedingte Demenz ohne den typischen Verlauf und die Risikofaktoren der Multiinfarktdemenz. Fraglich ist auch, wie mit der relativ großen Gruppe von Patienten verfahren werden soll, die Mischformen der Demenz vom vaskulären und vom Alzheimer-Typ aufweisen. Ein weiteres Problem ist die Tatsache, daß ca. 20% der DAT-Patienten inkomplette Infarkte der weißen Hirnsubstanz mit ensprechenden klinischen Folgen aufweisen [6]. Die Kriterien für das wahrscheinliche und mögliche Vorliegen einer Alzheimer-Krankheit (AD), wie sie vom National Institute of Neurological and Communicative Disorders and Stroke (NINCDS) und von der Alzheimer's Disease and Related Disorders Association (ADRDA) veröffentlicht wurden, sind detaillierter als das DSM III-R. Die Diagnose einer wahrscheinlichen AD wird gestützt durch krankheitsspezifische klinische Hinweise sowie andere mit der Diagnose in Einklang stehende Symptome. Die Validität dieser diagnostischen Kriterien wurde abgesichert durch den Vergleich zwischen der klinischen und neuropathologischen Klassifizierung der DAT in ausgewähltem Patientenmaterial [18].

Bei der Erarbeitung der Differentialdiagnose muß die Prävalenz der verschiedenen Demenzformen berücksichtigt werden. Die klinischen Instrumente für die Differentialdiagnose und die Einteilung der Demenz müssen den jeweiligen Umständen angepaßt werden. Bestimmte Demenzformen sind offenbar weit verbreitet, während andere nur innerhalb enger geographischer Grenzen oder sogar in einzelnen Familien anzutreffen sind. Obduktionen mit neuropathologischer Untersuchung ergaben in unserem Einzugsgebiet einen Anteil der DAT von 45% aller schweren Demenzfälle. In ca. 20% der Fälle ist eine zerebrale Durchblutungsstörung Hauptursache der Demenz, bei weiteren 10% in Kombination mit AD. Bei einem überraschend hohen Anteil (ca. 10%) der ersten 150 durch Obduktion gesicherten Fälle ergab sich eine primär degenerative Demenz vom Nicht-Alzheimer-Typ mit überwiegend frontotemporaler Lokalisation. Ein kleiner Teil dieser Fälle wies das histopathologische Bild eines M. Pick auf [4]. Das klinische Bild der frontotemporalen Demenz (FTD) unterscheidet sich von dem der DAT in mehreren Punkten [10], so daß eine Differenzierung gut möglich ist.

Zur Koordination der Demenzforschung in Schweden entwickelte eine schwedische Konsensgruppe kürzlich eine Klassifizierung zur Diagnose der Demenz am lebenden Patienten, die auf 3 Hauptkategorien basiert:
– primär degenerative Demenz,
– gefäßbedingte Demenz und
– sekundäre Demenzformen.

Die *primär degenerativen Veränderungen* sind wiederum unterteilt nach der dominierenden Lokalisation der Degenerationen und den jeweiligen klinischen Folgen.

Klassifizierung der primär degenerativen Demenz (Aus [19])

– *Dominanz des Frontotemporalbereichs*
  Morbus Pick
  Stirnhirndemenz vom Non-Alzheimer Typ
  (frontal lobe dementia of non-Alzheimer type, FLD)
  amyotrophische Lateralsklerose (ALS) mit Demenz,
  atypische Alzheimer-Krankheit,
  seltene familiäre Formen.
– *Dominanz des Temporoparietalbereichs*
  Demenz vom Alzheimer-Typ (DAT), frühes Einsetzen,
  Demenz vom Alzheimer-Typ (DAT), spätes Einsetzen,
  Down-Syndrom mit DAT.

– *Dominanz des subkortikalen Bereichs*
  Chorea Huntington,
  progressive supranukleare Paralyse (PSP),
  Shy-Drager-Syndrom,
  multiple Systematrophie mit Demenz.
– *Andere Dominanzen*
  Parkinson-Krankheit mit Demenz,
  Diffuse Lewy body disease.

Die Einteilung der vaskulären Demenzformen beruht auf der Natur der vaskulären Läsionen, der Größe der betroffenen Gefäße und der hauptsächlichen Lokalisation der Schädigungen. Im folgenden ist eine leicht modifizierte Version der bereits von Brun u. Gustafson [5] publizierten Klassifizierung wiedergegeben.

Klassifizierung der gefäßbedingten Demenz (Aus [5])

A1: Erkrankung überwiegend großer Gefäße mit umfangreichen Infarkten
  Multiinfarktdemenz (MID),
  strategische Infarktdemenz (SID).
A2: Erkrankung überwiegend kleiner Gefäße mit umschriebenen Infarkten
  Hypertensionsenzephalopathie,
  spezielle Angiopathien (z.B. Kollagenose, Amyloidose, familiär oder sporadisch mit Hämorrhagien),
  subkortikale Angiopathien
  Binswanger-Demenz (PSVE, Status lacunaris),
  selektiver inkompletter Infarkt der weißen Hirnsubstanz (SIWI).
B: Hämorrhagien
  Meningeal,
  intrazerebral.
C: Hypoxische/ischämische Enzephalopathien

Vor dem Hintergrund der hier ausgeführten diagnostischen Zielsetzungen haben wir versucht, ein standardisiertes Verfahren zur Differentialdiagnose der Hauptformen der Demenz in unserem Einzugsgebiet zu entwickeln. Die Basis unseres diagnostischen Verfahrens bilden 3 Bewertungsskalen. Es handelt sich dabei um eine von mehreren Möglichkeiten der Differenzierung zwischen den einzelnen Demenzformen. Die Bewertungsskala für DAT-Diagnosen [9] umfaßt 12 Punkte, die den typischen Verlauf sowie die kognitiven und neurologischen Symptome der DAT beschreiben. Die Bewertungsskala für die Diagnose der FTD enthält 9 Punkte, in denen die für FTD typischen Persönlichkeitsveränderungen und Sprachstörungen beschrieben werden. Die diagnostischen Kriterien wurden aus einer großen Anzahl klinischer Merkmale ausgewählt, die wiederholt bei Patienten mit progressiver Demenz festgestellt worden waren. Die Auswahl der Punkte basierte auf der Häufigkeit von Symptomen und auf Wechselwirkungen zwischen den Symptomen verschiedener Demenzformen. Bei der dritten Bewertungsskala handelt es sich um den von Hachinski et al. [11] entwickelten Ischemic Score (I.S.) zum Nachweis der Multiinfarktdemenz. Die Hachinski-Skala wurde von verschiedenen Forschern überarbeitet, die aufgrund der begrenzten Aussagekraft einiger Punkte zur Differenzierung einige Änderungen vorschlugen. Wir ziehen jedoch die ursprüngliche Bewertungsskala und Vorgehensweise vor. Die Validität der 3 diagnostischen Scores in Einzelfällen und Patientengruppen wird durch die Gegenüberstellung der Ergebnisse mit Obduktionsbefunden und rCBF-Ergebnissen untermauert [5, 17]. Darüber hinaus ist das Scoring ein ausgezeichnetes Mittel, um die Qualität von Forschungsdaten zu überprüfen. Die Differentialdiagnose kann sich allerdings bei Mischformen von gefäßbedingter und Alzheimer-Demenz, bei DAT mit überwiegender Beteiligung des Stirnlappens sowie bei fortgeschrittener FTD als schwierig erweisen. Vorläufige Diagnosen müssen deshalb durch andere diagnostische Verfahren abgesichert werden, v. a. wenn es um die Diagnose einer Demenz in frühem Stadium geht.

Neue radiologische Verfahren und bildgebende Techniken haben die Möglichkeit der Aufdeckung struktureller und funktioneller Anomalien bei organischen Hirnerkrankungen stark verbessert. RCBF-Messungen mit 133-Xenon wurden bereits früh in der Demenzforschung eingesetzt und zeigten sehr spezifische Korrelationen zwischen den Ergebnissen und Symptomenkomplexen, klinischen Diagnosen sowie neuropathologischen Befunden. Pathologische Veränderungen des temporoparietalen Blutdurchflusses treten bei DAT und der aus dem Down-Syndrom resultierenden Demenz frühzeitig auf [12] und unterscheiden sich deutlich von den frontotemporalen Blutdurchflußanomalien bei FTD [17]. Andere bildgebende Verfahren wie die Positronenemissionstomographie (PET) und die Einzelphotonenemissionstomographie (SPECT) zeigen ebenfalls die spezifischen Muster des verringerten kortikalen Stoffwechsels bei verschiedenen Demenzformen. Diese dreidimensionalen Verfahren geben auch Aufschluß über tiefergelegene Hirnstrukturen. Die verschiedenen Verfahren liefern teils komplementäre, teils sich überschneidende Informationen über die vorliegende Hirnerkrankung. Primär degenerative Demenz in früher Phase ist am besten klinisch und mit funktionell bildgebenden Verfahren darzustellen, während strukturell bildgebende Verfahren erst bei längerer Dauer der Krankheit oder bei wiederholten Messungen hinreichend spezifische diagnostische Erkenntnisse liefern [3].

Daneben existieren andere wichtige diagnostische Verfahren, z.B. das EEG sowie Blut- und Liquoruntersuchungen, die aber an dieser Stelle nicht besprochen werden können.

Die neuropsychologische Bewertung ist für die Früherkennung der Demenz von besonderer Bedeutung und kann wesentlich zur Stellung der Differentialdiagnose beitragen, insbesondere dann, wenn sowohl quantitative wie qualitative Testergebnisse verwertet werden. Aus mehreren Studien [13] ergab sich darüber hinaus, daß die Anhaltspunkte, die sich aus der systematischen Beobachtung der Vorgehensweise, der Art der aufgetretenen Fehler und der emotionalen Reaktionen des Patienten in der Testsituation ergeben, von großer Wichtigkeit sind. Eine kürzlich durchgeführte Studie, bei der das Metakontrastverfahren (MCT) zur Aufdeckung emotionaler Reaktionen und Abwehrstrategien eingesetzt wurde, zeigte, daß Patienten mit DAT, FTD und MID sich in vielerlei Hinsicht unterscheiden [14]. Die mit Hilfe von MCT ermittelte Dauer der Exposition und die entsprechenden Abwehrstrategien standen in Beziehung zu Art und Lokalisierung der zerebralen Störung.

Haben wir den diagnostischen Prozeß abgeschlossen, so steht zu hoffen, daß die meisten Patienten eine fundierte klinische Diagnose erhalten haben, die vom weiteren klinischen Verlauf der Erkrankung bestätigt, in Frage gestellt oder verworfen wird. Eine definitive Diagnose kann jedoch erst nach detaillierter neuropathologischer Untersuchung erfolgen. Vom wissenschaftlichen Standpunkt aus wäre es allerdings wohl genauso wichtig, auch diejenigen Patienten weiterzuverfolgen, die aus der Studie ausgeschlossen wurden, weil bei ihnen als Diagnose der normale Alterungsprozeß, funktionelle Störungen, andere hirnorganische Syndrome oder andere Störungen herangezogen wurden.

Die Diagnose geistiger Störungen bei älteren Patienten ist meist ein schwieriges und zeitaufwendiges Unterfangen. Das Problem besteht nicht nur in der Differenzierung zwischen organischen und funktionellen Störungen, sondern auch in der bekannten Tatsache, daß ältere Menschen – zumindest zeitweise – von beiden Krankheitsformen heimgesucht werden können. Dies muß auf den einzelnen Stufen des diagnostischen Verfahrens berücksichtigt werden. Neue Techniken haben die diagnostischen Möglichkeiten erweitert, und es steht zu hoffen, daß unsere diagnostischen Zielsetzungen zum Thema Demenz sich in der Richtung weiterentwickeln, die Felix Post schon vor 20 Jahren vorschlug: „In der Zukunft könnte es einmal wünschenswert sein, unabhängig vom Alter und von der Prognose in jedem Einzelfall eine präzise Diagnose zu stellen."

Literatur

1. American Psychiatric Association (1987) DSM III-R: Diagnostic and statistical manual of mental disorders. APA, Washington/DC
2. Gutzmann H, Kanowski S, Krüger H, Urban R, Ciompi L (1988) Das AGP-System. Manual zur Dokumentation gerontopsychiatrischer Befunde. Springer, Berlin Heidelberg New York Tokyo
3. Bird JM, Levy R, Jacoby RJ (1986) Computed tomography in elderly: Changes over time in a normal population. Br J Psychiatry 148:80–85
4. Brun A (1987) Frontal lobe degeneration of non-Alzheimer type. I. Neuropathology. Arch Gerontol Geriatr 6:193–208
5. Brun A, Gustafson L (1988) Zerebrovaskuläre Erkrankungen. In: Kisker KP, Lauter H, Meyer J-E, Müller C, Strömgren E (Hrsg) Psychiatrie der Gegenwart. Springer, Berlin Heidelberg New York Tokyo, S 253–295
6. Englund E, Brun A, Gustafson L (1989) A white-matter disease in dementia of Alzheimer's type – clincal and neuropathological correlates. Int J Geriatr Psychiatry 4:87–102

7. Folstein MF, Folstein SE, Mach Hugh PR (1975) Mini-mental state. A practical method for grading the cognitive state of patients for the clinician. J Psychiatr Res 12:189–198
8. Gustafson L, Hagberg B (1975) Dementia with onset in the presenile periode. A cross-sectional study. Acta Psychiatr Scand [Suppl] 257
9. Gustafson L, Nilsson L (1982) Differential diagnosis of presenile dementia on clinical grounds. Acta Psychiatr Scand 65:194–209
10. Gustafson L (1987) Frontal lobe degeneration of non-Alzheimer type. II. Clinical picture and differential diagnoses. Arch Gerontol Geriatr 6:209–223
11. Hachinski VC, Iliff LD, Zilka E et al. (1975) Cerebral blood flow in dementia. Arch Neurol 32:632–637
12. Johanson A, Gustafson L, Brun A, Risberg J, Rosén I, Tideman E (1989) A longitudinal study of Alzheimer dementia in Down's syndrome. J Cereb Blood Flow Metab [Suppl 1] 9:548
13. Johanson A, Hagberg B (1989) Psychometric characteristics in patients with frontal lobe degeneration of non-Alzheimer type. Arch Gerontol Geriatr 8:129–137
14. Johanson A, Gustafson L, Smith GJW, Risberg J, Hagberg B, Nilsson B (1990) Adaptation in different types of dementia and in normal elderly subjects. Dementia 1:95–101
15. McKhann G, Drachman D, Folstein M, Katzmann R, Price D, Stadlan E (1984) Clinical diagnoses of Alzheimer disease: Report of the NINCDS-ADRDA work group under the auspices of dept of health and human services, task force on Alzheimer's disease. Neurolgy 34:939–944
16. Neary D, Snowden JS, Mann DMA, Northen B, Goulding PJ, Madcermott N (1990) Frontal lobe dementia and motor neuron disease. J Neurol Neurosurg Psychiatry 53:23–32
17. Risberg J, Gustafson L (1988) Regional cerebral blood flow in psychiatric disorder. In: Knezevic S, Maximilian VA, Mubrin Z, Prokovnik I, Wade J (eds) Handbook of regional cerebral blood flow. LEA Publishers, New Jersey London, pp 219–240
18. Tierney MC, Fisher RH, Louis AJ, Zorzitto ML, Snow WG, Reid DW, Nieuwstraten P (1988) NINCDS-ADRDA work group criteria for the clinical diagnoses of probable Alzheimer's disease. A clinical pathological study of 57 cases. Neurology 38:359–364
19. Wallin A et al. (1990) Konsensus I: Klassifikation och utredning. Läkartidningen 87:3857–3865

Anthropologische Aspekte des Alters und der Demenz

E. Lungershausen

Eine anthropologische Betrachtung von Alter und Demenz stellt Wesen und Sein des alten und des leidenden alten Menschen in den Mittelpunkt ihrer Überlegungen.

Die Beschäftigung mit dem Alter und seinen spezifischen Problemen ist bis vor wenigen Jahrzehnten innerhalb der Psychiatrie relativ karg gewesen. Blättert man in älteren psychiatrischen Lehrbüchern und auch in einigen heutigen, so findet man gewöhnlich sehr vieles über hirnorganische Psychosyndrome, über dementiellen Abbau, über Psychosen im „Rückbildungsalter", wobei schon über diesen letzten, offenbar wenig reflektierten Begriff manches zu sagen wäre, wenig findet man aber über das Alter selbst.

Die Psychiatrie des Alters aber ist, worauf Lauter [5] sehr zu Recht hingewiesen hat, nicht „die Psychiatrie der Demenz".

Diese frühere Betrachtungsweise des Alters mag wohl darin ihren Grund gehabt haben, daß das Alter im Bereich der Medizin „noch weitgehend als ein reines statisches Phänomen oder als ein Prozeß einer negativen Entwicklung mit Zunahme von pathologischen, physiologischen und morphologischen Veränderungen bei Häufung von Krankheiten und gleichzeitig fortschreitender Abnahme von physischen und psychischen Fähigkeiten angesehen" wurde [10].

Das unaufhaltsame, jeden Menschen erreichende und ihn schließlich überwältigende Faktum des Alterns schien eine resignative Haltung gegenüber diesem Unausweichlichen nicht nur beim Altwerdenden selbst und innerhalb seiner Umgebung, sondern auch bei seinen Ärzten zu begründen. In früherer Sichtweise bewegte sich anscheinend der Lebensablauf des Menschen in einer Art Bogen, der von Kindheit über Jugend, Erwachsensein, Altwerden und das Greisenalter dann schließlich in vermeintlicher „Rückbildung" zum kindischen Greise führte.

Ein alter Bilderbogen aus dem vorigen Jahrhundert illustriert vielleicht diese Betrachtungsweise (Abb. 1).

Wie die in den letzten Jahrzehnten immer mehr zunehmende, inzwischen kaum noch überschaubare wissenschaftliche Literatur der verschiedensten Disziplinen, v.a. auch innerhalb der Medizin, zeigt, hat sich diese deutlich geändert; man kann hinzufügen: Dies mußte sich auch ändern.

Nachzudenken über das Alter, ist natürlich eine Aufgabe, die jeder von uns ohnehin für sich selbst, für sein eigenes Schicksal, für sein individuelles, ihm eigenes Alter zu leisten hat oder zu leisten haben wird.

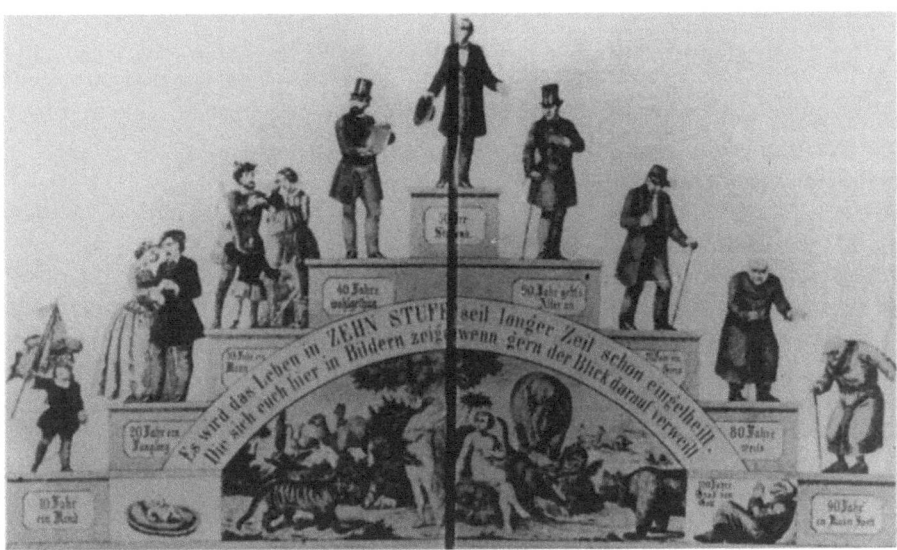

Abb. 1. Bilderbogen – 19. Jahrhundert

Darüber hinaus aber wird zu fragen sein, ob es in dem Prozeß des Älterwerdens auch bestimmte, allgemein gültige Faktoren gibt, die dessen Ablauf zu beeinflussen vermögen, von denen nur einige wenige hier kurz skizziert werden können.

Schon die allgemeine Lebenserfahrung zeigt, daß Alter eine individuell verschiedene Zeitspanne mit variablem Beginn umfaßt, die neben biographischen auch andere, etwa biologische, psychologische und soziale Dimensionen besitzt. Diese hohe Inter- und Intraindividualität des Alterungsprozesses kommt auch, wie Kruse dies ausgeführt hat, in dem Begriff des „funktionalen Alters" zum Ausdruck [3, 4].

„Das funktionale Alter orientiert sich an den Kapazitäten des Individuums in den einzelnen Funktionsbereichen und stellt ein Maß für dessen Gesamtkompetenz im physischen, psychischen und sozialen Bereich dar" [3]. In der „Göteburg-Studie" konnten Svanborg et al. [15] zeigen, daß das „funktionale Alter" sowohl nach oben als auch nach unten erheblich abweichen kann.

So scheint es des Nachdenkens wert, ob eigentlich das Altwerden und das Altern in jenem Koordinatensystem von Geschichtlichkeit und Befindlichkeit, innerhalb dessen Leben geschieht, sich unbedingt miteinander ereignen müssen oder ob sich der Alterungsprozeß nicht vielleicht verzögern läßt, sowohl im Hinblick auf den Zeitpunkt seines Beginns wie auf die Art seines Verlaufs.

Natürlich werden immer Grenzen gesetzt sein, jenseits derer ein Alter zum Greis wird und sich im Wandel seines Lebens selbst wandelt. Jedoch könnte es sein, daß in unserer eigenen Haltung gegenüber dem Altern und dem Alter Überzeugungen und Verhaltensweisen vorhanden sind, die uns rascher altern lassen, als dies notwendig wäre. Gemeint ist dabei jene Haltung, die in erster Linie den Prozeß des Alterns im Sinne von Rückbildung und ständigem Verlust von Freiraum sieht, als eine Art Krankheit, die sich unheilbar, gefährdend und von Tag zu Tag verschlimmernd bis hin zum Tode ereignet.

Bis heute ist es oftmals noch ein Defizienzmodell des Alterns, das sich an äußeren Gegebenheiten, etwa dem Welkwerden des Leibes, orientiert und seit langer Zeit den Blick auf das verstellt, was Alter wirklich ist oder was es zumindest für viele sein könnte.

Der Mensch weiß, daß er alt wird, und er will dies auch, da nur ein möglichst hohes Lebensalter ihn in die Lage versetzt, seinem Lebensweg eine weitere Strecke hinzuzufügen. Dennoch aber möchte er nicht eigentlich altern, weil er im Alter den Abbau und die Reduktion zu sehen glaubt. „Die Angst vor dem Alter hat panisches Ausmaß; das Altern selbst wird zu einem Lebensabschnitt großer Verlassenheit ohne Reprozität mit der Jugend. Es ist eine bittere Ironie, daß sich zugleich das durchschnittliche Leben um Jahrzehnte verlängert hat ... [9].

Der Alternde wird sich fragen müssen, ob er als alter Mensch noch derjenige sein wird, der er in bezug auf sich selbst, seine Umwelt und seine Verhältnisse jetzt ist und später einmal gewesen sein wird. Die Haltung gegenüber dem Alter ist also bestimmt von Zwiespältigkeit. Der Mensch muß das Alter einerseits erreichen, da er nur so weiteren Raum für seine Möglichkeiten zu sehen vermag; erreicht er es aber, so wird er erwarten müssen, daß das Alter in dem von ihm befürchteten Sinne die auf diese Weise gewonnenen Möglichkeiten nichtet. Dabei ist für ihn nicht einmal mit Sicherheit zu erkennen, wo die Grenze liegt, an der neu hinzugewonnene Möglichkeiten durch den Verlust der Fähigkeit, sie zu nutzen, wieder entwertet werden. Aus dieser Sicht wird Alter zu einer unabwendbaren Bedrohung.

Und man muß kritisch zugeben, daß zu solchen Sichtweisen auch die Medizin das ihre beigetragen hat.

Sieht man in die ältere psychiatrische Literatur, die schon eingangs erwähnt wurde, so wird, wenn vom Alter überhaupt die Rede ist, gewöhnlich die zunehmende Defizienz in den Vordergrund gestellt. Für Kraepelin [2] beispielsweise ist das Alter eine Zeit „des körperlichen Niedergangs", und vom 5. Lebensjahrzehnt an „beginnen sich die Zeichen auch des geistigen Rückganges ... bemerkbar zu machen". Im *Lehrbuch der Greisenkrankheiten* von Schwalbe aus dem Jahre 1906 stellt dieser fest, daß dem „Werden des Menschen in der Physiologie und Pathologie seine Involution, sein Vergehen" gegenüberstünde.

Noch 1960 hält Ruffin [11] in seinem Handbuchbeitrag zwar fest, daß die medizinische Frage des Alterns „ohne naturwissenschaftliche Methoden und Ergebnisse nicht zu behandeln ist, in ihnen allein aber auch nicht besteht", verwahrt sich dann jedoch bereits im nächsten Satz gegen den Verdacht, es könne sich „Philosophie, Psychologie, vielleicht Soziologie und Politik oder gar Weltanschauung oder Dichtung in diesen medizinischen Gegenstand einschleichen".

Glücklicherweise ist diese Sichtweise, die hier kritisiert wird, heute obsolet geworden, und in heutiger Sicht ist Altern nicht nur ein biologisches, sondern auch ein soziales und kulturelles Geschehnis, dessen einzelne Faktoren dabei untrennbar miteinander verbunden sind, ihre Unterscheidung wäre willkürlich.

So definiert sich der Beginn des Alters eher aus sozialen Faktoren als ein gesellschaftlich auferlegter Lebensabschnitt, der sich u.a. durch Beendigung der beruflichen Tätigkeit und das Ausscheiden aus dem Arbeitsprozeß, damit im übrigen auch aus vorgegebenen sozialen Bezügen, bestimmt.

Bereits jetzt besitzen die Menschen im höheren Lebensalter von ihrer Zahl her gesehen eine wesentlich größere Bedeutung, als dies ihrem sozialen Ansehen entspricht.

In diesem Zusammenhang sollte vielleicht noch erwähnt werden, daß alte Menschen eine ihrer früheren Aufgaben weitgehend verloren haben. Aufgrund von Wissen und Erfahrung waren sie einst auch geachtete Träger von Überlieferung und Tradition und repräsentierten so Weisheit und Gedächtnis der Gesellschaft.

Heute, wo fern von Tradition und Erfahrung nach dem jeweils Neuesten gesucht wird, haben sie diese Rolle und deren Würde, als eben zu alt, weitgehend verloren.

Jene Vorstellung vom Alter als kontinuierlich zunehmende Defizienz, die sich als Vorurteil im Laufe eines Lebens zusammenfügt, wird von vielen Menschen unverändert in das Alter selbst mit hineingenommen. Und so ist auch der Satz von Lichtenberg zu verstehen: „Nichts macht schneller alt als der immer vorschwebende Gedanke, daß man älter wird" [8].

Wer also Alter auf sich zukommen sieht in der Überzeugung, daß damit ein Schwund seiner körperlichen und geistigen Kräfte verbunden sei, Krankheit und Einsamkeit sich ihm nähern, wird bei sich auch rascher vermeintlich erste Anzeichen seines Alters spüren und ebenso deren Fortschreiten, eher jedenfalls als ein anderer, der unbeschwert in diese Lebensphase hineingeht.

So ist das, was wir im Alter sind, zum Teil auch abhängig von der Vorwegnahme des Alters, von den Erwartungen, die wir mit ihm verbinden. So wird wohl der sein Altern rascher und intensiver erleben, der in ihm die Bestätigung für seine in diesen Lebensabschnitt mitgebrachten Ängste sucht und zu finden glaubt.

Aus einer solchen Grundhaltung heraus, die Alter nur mit negativen Assoziationen besetzt sieht, nur als ständig zunehmenden Verlust von Möglichkeiten und Gegebenheiten, ließe sich eine Treppe des Abstiegs konstruieren, deren einzelne Stufen durch Aufgeben- und Verzichtenmüssen bestimmt sind und die in ihrer Gesamtheit bis hin zu einem trostlosen Warten auf den Tod führt.

Daß unter solchen Auspizien der Tod herbeigesehnt, sogar sehnsüchtig erwartet oder durch eigenes Handeln vorweggenommen wird, zeigen die Suizidziffern bei alten Menschen, die die höchsten überhaupt sind.

Die Liste von Negativerwartungen in bezug auf das Alter scheint sich dann zu bestätigen, wenn nun zunehmend körperliche, v.a. aber psychische

Beeinträchtigungen auftreten. Wenn auch ein dementieller Prozeß nur eine Minderzahl von alten Menschen betrifft, so bringt er diese Betroffenen jedoch in die gefürchtete Situation zunehmender Abhängigkeit und Einschränkung ihrer Selbstverfügbarkeit. Über allen Betrachtungen des Nachlassens psychischer Leistungen im Falle beginnender oder fortgeschrittener Demenz darf diese besondere Lebenssituation nicht außer Acht gelassen werden.

Hier ist es jetzt das Verständnis der bestehenden Schwäche, ihr Annehmen und das Getragenwerden durch die Personen der Umgebung des alten Menschen, die vieles zu erleichtern vermag.

Oft ist es nicht das Ausmaß der psychischen Veränderungen, sondern es sind die soziale Isolation, Auflösung von Familienstrukturen, das Unverständnis oder Fehlen von hilfsbereiten Angehörigen, die über den Verbleib in Wohnung bzw. Familienverband oder Aufnahme in Alten- und Pflegeheime entscheiden.

Der Akzeptanz der sich nun entwickelnden psychischen Beeinträchtigungen muß auf der Seite des Erkrankten jedoch auch die Akzeptanz der zunehmenden Verwiesenheit auf fremde Hilfe gegenüberstehen. Das oft zu beobachtende Verleugnen oder Bagatellisieren psychischer Beeinträchtigung durch den davon Betroffenen auch dort, wo diese Erkenntnis durchaus möglich wäre, dürfte dem Widerstand gegen das Eingeständnis der Hilfsbedürftigkeit entsprechen. Hier aber ergeben sich auch wichtige Ansätze für eine Psychotherapie, z.B. im Aufarbeiten von jetzt neu entstandenen oder durch das Angewiesensein reaktivierten Konflikten mit anderen Personen und im Anerkennen und Annehmen von Hilfsbedürftigkeit.

Ebenso wichtig ist jedoch die Beratung und Hilfe für jene Angehörigen, die den Erkrankten tragen sollen [6, 7].

Einige eher grundlegende Überlegungen zur Frage von Prophylaxe und Therapie sollen noch angefügt werden.

Ich greife einen Satz von A. Mitscherlich auf, der sagt: Man möchte leben, ohne zu altern, „aber in Wirklichkeit altert man, ohne zu leben" [9].

Alles Bemühen um den alten und auch um dementen alten Menschen müßte darauf hinzielen, diesen Gedanken unzutreffend werden zu lassen.

Mir scheinen hier im Grunde zwei Aufgaben zu bestehen, die im weitesten Wortsinne psychotherapeutisch bestimmt sind:

Zunächst gilt, daß die zunehmende Lebenserwartung immer weiter steigende Zahlen alter Menschen und immer älterer Menschen in unserer Bevölkerung gebieterisch verlangt, daß dieser Gruppe jene soziale Bedeutung, Kompetenz und Würde beizumessen ist, auf die sie Anspruch hat. Es scheint nicht sinnvoll, für sich selbst den jungen Erwachsenen zum Maß machen zu wollen, an dem man das eigene Alter mißt.

Von diesem Maß abgehend werden wir begreifen müssen, daß jede Altersgruppe ihre eigene Bedeutung, ihre Aufgaben, ihre Pflichten und Rechte hat.

Diese Erkenntnis sollte aber schon früher eintreten, in der Jugend bereits sollte auf das Alter *hin*gedacht werden. Alter muß nicht ein ebenso unabwendbares wie sinnloses Stadium am Ende des Lebens sein, sondern kann auch etwas anderes bedeuten: eine Zeit bewußten Vorwärtsschreitens, der Erfüllung, sogar der Vervollkommnung. Alter muß verstanden werden als eine weitere Möglichkeit, die das Leben bietet, dann nämlich, wenn aus der Uneigentlichkeit des Arbeitslebens – welches jedenfalls zum Teil bestimmt, wie der Mensch zu sein hat – hinausgetreten werden kann in die Eigentlichkeit gelebten Lebens, die den Menschen sein läßt, wie er sein wollte und sein möchte.

In diesem Zusammenhang scheinen auch Überlegungen von Schubert [12] wichtig, der meint: „es gilt, die Zeit und das Alter mit Inhalt zu erfüllen und es wäre grauenvoll, wenn eine mehr an sich als an die Menschen denkende Freizeitindustrie die Lösung dieses enormen Problems übernehmen würde. Die Lösung heißt vielmehr: Weiterbeschäftigung nach eigenem Lebensplan". So sollte es möglich sein und üblich werden, daß der Mensch Tätigkeiten und Fähigkeiten lange vor Erreichen seiner Altersgrenze bei sich entdecken und entwickeln könnte, die er dann nach Abschluß seiner Berufsarbeit und gleichsam als neuen, ihm eigenen und ihm gemäßen Beruf weiterbetreiben kann. Hier ist die Gelegenheit für den älter werdenden Menschen, sich schon möglichst frühzeitig selbst zu finden und später dann Gebiete seiner Begabung und Möglichkeiten auszubilden, die vielleicht sonst brach gelegen hätten oder bisher brach liegen mußten. Alter kann solche Möglichkeiten bieten, sich in der Vervollkommnung selbst zu vollenden. Dies verlangt nach einer Änderung der Einstellung gegenüber dem Alter, die nicht früh genug erfolgen kann; es eröffnet andererseits aber auch Möglichkeiten eines therapeutischen Zugangs, dort nämlich, wo es darum geht, dem alten Menschen zu zeigen, daß auch er noch Zukunft hat, eine Zukunft nämlich, die möglicherweise für sein Leben von besonderer Bedeutung ist, indem sie darüber befindet, ob seine Vergangenheit lebendig ist und sinnerfüllt. Sinnhaftigkeit des Alters wird immer über die Sinnhaftigkeit des ganzen Lebens entscheiden. Daneben wird der alte Mensch und ganz besonders der demente alte Mensch der verständnisvollen, empfindsamen und sorgenden Zuwendung bedürfen, die verbunden ist mit beständigem Respekt vor seiner Person und seiner Würde.

Darüber hinaus aber wäre immer wieder das bereits erwähnte Ziel anzustreben, dem Alter Sinn zu verleihen.

Leben und Alter zu begreifen als Bestandteil eines Lebensentwurfs und in diesem Begreifen dessen Sinnzusammenhänge zu erkennen, sind wesentliche, vielleicht letzte existentielle Aufgaben, die dem alten Menschen gestellt werden und wo die große Herausforderung für ihn liegt. Mancher mag auch hier noch zu jener reifen Weisheit finden, die er für sein Alter erhofft haben mag und die es ihn *er*leben läßt.

So wollte vielleicht auch Goya jenes Selbstbildnis aus seinen letzten Jahren verstanden wissen, wenn er dem hinfälligen Greis die stolzen Worte beigibt: „Aun aprendo" („noch immer lerne ich"; Abb. 2).

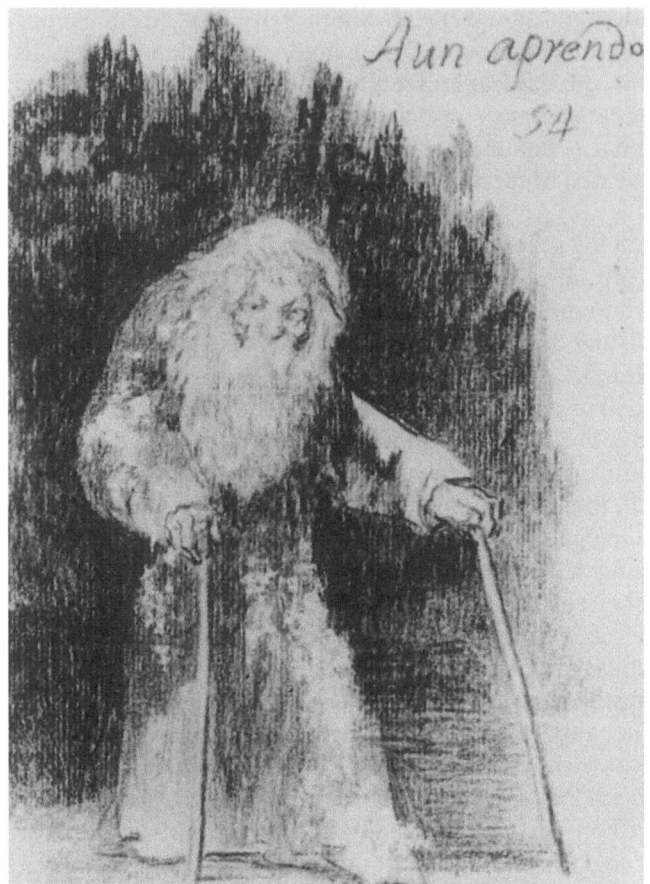

Abb. 2. Goya: Selbstbildnis aus seinen letzten Lebensjahren

Das scheint die große Herausforderung für jeden von uns, Betroffener oder Helfer, wenn es gelingt, in der Weisheit des Alters das bevorstehende Ende eines Lebens nicht mehr als dessen sinnlosen Abbruch, sondern als gewirkte Tat und als Vollendung erfahren zu können.

Literatur

1. Busse EW, Blazer DG (eds) (1989) Geriatric psychiatry. Am Psychiatr Press, Washington
2. Kraepelin E (1899) Psychiatrie, Bd 2. Barth, Leipzig
3. Kruse A (1987) Kompetenz bei chronischer Krankheit im Alter. Z Gerontol 20:355
4. Kruse A (1989) Psychologie des Alters. In: Kisker KP, Lauter H, Meyer J-E, Müller C, Strömgren E (Hrsg) Psychiatrie der Gegenwart, Bd 8. Springer, Berlin Heidelberg New York Tokyo

5. Lauter H (1988) Die organischen Psychosyndrome. In: Kisker KP, Lauter H, Meyer JE, Müller C, Strömgren E (Hrsg) Psychiatrie der Gegenwart, Bd 6. Sprnger, Berlin Heidelberg New York Tokyo
6. Lauter H, Kurz A (1989) Demenzerkrankungen im mittleren und höheren Lebensalter. In: Kisker KP, Lauter H, Meyer JE, Müller C, Strömgren E (Hrsg) Psychiatrie der Gegenwart, Bd 8. Springer, Berlin Heidelberg New York Tokyo
7. Lazarus LD (1989) Psychotherapy with geriatric patients in the ambulatory care setting. In: Busse EW, Blazer DG (eds) Geriatric psychiatry. Am Psychiatr Press, Washington
8. Lichtenberg CG (1800) Vermischte Schriften, Bd 2
9. Mitscherlich A (1983) Gesammelte Schriften, Bd 3. Suhrkamp, Frankfurt am Main
10. Radebold H (1979) Psychosomatische Probleme in der Geriatrie. In: Uexküll T von (Hrsg) Lehrbuch der psychosomatischen Medizin. Urban & Schwarzenberg, München Wien Baltimore
11. Ruffin H (1960) Das Altern und die Psychiatrie des Seniums. In: Benda CE et al. (Hrsg) Psychiatrie der Gegenwart, Bd 2. Springer, Berlin Göttingen Heidelberg
12. Schubert R (1972) Aufgaben und Ziele der Gerontologie. In: Gadamer HG, Vogler P (Hrsg) Neue Anthropologie, Bd 3. Thieme, Stuttgart
13. Svanborg A, Berg S, Mellström D, Nilsson L, Persson G (1986) Possibilities of preserving physical and mental fitness and autonomy in old age. In: Häfner H, Moschel G, Sartorius G (Hrsg) Mental health in the elderly. Springer, Berlin Heidelberg New York Tokyo

Das Nootropikakonzept in der Pharmakotherapie

Pharmakologie der Nootropika

H. Coper

Die Pharmakologie beschäftigt sich bekanntlich mit den Wirkungen chemischer Substanzen auf Tier und Mensch sowie mit dem Verhalten des Organismus gegenüber diesen Fremdstoffen. Sie analysiert die Effekte auf verschiedenen Ebenen und bemüht sich, die Wirkmechanismen bis in den subzellulären, molekularen Bereich aufzuklären. Nootropika sind Arzneimittel, die Hirnleistungsstörungen im Alter wie nachlassendes Gedächtnis, geringer werdendes Lern- und Konzentrationsvermögen bzw. die Symptome des hirnorganischen Psychosyndroms verbessern sollen.

Zur Pharmakologie der Nootropika gehört es demzufolge, im Tierexperiment und in klinischen Studien das Vorhandensein oder Fehlen derartiger Wirkqualitäten zu untersuchen und zu belegen. So leicht dieser Auftrag zu formulieren ist, so mühsam und kompliziert ist es, ihn zu erfüllen. Schon darüber, wie die Wirksamkeit der Nootropika nachgewiesen werden kann, besteht weder konzeptuell noch methodisch ein allgemeiner Konsens. Darüber hinaus werden auch immer wieder lange geklärte Grundfragen neu diskutiert, z.B. ob im Tierversuch kognitive Fähigkeiten überhaupt valid und reliabel gemessen werden können. Niemand zweifelt heute mehr an dieser Möglichkeit, auch wenn bei vielen Testverfahren die Zuordnung der Ergebnisse zu speziellen Hirnleistungen schwierig und manchmal auch nur spekulativ sein kann, zumal wenn Reaktionen eng mit anderen verknüpft sind. Das beste Beispiel für derartige Wechselbeziehungen verschiedener mentaler Funktionen ist die Vigilanz. Sinkt ihr Tonus ab, nimmt nicht nur die Vigilität, d.h. die Wachheit, sondern auch die Aufmerksamkeit, das Konzentrationsvermögen usw. ab.

Die zweite, immer neu aufgeworfene Frage, inwieweit tierexperimentelle Befunde auf den Menschen übertragbar sind, sollte für die Gerontologie eigentlich ebenfalls geklärt und akzeptiert sein. Das Altern ist ein fundamentaler Prozeß, der bei allen höher entwickelten Lebewesen − wenn auch in unterschiedlichen, artspezifischen Ausdrucksformen − weitgehend nach dem gleichen Prinzip und über ähnliche Mechanismen abläuft.

Völlig zu Recht kann kritisiert werden, daß lange Zeit versucht worden ist, gerontologische Probleme an jungen Tieren zu lösen und altersbedingte Leistungsminderungen in wenigen ausgesuchten Versuchsanordnungen festzustellen. Diese Fehleinschätzung wird jedoch inzwischen zunehmend korrigiert.

Der Einwand, Altern sei ein Teil der Biographie eines Individuums, die beim frei lebenden Tier in der Regel nicht bekannt oder beim Labortier standardisiert sei, ist ebenfalls berechtigt, aber nicht von hohem Gewicht.

Über diese generellen Einwände hinaus hat sich die Pharmakologie der Nootropika mit den erwähnten Unsicherheiten auseinanderzusetzen. Sie betreffen in erster Linie das theoretische Konzept über die Pathogenese der Hirnleistungsstörungen im Alter. Theorien sollen nach allgemeiner Übereinkunft möglichst viel erklären, d.h. breiten Rahmenbedingungen genügen und in ihren Grundaussagen prüfbar sein. Tatsächlich ist die derzeitige Nootropikaforschung aber nur punktuell theoriegeleitet und vorwiegend durch Befunderhebung in verschiedenen weitgehend geschlossenen Subsystemen gekennzeichnet.

Der zweite mit dem ersten eng verknüpfte wichtige Unsicherheitsfaktor ist die Validität der Modelle, die Hirnleistungsstörungen im Alter abbilden sollen. Auch er wird relativ wenig kritisch diskutiert. Eine Ischämie oder das Vermeidungsverhalten können ernsthaft nicht als Modelle für z.B. das HOPS bezeichnet werden, auch wenn Nootropika in den entsprechenden Versuchen positiv deutbare Effekte besitzen. Erwähnt sei schließlich die Beharrlichkeit, mit der bei der wissenschaftlichen Bearbeitung dementieller Erkrankungen an eingefahrenen Vorstellungen, selbst wenn sie überholt, ja belegbar falsch sind, festgehalten wird.

Nach dem Wissensstand der 50er Jahre war die mit dem Alter sich entwickelnde Sklerose der Hirngefäße und dem sich daraus ergebenen Ziel, die Hirndurchblutung zu verbessern, als Krankheits- und Therapiekonzept durchaus plausibel. Doch schon seit 1959 wird die Grundannahme mit gewichtigen Argumenten angezweifelt [1].

Seit den 70er Jahren ist klar, daß nur ca. 25% der dementiellen Erkrankungen vaskulär bedingt sind [2]. Unabhängig davon ist inzwischen weitgehend unstrittig, daß bei oraler Anwendung und bei der empfohlenen Dosis praktisch keines der im Handel befindlichen Präparate mit entsprechender Indikation einen therapeutischen Nutzen durch Vermehrung der Hirndurchblutung besitzt. Für einige Substanzen wurde dann eine verbesserte Glukoseutilisation bzw. eine gesteigerte O_2-Versorgung des Gehirns als Wirkprinzip in den Vordergrund gestellt. Es würde zu weit führen darzulegen, daß auch mit dieser Deutung weder pathogenetische Zusammenhänge aufgedeckt noch die Wirksamkeit der Präparate erhöht werden, sondern nur wieder falsche Assoziationen induziert worden sind. Ein Blick in die „Rote Liste" über das Angebot an Arzneimitteln, die die Hirndurchblutung fördern sollen bzw. die mit der Glukoseutilisation argumentieren, weist auf die geringe Bereitschaft hin, Konsequenzen aus nicht genehmen Erkenntnissen zu ziehen.

Auch die Cholinmangelhypothese zur Erklärung der Alzheimer-Erkrankung und die auf ihr sich gründende Substitutionstherapie mit Cholinomimetika hat sich in ihrer eingeengten Betrachtungsweise nicht bestätigt [3]. Zu häufig wird verdrängt, daß die Impuls- und damit die Informationsvermittlung in einem gewaltigen Selektions- und Ordnungsprozeß über ein dichtes

Netz von Nervenzellen und deren zahlreichen synaptischen Verbindungen verläuft. Sie bedarf vielseitiger interneuronaler Wechselbeziehungen, an denen stets mehrere Transmitter und Modulatorensysteme beteiligt sind. Es ist schwer vorstellbar, daß derart regulierte und kontrollierte Vorgänge nur wenig Ausgleichs- und Reservekapazität besitzen sollen und der Teilverlust einer Funktionseinheit zu schwerwiegenden Folgen führt.

Schließlich darf auch nicht übersehen werden, daß Nootropika auf der molekularen Ebene offenbar kein einheitliches Wirkprinzip besitzen; zumindest ist es bisher nicht erkennbar.

Bemerkenswerterweise hat die ungenügende „Anpassung der Gedanken an die Tatsachen", die Ernst Mach in seinem Buch „Erkenntnis und Irrtum" (Skizzen zur Psychologie der Forschung) schon 1905 kritisierte, die Nootropikaforschung wenig beunruhigt und zu entsprechenden Konsequenzen veranlaßt.

Wenn aber Hirnleistungsstörungen im Alter nicht auf einen spezifischen Defekt, auf Einschränkungen des Informationsflusses in einem einzelnen Transmittersystem oder auf einen isoliert defizitär gewordenen Stoffwechselschritt zurückzuführen sind, müssen sie als Summationseffekt angesehen werden, der in einem allgemeinen Nachlassen der regulierenden, kontrollierenden, integrierenden und stabilisierenden Funktion des ZNS zum Ausdruck kommt. Als Hypothese formuliert sind Hirnleistungsstörungen im Alter demnach Folge eines Verlustes an Anpassungsfähigkeit des Organismus [4]. Mit großer interindividueller Variabilität wird die zentrale Reizver-

Training ausgeglichen werden kann. Der Organismus besitzt also auch im Alter durchaus nutzbare Reserven.

Hier setzt auch das von uns postulierte Wirkungsprinzip der Nootropika an. Es besteht darin, daß diese Arzneimittel gestörte Hirnfunktionen im Sinne einer Aktivierung von Adaptationsleistungen über ganz verschiedene Mechanismen günstig beeinflussen können. Hinweise hierfür sind die Verkürzung der postoperativen Erholungsphase nach neurochirurgischen Eingriffen und die Verbesserung mentaler Insuffizienzzeichen nach experimenteller Bradykardie bei Herzschrittmacherpatienten. Nootropika lassen sich daher vielleicht auch als homöostasestabilisierend charakterisieren [5]. Die Folge ist eine Normalisierung geringer gewordener Leistungen verschiedener Funktionen des ZNS bzw. die Wiederherstellung bereits verminderter Aktivierbarkeit wie Steigerung reduzierter Aktivität, Vermeidung vorzeitiger Ermüdbarkeit und Konzentrationsschwäche. Auf diese Weise kann es auch zu einer Verbesserung der Emotionalität, das heißt Abnahme von Ängstlichkeit, Reizbarkeit und Verstimmungen kommen.

Wie lassen sich diese theoretischen Erwägungen experimentell und klinisch überprüfen? Dazu bedarf es zunächst der Entwicklung geeigneter Modelle, denn in den üblichen Screeningverfahren sind Nootropika, wenn überhaupt – sowohl nach akuter wie chronischer Gabe – nur begrenzt wirksam. Lediglich im sog. Shock-avoidance-Test, mit dem Gedächtnisfunktionen untersucht werden, haben Nootropika einen günstigen Effekt, der aber nicht überschätzt werden darf. Schon diese relative Wirkungslosigkeit weist darauf hin, daß diese Substanzen physiologische Reaktionsabläufe wenig beeinflussen. Selbst eine im Alter vergleichsweise geringere und störanfälligere Basisleistung muß durch sie nicht unbedingt verbessert werden. Erst bei Anforderungen an das geschwächte oder krankhaft veränderte Funktionssystem tritt der ausgleichende Effekt zutage. Die Modelle müssen also die Bedingung Insuffizienzauslösung durch Belastung erfüllen. Diese Modelle können relativ einfach konstruiert werden. Wird zum Beispiel die Nahrungs- und Flüssigkeitsaufnahme von jungen und alten Ratten gemessen, so lassen sich kaum Unterschiede feststellen. Wird das normale Freß- und Trinkverhalten durch Pharmaka wie Amphetamin, Diazepam oder Pentamethylentetrazol gestört, so reagieren alte Tiere wesentlich stärker als junge. Dieser „überschießende" Effekt wird durch Nootropika, die selbst auf den Futterkonsum keinen Einfluß haben, weitgehend aufgehoben [6, 7].

Auch im sog. Rota-Rod-Test, mit dem Koordinationsleistungen gemessen werden, sind Nootropika nur unter bestimmten Bedingungen wirksam. Beträgt die Umdrehungsgeschwindigkeit der Walze 10 Umdrehungen pro min, so bewältigen junge wie alte Tiere die Aufgabe mit und ohne Nootropika gleich gut. Die Anforderung ist zu gering. Bei 40 Umdrehungen/min sind die alten Ratten überfordert. Sie sind trotz längerer Vorbehandlung nicht in der Lage, sich 1 min lang auf der Walze zu halten. Bei 20 Umdrehungen/min ist dagegen ein Effekt deutlich nachweisbar. Das Leistungsvermögen kann also nur in Grenzen erhöht werden [8, 9].

Ähnliches gilt für Lernleistungen im Labyrinth.

An dem Erfolg des Lernens während des Experiments am 1. Versuchstag zeigt sich, daß die Lösung einer neuen Aufgabe alten Tieren insgesamt schwerer fällt als jüngeren. Auch speziellen Leistungen zugeordnete Variable, die z.B. an der räumlichen Orientierung beteiligt sind, weisen auf ein geringeres kognitives Anpassungsvermögen im Alter hin.

Bei der Verwertung und Übung des am 1. Tag Gelernten kommt es, um beim Beispiel der räumlichen Orientierung zu bleiben, zu interessanten Differenzierungen. Gemessen an der verkürzten Witterungszeit und an der geringer werdenden Weglänge, wird der Lernerfolg bei beiden Altersgruppen gesteigert. Die anfänglich vorhandenen Unterschiede gleichen sich weitgehend aus. Die alten Tiere gewinnen jedoch nicht an Sicherheit, wenn die Länge einer nicht unterbrochenen Wegstrecke als Maß für die Vertrautheit mit der Situation angesehen wird [10].

Das von uns untersuchte Nootropikum Piracetam hat — man möchte fast sagen wie erwartet — keinen Einfluß auf das Labyrinthlernen alter Ratten, da Basisleistungen nicht verbessert werden. Ganz anders ist die Situation unter physikalischer oder „pharmakologischer" Belastung. Unter 10% normobarer Hypoxie ist der Lernerfolg alter Tiere deutlich langsamer als unter Normoxie. Durch Piracetam kann die Lernleistung zum Teil angehoben werden.

Auch Scopolamin verschlechtert die im Labyrinth gemessenen kognitiven Fähigkeiten alter Ratten schon in Dosen, bei denen junge Tiere kaum beein-

Zusammenfassend bestätigt die Pharmakologie der Nootropika an Tier und Mensch weitgehend den postulierten Summationseffekt auf ein verringertes Adaptationsvermögen und auch die These, daß diese Substanzen nur unter bestimmten Bedingungen wirksam sind. Beide Annahmen weiter zu sichern oder sie zu widerlegen, wird Aufgabe der nächsten Zeit sein.

Literatur

1. Lassen NA (1959) Cerebral blood flow an oxygen consumption in man. Physiol Rev 39:183–238
2. Tomlinson BE, Blessed G, Roth M (1970) Observation on the brains of demented old people. J Neurol Sci 11:205–242
3. Bartus RT, Dean RL, Pontacorvo M, Flicker C (1985) The cholinergic hypothesis – a historical, current perspective and future direction. Ann NY Acad Sci 444:332–358
4. Coper H, Jänicke B, Schulze G (1986) Biopsychological research on the adaptivity across the life-span of animals. In: Baltes PB, Featherman DL, Lerner RM (eds) Life-span development and behavior, vol 7. Erlebaum, London, pp 207–232
5. Coper H, Herrmann WM (1988) Psychostimulants, analeptics, nootropics: An attempt to differentiate and assess drugs designed for the treatment of impaired brain functions. Pharmacopsychiatry 21:211–217
6. Jänicke B, Coper H (1987) Food and fluid intake as criteria od disturbed adaptivity in old age. In: Essman WB (ed) Nutrients and brain function. Karger, Basel, pp 103–115
7. Jänicke B, Coper H (1991) Effect of age and drugs on food and fluid intake. J Growth Dev Aging 55:139–150
8. Jänicke B, Wrobel D (1984) Changes in motor activity with age and the effects of pharmacological treatment. Exp Gerontol 19:321–328
9. Jänicke B, Coper H, Schulze G (1988) Adaptivity as a paradigm for age-dependent changes exemplified by motor behavior. Ann NY Acad Sci 515:97–107
10. Schulze G, Coper H, Jänicke B (1988) Animal models for evaluation of age related changes in behavior. Drug Dev Res 14:363–368
11. CDGA, The Committee for „Geriatric Diseases and Asthenias" at BGA (1986) Impaired brain functions in old age. Bundesgesundheitsamt, Berlin (AMI-Hefte 1)

Beispiele klinischer Prüfmodelle für den Wirksamkeitsnachweis von Nootropika

H.-J. Möller

Wie bei vielen chronischen Erkrankungen, die mit den uns gegenwärtig zur Verfügung stehenden Medikamenten schwer beeinflußbar sind, ist der klinische Wirksamkeitsnachweis bei den medikamentösen Ansätzen zur Behandlung des hirnorganischen Psychosyndroms besonders schwierig. Ausgehend von den Erkenntnissen über die derzeit verfügbarenNootropika wird die Placebo-Verum-Differenz von den Präparaten, deren Wirksamkeit sich überhaupt nachweisen ließ, nur in der Größenordnung von 15−20% angegeben [2]. Es ist verständlich, daß eine so geringe Placebo-Verum-Differenz leicht durch verschiedene störende Einflußgrößen verwischt werden kann. Es handelt sich hier also um eine ganz andere Prüfsituation als z.B. im Bereich der Neuroleptika und Antidepressiva, wo deutlich höhere Placebo-Verum-Differenzen erwartet werden können.

Hinzu kommt, daß das hirnorganische Psychosyndrom die gemeinsame Endstrecke verschiedener ätiopathogenetischer Prozesse darstellt, die bisher nur zum Teil aufgeklärt sind und möglicherweise, ebenso wie die Vielzahl von Einzelsymptomen, aus denen sich das hirnorganische Psychosyndrom zusammensetzt, in unterschiedlicher Weise beeinflußbar sind. Die Komplexität der zu untersuchenden Phänomene (Tabelle 1) impliziert einen komplexen Untersuchungsansatz. Im Rahmen verschiedener nationaler und internationaler Arbeitsgruppen wurde in den letzten Jahren versucht, die Methodik der Prüfung von Nootropika durch Festlegung entsprechender Regeln zu verbessern. Aus dem deutschsprachigen Raum seien hier nur die diesbezügliche Arbeitsgruppe der Hirnliga, die Münchener Consensus-Konferenz zur Methodologie klinischer Nootropikaprüfung und die derzeit in dieser Angelegenheit noch tätige BGA-Kommission zur Entwicklung von Guidelines zur Evaluation von Nootropika genannt. Um in diesem Bereich der klinischen Forschung überhaupt sinnvolle Aussagen machen zu können, müssen die Prüfungen von Nootropika deshalb besonders sorgfältig geplant und durchgeführt werden. Ältere Studien in diesem Bereich erfüllen vielfach die im folgenden dargestellten Voraussetzungen nicht, was möglicherweise erklärt, warum die bisherige Beweisführung für oder gegen die Wirksamkeit eines Nootropikums häufig sehr unbefriedigend war. Aus der Übersicht des aktuellen Kenntnisstandes über 5 besonders relevante Nootropika, die von der B-2-Kommission des BGA vorgelegt wurde, geht zum Beispiel hervor, daß bei nur 3 der untersuchten Substanzen der Wirksamkeitsnachweis als einigermaßen überzeugend angesehen wurde.

Tabelle 1. Klinische Wirksamkeitsbewertung von Arzneimitteln zur Behandlung von Hirnleistungsstörungen im Alter (AHLSA). (Aus: Committee for „Geriatric Diseases and Asthenias" [2])

	Beobachtungsebene	Prinzipieller Zugang
Substrat	Morphologische Parameter	Radiologische Verfahren
	Funktionsdynamische Parameter	Radiologische Verfahren, neurophysiologische Verfahren
Krankheitsprozeß	Intensität	Symptom ⟨ Fremdeinschätzung / Selbsteinschätzung
	Verlaufsdynamik	Fremdeinschätzung der Intensität, Fremdeinschätzung der Zeitdauer
Verhalten	Wahrnehmung	Leistungstests, neurophysiologische Verfahren
	Kognition	Neurophysiologische Verfahren, Leistungstests
	Erleben	Fremdbeurteilung, Selbstbeurteilung
	Spontane Aktion, situationsbezogene Aktion	Fremdbeurteilung, Selbstbeurteilung

Es ist hier nicht der Platz, um auf alle methodischen Details der klinischen Prüfung von Nootropika einzugehen. Der neueste Stand kann u. a. dem „Hirnliga-Papier" [8] sowie den von der entsprechenden BGA-Kommission entwickelten Richtlinien (in Vorbereitung) entnommen werden. Neben anderen bereits vorliegenden Richtlinien [4, 11] und aktuelleren Übersichtsarbeiten (z. B. [5]) ergibt sich so ein detaillierter Einblick in die Problematik und in die derzeitigen Prüfungsansätze.

Einige besonders wichtige Punkte wurden sehr klar von der Münchener Consensus-Konferenz (s. [1]) herausgestellt:

1) Demenzpatienten als Zielpopulation für eine Nootropikaprüfung (standardisierte Demenzdiagnostik),
2) placebokontrolliertes Kontrollgruppendesign (Cross-over-Design problematisch),
3) Therapiedauer wenigstens 3 Monate (längere Studiendauer, z. B. bis zu 12 Monaten, wünschenswert),
4) Kalkulation der notwendigen Stichprobengröße vor Studienbeginn,
5) feste Dosierung des Prüfpräparates,
6) möglichst geringe Komedikation,
7) standardisierte Therapieerfolgsmessung (Ratertraining!),
8) neben Globalbeurteilung multimethodale/mehrdimensionale Diagnostik (psychopathologische Symptomebene, testpsychologische Ebene, Ebene der sozialen Adaptation).

Aus verschiedenen Gründen werden primär degenerative Demenzen, insbesondere vom Typ der multiplen Infarktdemenz und der senilen Demenz vom

Alzheimer-Typ, als Zielpopulation für die Nootropikaprüfung angesehen. Erst wenn im Rahmen der Studien an solchen Patienten ein Effizienznachweis für das jeweilige Nootropikum gelungen ist, sollen weitere Indikationsgebiete, z.B. andere zerebral verursachte Demenzen (alkoholische, posttraumatische, epileptische Demenz usw.) oder auch akute exogene Syndrome hinsichtlich eines möglichen Effekts des Nootropikums geprüft werden. Wie auch in anderen Diagnosegruppen der psychiatrischen Klassifikationen hat sich herausgestellt, daß die grobe Beschreibung der Krankheitsbilder in der ICD-9 nicht ausreicht, um eine für wissenschaftliche Zwecke befriedigende Diagnostik zu betreiben. Deshalb wird eine operationalisierte Diagnostik der Demenz, z.B. nach DSM-III-R, ICD-10 bzw. den NINCDS-ADRDA-Kriterien, für erforderlich gehalten. Eine Via regia der klinischen Nootropikaprüfung ist weiterhin der placebokontrollierte Parallelgruppenvergleich. Cross-over-Designs sind problematisch wegen spontaner Fluktuationen des Krankheitsprozesses und möglicher Carry-over-Effekte. Sie können aber evtl. wünschenswerte Aussagen über die individuelle Reagibilität bestimmter Patienten/Patientengruppen auf bestimmte Substanzen machen. Da es sich bei den hirnorganischen Syndromen in der Regel um chronische Erkrankungen handelt, wird eine Therapiedauer von wenigstens 3 Monaten sowie eine ausreichend lange Baseline als notwendig erachtet. Obendrein ist wünschenswert, daß darüber hinausgehend in einigen Studien eine längere Therapiedauer angestrebt wird, z.B. bis zu 12 Monaten. Allerdings hat eine solche therapeutische Langzeitbeobachtung, die in der Hoffnung durchgeführt wird, dadurch noch besser den therapeutischen Effekt zeigen zu können, mit dem Problem zu kämpfen, daß wegen der hohen Dropoutquote, die bei solchen Langzeitstudien an alten Patienten zu erwarten ist, die Studienergebnisse schwer zu interpretieren sind. Überhaupt sind solche Langzeitstudien mit so vielen organisatorischen und motivationalen Problemen belastet, daß sie bisher, abgesehen z.B. von der bekannten Hyderginstudie [9], kaum durchgeführt wurden. Wichtig ist, daß bereits vor Durchführung der Studie die notwendige Stichprobengröße kalkuliert wird, um zu garantieren, daß die Studie genügend „statistische Power" besitzt, um eine Entscheidung über die Wirksamkeit herbeizuführen. Wegen der zu erwartenden geringen Placebo-Verum-Differenzen sind im Bereich der Nootropikaprüfung hohe Fallzahlen erforderlich. Der festen Dosierung des Prüfpräparates ist gegenüber einer flexiblen Dosierung je nach klinischer Wirksamkeit der Vorzug zu geben, da bei der freien Dosierung durch ggf. häufiger auftretende Unverträglichkeitserscheinungen (eine Höherdosierung wegen zu geringer Effizienz wird schließlich begrenzt durch Unverträglichkeitserscheinungen) die Doppelblindbedingungen unterlaufen werden können. Dieser Aspekt erscheint aber wegen der allgemein guten Verträglichkeit der bisher bekannten Nootropika von geringerer Bedeutung zu sein. Schließlich darf nicht vergessen werden, unerwünschte Begleitwirkungen mit standardisierten Verfahren sorgfältig zu erfassen. Der Nebenwirkungsaspekt hat allerdings bei den bisher verfügbaren Nootropika keine große Rolle gespielt, da sie außerordentlich gut verträglich sind. Es sei betont, daß alle hier genannten Richtlinien sich auf die Phase 3 der klinischen Prüfung beziehen. Selbstverständlich sind in der Phase 2 im Rahmen der Dosisfindung studienflexible Dosierungen erforderlich. Ein großes Problem der klinischen Nootropikaprüfung ist die Tatsache, daß diese Prüfungen an alten, multimorbiden Patienten durchgeführt werden, die meistens einer Reihe anderer Medikamente bedürfen. Um so mehr muß darauf geachtet werden, daß die Komedikation möglichst gering ist und, soweit unbedingt notwendig, möglichst während der gesamten Baseline und Behandlungsphase stabil gehalten wird. Besonders zu achten ist darauf, daß primär oder sekundär ZNS-wirksame Substanzen weitestgehend ausgeschlossen bleiben. Die Therapieerfolgsmessung soll mit standardisierten Methoden durchgeführt werden, die soweit wie möglich den üblichen testtheoretischen Kriterien entsprechen. Um eine ausreichende Interbeobachtungübereinstimmung zu garantieren, sollte bei standardisierten Beurteilungsinstrumenten ein Ratertraining durchgeführt werden. Um den komplexen Phänomenbereich ausreichend detailliert zu untersuchen, wird dabei eine multimethodale/mehrdimensionale Diagnostik (s. oben) vorgeschlagen. Um zu verhindern, daß sich dadurch schwer zu lösende statistische Probleme der multiplen Testung ergeben, sollten a priori 2 oder 3 Outcomekriterien mit entsprechender Operationalisierung durch die jeweiligen Meßinstrumente festgelegt werden. Ein anderer, in jüngster Zeit zunehmend favorisierter Ansatz [10] wählt als Haupteffizienzkriterium die Globalbeurteilung des Klinikers, z.B. auf der Basis der „clinical global impressions" (CGI), und verwendet die anderen Parameter der multiplen/mehrdimensionalen Messung lediglich im Sinne einer deskriptiven Analyse zur detaillierten Wirksamkeitsbeschreibung. Wichtig ist, daß die therapieinduzierten Veränderungen auch in ihrer Relevanz für das Alltagsverhalten belegt werden. Ergänzend sei noch erwähnt, daß bei der statistischen Analyse nicht nur die Standardanalyse („Computeranalyse") durchgeführt wird, sondern entsprechend den heute allgemein geforderten Richtlinien auch die „Intention-to-treat-Analyse", bei der die Daten aller Patienten, die in die Studie eingeschlossen wurden, ausgewertet werden, wobei „missing data" jeweils durch die Vorwerte ersetzt werden.

Wie schon erwähnt, werden wegen der geringen Placebo-Verum-Differenzen hohe Fallzahlen für die Wirksamkeitsprüfung von Nootropika benötigt. Diese Fallzahlen lassen sich in der Regel nicht in unizentrischen Prüfungen gewinnen, sondern müssen in multizentrischen Prüfungen rekrutiert werden. Bei der multiplen unizentrischen Prüfung steuert jedes Zentrum so viele Patienten bei, daß eine eigene Auswertung für jedes Zentrum erfolgen kann. Dieses Modell bietet den Vorteil der internen Replikation sowie der Schätzung der Einflüsse der unterschiedlichen therapeutischen Milieubedingungen. Die multizentrische Einuntersucherteamprüfung ist eine Untersuchung an vielen Zentren, die aber stets mit dem gleichen Untersucherteam durchgeführt wird. Sie bietet den Vorteil einer Minimierung der untersucherbedingten Fehlervarianz, wie sie insbesondere bei Beurteilungsprozeduren sonst möglich wäre, ist aber organisatorisch schwer durchzuführen. Am häufigsten wird die multizentrische Kompromißlösung praktiziert, bei der jeweils nur geringe Patientenzahlen pro Zentrum rekrutiert und in jedem Zentrum die Patienten von dem dortigen Untersucherteam untersucht werden. Wegen der relativ geringen Fallzahl pro Zentrum ist eine individuelle Auswertung der einzelnen Zentren nicht möglich. Damit kann die Varianz der zentrumsabhängigen Milieubedingungen nicht abgeschätzt werden. Bei diesem Ansatz ist noch mehr als bei der multiplen unizentrischen Prüfung ein intensives Training der Untersucher bezüglich der verwendeten Untersuchungsinstrumente erforderlich, um die untersucherbedingte Fehlervarianz möglichst gering zu halten.

Um eine möglichst homogene Stichprobe von Patienten mit seniler Demenz vom Alzheimer-Typ bzw. Multiinfarktdemenz oder Mischfällen zwischen beiden zu rekrutieren, ist eine sorgfältige Eingangsdiagnostik

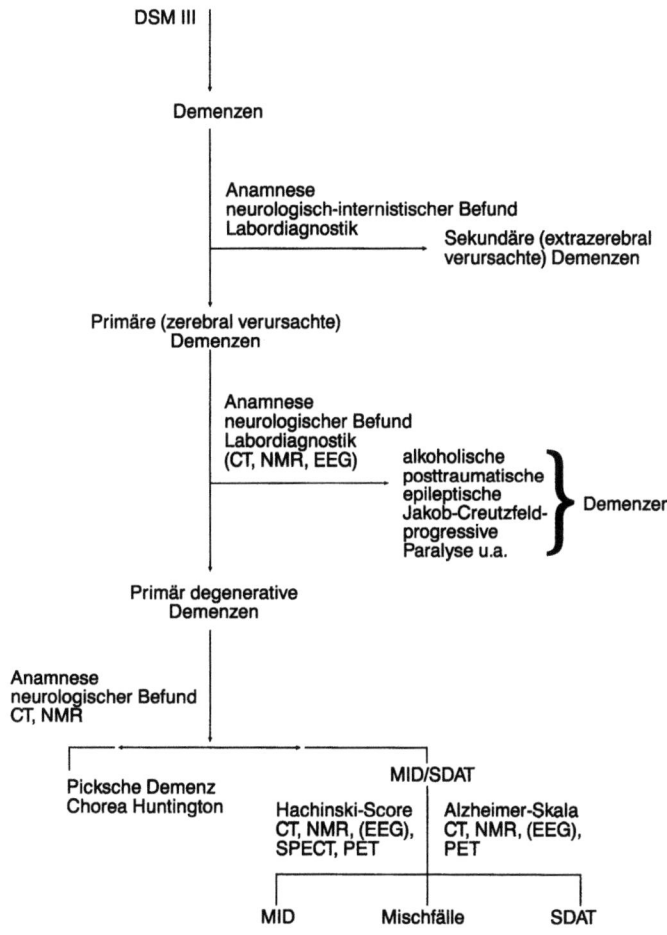

Abb. 1. Schema des diagnostischen Vorgehens zur Differenzierung der Demenzen. *MID* Multiinfarktdemenz, *SDAT* Demenz vom Alzheimer-Typ. (Aus Kanowski u. Hedde [5])

erforderlich (Abb. 1). Dabei geht man zunächst von der Feststellung eines Demenzsyndroms aus. Aufgrund von Anamnese, neurologisch-internistischem Befund und Labordiagnostik werden dann die sekundären (extrazerebral verursachten) Demenzen von den primären (zerebral verursachten) Demenzen differenziert. Aufgrund weiterer diagnostischer Maßnahmen, insbesondere durch Einbeziehung von CCT, NMR und EEG, werden dann schließlich die primär degenerativen Demenzen ausgelesen und weiter differenziert. Es hat sich als sinnvoll erwiesen, für die Nootropikaprüfung in erster Linie leichte bis mittelschwere Demenzen einzubeziehen, weil bei diesen noch am ehesten ein therapeutischer Erfolg zu erwarten ist. Zur Festlegung des Demenzgrades werden unterschiedliche Kriterien herangezogen; gebräuchlich ist z.B. die Definition durch einen SCAG-Wert von 40−90 oder einen SKT-Wert von 9−18.

Die Zielvariablen der Wirksamkeitsprüfung von Nootropika sollten mindestens die folgenden 3 Bereiche umfassen:

1. psychopathologische Ebene (Fremdbeurteilung der Symptomatik durch den Psychiater mittels entsprechender Fremdbeurteilungsskalen),
2. kognitive Leistungen (objektive psychologische Testverfahren),
3. Alltagsverhalten (Fremdbeurteilung durch Angehörige oder Pflegepersonal).

Zusätzlich zu den aufgeführten Bereichen kann sich eine deskriptive neurophysiologische und funktionsdynamische Diagnostik (apparative Diagnostik) als sinnvoll erweisen.

Die einzelnen zur Anwendung kommenden Meß- und Beurteilungsverfahren können hier nicht ausführlich dargestellt werden. Es sei auf die diesbezüglichen, speziellen Arbeiten in diesem Buch verwiesen.

Um einen Eindruck von der Vielfalt der Verfahren zu geben, seien hier nur einige Instrumente zur Erfassung der psychopathologischen Ebene angeführt [8]:

− CGI (Clinical Global Impressions);
− SCAG (Sandoz Clinical Assessment Geriatric Scale);
− AGP (Dokumentationssystem der Arbeitsgemeinschaft für Gerontopsychiatrie);
− MMS (Mini-mental-State);
− BCRS (Brief Cognitive Rating Scale).

Die einzelnen Untersuchungsinstrumente sind sehr unterschiedlich, und es fällt schwer, eine sinnvolle Auswahl daraus zu treffen. Bei der Auswahl können nicht nur testtheoretische Gesichtspunkte bestimmend sein, sondern auch Praktikabilitätsgesichtspunkte müssen berücksichtigt werden, nicht zuletzt auch Aspekte des Bekanntheitsgrades eines Instruments. So hat sich z.B. die SCAG trotz allseits bekannter testtheoretischer Probleme, ähnlich der Hamilton-Depressions-Skala im Bereich der Antidepressivaforschung, als eine Art Urmeter der Nootropikaforschung entwickelt, die in zahlreichen Studien verwandt worden ist und damit eine größtmögliche Vergleichbarkeit auf internationaler Ebene gewährt.

In jüngster Zeit wurde besonderer Wert auf die ätiopathogenetische Differenzierung des hirnorganischen Psychosyndroms in verschiedene Typen, u. a. in die senile Demenz vom Alzheimer-Typ (SDAT) und in die Multiinfarktdemenz (MID), bei der Nootropikaprüfung gelegt, da hypothetisch ein unterschiedliches Ansprechen auf Nootropika zu erwarten wäre. In methodisch hochkarätigen Studien wurden sogar im Sinne eines mehrfaktoriellen Designs die SDAT-Patienten und die MID-Patienten getrennt auf Placebo und Verum randomisiert, so z.B. in der großen Xantinolnicotinatstudie, bei der insgesamt über 300 Patienten untersucht wurden [7]. Es zeigte sich aber in dieser wie auch in einigen anderen groß angelegten Studien, daß ein differentielles Ansprechen auf Nootropika nicht feststellbar war (Abb. 2a, b). Die derzeit verfügbaren Nootropika scheinen also diesen großen methodischen Aufwand einer getrennten Randomisierung nach SDAT- und MID-Patienten nicht zu rechtfertigen [3]. Es könnte aber sein, daß in Zukunft Präparate entwickelt werden, die diesbezüglich spezifischer angreifen. Um einen dann möglicherweise auftretenden differentiellen Therapieeffekt nicht zu übersehen, sollte auf jeden Fall auch in Zukunft weiterhin eine Differenzierung nach SDAT-Patienten und MID-Patienten vorgenommen und wenigstens a posteriori untersucht werden, ob Unterschiede im therapeutischen Ansprechen vorhanden waren. Insgesamt belegt die eben dargestellte Xantinolnicotinatstudie sehr schön, daß mit einer differenzierten Methodik Nootropikaeffekte durchaus nachweisbar sind. Es zeigte sich, daß diese Effekte nicht nur mit Hilfe der SCAG, sondern auch auf anderen Meßebenen nachweisbar waren. Unter methodischen Aspekten ist eine andere Studie noch eindrucksvoller. Es handelt sich um einen 3-Arm-Vergleich: Nimodipin (eigentliches Prüfpräparat) vs. Hydergin (als Standardpräparat) vs. Placebo [6]. Bei dieser methodisch sehr sorgfältig und in einer großen Fallzahl durchgeführten Studie konnte eindrucksvoll gezeigt werden, daß der Kalziumantagonist Nimodipin hochsignifikant dem Placebo in der Wirksamkeit in mehreren Untersuchungsebenen überlegen war und daß er auch dem Hydergin signifikant überlegen war (Abb. 3a, b). Die methodische Aussagekraft einer solchen 3-Arm-Studie ist dem einfachen Placebo-Verum-Vergleich unter mehreren Aspekten überlegen:

1) Es wird der Stellenwert der Substanz nicht nur gegenüber dem Placebo, sondern auch gegenüber einem als wirksam erwiesenen Vergleichspräparat gezeigt.

2) Wenn nicht nur gegenüber dem Placebo, sondern auch gegenüber dem Vergleichspräparat eine Überlegenheit nachgewiesen werden kann, ist der Wirksamkeitsnachweis besonders evident.

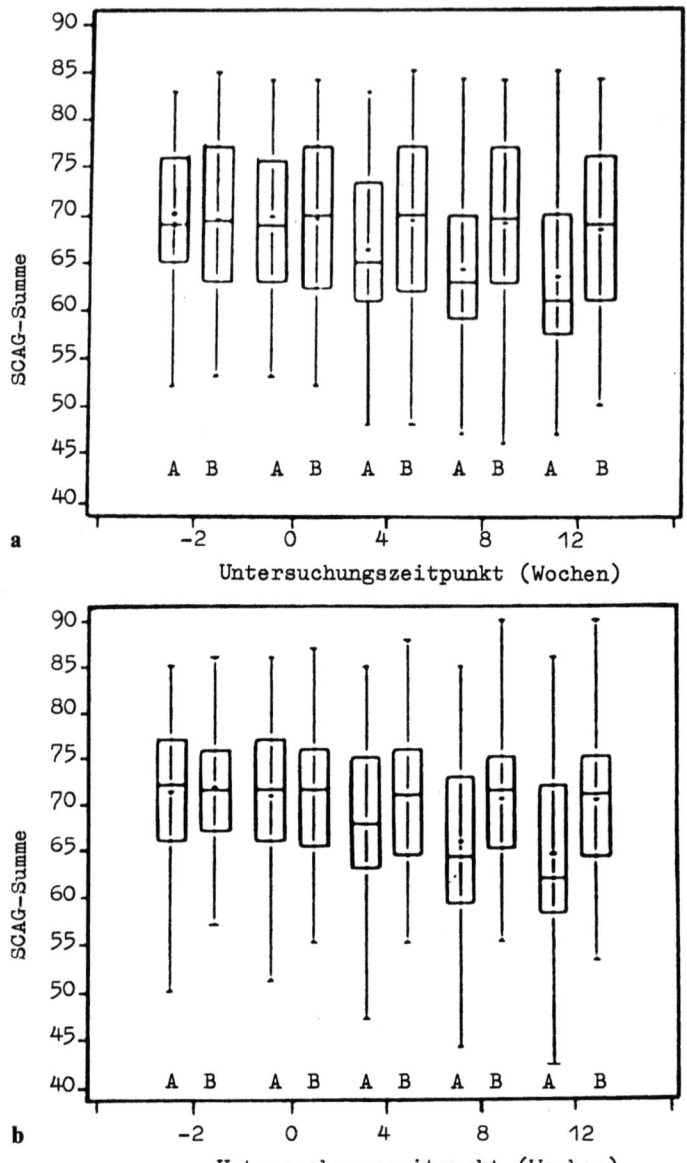

Abb. 2a, b. Vergleich der SCAG-Summenscores in einer Wirksamkeitsstudie von Xantinolnicotinat vs. Placebo an Patienten mit Multiinfarktdemenz (**a**) und Patienten mit Demenzen vom Alzheimer-Typ (**b**). Box-Whisker-Plots für die Variable SCAG. Der *kurze Strich* innerhalb der Box zeigt den Mittel-, der *durchgezogene Strich* den Medianwert. Die Box ist durch die 1. *(oben)* und 3. Quartile *(unten; 50% der erfaßten Daten)* begrenzt. Die *unteren und oberen Begrenzungen* der Striche zeigen die jeweiligen Minimum- und Maximumwerte. *A* Xantinolnicotinat, *B* Placebo. (Aus Kanowski et al. [7])

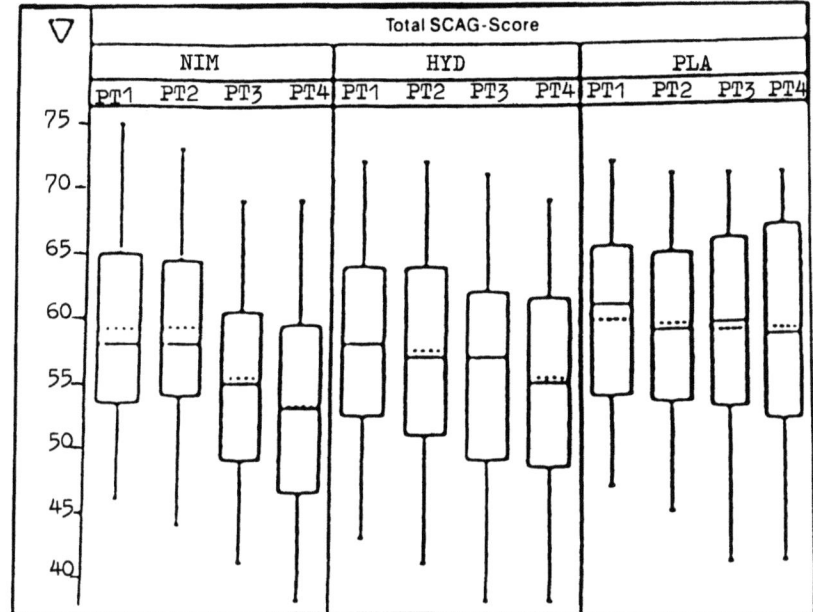

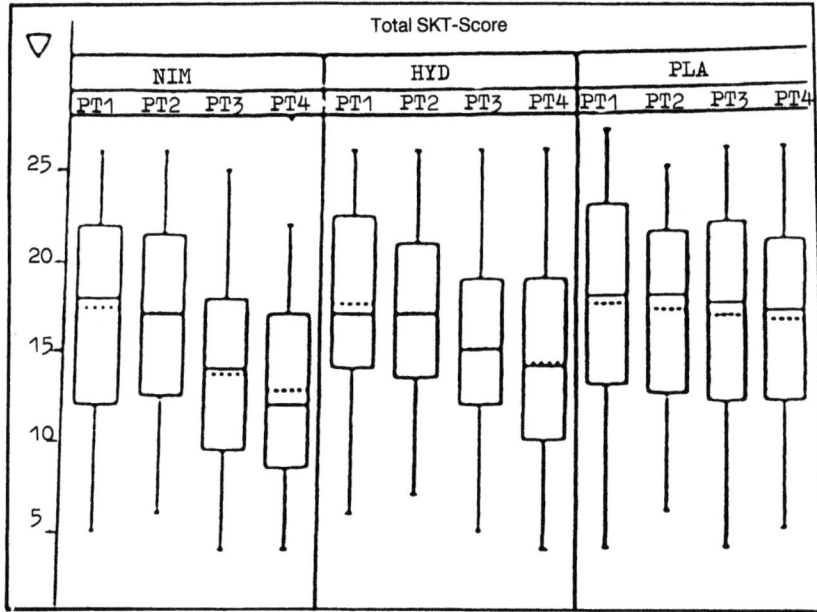

Abb. 3a, b. Vergleich der SCAG- und SKT-Summenscores in einer Wirksamkeitsstudie von Nimodipin vs. Hydergin vs. Placebo. Box-Whisker-Plots für die Variablen SCAG **(a)** und SKT **(b)**. Die *durchbrochene Linie* in der Box zeigt den Mittel-, die *durchgezogene Linie* den Medianwert. Die Box ist durch die 1. und 3. Quartile (50% der Anteile) begrenzt. Die *Kolumnen ober- und unterhalb der Boxen* zeigen die interquartilen Distanzen. Die Abbildung enthält die Werte am Beginn *(PT 1)* und am Ende *(PT 2)* der Placeboauswasch(anfangs)phase (vor Behandlung), nach 6 Wochen Behandlung *(PT 3)* und nach 12 Wochen Behandlung (nach Behandlung; *PT 4*).
NIM Nimodipin, *HYD* Hydergin, *PLA* Placebo. (Aus Kanowski et al. [6])

Insgesamt zeigen diese nach neuesten methodischen Grundsätzen der Nootropikaprüfung durchgeführten Studien, daß mit einem adäquaten Design Nootropikaeffekte in überzeugender Form nachgewiesen werden können und daß sogar Unterschiede zwischen 2 verschiedenen Nootropika ausreichend belegbar sind.

Neben dem Wirksamkeitsnachweis von Nootropika allein müßte es in der Nootropikaforschung auch darum gehen, Interaktionen mit psychologischen Therapien (z.B. Gedächtnistraining) zu prüfen, eine Fragestellung, die bisher nur wenig untersucht wurde, z.B. in der Hyderginstudie von Yesavage et al. [13]. Um einzelfallbezogene Fragen zur Wirksamkeit zu prüfen, könnte es auch hilfreich sein, im Rahmen von Langzeittherapien, bei denen sequentiell verschiedene Nootropika kurmäßig (jeweils mindestens 3 Monate) angewandt werden, durch den Einsatz der modernen statistischen Verfahren der Zeitreihenanalyse [12] Aussagen über die unterschiedliche Effizienz dieser Nootropika im konkreten Einzelfall zu prüfen.

Literatur

1. Amaducci L, Angst J, Bech P, Benkert O et al. (1990) Consensus conference on the methodology of clinical trials of „nootropics", Munich, June 1989. Report of the Consensus Committee. Pharmacopsychiatry 23:171–175
2. Committee for „Geriatric Diseases and Asthenias" (ed) (1986) Impaired functions in old age. Institut für Arzneimittel des Bundesgesundheitsamtes, Berlin (AMI-Heft 1)
3. Fischhof PK, Wagner G, Littschauer L et al. (1989) Therapeutic results with nimodipine in primary degenerative dementia and multi-infarct dementia. In: Bergener M, Reisberg B (eds) Diagnosis and treatment of senile dementia. Springer, Berlin Heidelberg New York Tokyo, pp 350–359
4. Guidelines for the evaluation of drugs in the elderly neuropsychiatric patient (demented and non-demented) (1981) Pharmacopsychiatry 14:217–222
5. Kanowski S, Hedde JP (1986) Arzneimittel für die Indikation „Hirnorganisch bedingte Leistungsstörungen". In: Dölle W, Müller-Oerlinghausen B, Schwabe U (Hrsg) Grundlagen der Arzneimitteltherapie. Bibliographisches Institut, Zürich, S 154–171
6. Kanowski S, Fischhof P, Hiersemenzel R, Röhmel J, Kern U (1989) Therapeutic efficacy of nootropic drugs – a discussion of clinical phase III studies with nimodipine as a model. In: Bergener M, Reisberg B (eds) Diagnosis and treatment of senile dementia. Springer, Berlin Heidelberg New York Tokyo, pp 339–349
7. Kanowski S, Fischhof PK, Grobe-Einsler R, Wagner G, Litschauer G (1990) Efficacy of xantinolnicotinate in patients with dementia. Pharmacopsychiatry 23:118–124
8. Kanowski S, Ladurner G, Maurer K, Oswald WD, Stein U (1990) Outlines for the evaluation of nootropic drugs. In: Maurer K, Riederer P, Beckmann H (eds) Alzheimer's disease. Epidemiology, neuropathology, neurochemistry and clinics. Springer, Berlin Heidelberg New York Tokyo, pp 531–543
9. Kugler J, Oswald WD, Herzfeld U, Seus R, Pingel J, Welzl J (1978) Langzeittherapie altersbedingter Insuffizienzerscheinungen des Gehirns. Dtsch Med Wochenschr 103:456–462
10. Lehmann E (1984) Entwurf eines praktikablen und gültigen Untersuchungsansatzes zum Nachweis der Wirksamkeit nootroper Substanzen mit Hilfe von Rating-Skalen. In: Bente D, Coper H, Kanowski S (Hrsg) Hirnorganische Psychosyndrome im Alter – Methoden zur Objektivierung pharmakotherapeutischer Wirkungen. Springer, Berlin Heidelberg New York Tokyo

11. McKhann G, Drachman D, Folstein M, Katzman R, Price D, Stadlan EM (1984) Clinical diagnosis of Alzheimer's disease: Report of the NINCDS-ADRDA work group under the auspices of Department of Health and Human Services. Task force on Alzheimer's disease. Neurology 34:939−944
12. Möller HJ, Blank R, Steinmeyer EM (1989) Single-case evaluation of sleep deprivation effects by means of nonparametric time-series analysis (according to the HTAKA model). Eur Arch Psychiatr Neurol Sci 239:133−139
13. Yesavage JA, Westphal J, Rush L (1981) Senile dementia: combined pharmacologic and psychologic treatment. J Am Geriatr 29:164−171

Therapiemaßnahmen bei akutem zerebrovaskulärem Insult

J. Schulz

Das Geriatrische Zentrum in Berlin-Buch ist eine der größten geriatrisch-klinischen Einrichtungen und beschäftigt sich neben wissenschaftlichen Fragestellungen in der Pathophysiologie, Psychologie und Rehabilitation mit der Entwicklung von Diagnostik- und Therapiestrategien bei akuten und chronischen Erkrankungen im Alter.

Das Geriatrische Zentrum Berlin-Buch verfügt über 400 Betten und besteht aus 2 Kliniken:

1) Klinik für innere Medizin und Geriatrie
    - Poliklinik
    - Tagesklinik
    - Funktionsdiagnostik
    - Gerontopsychologische Abteilung
    - Logopädie
    - Fürsorge
2) Klinik für innere Medizin und Rehabilitation
    - Abteilung für Physiotherapie
    - Abteilung für Ergotherapie

In den letzten Jahren wurden die Patienten mit einem akuten zerebrovaskulären Insult einer wissenschaftlichen Analyse unterzogen, um die Effektivität international üblicher Therapieverfahren zu überprüfen [1, 2, 4, 6, 7, 8, 9]. Das Grundprinzip therapeutischen Handelns besteht in der Anwendung komplexer Therapiemaßnahmen, wobei den Maßnahmen der aktivierenden Krankenpflege unter Einbeziehung von Physiotherapie, Ergotherapie, Psychotherapie und Logopädie eine besondere Bedeutung zukommt [3, 5].

Diese Therapiemaßnahmen bei Patienten mit apoplektischem Insult sind:

- Pharmakotherapie,
- aktivierende Krankenpflege,
- Physiotherapie,
- Ergotherapie,
- Psychotherapie,
- Logopädie,

Tabelle 1. Retrospektive Analyse unterschiedlicher Therapieverfahren bei Schlaganfallpatienten

Therapieverfahren	Patienten (n)	Zeitraum
Vasodilatanzien	234	1975–1979
Osmotherapie	158	1980–1982
Hämodilution	128	1983–1986

Tabelle 2. Anteil der Verstorbenen innerhalb 8wöchiger Therapiemaßnahmen nach ischämischem Insult

Letalität bei	[%]
Vasodilantanzien	56,0
Osmotherapie	44,6
Hämodilution	44,5
Gesamt	50,4

zusätzlich
- Angehörigenberatung,
- Förderung der sozialen Reintegration.

Die für den Kliniker äußerst wichtige Säule der Pharmakotherapie bei Patienten mit Schlaganfall läßt sich in die Basistherapie, in die symptomorientierte und in die spezifische „zerebrale" Therapie unterteilen. Nun hat sich in den letzten Jahren die angewandte Pharmakotherapie ständig gewandelt, ohne daß entscheidende Erfolge in der Akutbehandlungsphase zu verzeichnen waren. In einer retrospektiven Studie konnte bewiesen werden, daß sich die Anwendung von Vasodilatanzien, die Osmotherapie und die Hämodilutionstherapie in ihrer Wirkung auf die Letalität innerhalb der ersten 8 Wochen nach Eintritt des apoplektischen Syndroms kaum unterscheiden (Tabellen 1 und 2).

Aus pathophysiologischen Überlegungen resultiert die Vorstellung, daß die spezifische zerebrale Therapie bei akuten und auch chronischen Störungen der Hirnfunktion unterschiedlicher Genese darin bestehen sollte, daß die morphologischen Ausfallsbezirke begrenzt werden, die Störungen der Motorik und der mentalen Funktionen möglichst reversibel sind und damit die Selbständigkeit des Patienten im Sinne der Kompetenzwiedergewinnung wiederhergestellt wird. Das bedeutet weiterhin, daß eine pharmakologische Substanz eine stabilisierende zerebrale Durchblutungsgröße, einen normalen Hirnzellstoffwechsel, eine funktionierende Zellmembranpermeabilität und eine möglichst zusätzlich protektive Wirkung garantieren sollte [2, 10, 11, 12]. Durch die Entwicklung von Nootropika stehen pharmakologische Produkte zur Verfügung, die den neuronalen Stoffwechsel im altersveränderten, im durch verschiedenartige Noxen oder im krankheitsspezifisch

Tabelle 3. Kontrolle der Patienten über 180 Tage

	Vinpocetin i.v.					Vinpocetin p.o.				
	1. Tag	2. Tag	3. Tag	4. Tag	5. Tag	6. Tag	15. Tag	29. Tag	ca. 90. Tag	ca. 180. Tag
Anamnese (AN)	×									
Körperliche Untersuchung (KU)	×					×				
EEG / CT	1 × innerhalb 1.–5. Tag					× (nur EEG)				
EKG (inklusive RR/HF)	×					×				
Laboruntersuchung (LAB)	×					×				
Neurologischer Status (NS)	×	×				×	×	×	×	×
Klinischer Gesamteindruck (CGI)										
a) Schweregrad	×					×		×	×	×
b) Zustandsänderung		×	×	×	×	×	×	×	×	×
Nebenwirkungen		×	×	×	×	×	×	×	×	×
MWT-B	×									
SKT (Form A)	×							×		×
SKT (Form B)							×		×	
Logopädie (Aachener Aphasietest) Sehtest (LG)	×							×	×	×
Schlußbeurteilung (SB)								×	(×)	(×)

geschädigten Gehirn verbessern. Nootrope Substanzen verbessern verschiedene biologische und neuropsychologische Indikatoren der Hirnleistung bei gesunden jüngeren Versuchspersonen, bei normalen älteren Probanden und bei Patienten mit krankheitsbedingten organischen Hirnschädigungen.

Aus diesen Vorstellungen interessiert die Frage, inwieweit der Einsatz des Nootropikums Vinpocetin beim akuten apoplektischen Syndrom einen positiven Einfluß auf den Behandlungseffekt besitzt. Deshalb führten wir in unserer Einrichtung eine Doppelblind-Placebo-kontrollierte Studie durch, die von der Fa. Thiemann angeregt und unterstützt wurde.

Dabei wurden 140 Patienten, die mit einem akuten apoplektischen Syndrom innerhalb von 24 h stationär eingewiesen wurden, 5 Tage lang mit 1 mg Vinpocetin/kg KG in 250 ml NaCl-Lösung intravenös bzw. mit Placebo behandelt. Anschließend erfolgte bei beiden Patientengruppen eine weiterführende Infusionstherapie mit 500 ml niedermolekularem Dextran (Infu-

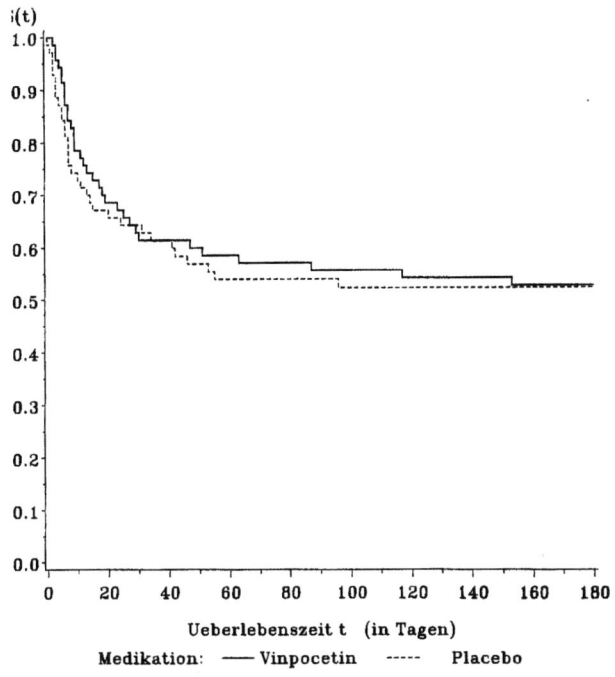

Abb. 1. Kaplan-Maier-Schätzer für die Überlebenszeitkurven (Vinpocetin n = 70; Placebo n = 70; Legrank-Test: p = 0,7006)

koll M 40). Nach 5 Tagen wurden die Patienten mit 30 mg Vinpocetin bzw. 3mal 1 Tablette Placebo oral weitertherapiert. Neben der Erfassung der Letalität erfolgten die Beurteilungen des klinischen Gesamteindrucks (CGI), des neurologischen Status (nach Methew), des SKT, eines Kurztests zur Erfassung von Gedächtnis- und Aufmerksamkeitsstörungen, des Aachener Aphasietestes, des Token-Tests und des psychischen Befundes. Außerdem wurden klinische Kontrollen mit EKG, Blutdruckmessung, EEG, Computertomographie und blutchemischer Untersuchung durchgeführt und die Befunde erfaßt. Die Patienten wurden bis zum 180. Tag nach Eintritt des akuten Ereignisses nachkontrolliert (Tabelle 3). Da aufgrund der umfangreichen Datenfülle noch nicht die endgültigen Ergebnisse bis zum 180. Tag vorliegen, möchte ich nur einige wichtige Detailergebnisse vorstellen.

In den ersten 5 Tagen verstarben 16 Patienten in der Verumgruppe und 12 Patienten, die mit Placebo behandelt wurden. Nach 180 Tagen waren in beiden Gruppen je 33 Patienten verstorben (Abb. 1). Wenn man dieses Ergebnis betrachtet, so könnte man daraus schließen, daß die Gabe von Vinpocetin keinen Einfluß auf den Behandlungserfolg besitzt. Diese Ergebnisse stehen im Widerspruch zu der Studie von Werner (unveröffentlichtes internes Studienmaterial, Thiemann-Arzneimittel GmbH, Waltrop), der 17 Apoplexiepatienten unter ambulanten Bedingungen 3 Wochen lang 40 mg Vinpocetin

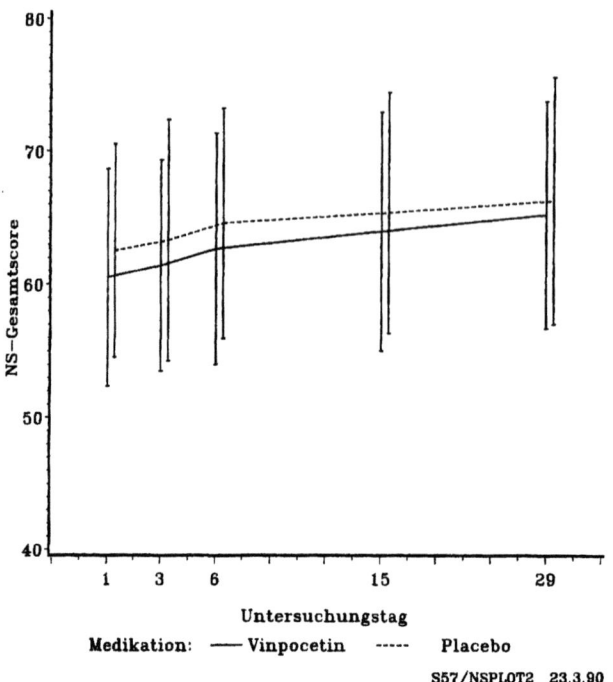

Abb. 2. Neurologischer Status: Gesamtscore; auswertbare Fälle n = 97; Patienten, die mindestens bis zum 20. Tag überleben; Vinpocetin n = 36, Placebo n = 33

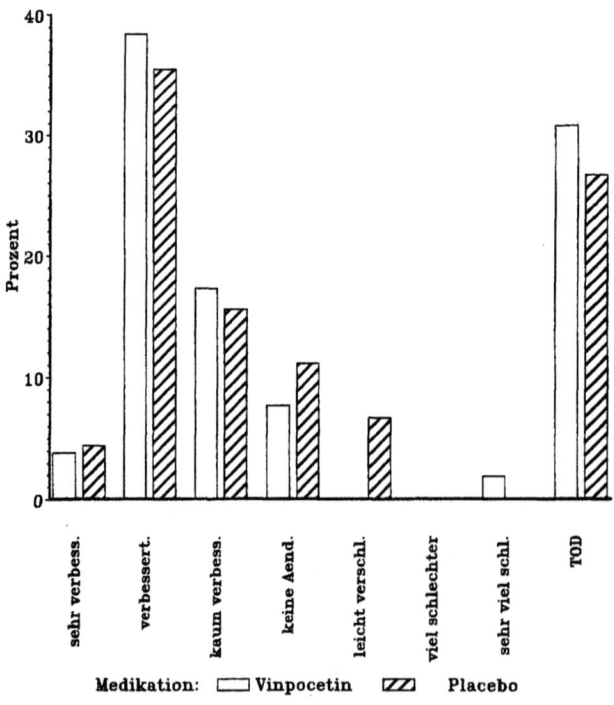

Abb. 3. CGI-Zustandsänderung Tag 29; auswertbare Fälle n = 97; bis zum 29. Tag überlebende Patienten; Vinpocetin n = 36; Placebo n = 33

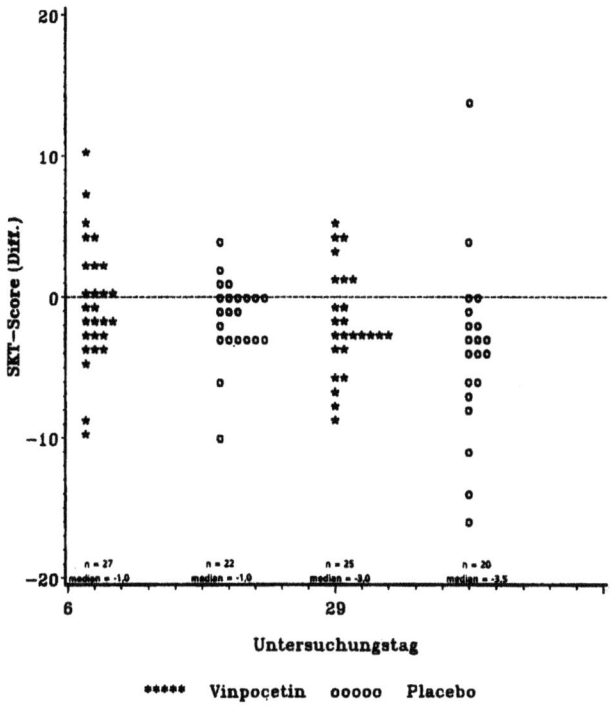

Abb. 4. SKT-Gesamtscore; auswertbare Fälle n = 97; Prä-post-Differenzen von Tag 6 und 20 auf Baseline

in 200 ml Dextran-40-Lösung intravenös verabreichte. Als Vergleich dienten 16 Patienten, die nur Dextran 40 mit Placebo erhielten. Dabei wurde festgestellt, daß sich die Hälfte der mit Vinpocetin Behandelten wieder relativ selbständig in der häuslichen Umgebung aufhalten konnte, während es nur ein Viertel in der Placebogruppe war.

Die Ursache der differierenden Therapieerfolge beider Studien könnte darauf zurückzuführen sein, daß Unterschiede im klinischen Schweregrad vorlagen, da wir fast ausschließlich polymorbide ältere Patienten mit deutlichen motorischen und mentalen Funktionseinschränkungen behandelten, die unter ambulanten Bedingungen nicht beherrschbar waren. Bei der Gegenüberstellung neurologischer Ausfallerscheinungen und deren Verlauf während unterschiedlicher Therapiemaßnahmen konnten in den ersten 29 Tagen keine gruppenspezifischen Unterschiede gefunden werden (Abb. 2). Bei der Beurteilung des klinischen Gesamteindruckes (CGI) und des SKT waren bei beiden Patientengruppen Verbesserungen zu beobachten, ohne daß eine Gruppenspezifität auffällig war (Abb. 3 und 4). Diese Ergebnisse entsprachen durchaus den Erwartungen, da bei einem akuten zerebrovaskulären Insult im Alter kaum deutliche und meßbare Veränderungen innerhalb der ersten Behandlungswochen zwischen einer Behandlung mit Vinpocetin und Placebo zu beobachten sein dürften.

Der Therapiebegleitbogen enthielt Fragen zu:

- Selbständigkeit (ADL),
- Ernährung,
- Sprachverständnis, aktives Sprechen,
- Orientierung,
- Aufmerksamkeit und Gedächtnisleistung,
- Mitarbeit/Motivation/Kontakte/Geselligkeit,
- Depressivität/Aggressivität/Angst.

Inwieweit sich in der nachfolgenden Beobachtungszeit bis zu 180 Tagen noch unterschiedliche Behandlungserfolge zeigen, wird die endgültige Auswertung zeigen. Entscheidend wird dabei sein, ob unter den Bedingungen der längerfristigen Verabreichung von Vinpocetin Linderungen von Krankheitssymptomen, Verbesserungen des Befindens und Erhöhungen der Kompetenz nachweisbar sind, ohne daß Nebenwirkungen zu beobachten sind.

Literatur

1. Barolin GS, Saurugg D, Widhalm K (1985) Medikamentöse Insulttherapie. In: Barolin GS (Hrsg) Die zerebrale Apoplexie. Enke, Stuttgart, S 192–212
2. Buonanno F, Toole JF (1981) Management of patients with established („completed") cerebral infarction. Stroke 12:712
3. Czechanowski B, Heinrich F (1981) Prophylaxe venöser Thrombosen bei frischem ischämischen zerebrovaskulären Insult. Dtsch Med Wochenschr 106:1254
4. Erzigkeit H (1989) Manual zum SKT. Ein Kurztest zur Erfassung von Gedächtnis- und Aufmerksamkeitsstörungen, 4. Aufl. Belz, Weinheim
5. Gottstein U (1980) Der akute zerebrale Insult. Internist 21:252
6. Heiss W-D (1986) Ansatzpunkte zur Therapie zerebraler Durchblutungsstörungen. Dtsch Med Wochenschr 111:186–191
7. Heiss W-D (1987) Therapie der zerebralen Ischämie. Z Kardiol [Suppl 4] 76:87–98
8. Hoyer S (1984) Therapeutische Möglichkeiten bei Hirninfarkt und Demenz. Med Klin 79:588–595
9. Knittel B (1985) Zusätzliche internistische Gesichtspunkte zum Thema „Schlaganfall". In: Barolin GS (Hrsg) Die zerebrale Apoplexie. Enke, Stuttgart, S 173–175
10. Lang P, Niekisch G (1984) Der Einfluß akuttherapeutischer Maßnahmen auf die Prognose Apoplexiekranker – Vergleichende Studie zweier Berliner Versorgungskrankenhäuser. Med. Dissertation, Universität Berlin
11. Michalek M, Schulz W, Järisch M, Zschenderlein R, Schulze HAF (1983) Orale Glyceroltherapie bei intraktanieller Drucksteigerung. Dtsch Gesundheitswes 38:494–499
12. Neu I, Schrader A (1980) Die Intensivbehandlung des Schlaganfalls. MMW 122:379–382
13. Spence JD, Donner A (1982) Problems in design of stroke treatment trials. Stroke 13:94–100

Pharmakokinetische Interaktionen essentieller Basistherapeutika mit nootropen Substanzen

G. Hitzenberger, R. Schmid, W. Sommer, R. Grandt

Einleitung

Vinpocetin ist eine neue Substanz, die bei der Behandlung von Demenzsymptomen bei älteren Patienten angewendet werden kann [1, 2, 4, 6, 7]. Es handelt sich um ein Eburnameninderivat mit hoher Fettlöslichkeit [8], einer relativ schnellen Elimination und einer raschen Umwandlung zu einem polaren, inaktiven Metaboliten, der über die Nieren ausgeschieden wird. Die zentrale Wirkung dieser Substanz wurde kürzlich mit einem indirekt adenosinartigen Effekt in Verbindung gebracht [3, 5, 9].

Um eine mögliche Beeinflussung der Therapie mit Imipramin bzw. Warfarin und die damit verbundenen Risiken weitgehend auszuschließen, wurden die im folgenden beschriebenen Studien durchgeführt.

Methoden

Studiendesign

Gesunde männliche Probanden im Alter von 18 bis 40 Jahren wurden jeweils in die Studie eingeschlossen. Bedingung war, daß es sich um Nichtraucher handelte, die keinerlei Medikamente einnahmen und in klinischen sowie Laboruntersuchungen keine Anomalien aufwiesen. Ausgeschlossen wurden Probanden mit bestehenden organischen Erkrankungen wie eingeschränkter Herz-, Nieren- oder Leberfunktion sowie Probanden, bei denen Alkohol- oder Drogenmißbrauch vorlag oder deren Körpergewicht um mehr als 15% vom Normwert des Broca-Index abwich.

Im Verlauf der Studien wurden Nebenwirkungen erfragt sowie Laborwerte kontrolliert. Für die Dauer der Studien war keine Begleitmedikation erlaubt.

Bedeutung und Risiken einer Teilnahme an einer der Studien sowie das Recht, jederzeit die Studie abzubrechen, wurden den Probanden erläutert. Die Probanden erklärten sich mit der Teilnahme an der Studie durch Unterzeichnen einer Einverständniserklärung bereit. Bei der Untersuchung der Interaktion von Vinpocetin und Imipramin wurden aufgrund der bekannten Nebenwirkungen von Imipramin weiterhin Personen ausgeschlossen, die ein

Kraftfahrzeug führen mußten, MAO-Hemmer einnahmen oder bei denen ein Glaukom oder eine Prostatavergrößerung vorlag. Die Probanden erhielten 25 mg Imipramin (Tofranil 25) 3mal täglich (um 8.00, 12.00 und 20.00 Uhr) über insgesamt 21 Tage. Vom 11. bis zum 21. Tag wurden gleichzeitig 10 mg Vinpocetin 3mal täglich bis zum Erreichen des Steady state verabreicht. Die AUC wurden aus Plasmaspiegelbestimmungen von Imipramin im Abstand von 2 h zwischen 8 und 20 Uhr am 10. und 20. Untersuchungstag bestimmt.

Im Gegensatz dazu wurde der Verlauf der Parameter Prothrombinzeit, Faktor-VII-Koagulationszeit und Plasmawarfarinspiegel nach einmaliger Gabe von 25 mg Warfarin am 1. und 20. Tag über jeweils 5 Tage verfolgt. 10 mg Vinpocetin wurden 3mal täglich vom 6. bis 24. Tag verabreicht.

Auswertung der Daten

Zielgrößen waren die AUC-Werte. Sie wurden nach der Trapezregel errechnet, und die Werte unterhalb der Nachweisgrenze auf Null gesetzt.

Der Vergleich der intraindividuellen AUC-Werte basiert auf dem aus Plasmaspiegeln bzw. aus Funktionsparametern mit oder ohne Vinpocetin-Komedikation abgeleiteten Quotienten.

Für die AUC-Quotienten wurden 3 verschiedene Konfidenzintervalle nach Steinijans u. Diletti [10] berechnet. Bei Annahme einer Gauß-Verteilung der intraindividuellen AUC-Differenzen bzw. deren Logarithmen ergeben sich 2 parametrische Konfidenzintervalle auf der Basis des t-Tests für verbundene Stichproben.

Ein distributionsfreies Konfidenzintervall wurde nach der Tukey-Modifikation des Wilcoxon-Vorzeichenrangtests errechnet. Es handelt sich jeweils um 95%-Konfidenzintervalle. Aus jeder dieser Operationen ergibt sich ein Punktschätzer für die AUC-Quotienten. Die Bioäquivalenz der Plasmaspiegel bzw. Funktionsparameter wurde bestätigt, wenn der Punktschätzer des Quotienten im Intervall (0,8; 1,2) liegt. Aufgrund der großen interindividuellen Unterschiede bei der Imipramindemethylierung zu dem aktiven Metaboliten Desipramin wurden deskriptive statistische Methoden angewendet, um ggf. Veränderungen in der Metabolisierung aufgrund der Vinpocetin-Komedikation deutlich zu machen.

Ergebnisse

Imipramin

20 gesunde männliche Probanden wurden in die Studie eingeschlossen und nahmen bis zum Abschluß an der Prüfung teil. Da bei 2 Probanden keine meßbaren Plasmaimipraminspiegel nachgewiesen werden konnten, wurden diese als Drop-outs eingestuft, die möglicherweise auf mangelnde Compliance zurückzuführen waren.

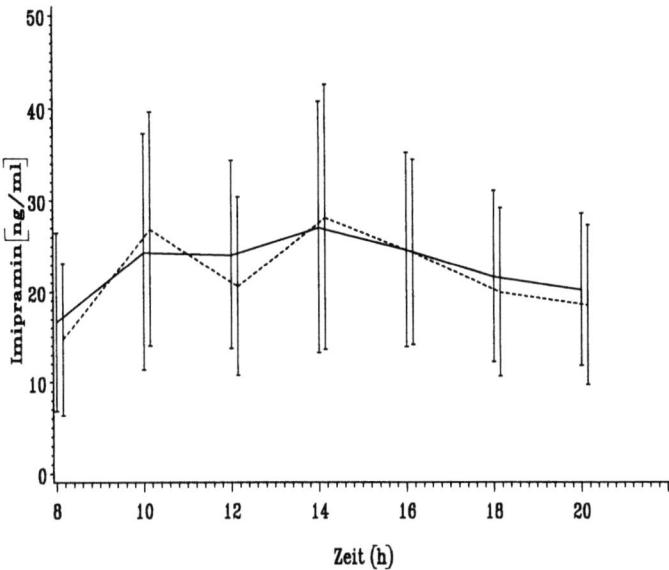

Abb. 1. Verlauf des Plasmaspiegels von Imipramin während eines Tages; ---- 10. Tag (ohne Vinpocetin), ——— 21. Tag (mit Vinpocetin)

Die Anamnese ergab keinerlei Hinweise auf eine Erkrankung, die das Ergebnis der Studie beeinflußt haben könnte. Es wurden keine auffälligen Laborveränderungen im Verlauf der Studie beobachtet. Die Behandlung mit Imipramin als alleiniger Medikation zog mehr und schwerere Nebenwirkungen nach sich als die 10tägige Kombinationsbehandlung mit Vinpocetin plus Imipramin (61 Nennungen gegenüber 38). Dieses Phänomen erklärt sich vermutlich eher aus einer Gewöhnung an die durch Imipramin hervorgerufenen Nebenwirkungen als aus einer Besserung dieser Symptome durch Vinpocetin.

Ziel der Studie war der Nachweis äquivalenter AUC von Imipramin unter Steady-state-Bedingungen unabhängig von einer gleichzeitigen Gabe von Vinpocetin. Da durch Demethylierung der ebenfalls antidepressiv wirksame Metabolit Desipramin gebildet wird und die Metabolisierungsrate von Imipramin starken interindividuellen Schwankungen unterliegt, werden auch die entsprechenden Desipraminparameter in der deskriptiven Darstellung berücksichtigt.

Sowohl bei den Plasmaspiegeln von Imipramin wie auch von Desipramin waren starke interindividuelle Unterschiede festzustellen (Abb. 1). Die AUC-Werte lagen bei Imipramin zwischen 147,6 und 544,2 ng h ml^{-1} am 10. Tag und zwischen 136,5 und 588,6 ng h ml^{-1} am 21. Tag.

Die mittleren Imipramin-AUC-Werte lagen bei gleichzeitiger Vinpocetingabe etwas niedriger; der mittlere AUC-Wert lag am 10. Prüftag bei 279,33 ng h ml^{-1}, verglichen mit 272,46 ng h ml^{-1} am 21. Prüftag (nicht signifikant).

Tabelle 1. Vergleich der AUC von Imipramin (*Impr.*) und Desipramin (*Desipr*); MET AUD$_{Des}$/(AUC$_{DES}$ + AUC$_{IMI}$) · 100

Probanden-Nr.	Impr AUC 10. Tag	Impr AUC 21. Tag	Desipr AUC 10. Tag	Desipr AUC 21. Tag	MET 10. Tag	MET 21. Tag	Änderung MET (21. Tag)– MET (10. Tag)
1	248,2	273,0	299,4	344,7	54,6749	55,8038	1,1288
2	234,2	261,5	680,2	755,5	74,3876	74,2871	−0,1005
3	248,1	136,5	1491,2	1287,5	85,7356	90,4143	4,6787
4	321,1	280,2	1929,3	1716,2	85,7314	85,9647	0,2333
6	147,6	190,4	197,4	197,5	57,2174	50,9152	−6,3022
7	431,4	370,8	1752,5	1639,3	80,2463	81,5532	1,3068
8	171,8	143,7	119,1	142,3	40,9419	49,7552	8,8133
9	177,7	291,9	211,4	308,8	54,3305	51,4067	−2,9238
10	325,6	300,4	150,9	131,6	31,6684	30,4630	−1,2055
11	196,6	197,1	291,3	260,1	59,7049	56,8898	2,8151
12	168,8	174,4	125,9	106,8	42,7214	37,9801	−4,7413
13	530,4	472,7	245,8	227,4	31,6671	32,4811	0,8140
14	267,4	299,2	142,3	126,1	34,7327	29,6497	−5,0831
15	544,2	588,6	330,8	256,8	37,8057	30,3761	−7,4296
16	246,2	245,3	186,5	170,7	43,1015	41,0337	−2,0678
18	174,4	199,0	167,8	204,3	49,0357	50,6571	1,6214
19	279,5	196,5	186,1	114,8	39,9699	36,8776	−3,0923
20	314,7	283,1	1430,0	1252,5	81,9625	81,5642	−0,3983

Tabelle 2. Mittlere C_{max}- und t_{max}-Werte

	Mit Vinpocetin 21. Tag	Ohne Vinpocetin 10. Tag
Imipramin:		
C_{max} [ng/ml]	32,49 ± 13,26	31,60 ± 11,72
t_{max} [h]	2,60 ± 1,51	2,80 ± 1,70
Desipramin:		
C_{max} [ng/ml]	56,91 ± 65,50	60,71 ± 67,60
t_{max} [h]	3,70 ± 2,40	4,60 ± 2,60

Die Punktschätzer (AUC$_{Tag21}$/AUC$_{Tag10}$) gemäß Vorzeichenrangtest nach Wilcoxon (Tukey) ergeben 0,986 mit Konfidenzintervallgrenzen von 0,882 und 1,086. Da der tatsächliche Quotient also mit einer mehr als 95%-Wahrscheinlichkeit in den Grenzen von 0,8 und 1,2 liegt, kann davon ausgegangen werden, daß die Bioverfügbarkeit von Imipramin bei gleichzeitiger Einnahme von Vinpocetin gleich bleibt.

Die AUC-Werte für Desipramin lassen eine ähnliche Charakteristik erkennen. Die Konfidenzintervallgrenzen der Punktschätzer für den Quotienten AUC$_{Tag21}$/AUC$_{Tag10}$ liegen deutlich innerhalb des Intervalls 0,8 bis 1,2, so daß geschlossen werden kann, daß die Bioverfügbarkeit bei gleichzeitiger Vinpocetinapplikation konstant ist. Ebenso erbringt das Verhältnis von

Desipramin zu Imipramin keinen Hinweis auf eine geänderte Metabolisierung (Tabelle 1).

Veränderungen hinsichtlich der Resorption und Metabolisierung von Imipramin und Desipramin, die sich z. B. in einer Veränderung von C_{max} und t_{max} bemerkbar gemacht hätten, konnten anhand der verfügbaren Daten und der beschriebenen Testmethoden für keine der beiden Substanzen nachgewiesen werden (Tabelle 2).

Warfarin

18 männliche Probanden wurden eingeschlossen; im Verlauf der Prüfung kam es zu keinen Ausschlüssen; es traten keine klinisch auffälligen Laborveränderungen auf. Über Nasenbluten, Blut im Stuhl, Diarrhö und Erbrechen wurde unter alleiniger Warfarinapplikation während der ersten 5 Tage berichtet, zusätzlich über Zahnfleischbluten, Müdigkeit, Rhinitis und Fieber im weiteren Verlauf der Studie.

Das Ziel dieser Studie war die Beantwortung der Frage, ob Vinpocetin die Wirksamkeit der Warfarinmedikation beeinflußt. Der Zielparameter war in diesem Fall nicht allein die Plasmakonzentration von Warfarin, sondern der pharmakodynamisch relevante Parameter − die Prothrombinzeit (Ratio). Abbildung 2 zeigt den Verlauf dieses Parameters.

Der Einfluß von Einmaldosen von Warfarin auf die Prothrombinzeit sowie die Veränderungen bei gleichzeitiger Vinpocetingabe wurden mit Hilfe der $AUC_{Tag\ 1-5}$ und $AUC_{Tag\ 20-24}$ beurteilt. Zusätzlich wurden entsprechende

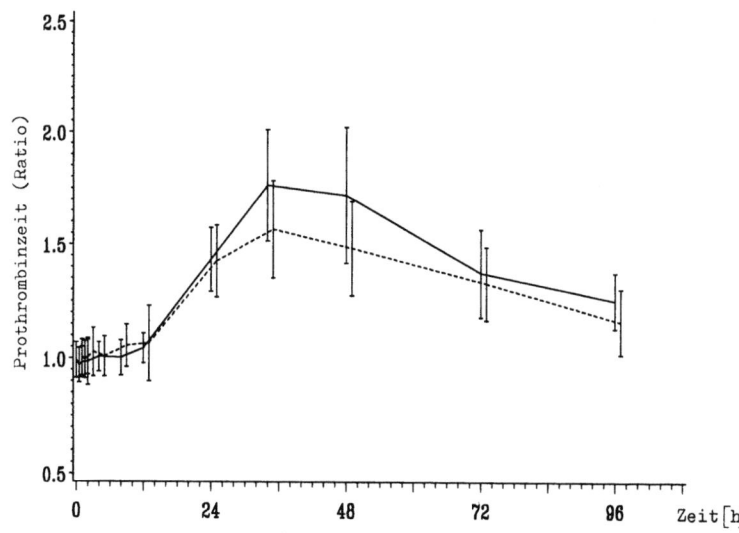

Abb. 2. Verlauf der Prothrombinzeit (Ratio) während des 1. bis 5. Tages (———) und während des 20. bis 24. Tages (− − −)

Tabelle 3. Prothrombinzeit (Ratio): Konfidenzintervalle und Schätzer des Quotienten $AUC_{Tag20-24}/AUC_{Tag1-5}$

Methode	n	Untergrenze	Obergrenze	Schätzer
Paired t-Test	18	0,905461	0,968316	0,936889
Paired t-Test	18	0,906176	0,968356	0,936750
Wilcoxon/Tukey	18	0,922925	0,965367	0,945286

C_{max}- und t_{max}-Werte verglichen. C_{max} beschreibt in diesem Zusammenhang die maximale Verlängerung der Gerinnungsparameter nach Warfarineinnahme.

Die Vorgabe, daß eine Äquivalenz der Gerinnung angenommen werden kann, wenn die Grenzen des Konfidenzintervalls des Schätzers des Quotienten $AUC_{Tag\,20-24}/AUC_{Tag\,1-5}$ innerhalb von 0,8 bis 1,2 liegen, ergibt in diesem Fall, daß Vinpocetin die Effekte von Warfarin nicht beeinflußt (Tabelle 3). Jedoch liegen Schätzer und 95%-Konfidenzintervall unterhalb von 1.

Die Auswertung der Prothrombinzeitrohwerte C_{max} und t_{max} ergibt statistisch signifikante C_{max}-Abweichungen (Test auf Unterschied). Sowohl der Parameter Plasmawarfarinspiegel als auch die Faktor-VII-Koagulationszeit erbringen die gleichen Ergebnisse und Trends.

Diskussion

Vinpocetin ist ein neues Präparat zur Behandlung des älteren Patienten mit dementieller Symptomatik, wie eingeschränkter kognitiver Leistung und Merkfähigkeit sowie einer verminderten Anpassungsfähigkeit an soziale und umweltbedingte Anforderungen.

Bei dieser Zielgruppe handelt es sich vornehmlich um multimorbide Menschen. Depressive Verstimmungszustände sind Bestandteil des Symptomspektrums der beanspruchten Indikation, während die Prävalenz kardiovaskulärer Erkrankungen in dieser Altersgruppe allgemein hoch ist.

Da bei der Untersuchung der Effektivität der antidepressiven Therapie mit Imipramin ein einfach durchzuführender pharmakodynamischer Parameter zur Verfügung steht, wurde untersucht, ob die Plasmaimipraminspiegel durch gleichzeitige Vinpocetin-Behandlung beeinflußt wurden. Diese Untersuchungen wurden nach wiederholter Gabe von Imipramin wie auch Vinpocetin durchgeführt, um eine größtmögliche Nähe zur Behandlungssituation in der Praxis und damit Übertragbarkeit der Befunde zu gewährleisten. Die vorgestellten Ergebnisse zeigen, daß Vinpocetin die Verfügbarkeit von Imipramin nicht beeinflußt. Ebenso werden die Metabolisierung von Imipramin zum aktiven Metaboliten Desipramin nicht beeinflußt.

Bei der Untersuchung, ob Vinpocetin die Wirkung von Warfarin beeinflußt, stand mit der Prothrombinzeit ein pharmakodynamischer Zielparameter zur Verfügung. Warfarin wurde trotz seiner geringen Verbreitung in der

BRD ausgewählt, um die methodischen Probleme, die bei einer derartigen Studie mit Substanzen wie Dicoumarol mit extrem langsamer Elimination auftreten, zu umgehen, ohne aufgrund des gleichen Wirkungsmechanismus Einschränkungen hinsichtlich der Interpretierbarkeit hinnehmen zu müssen. Auf die wiederholte Gabe von Warfarin wurde wegen der Gefährdung der ambulanten Probanden durch Blutungen verzichtet.

Die Warfarinwirkung hinsichtlich des Parameters Prothrombinzeit war unabhängig von einer möglichen Einnahme von Vinpocetin entsprechend der vorgegebenen Toleranzen ($\pm 20\%$). Die Parameterplasmawarfarinspiegel und Faktor-VII-Koagulationszeit lieferten entsprechende Ergebnisse. Da jedoch Punktschätzer wie auch Konfidenzintervallgrenzen des Quotienten $AUC_{Tag\ 20-24}/AUC_{1-5}$ insbesondere bei der Prothrombinzeit kleiner als 1 waren, sind geringe, bei der statistischen Analyse zu tolerierende Veränderungen, hier einer Verringerung der Wirksamkeit von Warfarin, nicht auszuschließen. Es ist daher anzuraten, zunächst bei gleichzeitiger Verabreichung von Vinpocetin und Warfarin die Prothrombinzeit engmaschiger zu monitoren.

Zusammenfassung

Die dementielle Prozesse begleitende Symptomatik kann heute medikamentös mit sogenannten Nootropika behandelt werden.

Die Patienten, die an derartigen Störungen leiden, sind primär charakterisiert durch reduzierte kognitive bzw. Gedächtnisfunktionen sowie eine schwindende Fähigkeit, Anforderungen der Umwelt gerecht zu werden. Sekundär sind Patienten in diesem Alter durch Multimorbidität gekennzeichnet. Daraus folgt, daß häufig unterschiedliche Medikamente gleichzeitig bei diesen Patienten mit im Einzelfall schwer vorhersehbaren Wechselwirkungen verabreicht werden.

Vinpocetin wird wahrscheinlich zur Behandlung der Symptomatik dementieller Prozesse in der BRD in der nahen Zukunft zugelassen.

Wir haben Vinpocetin im Hinblick auf sein Potential, die Therapie von Antikoagulanzien und Antidepressiva zu modifizieren, untersucht.

Die Steady-state-Plasmaspiegel von Imipramin wurden durch Vinpocetin im Rahmen der allgemein akzeptierten Toleranzen nicht beeinflußt ($\pm 20\%$).

Die Faktor-VII-Gerinnungszeit sowie die Prothrombinzeit nach einer Einzeldosis von Warfarin wurden durch eine 14tägige Behandlung mit Vinpocetin nicht modifiziert, wenn die oben zitierten Toleranzen zugrundegelegt werden. Jedoch zeigte sich bei jedem dieser Parameter die Tendenz, daß die Wirkung des Warfarins abgeschwächt wurde. Eine intensivere Überwachung der Antikoagulationstherapie mit diesen Substanzen bei gleichzeitiger Vinpocetingabe erscheint daher zunächst angeraten.

Literatur

1. Balestreri R, Fontana L, Astengo F (1987) A double-blind placebo controlled evaluation of the safety and efficacy of vinpocetin in the treatment of patients with chronic vascular or degenerative senile cerebral dysfunction. J Am Geriatr Soc 35:425–430
2. Blaha L, Erzigkeit H, Adamczyk A, Freytag S, Schaltenbrand R (1989) Clinical evidence of the effectiveness of vinpocetine in the treatment of organic psychosyndrome. Hum Psychopharmacol 4:103–111
3. Dragunow M, Faull LM (1988) Neuroprotective effects of adenosine. Trends Pharm Sci 9:193–194
4. Fenzl E, Apecechea M, Schaltenbrand R, Friedel R (1986) Long term study concerning tolerance and efficacy of vinpocetine in elderly patients suffering from a mild to moderate organic psychosyndrome duo to cerebral metabolic disturbaces. In: Krieglstein J (ed) Pharmacology of cerebral ischemia. Elsevier, Amsterdam, pp 435–439
5. Fredholm BB, Lindgren E, Linström K, Vernet L (1983) The effect of some drugs with purported antianoxic effect on veratridine-induced purine release from isolated rat hypothalamic synaptosomes. Acta Pharmacol Toxicol 53:236–244
6. Manconi E, Binaghi F, Pitzus F (1986) A double-blind clinical trial of vinpocetine in the treatment of cerebral insufficiency of vascular and degenerative origin. Curr Ther Res 40:702–709
7. Peruzza M, Dejacobis M (1986) A double-blind placebo controlled evaluation of the efficacy and safety of vinpocetine in the treatment of patients with chronic vascular or degenerative senile cerebral dysfunction. Adv Ther 3:201–209
8. Polgár M, Vereczkey L (1985) Pharmacokinetics of vinpocetine and its metabolite, apovincaminic acid, in plasma and cerebrospinal fluid after intravenous infusion. JPharm Biomed Anal 3:131–139
9. Sauer K, Rischke R, Beck T, Roßberg C, Mennel HD, Bielenberg GW, Krieglstein J (1988) Vinpocetine prevents ischemic cell damage in rat hippocampus. Life Sci 43:1733–1739
10. Steinijans VW, Diletti E (1983) Statistical analysis of bioavailability studies: parametric and nonparametric confidence intervals. Eur J Clin Pharmacol 24:127–136

Beurteilungskriterien und Meßmethoden für die Evaluation der Wirksamkeit von Nootropika

Empirische Methoden bei der Beurteilung des Therapieerfolgs

J. E. Overall

Einleitung

Zu Beginn meines Beitrags werde ich einen breiten Überblick über mehrdimensionale Beurteilungsverfahren geben, wobei ich besonders auf die empirische Methode eingehe. Das Modell, das ich vorschlagen werde, ist ein mehrdimensionales Verfahren, das verschiedene Beurteilungsabläufe auf ganz unterschiedlichen Achsen umfaßt.

Vor dem Hintergrund dieses mehrdimensionalen Beurteilungsmodells möchte ich nun auf die empirische Methode eingehen. Nachfolgend sind die 7 Hauptachsen aufgelistet, an denen sich Bewertungsskalen und andere Verfahren zur Aufzeichnung von Beobachtungsdaten ausrichten.

Hauptachsen des Beobachtungsfeldes

1) Evaluationsziele;
2) anzuwendendes Stadium des kognitiven Abbaus;
3) Anzahl und Art der evaluierten Funktionen;
4) Notwendigkeit abstrakter spezifischer Urteile;
5) Kontext bzw. Rahmenbedingungen der Beobachtung;
6) am besten geeignete Personen zum Beobachten und Bewerten;
7) erreichter Grad der quantitativen Bewertung.

Diese Verfahren unterscheiden sich hinsichtlich ihrer Zielsetzung, der mit ihnen erfaßbaren Stadien des geistigen Abbaus, der Zahl und Art der beurteilten Funktionen, der Notwendigkeit abstrakter Urteile, des Rahmens für ihren Einsatz, der vom Anwender verlangten Erfahrung und Ausbildung und des Quantifizierungsgrades. Im folgenden werde ich nur über die Zielsetzung als Organisationsprinzip sprechen. Die anderen Achsen werde ich nur dort erwähnen, wo sie von besonderer Bedeutung sind.

Zielsetzung als Organisationsprinzip

Die Zielsetzungen von Beurteilungen mit empirischen Methoden sind folgende:

- Demenzscreening in der Klinik oder zu Hause,
- Differentialdiagnostik in der Klinik oder zu Hause,
- Definition des Schweregrades für Behandlungsprotokolle,
- Evaluierung psychopathologischer Begleiterscheinungen,
- Phaseneinteilung/Stadienbestimmung des kognitiven Abbaus,
- alltägliche Aktivitäten und Lebensqualität,
- sinnvolle Validierung psychometrischer Tests,
- Bewertung/Messung von Behandlungseffekten.

Demenzscreening

Die Verfahren, die beim Screening nach kognitiven Beeinträchtigungen Anwendung finden, sind meist knapp formuliert und stellen den Grad der Einschränkung eindimensional auf einer Achse kontinuierlich zunehmender globaler Beeinträchtigung dar. Ihr Ziel ist Sensitivität hinsichtlich des Vorliegens einer Demenz, jedoch keine Spezifität hinsichtlich ihrer Ätiologie. Die bekannte Blessed-Skala [1] und die Mini-Mental State Examination (MMSE; [2]) sind häufig eingesetzte Screeningverfahren.

Diagnostische Beurteilung

Verfahren mit dem Ziel diagnostischer Spezifität sind beträchtlich langwieriger in der Erarbeitung einer mehrdimensionalen Beurteilung nicht nur kognitiver Defizite, sondern auch des körperlichen Gesundheitszustands, einer Depression sowie sozialer und wirtschaftlicher Faktoren. Diese Verfahren weisen eine interessante Entwicklungsgeschichte auf [2, 3]. Die gegenwärtige Testgeneration besteht z.B. aus der computerisierten Beurteilungsreihe GMS-AGECAT [7], dem von Gurland et al. entwickelten CARE-Test [8, 9] zur Vorfelddiagnostik in Gemeinden, dem OARS Multidimensional Functional Assessment des Duke University Center for Studies on Aging [10] und neuerdings der erweiterten CAMDEX-Testreihe von Roth et al. [11]. Diese Verfahren können an dieser Stelle nicht detailliert betrachtet werden; erwähnenswert ist jedoch, daß außer der Computerversion des GMS-AGECAT alle Verfahren spezifische Fragestellungen für eine streng strukturierte Evaluierung einsetzen, daneben jedoch auch globale, integrative Beurteilungen des Anwenders erfordern. Trotz der Fortschritte, die in der Entwicklung umfassender diagnostischer Verfahren gemacht wurden, beruhen Berichte über die Wirkung von Arzneimitteln meist auf klinischen Diagnosen, die auf den üblichen NINCDS-ADRDA-Kriterien [12] basieren, bei denen der Schweregrad durch eines der einfachen Screeningverfahren definiert wird.

Definition des Schweregrades

Prüfprotokolle zur Demenz sind meist auf einen spezifischen Bereich der leichten bis mittelschweren kognitiven Defizite ausgerichtet. Die Beeinträchtigung soll schwer genug sein, um Raum für meßbare Verbesserung zu lassen, soll aber andererseits nicht so schwerwiegend sein, daß eine sinnvolle psychometrische Evaluierung verhindert würde. Auch hierfür wird die von Folstein entwickelte Mini-Mental State Examination (MMSE; [2]) häufig eingesetzt, wobei der zulässige Bereich mit 14−25 von maximal 30 Punkten definiert ist. Die zur Definition des zulässigen Schweregradbereichs herangezogenen Verfahren werden nicht generell als geeignet zur Messung behandlungsbedingter Veränderungen angesehen.

Evaluation psychopathologischer Begleiterscheinungen

Von den psychopathologischen Begleiterkrankungen wirft die Depression in Protokollen über die Wirkung neuer Arzneimittel zur Demenzbehandlung die größten Probleme auf. Obgleich gelegentlich Verfahren zur Selbstbeurteilung des Patienten eingesetzt werden [13, 14], gilt die vom Arzt vorgenommene Beurteilung doch meist als verläßlicher. Die Hamilton-Depressions-Skala (HAM-D; [15]) stellt in diesem Zusammenhang das bekannteste Verfahren dar, wenn auch vielfach angemerkt wurde, daß einige Punkte dieser Skala durch den normalen Alterungsprozeß ohne Beteiligung einer Depression bedingt sind. Es muß betont werden, daß die Depression bei entsprechendem Schweregrad nicht nur als mögliches Ausschlußkriterium interessant sein kann, sondern daß sie auch als möglicher Indikator einer therapiebedingten Besserung oder als wichtiger therapeutischer Nebennutzen von Bedeutung sein kann. Deshalb halten wir es für wichtig, Depressionen nicht nur am Anfang der Behandlung, sondern wiederholt während der gesamten klinischen Prüfung zu beurteilen.

Ungeachtet der speziellen Bedeutung der Depression für ältere Menschen ist es häufig auch interessant, das weitere Umfeld psychopathologischer Begleiterkrankungen im Hinblick auf eine etwaige Beeinflussung des Therapieergebnisses zu untersuchen. Zu den Beurteilungsverfahren der Depression und anderer psychopathologischer Symptome, Störungen des Verhaltens und der kognitiven Funktionen gehören die Brief Psychiatric Rating Scale (BPRS; [16, 17]), das Global Assessment of Psychiatric Symptoms (GAPS; [18]) und die Neurobehavioral Rating Scale (NRS; [19]).

Stadienbestimmung des kognitiven Abbaus

Die Bestimmung der einzelnen Stadien des kognitiven Abbaus ist wichtig für die Beurteilung der jeweiligen Funktionseinschränkung, für die Vorhersage der bei natürlichem Verlauf der Erkrankung als nächstes zu erwartenden

Beeinträchtigungen und – in Langzeitstudien – zur Bewertung des Nutzens von Therapieformen, die einen weiteren Abbau der kognitiven Leistungen verhindern sollen. Reisberg et al. entwickelten immer detailliertere Verfahren [21–23], die sich für diesen Zweck als nützlich erwiesen haben. Das Functional Assessment Staging (FAST) der Alzheimer-Krankheit [23] umfaßt eine Rangfolge von 16 Verschlechterungsstufen der funktionellen Leistungen sowie der Fähigkeit des Patienten, für sich selbst zu sorgen. In derzeit laufenden Untersuchungen ist Reisberg in einer mehrjährigen Studie an Patienten bemüht, die durchschnittlichen Intervalle zwischen den einzelnen Stadien zu bestimmen.

Alltägliche Aktivitäten

Alltägliche Aktivitäten liefern möglicherweise die wichtigsten Anhaltspunkte für den Schweregrad einer fortschreitenden Verschlechterung und ihre Auswirkungen auf den Patienten, seine Familie und das gesellschaftliche Umfeld. Aufgrund der unterschiedlichen Umstände und Schweregrade, für die sie gelten, unterscheidet man meist zwischen Verfahren zur Beurteilung der sog. instrumentellen Alltagsaktivitäten [24] und den fundamentalen selbstversorgenden Alltagstätigkeiten [25, 26]. *Instrumentelle Aktivitäten* sind z. B. Einkaufen, Kochen oder die Benutzung von Transportmitteln oder des Telefons. Diese Tätigkeiten sind in frühen Demenzstadien von Bedeutung und werden zu Hause oder in Gesellschaft von den Familienangehörigen und der direkten Umgebung des Kranken beobachtet. Die grundlegenden *selbstversorgenden Aktivitäten* sind in späteren Phasen wichtig und werden zu Hause oder von Pflegern in einer Heimumgebung beobachtet. Trotz der tatsächlichen Unterschiede zwischen instrumentellen und grundlegenden selbstversorgenden Tätigkeiten zielen einige Übersichtsmethoden und umfassende Stadieneinteilungen wie die von Reisberg entwickelten Verfahren der Globalen Verschlechterungs-Skala (GDS; [21]) und des FAST [23] auf die spezifische Erfassung der gesamten Spannweite von ersten leichten Gedächtnisstörungen bis hin zu den Endstadien des körperlichen und geistigen Verfalls.

Validierung psychometrischer Tests

Alltagstätigkeiten sind aufgrund ihrer unbestrittenen Bedeutung potentiell sehr wichtig für eine sinnvolle Validierung psychometrischer Tests, die selbst nur einen geringen praktischen Wert besitzen [7]. Hier kann die Beobachtung wesentlich dazu beitragen, der Evaluierung mit psychometrischen Tests eine praktische Dimension zu geben. Verfeinerte psychometrische Tests können empfindlichere Messungen von Behandlungseffekten liefern; es wird jedoch häufig gefragt, was eine Veränderung von wenigen Punkten denn aussagt, wenn der Bezug zum täglichen Leben fehlt. Für die Beantwortung dieser Frage dürfte die Bildung einer direkten Äquivalenz zwischen Test-Scores und alltäglichen Aktivitäten wesentlich sein. Alternativ hierzu wurden von Crook et al. Tests entwickelt, in denen Anforderungen des täglichen Lebens simuliert werden [28, 29].

Messungen von Behandlungseffekten

Abschließend soll auf die Rolle der empirischen Methode für die Bewertung von Behandlungseffekten in klinischen Studien, in denen Substanzen zur Demenzbehandlung getestet werden, eingegangen werden. Je nach der vorgegebenen Wirksamkeitsdefinition ist es wichtig, daß dieses Verfahren die ganze Spannweite der zu dieser Erkrankung gehörenden Störungen erfaßt und hinreichende Spezifität besitzt, um anderweitige Erklärungen für etwaige Besserungen auszuschließen. Besonders problematisch hinsichtlich des Nutzens einer Behandlung der bei der senilen Demenz vom Alzheimer-Typ auftretenden kognitiven Defizite ist die zuverlässige Messung der zahlreichen charakteristischen Einschränkungen sowie die Kontrolle nichtkognitiver Faktoren, die eine Veränderung verhindern können oder aber als alternativer Wirkmechanismus in Frage kommen, der sich sekundär auf die vermeintliche Besserung der kognitiven Funktionen auswirkt.

In mehreren laufenden Multicenter-Studien in den USA wird die Alzheimer's Disease Assessment Scale (ADAS; [31]) als primäre Bewertungsmethode eingesetzt. Dieses Verfahren besteht aus mehreren Skalen und Einzeltests mit unterschiedlichen Spezifitäts- und Abstraktionsgraden, die das Gedächtnis, die Orientierung, die sprachliche Ausdrucksfähigkeit und motorische Aktivität der Patienten testen. Dazu gehört auch ein nichtkognitiver Teil zur globalen klinischen Erfassung von Depressionen und anderen psychopathologischen Störungen. Die Summe der Scores aus den kognitiven Einzeltests ist das erklärte primäre Ergebnis der meisten dieser klinischen Studien, wobei die Möglichkeit besteht, die nichtkognitiven Scores als Kontrollvariablen einzusetzen. Bei den meisten Prüfkontrollen wird jedoch eine separate, spezifische Bewertung der Depression und anderer psychopathologischer Störungen hinzugefügt, und in einigen Protokollen werden zusätzlich objektive psychometrische Messungen der kognitiven Leistungen als Ergänzung zu den Beobachtungsdaten angeschlossen [29].

Zwar wird die ADAS derzeit als überlegenes Verfahren zur Beurteilung von Behandlungseffekten angesehen, sie ist jedoch bei weitem nicht perfekt. Der wichtigste Aspekt der Aufmerksamkeit/Konzentration wird nicht berücksichtigt, einige Kriterien wie die Orientierung sind bei Anwendung in gleichbleibender Umgebung unempfindlich gegenüber kurzfristigen Veränderungen. Durch das Fehlen paralleler Formen ist die eng aufeinanderfolgende wiederholte Anwendung der gleichen praktischen Aufgabe fragwürdig. Deshalb besteht noch immer Bedarf für den zusätzlichen Einsatz einer breitgefächerten klinischen Bewertungsskala, z.B. der Neurobehavioral Rating Scale (NRS; [19]), die kognitive und nichtkognitive Bereiche in ausgewogener Weise abdeckt und in der flexibleren Form eines Interviews anbietet, oder einer effizienten psychometrischen Parallel-Testreihe — wie der von Erzigkeit entwickelte SKT (27) — der eine objektive Beurteilung von Gedächtnis- und Aufmerksamkeitsstörungen ermöglicht. Die vergleichende Bewertung der alternativen Verfahren zur Beurteilung von Behandlungseffekten in Studien mit wirksamen Substanzen zur Demenzbehandlung kann neben der Beurteilung neuer medikamentöser Behandlungsformen zu einer weiteren Verfeinerung der eingesetzten Forschungsmethoden beitragen.

Literatur

1. Blessed G, Tomlinson BE, Roth M (1968) The association between quantitative measure of dementia and senile changes in cerebral gray matter of elderly subjects. Br J Psychiatry 114:797–811
2. Folstein MF, Folstein SE, McHugh PR (1975) Mini-mental state. A practical method for grading the cognitive state of patients for the clinician. J Psychiatr Res 12:189–198
3. Pfeiffer E (1975) Short portable mental status questionnaire for the assessment of organic brain deficit in elderly patients. J Am Geriatr Soc 23:433–441
4. Kay DWK (1977) The epidemiology and identification of brain deficit in the elderly. In: Eisdorfer C, Freidel RO (eds) Cognitive and emotional disturbances in the elderly. Yearbook Medical Publishers, Chicago
5. Copeland JRM, Kelleher MJ, Kellett JM et al. (1975) Cross-national study of diagnosis of the mental disorders: A comparison of the diagnoses of elderly psychiatric patients admitted to mental hospitals serving Queens County, New York, and the former Borough of Camberwell, London. Br J Psychiatry 126:11–20
6. Copeland JRM, Kelleher MJ, Kellett JM, Gourlay AJ, Gurland BJ, Fleiss JL, Sharpe L (1976) A semi-structured clinical interview for assessment of diagnosis and mental state in the elderly: The geriatric mental state schedule. I. Development and reliability. Psychol Med 6:439–449
7. Copeland JRM, McWilliam C, Dewey ME et al. (1986) The early recognition of dementia in the elderly: a preliminary communication about a longitudinal study using the GMS-AGECAT package (community version). Int J Geriatr Psychiatry 1:63–70
8. Gurland BJ, Kuriansky J, Sharpe L, Simon R, Stiller P, Birkett P (1977) The comprehensive assessment and referral evaluation (CARE)-rationals, development and reliability. Int J Aging Hum Dev 8:9–42
9. Gurland BJ, Wilder DE (1984) The CARE interview revisited: Development of an efficient, systematic clinical assessment. J Gerontol 39:129–137
10. Pfeiffer E (1975) Multidimensional functional assessment, the OARS methodology. Duke Univ Center for the Study of Aging and Human Development, Durham/NC
11. Roth M, Tym E, Mountjoy CQ, Huppert FA, Hendrie M, Verma S, Goddard R (1986) CAMDEX. A standardized instrument for the diagnosis of mental disorder in the elderly with special reference to the early detection of dementia. Br J Psychiatry 149:698–709
12. McKhann G, Drachman D, Folstein M, Katzman R, Price D, Stadlan EM (1984) Clinical diagnosis of Alzheimer's disease: Report of the NINCDS-ADRDA work group under the auspices of Department of Health and Human Services Task Force on Alzheimer's disease. Neurology 34:939–944
13. Yesavage JA, Brink TL, Rose TL, Lum O, Huang V, Adey M, Leiver VO (1983) Development and validation of a geriatric depression screening scale: A preliminary report. J Psychiatr Res 17:37–49
14. Zung WWK (1965) A self-rating depression scale. Arch Gen Psychiatry 12:63–70
15. Hamilton M (1960) A rating scale for depression. J Neurol Neurosurg Psychiatry 23:56–62

16. Overall JE, Gorham DR (1962) The brief psychiatric rating scale. Psychol Res 10:799–812
17. Overall JE, Gorham DR (1988) Introduction-The Brief Psychiatric Rating Scale (BPRS). Recent developments in ascertainment and scaling. Psychopharmacol Bull 24:97–99
18. Raskin A (1985) Validation of a battery of tests designed to assess psychopathology in the elderly. In: Burrows GD, Norman TR, Dennerstein L (eds) Clinical and pharmacological studies in psychiatric disorders. Libbey, London
19. Levin HS, High WM Jr, Goethe KE et al. (1987) The neurobehavioral rating scale: assessment of behavioral sequelae of head injury by the clinician. J Neurol Neurosurg Psychiatry 50:188–193
20. Gottfries CG, Braine G, Steen G (1982) A new rating scale for dementia syndromes. Gerontology, [Suppl 2] 28:20–31
21. Reisberg B, Ferris SH, deLeon MJ, Crook T (1982) The Global Deterioration Scale (GDS): An instrument of the assessment of primary degenerative dementia (PDD). Am J Psychiatry 139:1136–1139
22. Reisberg B, London E, Ferris SH, Borenstein J, Scheier L, deLeon MJ (1983) The Brief Cognitive Rating Scale: Language, motoric, and mood concomitants in primary degenerative dementia. Psychopharmacol Bull 19:702–708
23. Reisberg B, Ferris SH, Franssen E (1985) An ordinal functional assessment tool for Alzheimer's-type dementia. Hosp Community Psychiatry 36:593–595
24. Lawton MP, Brody EM (1969) Assessment of older people: Self-maintaining and instrumental activities of daily living. Gerontologist 9:179–186
25. Linn MW, Linn BS (1982) The Rapid Disability Rating Scale-2. J Am Geriatr Soc 30:378–382
26. Gurel L, Linn MW, Linn BS (1972) Physical and mental impairment-of-function evaluation in the aged: The PAMIE scale. J Gerontol 27:83–90
27. Erzigkeit H (1989) The SKT – A short cognitive performance test as an instrument for the assessment of clinical efficacy of cognitive enhancers. In: Bergener M, Reisberg B (eds) Senile dementia. Springer, Berlin Heidelberg New York Tokyo
28. Crook T, Ferris SH, McCarthy M (1979) The misplaced objects task: A brief test for memory dysfunction in the aged. J Am Geriatr Soc 27:284–287
29. Crook TH, Johnson BA, Larrabee CJ (1990) Evaluation of drugs in Alzheimer's disease and age-associated memory impairment. In: Denkert O, Maier W, Rickels K (eds) Methodology of the evaluation of psychotropic drugs. Springer, Berlin Heidelberg New York Tokyo
30. Larrabee GJ, Crook TH (1989) Dimensions of everyday memory in age-associated memory impairment. Psychol Assess 1:92–97
31. Mohs RC, Rosen WG, Davis KL (1983) The Alzheimer's Disease Assessment Scale: An instrument for assessing treatment efficacy. Psychopharmacol Bull 19:448–449

Argumente für eine differenzierte Erfassung psychopathologischer Syndrome bei Demenzen

H. Gutzmann, K.-P. Kühl

Einführung und Problemstellung

Berrios [2] kritisierte kürzlich den „übermäßigen" Bezug auf das sog. kognitive Paradigma, daß nämlich kognitive Einbußen (in praxi: Gedächtnisstörungen) vielfach als hinreichend angesehen würden, eine Demenz zu definieren. Die globale Desintegration psychologischer Mechanismen, die in seiner Sicht eine Demenz charakterisiert, berührt aber neben anderen auch solche Systeme wie Wahrnehmung, Affektivität, Willen und Persönlichkeitskonstituanten.

Trotz einer Reihe entsprechender Hinweise in der Literatur geht der Hauptstrom der Forschung bei der Konstruktion „demenzsensitiver" Instrumente von der primär-kognitiven Läsion aus. Dies kann in der Konsequenz zu der Tautologie führen, daß kognitive Einbußen allein als indikativ für eine dementielle Erkrankung angesehen werden, und sich andererseits eine Demenz in einer solchermaßen identifizierten kognitiven Störung vermeintlich erschöpft.

Das nahezu exklusive Primat kognitiver Störungen scheint aber nur einen begrenzten und vielleicht eher späteren Abschnitt des natürlichen Verlaufs dementieller Erkrankungen zu charakterisieren. Frühe Formen („early dementias") sind dagegen wohl weniger als „mini-dementias" [2] mit ausschließlich mnestischen Einbußen zu beschreiben. Sie dürften vielmehr als komplexe Syndrome mit individuell sehr differenzierter Akzentuierung aufzufassen sein, deren einzelne psychopathologische Elemente, z.B. Störungen der Affektivität, der Auffassung, des abstrakten Denkens und der Psychomotorik, neben denen der Mnestik repräsentieren.

Eine Erweiterung des psychopathologischen Horizonts über den unmittelbar kognitiven Bereich hinaus könnte sowohl diagnostisch als auch therapeutisch von Vorteil sein; diagnostisch z.B. bei der Identifizierung von Frühformen der DAT in der nosologischen Abgrenzung gegenüber Erkrankungen, die – wie die depressive Pseudodemenz oder das im Alter so häufig undramatisch verlaufende Delir – ebenfalls mit kognitiven Einbußen einhergehen. Therapeutische Implikationen sind darin zu sehen, daß viele der üblicherweise als sekundäre Phänomene gewerteten Symptome z.Z. noch erheblich erfolgreicher therapiert werden können als die kognitiven Einbußen selbst.

Aus der möglichen Fülle nichtkognitiver Symptome im Rahmen dementieller Erkrankungen ist bisher den produktiv-psychotischen die vergleichsweise größte Aufmerksamkeit geschenkt worden (vgl. [2, 11]). Affektive Symptome wurden dagegen eher vernachlässigt, und es wurden kaum geeignete Instrumente zu ihrer Erfassung vorgeschlagen [5]. Als eine Ausnahme kann die Gruppe um Reifler angesehen werden (z.B. [10]), die sich seit den frühen 80er Jahren gezielt dieser Frage zugewandt hat. Für ein Viertel ihrer SDAT-Patienten ermittelten sie das gleichzeitige Bestehen einer „major depression"; sie zogen daraus die Konsequenz einer medikamentösen Behandlung mit Antidepressiva. Es verdient hervorgehoben zu werden, daß hier die depressive Symptomatik der dementiellen Grunderkrankung *neben*- und nicht *zu*geordnet wurde, daß also zwei statt einer Diagnose gestellt wurden. Andere Autoren sehen dagegen die Frage nach dem pathogenetischen Zusammenhang zwischen depressivem und dementiellem Syndrom als noch ungeklärt an (z.B. [13]) oder beschreiben sogar Hinweise auf eine mögliche gemeinsame biologische Wurzel beider Syndrome (z.B. [9]). Ähnlich kontrovers ist die Diskussion über die prognostische Wertigkeit depressiver Symptome bei Demenzen. Während Ron et al. [12] depressive Störungen im Rahmen dementieller Grunderkrankungen als prognostisch günstig ansahen, konnten Reifler et al. [10] diesen Befund nicht replizieren. Rovner et al. [13] fanden querschnittlich sogar eine hohe positive Korrelation zwischen beiden Syndromen in einer SDAT-Gruppe.

Anmerkungen zur Methode

Wir untersuchten vor einigen Jahren 39 ambulante und teilstationäre, gemäß den NINCDS-ADRDA-Kriterien diagnostizierte SDAT-Patienten [4]. Grundlage und Struktur der erhobenen psychopathologischen Befunde bildete das Dokumentationssystem der Arbeitsgemeinschaft für Gerontopsychiatrie (AGP-System; vgl. [6]). Das AGP-System stellt eine auf die besonderen Bedürfnisse der Gerontopsychiatrie abgestimmte Weiterentwicklung des AMDP-Systems [1] dar. Die Befunddokumentation erfolgt beim AGP-System auf der Basis einer freien psychiatrischen Exploration für jedes Einzelmerkmal auf einer 4stufigen Skala mit den Ausprägungsgraden „nicht vorhanden", „leicht", „mittel" und „schwer".
Angeregt durch die damaligen Ergebnisse, wiederholten wir 1990 diese Studie im Rahmen einer Dimensionsanalyse oder Skalenbildung für die Psychopathologiemerkmale des AGP-Systems. Die Grundlage unserer aktuellen Analysen bilden die Daten einer diagnostisch identischen, insgesamt 141 Patienten umfassenden Stichprobe.
Aktuelle und damalige Stichproben sind – gemessen an einigen ausgewählten biographischen Merkmalen – insgesamt gut vergleichbar. Im höheren Durchschnittsalter der aktuellen Stichprobe, deren späterem Krankheitsbeginn sowie der tendenziell längeren Erkrankungsdauer deutet sich ein Trend an, der in unserer Einrichtung auch bei anderen Erkrankungsgruppen

zu beobachten ist und wohl eher auf veränderte Zuweisungsmodalitäten als auf morbogene Spezifika zurückzuführen ist.

Bei den Berechnungen schlossen wir nur die für den gegebenen Zusammenhang relevanten Psychopathologie-Items ein, die bei mindestens 20% der Patienten unserer Erststichprobe als sicher vorhanden ermittelt worden waren. Es handelt sich also auch für diese Analysen wiederum um die Betrachtung eines nur begrenzten Teils der Psychopathologiemerkmale des AGP-Systems.

Ergebnisse und Diskussion

Auch beim psychopathologischen Befund ergaben sich – wie schon bei den biographischen Merkmalen – gute Übereinstimmungen zwischen beiden Stichproben. Gedächtnis- und Orientierungsstörungen zu Zeit und Ort sind in der aktuellen Stichprobe insgesamt häufiger und ausgeprägter vorhanden, ebenso Depressivität. Störungen der Kritikfähigkeit und der Affektsteuerung waren hingegen in der Stichprobe unserer Erstuntersuchung deutlicher. Hinsichtlich Konzentrationsfähigkeit und situativer Orientierung ergaben sich keine Unterschiede.

Tabelle 1 zeigt die Korrelationsmatrix der in die Berechnungen einbezogenen AGP-Items für die Stichprobe unserer Erstuntersuchung.

Die in Tabelle 2 für unsere aktuelle Stichprobe zusammengestellte Korrelationsmatrix zeigt überzeugende Übereinstimmungen mit den in Tabelle 1 dargestellten Ergebnissen.

Tabelle 1. Interkorrelationsmatrix (Produkt-Moment-Korrelationen) der 10 ausgewählten AGP-Items für eine Stichprobe von 39 SDAT-Patienten. (Gutzmann und Kühl 1987; [4, 5])

Merkmale (gestörte Funktion)	1	2	3	4	5	6	7	8	9
1 Merkfähigkeit									
2 Neugedächtnis	0,82[c]								
3 Orientierung (zeitlich)	0,82[c]	0,87[c]							
4 Orientierung (örtlich)	0,76[c]	0,84[c]	0,84[c]						
5 Orientierung (situativ)	0,67[c]	0,73[c]	0,81[c]	0,86[c]					
6 Konzentration	0,49[c]	0,43[b]	0,38[b]	0,32[a]	0,27[a]				
7 Urteilsfähigkeit	0,64[c]	0,66[c]	0,69[c]	0,71[c]	0,70[c]	0,23			
8 Depressive Verstimmung	0,25	0,15	0,21	0,31[a]	0,22	0,03	0,29[a]		
9 Affektlabilität	0,19	0,23	0,24	0,17	0,13	0,10	0,03	0,22	
10 Affektinkontinenz	0,10	0,22	0,22	0,12	0,13	−0,03	0,06	0,01	0,59[c]

[a] $\leq 0{,}05$; [b] $p \leq 0{,}01$; [c] $p \leq 0{,}001$.

Tabelle 2. Interkorrelationsmatrix (Produkt-Moment-Korrelationen) der 10 ausgewählten AGP-Items für eine Stichprobe von 141 Patienten mit SDAT

Merkmale (gestörte Funktion)	1	2	3	4	5	6	7	8	9
1 Merkfähigkeit									
2 Neugedächtnis	$0,74^c$								
3 Orientierung (zeitlich)	$0,57^c$	$0,61^c$							
4 Orientierung (örtlich)	$0,56^c$	$0,63^c$	$0,90^c$						
5 Orientierung (situativ)	$0,52^c$	$0,54^c$	$0,75^c$	$0,71^c$					
6 Konzentration	$0,70^c$	$0,56^b$	$0,51^b$	$0,46^a$	$0,51^a$				
7 Urteilsfähigkeit	$0,35^c$	$0,32^c$	$0,45^c$	$0,49^c$	$0,41^c$	$0,47$			
8 Depressive Verstimmung	$-0,08$	$-0,10$	$-0,17^a$	$-0,21^a$	$-0,22^b$	$-0,03$	$-0,22^b$		
9 Affektlabilität	$-0,10$	$-0,03$	$0,10$	$0,12$	$0,08$	$0,04$	$0,12$	$0,14$	
10 Affektinkontinenz	$0,15$	$0,23^b$	$0,11$	$0,05$	$0,04$	$0,03$	$-0,02$	$0,07$	$0,30^c$

$^a \leq 0,05$; $^b\, p \leq 0,01$; $^c\, p \leq 0,001$.

Bei Betrachtung beider Matrizen fallen 2 Aspekte ins Auge:

1) Sämtliche Störungen der Mnestik und Orientierung sowie Probleme beim Konzentrieren und in der Urteilsfähigkeit erweisen sich als sehr eng miteinander verknüpft und zeigen ein homogenes Interkorrelationsmuster.
2) Die Gruppe der Verstimmungen und Gefühlsstörungen weist kaum bedeutsame Verknüpfungen mit den Symptomen der anderen Merkmalsbereiche auf.

Das Herausfallen der Affektstörungen aus dem sonst homogenen Korrelationsmuster erscheint besonders auffällig, wenn die Überlegung mit in Rechnung gestellt wird, daß sich die Untersucher bei der Exploration natürlich der „klassischen" Symptomenkonstellation des hirnorganischen Psychosyndroms bewußt gewesen sind. Die sich abbildende Sonderrolle der Affektstörungen könnte also im Grunde als ein Beleg für den Erfolg der Bemühungen der Untersucher gelten, nicht auf ein erwartetes Ergebnis hin zu explorieren, sondern die einzelnen Merkmale streng getrennt entsprechend der im Glossar festgelegten Operationalisierung zu erfassen.

Ein Blick in die Literatur zeigt, daß nur in wenigen Studien kognitive und affektive Symptome bei dementiellen Erkrankungen gleichrangig Berücksichtigung fanden und gleichzeitig die Frage nach ihrem Zusammenhang angeschnitten wurde. Wurde aber ein ähnlich komplexer Ansatz gewählt, kamen die Untersucher zu vergleichbaren Ergebnissen. So berichteten Fähndrich et al. [3] in ihrem Beitrag zum Problem der Diagnosesicherung des hirnorganischen Psychosyndroms über eine fehlende Beziehung zwischen

Tabelle 3. Matrix der varimaxrotierten Faktorenladungen für eine Stichprobe von Patienten mit SDAT (n = 141; substantielle Faktorenladungen sind fett gedruckt)

Merkmale	Faktor I	Faktor II
1 Merkfähigkeit	**0,81711**	−0,05959
2 Neugedächtnis	**0,80801**	0,07074
3 Orientierung (zeitlich)	**0,87225**	0,04977
4 Orientierung (örtlich)	**0,87627**	0,01905
5 Orientierung (situativ)	**0,81786**	−0,03356
6 Konzentration	**0,78041**	−0,07110
7 Urteilsfähigkeit	**0,56502**	−0,04302
8 Depressive Verstimmung	−0,21819	**0,46783**
9 Affektlabilität	0,07608	**0,76517**
10 Affektinkontinenz	0,11896	**0,76467**

affektiven und mnestischen Symptomen. Als Erklärung für diesen Befund diskutierten sie die Möglichkeit, daß durch eine fehlerhafte nosologische Zuordnung „depressive Neurosen" in der Gruppe der „affektlabilen" Patienten überrepräsentiert gewesen sein könnten. Eine andere Erklärung für das gleiche Phänomen wählten Meyer-König et al. [8] in ihrer Studie bei Pflegeheimbewohnern. Sie äußerten die Vermutung, daß affektive Symptome lange vor dem Auftreten kognitiver Störungen zu beobachten seien und sich so der fehlende korrelative Zusammenhang erklären könnte.

Beide Erklärungsmodelle scheinen für unsere Ergebnisse unbefriedigend, da zum einen eine diagnostisch weitgehend homogene Patientenstichprobe untersucht worden ist und zum anderen korrelative Zusammenhänge zwischen der Dauer der Erkrankung und sowohl kognitiven als auch affektiven Symptomen nicht aufzuzeigen waren. Darüber hinaus waren bei der Erhebung des psychopathologischen Befundes gerade auch die affektiven Störungen detailliert ausexploriert worden.

Um der Frage nachzugehen, ob diesem offensichtlich korrelationsstatistisch reproduzierbaren Phänomen der Aufspaltung der Gesamtpsychopathologie in einen kognitiven und einen nichtkognitiven Bereich gemeinsame Faktoren zugrunde liegen, rechneten wir für unsere aktuelle Stichprobe eine orientierende Hauptkomponentenanalyse auf der Basis von Produkt-Moment-Korrelationen und dem Wert 1,0 für die Diagonalelemente. Nach Varimax-Rotation stellte sich die in Tabelle 3 abgebildete Faktorenstruktur dar.

Alle Items lassen sich also ohne Schwierigkeiten 2 Faktoren zuordnen:
Beim 1. Faktor, der 45,1% der Varianz erklärt, finden sich ausschließlich kognitive Items mit substantiellen Ladungen. Auf dem 2. Faktor, der weitere 14,1% der Varianz erklärt, laden ausschließlich nichtkognitive Items hoch. Die Trennung zwischen beiden Bereichen manifestiert sich mit anderen Worten eindrucksvoll in der Matrix der varimaxrotierten Faktorenladungen.

An dieser Stelle drängt sich die Frage auf, ob diese Faktorenlösung nicht eher das Resultat der Itemauswahl darstellt und weniger strukturelle psycho-

Tabelle 4. Matrix der varimaxrotierten Faktorenladungen für eine Stichprobe depressiver Patienten (n = 284; substantielle Faktorenladungen sind fett gedruckt)

Merkmale	Faktor I	Faktor II	Faktor III	Faktor IV
1 Merkfähigkeit	0,13416	**0,86617**	−0,02085	0,03794
2 Neugedächtnis	0,28932	**0,69709**	0,11577	0,08871
3 Orientierung (zeitlich)	**0,85132**	0,12058	0,04923	0,02381
4 Orientierung (örtlich)	**0,91899**	0,14145	0,08697	0,04969
5 Orientierung (situativ)	**0,93786**	0,15877	0,11450	0,07534
6 Konzentration	0,04357	**0,76957**	0,08192	−0,08724
7 Urteilsfähigkeit	−0,2365	0,37611	0,23041	**0,62844**
8 Depressive Verstimmung	−0,12735	0,20450	0,15371	**−0,80039**
9 Affektlabilität	0,02937	0,05844	**0,80901**	−0,09474
10 Affektinkontinenz	0,16254	0,07085	**0,79786**	0,10356

pathologische Besonderheiten der SDAT widerspiegelt. Um dieses Problem in einem ersten Schritt näher zu beleuchten, rechneten wir bei einer Gruppe von 284 Patienten mit unterschiedlichen depressiven Erkrankungen (psychotische und psychoreaktive Störungen waren zu jeweils gleichen Anteilen vertreten) über den gleichen Variablensatz eine weitere orientierende Hauptkomponentenanalyse mit anschließender Varimax-Rotation. Die resultierende Faktorenstruktur (s. Tabelle 4) unterscheidet sich deutlich von der für die dementen Patienten ermittelten Lösung.

Anders als bei den SDAT-Patienten findet sich bei den Depressiven eine faktorielle Differenzierung des Variablensatzes; und zwar dergestalt, daß auf dem 1. Faktor (erklärte Varianz = 32,9%) ausschließlich Orientierungsitems laden. Auf dem 2. Faktor (erklärte Varianz = 16,1%) sind nur die Merkmale Mnestik und Konzentrationsfähigkeit mit substantiellen Ladungen vertreten. Der 3. Faktor (erklärte Varianz = 12,3%) weist substantielle Ladungen nur für die Indikatoren gestörter Affektkontrolle auf. Auf dem 4. Faktor (erklärte Varianz = 10,3%) schließlich laden gestörte Kritikfähigkeit und Depressivität, allerdings mit entgegengesetzter Polung! Diese Ergebnisse lassen es als unwahrscheinlich erscheinen, daß sich die Faktorenlösung bei den SDAT-Patienten wesentlich aus der Itemauswahl erklärt. Die klare Trennung in 2 Faktoren bei den SDAT-Patienten muß demnach ihre Ursache wohl eher in strukturspezifischen Besonderheiten der SDAT haben.

Schlußbemerkung

Unsere Ergebnisse, die − wie skizziert − auf der Analyse eines nach bestimmten Kriterien selektierten Variablensatzes beruhen, deuten darauf hin, daß sich das psychopathologische Zustandsbild, das klinisch die Diagnose einer DAT erlaubt, aus mehreren voneinander unabhängigen Subsyndromen zusammensetzt. Das gesamte Spektrum möglicher Subsyndrome ist natürlich aufgrund der Selektion der bei den Berechnungen berücksichtigten

Variablen nicht erfaßt. Zu denken wäre z.B. (vgl. [7]) zusätzlich an ein paranoid-halluzinatorisches Subsyndrom sowie an ein weiteres, das etwa psychomotorische Agitiertheit und Unruhe abbildet. Analysen zur Klärung dieser Fragen werden von uns z.Z. angestellt. Erste Resultate deuten in die hier skizzierte Richtung. Sollten sie sich bestätigen, könnte sich die Möglichkeit eröffnen, den differentiellen Effekt therapeutischer — z.B. medikamentöser — Interventionen auf einzelne Subsyndrome der DAT hin spezifisch zu prüfen.

Als ergänzende Anmerkung sei hier noch erwähnt, daß andere Gruppen auf methodisch sehr unterschiedliche Weise ein ähnliches Ziel verfolgen: So haben 1987 Reisberg et al. [11] als Ergänzung ihres Assessment-Instrumentariums die Behavioral Pathology in Alzheimer's Disease Rating Scale (BEHAVE-AD) vorgestellt, die es erlauben soll, Verhaltensauffälligkeiten getrennt von kognitiven Einbußen zu erfassen und so der differenzierten Analyse zugänglich zu machen.

Literatur

1. Baumann U, Stieglitz RD (1983) Testmanual zum AMDP-System: Empirische Studien zur Psychopathologie. Springer, Berlin Heidelberg New York
2. Berrios GE (1989) Non-cognitive symptoms and the diagnosis of dementia: Historical and clinical aspects. Br J Psychiatry [Suppl 4] 154:11–16
3. Fähndrich E, Gebhardt R, Neumann H (1981) Zum Problem der Diagnosensicherung des hirnorganischen Psychosyndroms. Arch Psychiatr Nervenkr 229:239–248
4. Gutzmann H, Kühl KP (1987) Emotion control and cerebellar atrophy in senile dementia. Arch Gerontol Geriatr 6:61–71
5. Gutzmann H, Kühl KP (1987) Klinische Beurteilungsebenen hirnorganischer Psychosyndrome: Zum Problem einer differenzierten Befunderhebung. In: Coper H, Heimann H, Kanowski S, Künkel H (Hrsg) Hirnorganische Psychosyndrome im Alter III. Springer, Berlin Heidelberg New York Tokyo, S 29–53
6. Gutzmann H, Kanowski S, Krüger H, Urban R, Ciompi L (Hrsg) (1989) Das AGP-System: Manual zur Dokumentation gerontopsychiatrischer Befunde. Springer, Berlin Heidelberg New York Tokyo
7. Kanowski S (in press) Psychopathology of senile dementia. In: Kewitz H, Thomsen T, Bickel U (eds) Pharmacological intervention and central cholinergic mechanisms in senile dementia (Alzheimer's disease). Zuckschwerdt, München
8. Meyer-König E, Riederer M, Schunk W (1984) Zur Psychopathologie der senilen Demenz bei Pflegeheimbewohnern. Z Gerontol 17:113–116
9. Mohs RC, Greenwald BS, Dun DD, Davis KL (1985) Assessment of cognition and affective symptoms in dementia. In: Traber J, Gispen WH (eds) Senile dementia of the Alzheimer type. Springer, Berlin Heidelberg New York Tokyo, pp 38–43
10. Reifler BV, Larson E, Teri L, Poulson M (1986) Dementia of the Alzheimer's type and depression. J Am Geriatr Soc 34:855–859
11. Reisberg B, Borenstein J, Salob SP, Ferris SH, Franssen E, Georgotas A (1987) Behavioral symptoms in Alzheimer's disease: Phenomenology and treatment. J Clin Psychiatry [Suppl 5] 48:9–15
12. Ron MA, Toone BK, Garralda ME, Lishman WA (1979) Diagnostic accuracy in presenile dementia. Br J Psychiatry 134:161–168
13. Rovner BW, Broadhead J, Spencer M, Carson K, Folstein MF (1989) Depression and Alzheimer's disease. Am J Psychiatry 146:350–353

Meßmethoden auf der Leistungsebene

S. G. Sclan, B. Reisberg

Die Einschätzungen von Verminderungen der funktionellen Leistungen und der Bewältigung alltäglicher Aktivitäten (ADL = „activity of daily living") stellt seit langem einen wesentlichen Aspekt in der Beurteilung der Demenz dar. Die von Blessed et al. [2] entwickelte Demenzskala enthält Kriterien, mit deren Hilfe sowohl instrumentelle alltägliche Verrichtungen (z.B. die Fähigkeit, mit Geld umzugehen, einen Haushalt zu führen) als auch Veränderungen der grundlegenden funktionellen Fertigkeiten (z.B. essen, sich anziehen, zur Toilette gehen) beurteilt werden können. Dem DSM-III-R zufolge muß für die Stellung der Diagnose „Demenz" die Störung „so schwerwiegend sein, daß es zu einer wesentlichen Beeinträchtigung der Arbeit oder der normalen sozialen Aktivitäten oder Beziehungen zu anderen kommt" ([1], S. 103). Ebenso schreibt die NINCDS-ADRDA-Arbeitsgruppe über die Alzheimer-Krankheit (AD), daß im Verlauf der Krankheit „häufig darüber geklagt wird, ... nicht mit Geld und Dingen des täglichen Lebens wie z.B. dem Telefon zurechtzukommen; es besteht eine Beeinträchtigung der Arbeit bzw. der Haushaltsführung" ([8], S. 941). Die Beurteilung der funktionellen und instrumentellen alltäglichen Aktivitäten ist wesentlicher Bestandteil der drei gegenwärtig viel verwendeten Verfahren zur globalen Skalierung der Demenz: Clinical Dementia Rating (CDR; [7]), Scale of Functional Capacity [10] und der Globalen Verschlechterungsskala (Global Deterioration Scale; GDS [15, 16]). Die Abschlußbeurteilung erfolgt allerdings sowohl beim CDR als auch bei der GDS als „globale" Einschätzung, da sie auf einer klinischen Abschlußbeurteilung verschiedener Verhaltensbereiche beruht. Darüber hinaus ermöglicht das CDR keine genauere Beurteilung der Funktionsbeeinträchtigung in schweren und sehr schweren Demenzstadien. Im CDR heißt es von Patienten mit schwerer Demenz hinsichtlich der persönlichen Pflege und Fertigkeiten lediglich, sie „benötigen viel Hilfe bei der persönlichen Pflege, sind oft inkontinent" ([7]; S. 568). Die von Pfeffer entwickelte Scale of Functional Capacity beschreibt demgegenüber ein Stadium mit viel weiter fortgeschrittenen funktionellen Einschränkungen, in dem der Patient mit schwerer Demenz dadurch gekennzeichnet ist, daß er „vollkommen abhängig ist. Stumm, an den Rollstuhl oder an das Bett gefesselt. Praktisch alle [Patienten] sind in einem Heim oder benötigen Pflege in einem größeren Ausmaß, als dies außerhalb der meisten Kliniken zur Akutbehandlung und zur Rehabilitation möglich ist" ([10], S. 325).

Zur Beschreibung der funktionellen Veränderungen bei Patienten, die ständige Pflege benötigen, dürfte die obige Beschreibung allerdings wohl ebenfalls nicht ausreichen. Insofern liefern die oben genannten Einteilungen zwar zusätzliche Informationen, ermöglichen jedoch keine detaillierte und umfassende Bewertung der spezifischen funktionellen Veränderungen, wie sie bei der Krankheit auftreten, die für die meisten Demenzfälle bei älteren Menschen verantwortlich ist, der Alzheimer-Krankheit [20].

Um zu einem besseren Verständnis der funktionellen Defizite zu gelangen, die mit fortschreitender Demenz z.B. bei der AD auftreten, untersuchten wir diese Veränderungen bei Patienten mit altersentsprechendem Abbau der kognitiven Leistungen, mit altersbedingten Gedächtnisstörungen und mit progressiver Demenz. Hierzu gehörten auch Patienten mit schwersten Beeinträchtigungen. Soweit nötig, wurden die Patienten in Wohn- und Pflegeheimen aufgesucht, um auch die am schwersten Betroffenen zu erreichen. Wir versuchten, Veränderungen derjenigen Tätigkeiten aufzuspüren, die in unseren heutigen Gesellschaften zum größten Teil universell praktiziert werden. Wir glauben, daß die sich hieraus ergebende Skala eine detaillierte, spezifische Beschreibung funktioneller Veränderungen bei AD in allgemeingültiger Weise ermöglicht.

Functional Assessment Staging (FAST)

Die Skala wurde so konzipiert, daß sie optimal mit den jeweiligen Stadien der GDS übereinstimmt [15, 16]. Die Skala besteht somit aus 7 Hauptpunkten, die von fehlendem bis zu einem sehr schweren kognitiven Defizit reichen. Darüber hinaus richteten wir 11 spezifische Untergruppen für die funktionellen Veränderungen bei schwer und schwerst betroffenen Patienten ein. Die vollständige Skala mit 16 Stufen und Zwischenstufen (vgl. Tabelle 1) wird als Functional Assessment Staging (FAST) bezeichnet [13, 14, 16]. Da die meisten der schwer und einige der mittelschwer betroffenen Patienten in herkömmlichen Fragebögen zum Geisteszustand nur Basiswerte (Null) erzielen [4], erlaubt FAST eine über die Möglichkeiten heute verfügbarer Verfahren hinausgehende Aufdeckung der Demenz. Zusätzlich liefert FAST eine detaillierte, vollständige Beschreibung der die progressive Demenz begleitenden Veränderungen der instrumentellen und funktionellen Leistungen, die mit der Diagnose einer wahrscheinlichen Alzheimer-Krankheit übereinstimmen.

FAST umfaßt folgende Stufen:

Stadium 1: Keine subjektiven oder objektiven Anzeichen eines Defizits. Funktionen im wesentlichen ebenso wie 10–15 Jahre zuvor.

Stadium 2: Subjektive funktionelle Einschränkungen (z.B. Nichtwiederfinden von Gegenständen oder verminderte Fähigkeit, Verabredungen einzuhalten). Keine objektiven Einschränkungen bei der Bewältigung komplexer beruflicher oder privater Aufgaben.

Tabelle 1. Abfolge des Funktionsverlustes bei normaler Alterung und bei der Alzheimer-Krankheit (*AD*); Functional Assessment Staging. (Aus Reisberg 1986 [11])

FAST-Stadium	Kennzeichen	Klinische Diagnose
1	Keine Beeinträchtigung	Gesunder Erwachsener
2	Subjektives Defizit bei der Wortfindung bzw. beim Wiederfinden von Gegenständen	Gesunder alter Erwachsener
3	Defizite bei anspruchsvollen beruflichen Aufgaben	Kompatibel mit beginnender AD
4	Patient benötigt Hilfe bei komplexen Aufgaben, z.B. Umgang mit Geld, Planung einer Essenseinladung	Leichte AD
5	Patient benötigt Hilfe bei der Auswahl angemessener Kleidung	Mäßige AD
6		
6a	Patient benötigt Hilfe beim Anziehen	Mittelschwere AD
6b	Patient benötigt Hilfe beim Baden	
6c	Patient benötigt Hilfe bei der Toilettenbenutzung (z.B. Wasserspülung, Benutzung von Toilettenpapier)	
6d	Harninkontinenz	
6e	Stuhlinkontinenz	
7		
7a	Einschränkung der Sprachfähigkeit auf ca. 6 Wörter	Schwere AD
7b	Verstehbares Vokabular auf ein einziges Wort beschränkt	
7c	Verlust der Gehfähigkeit	
7d	Verlust der Fähigkeit zu sitzen	
7e	Verlust der Fähigkeit zu lächeln	
7f	Verlust der Fähigkeit, den Kopf aufrecht zu halten	

Stadium 3: Es kann zu Ausfällen bei komplexen psychomotorischen Tätigkeiten kommen (z.B. eingeschränkte Fähigkeit, an unbekannte Orte zu reisen); es liegen objektive Defizite im beruflichen und privaten Bereich vor. Es bestehen jedoch noch keine Schwierigkeiten bei der Erledigung instrumenteller oder sonstiger funktioneller Routinetätigkeiten.

Stadium 4: Es liegt eine deutliche Einschränkung der instrumentellen und funktionellen Fertigkeiten vor, z.B. eine eingeschränkte Fähigkeit, Geld zu verwalten, einzukaufen und komplexe alltägliche Tätigkeiten zu Hause oder im Beruf auszuführen.

Stadium 5: Der Patient ist nicht mehr in der Lage, seine Kleidung der Witterung und dem Anlaß entsprechend selbst auszuwählen. An irgendeinem Punkt dieser Phase sind Patienten mit AD nicht mehr in der Lage, Auto zu fahren.

Stadium 6: Mittelschwere AD: Im Laufe dieser Phase treten Defizite in grundlegenden funktionellen Fertigkeiten auf. Wir unterscheiden 5 Unterstadien:

6a: Eingeschränkte Fähigkeit, sich korrekt anzuziehen. Häufig gehört zu den ersten Anzeichen, daß der Patient seine Kleider in falscher Reihenfolge anzieht, z.B. Straßenkleider über ein Nachthemd, oder daß er Kleidung falsch herum trägt, wenn man ihn nicht darauf aufmerksam macht.

6b: Eingeschränkte Fähigkeit, mit den Handlungen, die mit dem Baden zusammenhängen, fertigzuwerden: typischerweise besteht eines der frühesten Defizite in der Unfähigkeit, die Temperatur des Badewassers zu regulieren.

6c: Eingeschränkte Fähigkeit beim Umgang mit der Toilette: die Patienten vergessen, die Spülung zu betätigen, oder werfen das Toilettenpapier in einen falschen Behälter.

6d: Harninkontinenz; sie tritt zunächst sporadisch, später häufiger auf.

6e: Stuhlinkontinenz.

Im Laufe der Phase 6 treten noch weitere funktionelle Defizite auf, z.B. Schwierigkeiten beim Fleischschneiden, die zuletzt in die Unfähigkeit münden, mit Messer und Gabel umzugehen.

Stadium 7: Schwere AD: In dieser Phase kommt es zu einem kontinuierlichen Abbau der grundlegenden funktionellen Fertigkeiten. Wir unterscheiden dabei 6 Schritte:

7a: Die Sprache beschränkt sich auf ca. 6 Wörter im Laufe eines durchschnittlichen Tages.

7b: Die Sprache beschränkt sich auf 1 Wort oder entfällt ganz im Laufe eines durchschnittlichen Tages.

7c: Verlust der Gehfähigkeit.

7d: Verlust der Fähigkeit, ohne Hilfe zu sitzen.

7e: Verlust der Fähigkeit zu lächeln.

7f: Verlust der Fähigkeit, den Kopf aufrecht zu halten.

Im Verlauf der FAST-Phase 7 werden bei Alzheimer-Patienten noch weitere Defizite deutlich. Die Patienten verlieren selbst die Fähigkeit, mit einem Löffel umzugehen, und müssen von Pflegepersonen gefüttert werden. Soweit die Patienten bis zu diesem Zeitpunkt überlebt haben, sind die häufigsten Todesursachen in dieser Phase Aspirationspneumonien, systemische Infekte durch Dekubitusulzera oder andere Ursachen und ein mutmaßliches Versagen der zentralen Steuerung der lebenserhaltenden physiologischen Funktionen.

Validität und Reliabilität des FAST

Studien zur Validität und Reliabilität des FAST wurden an Probanden mit altersentsprechenden kognitiven Fähigkeiten bzw. mit wahrscheinlicher AD durchgeführt. Ein Überblick über diese Daten wurde von Reisberg [12] veröffentlicht. FAST erwies sich dabei als valides und sehr zuverlässiges Klassifizierungs- und Bewertungsverfahren.

In einer frühen Studie an normal gealterten Probanden und Patienten mit wahrscheinlicher AD [13] wurde beispielsweise ein Pearson-Korrelationskoeffizient von 0,87 ($p < 0,001$) zwischen FAST und dem Mini-Mental State Examination (MMSE; [5]) ermittelt. Beim MMSE handelt es sich um eine Prüfung kognitiver Kategorien wie Orientierung, Merkfähigkeit, Aufmerksamkeit, Kopfrechnen, Sprache, motorischer Aktivität und anderer kognitiver Fertigkeiten des Patienten, jedoch ohne Bewertung der Funktionalität. In dieser Studie an 40 Probanden lagen die MMSE-Scores zwischen 0 und 30 mit einem Mittelwert von 16,5 (± 7,5 Standardabweichung). In einer anderen Studie an 50 ambulanten Patienten mit normaler Alterung bzw. mit wahrscheinlicher AD lag der Pearson-Korrelationskoeffizient zwischen FAST und 10 unabhängigen psychometrischen Testmaßen zwischen 0,59 und 0,73 ($p < 0,001$). Das Verhältnis zwischen FAST und unabhängigen klinischen Bewertungen lag zwischen 0,83 und 0,94 ($p < 0,001$); [13].

Ebenfalls systematisch untersucht wurde die Frage, inwieweit die funktionelle Verschlechterung von Alzheimer-Patienten tatsächlich entsprechend der im FAST vorgeschlagenen Ordinalskala abläuft [3, 19]. Von 56 Patienten zeigten 50 das vorhergesagte Ablaufmuster. Die 6 übrigen Fälle wiesen in 1–2 Punkten der 16-Punkte-Skala Abweichungen auf (wobei alle Stadien mit Unterteilungen berücksichtigt wurden). Zur Überprüfung der statistischen Brauchbarkeit und Validität der FAST-Skala wurde eine Guttman-Analyse [9] durchgeführt. Der Reproduzierbarkeitskoeffizient lag bei 0,993. Dieser Koeffizient gibt an, in welchem Maße der von einem Responder erzielte Score das Responsemuster richtig vorhergesagt. Er kann zwischen 0 und 1 liegen. Bei der Interpretation dieses Maßes geht man generell davon aus, daß ein Reproduzierbarkeitskoeffizient von mehr als 0,9 eine valide Guttmann-Skala anzeigt. Die FAST-Skala erfüllte dieses Kriterium voll und ganz.

Zusammenfassend ist die Validität der FAST-Klassifizierung und Bewertung des normalen Alterungsprozesses, altersbedingter Gedächtnisstörungen und der Alzheimer-Krankheit belegt. Die gegenwärtig verfügbaren psychometrischen Tests und Beurteilungen des kognitiven Zustands enden etwa vor den letzten 5 Unterstadien des FAST. Insofern sind Daten zur Validität erst dann verfügbar, wenn weitere kognitive Leistungstests als Beurteilungsinstrumente für Patienten mit diesem Schweregrad der Erkrankung vorliegen.

Daten zur Zuverlässigkeit des FAST ergeben sich derzeit aus Veröffentlichungen von Studien mit unterschiedlichem Design und verschiedenartigen Beobachtern. Zur Absicherung der Interraterreliabilität und zur Retestzuverlässigkeit wurde eine Studie an 38 ambulanten Patienten mit normaler Alterung, gleichzeitig bestehender zerebraler Angiopathie und degenerativer Demenz mit und ohne zerebrovaskuläre Beteiligung durchgeführt. Dabei ermittelten Reisberg et al. [19] einen Reliabilitätskoeffizienten von 0,83 bezogen auf die 7 Hauptstufen des FAST (ohne Unterteilungen).

In zwei weiteren Studien zu den 7 FAST-Hauptstadien stellten Foster et al. [6] an Patienten, die zur psychiatrischen Konsultation in eine Langzeitklinik überwiesen wurden, einen Interraterreliabilitätskoeffizienten von 0,96 fest, bezogen auf 20 Patienten, die von 5 Psychiatern getestet wurden. In der zweiten Studie mit 20 anderen Patienten, bei denen die Beobachter eine psychiatrische Krankenschwester, ein klinischer Psychologe und ein graduierter Student der klinischen Psychologie waren, betrug der Reliabilitätskoeffizient 0,76.

Vorteile des FAST

FAST bietet gegenüber anderen Skalen zur Bewertung der Funktionalität und Alltagsbewältigung der Patienten mehrere Vorteile, da es speziell für die Beurteilung dieser mit der AD-Demenz verbundenen Symptome entwickelt wurde. Wie bereits ausgeführt, erfolgt bei komplikationsloser AD die Progression stufenweise [3, 19]. Die spezifische Rangfolge des Funktionsverlusts ist so deutlich ausgeprägt, daß FAST v. a. auch für die Differentialdiagnose von Wert ist [11, 14, 17]. Beispielsweise könnte die Entwicklung einer Harninkontinenz vor der anhand von FAST vorhergesagten Phase 6d auf das Vorliegen eines Harnwegsinfekts deuten, der vermutlich einer entsprechenden Behandlung zugänglich ist. Ein weiteres Beispiel ist die Gehunfähigkeit eines Patienten zu einem Zeitpunkt, zu dem er noch selbst seine Kleidung auswählen kann. Dies könnte auf eine fokale zerebrale Pathologie hinweisen, die mit einer raumfordernden Läsion oder der Entwicklung eines Hydrozephalus mit normalem Druck einhergeht. Zusammen mit Informationen aus anderen klinischen Untersuchungen und Befragungen kann FAST dem Arzt eine wesentliche diagnostische Hilfe sein. Aufgrund des sequentiellen Ablaufs der Verschlechterung bei AD haben wir darüber hinaus FAST eingesetzt, um den zeitlichen Ablauf dieser Progression empirisch zu evaluieren (vgl. Abb. 1). Wir konnten auf diese Weise nicht nur die relative Dauer der einzelnen Phasen schätzen, sondern diese Information zur Erstellung einer Zeitreihe verwenden, aus der sich die mittlere Dauer des gesamten AD-Krankheitsprozesses ergibt. FAST kann somit vom behandelnden Arzt verwendet werden, um den Angehörigen und Pflegern des Patienten Informationen über den Verlauf der Krankheit geben zu können. Es bietet zudem Unterstützung bei der Identifikation reversibler Komplikationen der Alzheimer-Krankheit.

Insgesamt ist FAST ein brauchbares Verfahren zur Differentialdiagnose und Stadieneinteilung der Alzheimer-Krankheit. Es kann zum Erkennen potentiell behebbarer Komplikationen der AD beitragen und bietet eine phasenweise Unterteilung des Krankheitsverlaufs von der normalen Alterung bis hin zu den schwersten Stadien und Unterstadien. FAST ermöglicht es dem Arzt darüber hinaus, Angehörige und Pfleger des Patienten über den Verlauf der Krankheit zu unterrichten. Schließlich glauben wir, daß FAST neben den pragmatischen Vorteilen einen bedeutenden heuristischen Wert

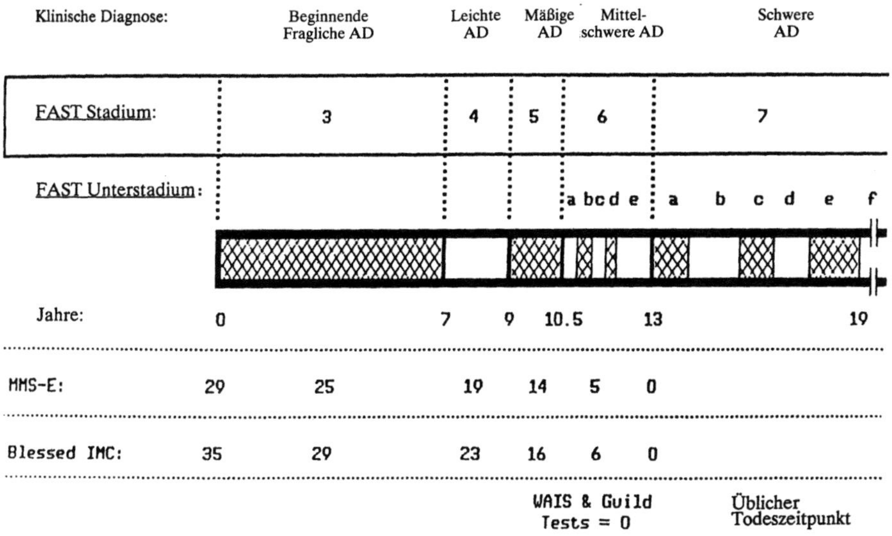

Klinische Diagnose:
Beginnende Fragliche AD
Leichte AD
Mäßige AD
Mittel-schwere AD
Schwere AD
FAST Stadium:
3
4
5
6
7
FAST Unterstadium:
a b c d e
a b c d e f
Jahre:
0
7
9
10.5
13
19
MMS-E:
29
25
19
14
5
0
Blessed IMC:
35
29
23
16
6
0
WAIS & Guild Tests = 0
Üblicher Todeszeitpunkt

Abb. 1. Typischer Zeitverlauf der Alzheimer-Krankheit *(AD)*

FASTSTADIUM
1&2
3
4
5
6a
6b
6c
6d
6e
7a
7b
7c
7d
7e
3 6 9 12 15 18
0 3 6 9 12 15 18
Früh
Mittel
Spät (mit Progression der AD)
ALTER (IN JAHREN)

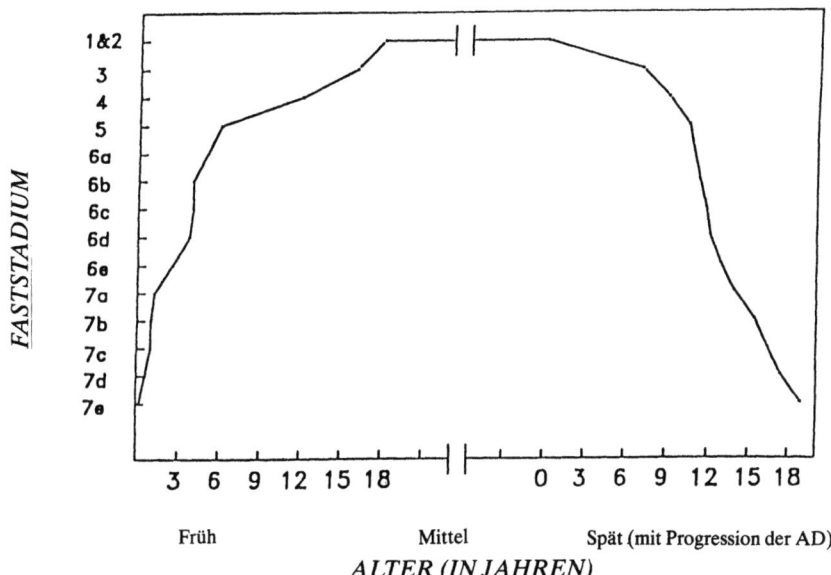

Abb. 2. Veränderungen der funktionellen Bewertungsstadien (*FAST* „functional assessment stages") als Funktion des Alters bei normaler Alterung und bei der Alzheimer-Krankheit *(AD)*

hinsichtlich der AD besitzt. Wir verglichen den progressiven Funktionsverlust bei AD mit der zeitlichen Abfolge des Erwerbs derselben Funktionen im Laufe der normalen Entwicklung des Menschen [18]. Abbildung 2 gibt diese Gegenüberstellung graphisch wieder. Zwar gibt es durchaus Unterschiede, jedoch existieren bemerkenswerte Übereinstimmungen zwischen dem Verlust dieser Funktionen bei der AD und dem Erwerb derselben Funktionen im Laufe der normalen Entwicklung. Wir glauben, daß die charakteristischen funktionellen Veränderungen bei der Alzheimer-Krankheit, ihre Rangfolge und die ähnliche zeitliche Abfolge des Verlustes und des Erwerbs dieser Funktionen darauf hinweisen, daß die Alzheimer-Erkrankung auf einer grundlegenden Fehlfunktion der für die Entwicklung relevanten zentralnervösen Steuerungsprozesse basiert. Diese Hypothese kann wiederum in der Zukunft hochinteressante Behandlungsmöglichkeiten eröffnen. Derzeit kann FAST dazu dienen, die hohe AD-Erkrankungsrate zu erkennen und durch entsprechende Behandlung zu senken. Als detailliertes Verfahren zur Stadienbestimmung bei AD kann FAST die Diagnose dieser Krankheit verbessern und darüber hinaus wichtiges Hilfsmittel zur Unterrichtung von Angehörigen und Pflegern sein.

Literatur

1. American Psychiatric Association (1987) Diagnostic and statistical manual of mental disorders, rev. 3rd edn. American Psychiatric Association, Washington/DC
2. Blessed G, Tomlinson BE, Roth M (1968) The association between quantitative measures of dementia and senile change in the cerebral gray matter of elderly subjects. Br J Psychiatry 114:797–811
3. Borenstein J, Reisberg B (1987) Functional deficits in Alzheimer's disease. (American Psychiatric Association, 140th Annual Meeting, New Research, Abstracts, 56)
4. Davis P, Morris J, Grant E (1990) Brief screening tests vs. clinical staging in senile dementia of the Alzheimer type. J Am Geriatr Soc 38:129–135
5. Folstein MF, Folstein SE, McHugh PR (1975) Mini-mental state: A practical method for grading the cognitive state of patients for the clinician. J Psychiatr Res 12:189–198
6. Foster JR, Sclan S, Welkowitz J, Boksay I, Seeland I (1988) Psychiatric assessment in medical longterm care facilities: Reliability of commonly used rating scales (unpublished)
7. Hughes CP, Berg L, Danziger WL, Cohen LA, Martin RL (1982) A new clinical scale for the staging of dementia. Br J Psychiatry 140:566–572
8. McKhann G, Drachman D, Folstein M, Katzman R, Price D, Stadlan EM (1984) Clinical diagnosis of Alzheimer's disease: Report of the NINCDS-ADRDA work group under the auspices of Department of Health and Human Services Task Force on Alzheimer's disease. Neurology 34:939–944
9. Nie N, Hull C, Jenkins J, Steinbrenner K, Bent D (1975) Statistical package for the social sciences, 2nd edn. McGraw-Hill, New York
10. Pfeffer R, Kurosaki T, Harrah C, Chance J, Filos S (1982) Measurement of functional activities in older adults in the community. J Gerontol 37:323–329
11. Reisberg B (1986) Dementia: A systematic approach to identifying reversible causes. Geriatrics 41:430–446
12. Reisberg B (1988) Functional assessment staging (FAST). Psychopharmacol Bull 24:653–659

13. Reisberg B, Ferris SH, Anand R, de Leon MJ, Schneck MK, Buttinger C, Borenstein J (1984) Functional staging of dementia of the Alzheimer's type. Ann NY Acad Sci 435:481–483
14. Reisberg B, Ferris SH, de Leon MJ (1985) Senile dementia of the Alzheimer type: Diagnostic and differential diagnostic features with special reference to functional assessment staging. In: Traber J, Gispen WH (eds) Senile dementia of the Alzheimer type vol 2. Springer, Berlin Heidelberg New York Tokyo, pp 18–37
15. Reisberg B, Ferris SH, de Leon MJ, Crook T (1982) The global deterioration scale for assessment of primary degenerative dementia. Am J Psychiatry 139:1136–1139
16. Reisberg B, Ferris SH, de Leon MJ, Crook T (1988) The Global Deterioration Scale (GDS). Psychopharmacol Bull 24:661–663
17. Reisberg B, Ferris SH, Franssen E (1985) An ordinal functional assessment tool for Alzheimer's type dementia. Hosp Community Psychiatry 36:593–595
18. Reisberg B, Ferris SH, Franssen E (1986) Functional degenerative stages in dementia of the Alzheimer's type appear to reverse normal human development. In: Shagass C et al. (eds) Biological psychiatry 1985, vol 7. Elsevier, New York, pp 1319–1321
19. Reisberg B, Ferris SH, Kluger A et al. (1989) Symptomatic changes in CNS aging and dementia of the Alzheimer type: Cross-sectional, temporal, and remediable concomitants. In: Bergener M, Reisberg B (eds) Diagnosis and treatment of senile dementias. Springer, Berlin Heidelberg New York Tokyo, pp 193–223
20. Weiler P (1987) The public health impact of Alzheimer's disease. Am J Public Health 77:1157–1158

Stellenwert des SKT bei der Beurteilung der klinischen Wirksamkeit therapeutischer Maßnahmen

H. Erzigkeit, H. Lehfeld, H. P. Bratenstein

Einleitung

Psychologische Tests haben mittlerweile ihren festen Platz unter den Beurteilungskriterien der klinischen Wirksamkeit therapeutischer Maßnahmen. Dem Einsatz vieler der verfügbaren Testverfahren – etwa 1000 werden z.B. allein von den Testverlagen im deutschsprachigen Raum angeboten – erscheinen jedoch schnell Grenzen gesetzt, wenn im Routinebetrieb der ärztlichen Praxis oder des Krankenhauses testpsychologische Unterschungen mit älteren Patienten durchzuführen sind: Bei Testungen, die in der Praxis des niedergelassenen Arztes, auf Altenpflegestationen oder in Krankenhäusern vorgenommen werden, findet man in der Regel Bedingungen vor, die das Kriterium der standardisierten Untersuchungssituation, wie sie in der Testdiagnostik im „normalpsychologischen" Bereich verbindlich vorgeschrieben wird, nicht erfüllen. Mit dem Ziel einer Verbesserung von Diagnostik, Schweregradbestimmung und Therapiekontrolle wurden deshalb in den letzten Jahren für den klinischen Bereich routinemäßig einsetzbare Testverfahren entwickelt, von denen einige zunehmend den Besonderheiten testpsychologischer Untersuchungen bei Alterspatienten angepaßt wurden.

Testpsychologische Untersuchungen bei Alterspatienten

Entsprechend der klinischen Erfahrung sind ältere Patienten häufig durch verschiedenste Krankheitssymptome beeinträchtigt, die der Herstellung einer für alle Probanden einheitlichen Testsituation entgegenstehen. Dazu gehören beispielsweise Tremor oder andere Störungen der Feinmotorik, Visusschwäche, insgesamt herabgesetzte Belastbarkeit oder mangelnde Motivation oder Einsicht, sich einer Testung zu unterziehen. In der ärztlichen Praxis oder auch bei Untersuchungen im Rahmen klinischer Studien sind es manchmal nur „Kleinigkeiten" wie eine vergessene Brille, die den Einsatz des einen oder anderen Tests verhindern.

Im Routinebetrieb eines Krankenhauses ist die Abnahme eines Tests gelegentlich auch im Krankenzimmer nötig, wo Störungen durch Mitpatienten oder Pflegepersonal nicht gänzlich vermeidbar sind; mitunter ist es unumgänglich, auch liegende Patienten zu testen. Psychologische Testverfahren, deren Instruktionsverständnis oder Bearbeitung höhere Anforderungen an die sprachliche Kompetenz der Patienten stellen, sind entsprechend begrenzt einsetzbar.

Spätestens bei der Aufzählung der Hemmnisse, die sich gegen die vorbehaltlose Anwendung psychologischer Tests insbesondere bei älteren Patienten im klinischen Bereich oder in der Allgemeinarztpraxis anführen lassen, muß man sich die Frage stellen, ob der Einsatz von Testverfahren überhaupt notwendig ist. Dazu ist grundsätzlich anzumerken, daß psychologische oder psychometrische Tests in der ärztlichen Routine keine obligatorische Untersuchungsmethode darstellen: In den meisten Fällen wird es dem Arzt auch ohne den Einsatz psychologischer Testinstrumente gelingen, eine Diagnose zu stellen oder eine therapeutische Maßnahme bezüglich ihrer Wirksamkeit zu evaluieren.

Psychometrische Tests stellen jedoch immer dann eine unverzichtbare Hilfe dar, wenn Kommunikationsprobleme zu erwarten sind, z.B. wenn es gilt, das Ausmaß der kognitiven Störung eines Patienten zu objektivieren und in standardisierten Termini zu beschreiben: Durch die Mitteilung eines Testergebnisses ist zum einen die prinzipielle Nachprüfbarkeit der Befunde gewährleistet, zum anderen werden Verlaufskontrollen – auch durch verschiedene Beurteiler – oder Vergleiche von Untersuchungsergebnissen aus unterschiedlichen Praxen bzw. Prüfzentren möglich.

Speziell für den gesundheitspolitisch zunehmend bedeutsamer werdenden Bereich der dementiellen Erkrankungen im Alter liegt inzwischen eine größere Anzahl psychometrischer Tests vor, die einen Beitrag zur ärztlichen Diagnose, zur Abschätzung des Schweregrades der Erkrankung oder zur Verlaufskontrolle therapeutischer Maßnahmen leisten können. Der Einsatz dieser Erhebungsinstrumente in der täglichen Routine stellt jedoch zusätzliche Anforderungen an die Verfahren, die über die hinreichende Erfüllung der 3 Hauptgütekriterien psychologischer Tests – Objektivität, Reliabilität und Validität – hinausgehen.

Einige Anforderungen an einen praktikablen Test im Bereich dementieller Erkrankungen

Für den Einsatz bei Patienten mit dementiellen Erkrankungen taugliche Verfahren sollten in Anbetracht der vorfindbaren Besonderheiten testpsychologischer Untersuchungen von Alterspatienten möglichst unempfindlich gegen den Einfluß externer wie interner „Störvariablen" sein. Zur Verwirklichung dieses Ziels erscheint es notwendig, bei der Entwicklung von routinemäßig im geriatrischen Bereich einsetzbaren Testverfahren sowohl die gegenüber gesunden Probanden herabgesetzte Belastbarkeit der Patienten als auch die insgesamt erhöhte Störanfälligkeit der Testsituation eingehender als bisher zu berücksichtigen.

Weiterhin erfordern psychologische Routineuntersuchungen, sollen sie ökonomisch durchführbar sein, einfach handhabbare Tests, die nur wenig

Zeit für die Einarbeitung in die Durchführungsbestimmungen, die Durchführung selbst sowie Auswertung und Interpretation der Ergebnisse beanspruchen und ggf. auch vom ärztlichen Hilfspersonal abgenommen werden können. Neben der Ökonomie trägt auch die Akzeptanz eines Verfahrens durch die Patienten, die nach unserer Auffassung ein bislang zu Unrecht vernachlässigtes Testgütekriterium darstellt, erheblich zur Validität der erhaltenen Untersuchungsresultate bei.

Da in der klinischen Routine wie auch in der Praxis des niedergelassenen Arztes Wiederholungsmessungen zur Evaluation therapeutischer Effekte unabdingbar sind, sollte ein ideales Testverfahren über die Erfüllung der bisher genannten Kriterien hinaus zusätzlich auch stabil gegenüber Wiederholungs- oder Lerneffekten sein oder − um derartige Einflüsse auszuschließen − in mehreren parallelen Formen vorliegen.

Im folgenden soll gezeigt werden, inwieweit der SKT, ein Kurztest zur Erfassung von Aufmerksamkeits- und Gedächtnisstörungen [4], ein für den täglichen Routineeinsatz geeignetes Testverfahren für den Bereich dementieller Erkrankungen darstellt.

Der SKT

Der SKT wurde speziell für die Anwendung im klinisch-psychologischen Bereich entwickelt, wobei Aspekte der Praktikabilität besondere Berücksichtigung fanden. Das Verfahren umfaßt 9 Subtests, deren Bearbeitungszeit jeweils maximal 60 s beträgt. Aufgrund der zeitlichen Limitierung kann die Durchführungsdauer 10−15 min nicht übersteigen. Für die Auswertung und Interpretation der Testergebnisse sind etwa 2−3 min zu veranschlagen. Zur Untersuchung des Krankheitsverlaufs liegt der SKT in 5 parallelen Formen (A bis E) vor.

Bei gegebener Diagnose ermöglicht der SKT die Schweregradeinstufung von Aufmerksamkeits- und Gedächtnisstörungen im Bereich des leichten bis mittelschweren organischen Psychosyndroms; die Meßgrenze liegt bei schweren Störungsgraden, die in etwa dem klinischen Bild einer dementiellen Erkrankung der Stadien 5−6 der GDS nach Reisberg [14] entsprechen. Hauptanwendungsgebiete des SKT sind Einzelfalluntersuchungen und Verlaufskontrollen.

Grundgedanken der SKT-Entwicklung

Bei der Entwicklung des SKT entschieden wir uns für die Konstruktion eines Leistungstests zur Veränderungsmessung der kognitiven Leistungsfähigkeit. Dabei wählten wir Aufmerksamkeits- und Gedächtnisleistungen als Zielvariablen, da diese in klinischen Beschreibungen dementieller Erkrankungen − bei ansonsten mannigfaltiger Ausgestaltung des Krankheitsbildes − durchgängig als Indikatoren des Störungsgrades angesehen werden [9, 10, 12, 13, 19, 20].

Ein wesentlicher Vorzug von Leistungstests gegenüber Selbst- oder Fremdbeurteilungsverfahren in diesem Bereich liegt in deren geringerer Sprachgebundenheit begründet: Leistungstests erfassen kognitive Funktionen direkter, die Meßergebnisse werden weniger durch semantische Ungenauigkeiten beeinflußt. Die Entscheidung darüber, ob Leistungstests zur Erfassung kognitiver Leistungsdefizite herangezogen werden können oder ob diese mit Hilfe von Selbst- oder Fremdbeurteilungsverfahren vorgenommen werden soll, hängt jedoch grundsätzlich vom Schweregrad der Erkrankung ab: Ohne Frage eignen sich psychometrische Tests nicht mehr für routinemäßige Untersuchungen von Patienten mit sehr schweren kognitiven Einbußen infolge dementieller Erkrankungen. Hier gelangen neuropsychologische Untersuchungsmethoden wie die Münchner Komaskala (MCS) nach Brinkmann et al. [21], ein Verfahren zur Einschätzung schwerer und schwerster Aufmerksamkeitsstörungen, zum Einsatz.

Gegen die Störungsgradbestimmung mit Hilfe von Selbstbeurteilungsverfahren sprechen neben klinischen Erfahrungen auch Untersuchungen (z.B. von Arnold u. Heerklotz [2]), die vernachlässigbar geringe oder gar keine Korrelationen zwischen objektiv gemessenen Leistungseinbußen und deren subjektiven Einschätzungen durch die Patienten ermittelten. Verläßlicher scheinen hierbei Fremdbeurteilungsverfahren zu sein, die in der Regel auch ökonomisch und beliebig wiederholbar sind. Ein nach wie vor ungelöstes Problem der Fremdbeurteilung des Schweregrades einer Erkrankung stellt jedoch die – häufig mangelhafte – Übereinstimmung verschiedener Beurteiler, die sog. „Interraterreliabilität", dar. In diesem Punkt zeigen sich Leistungstests überlegen.

Das für uns bei der Konstruktion des SKT vorrangig zu lösende Problem bestand darin, einen Leistungstest so zu gestalten, daß die Indikatorvariablen Aufmerksamkeit und Gedächtnis v. a. praktikabel und dabei gleichzeitig objektiv, reliabel und valide erfaßt werden. Im Verlauf unserer Bemühungen um eine Lösung zeigte sich bald, daß psychologische Tests von unseren Patienten keineswegs immer als willkommene Abwechslung aufgenommen wurden. Das Ausfüllen von Fragebögen beispielsweise erfreute sich keiner allzu großen Beliebtheit unter den Patienten – vorausgesetzt sie waren überhaupt willens und in der Lage, Fragebögen zu bearbeiten. Am liebsten beschäftigten sie sich offensichtlich mit lösbar erscheinenden Testaufgaben in Untersuchungssituationen, die mehr einem „Spiel" und weniger einer „Prüfung" ähnelten.

Aufgrund dieser Erfahrungen konstruierten wir die Subtests des SKT in „Spiel-Form" (s. Abb. 1 und 2), so daß das Material auch für Patienten mit ausgeprägteren Störungen und Einschränkungen der Sehschärfe oder Feinmotorik einfach zu handhaben ist. Die Instruktionen gestalteten wir variabel, wir forderten lediglich, daß die Patienten die Aufgabenstellung sicher verstehen. Die Testsituation sollte keine künstliche Distanz zwischen dem testenden Arzt oder Psychologen und dem Patienten entstehen lassen. Deshalb ist eine ständige wechselseitige Kommunikation während der Testabnahme ausdrücklich erwünscht. Der Versuchsleiter sollte dabei die Patienten ermuntern, ihre Rückfragen klären, sie in ihrer Leistung bestäti-

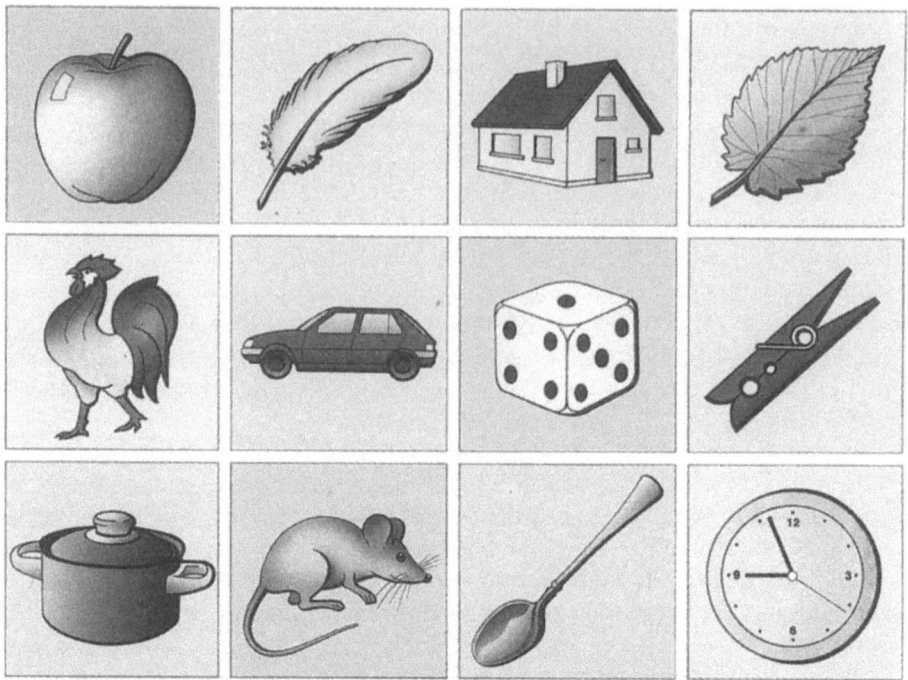

Abb. 1. SKT-Untersuchungsmaterial für die Subtests I, II und VIII

gen, kurzum: „extrinsisch motivieren". Erreicht wäre dieses Ziel dann, wenn der Patient die Testung eher als „Spiel mit Wettbewerbscharakter" erlebt, bei dem er Erfolgschancen hat und Erfolgserlebnisse vermittelt bekommt.

Im Hinblick auf die Akzeptanz des SKT erschien es uns erforderlich, den Sinn der SKT-Abnahme für den Patienten leicht durchschaubar zu machen – in unserem Fall die Objektivierung der beklagten Störungen im Bereich des Gedächtnisses und der Aufmerksamkeit sowie die anhand der erhobenen Daten mögliche Dokumentation und Kontrolle des therapeutischen Erfolgs. Die Erfüllung dieser Bedingung stellt eine nach unserer Erfahrung äußerst wichtige Voraussetzung nicht nur für die Akzeptanz, sondern auch für die Reliabilität bzw. Güte der Testergebnisse als Maß für die kognitive Leistungsfähigkeit eines Patienten dar [5]. Trotz der großen Bedeutung von Praktikabilitätsaspekten, denen bei der Entwicklung des SKT im Hinblick auf den Routineeinsatz in der Klinik oder ärztlichen Praxis besondere Aufmerksamkeit geschenkt wurde, müssen Testinstrumente v.a. befriedigende Werte in den Hauptgütekriterien aufweisen.

Die Gütekriterien des SKT

Wie erwähnt, wurde auf die Vereinheitlichung der Instruktionen sowie der gesamten Testsituation beim SKT bewußt verzichtet; durch die patientenbe-

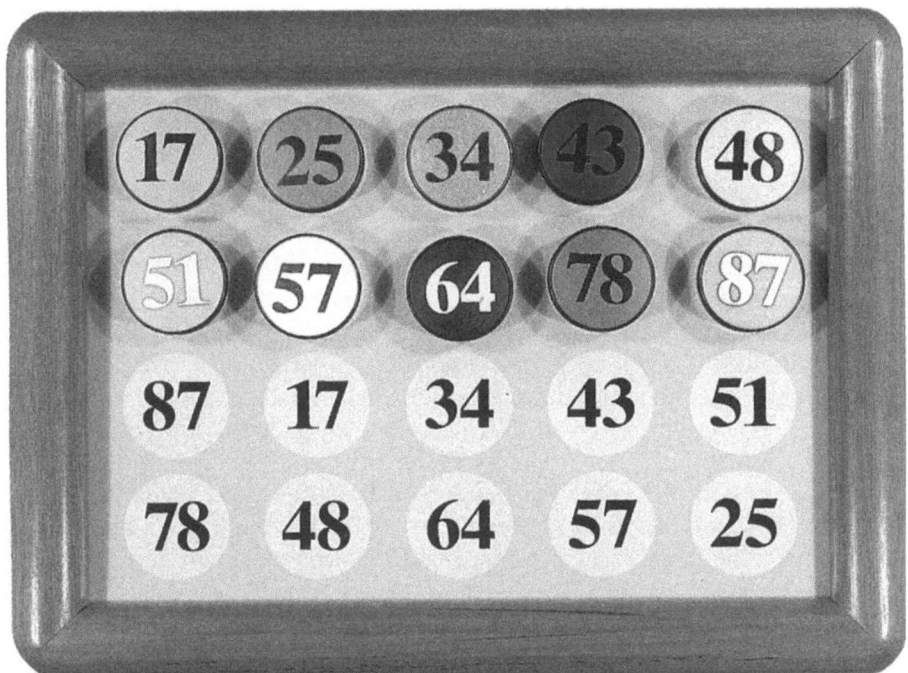

Abb. 2. SKT-Untersuchungsmaterial für die Subtests III, IV und V

zogene Erklärung der Aufgabenstellung und ständige Ermunterungen während der Testabnahme soll erreicht werden, daß der Patient die bestmögliche Leistung erbringt. Da dieses Ziel bei jeder Testung anzustreben ist, können über die Bedingung gleichermaßen erfolgter „extrinsischer Motivation" einheitliche Untersuchungsbedingungen und damit Durchführungsobjektivität angenommen werden. Auswertung und Interpretation des Verfahrens erfolgen nach vorgegebenen Richtlinien und sind von daher ebenfalls als objektiv zu betrachten.

Zur Reliabilität des SKT liegen zum einen Ergebnisse aus dem Vergleich der 5 Parallelformen vor (Paralleltestreliabilität), zum anderen wurde der Versuch unternommen, seine Reliabilität nach Spearman-Brown aus den Validitätsuntersuchungen zu schätzen. Auf diese Weise ermittelte Fuchs [7] einen Koeffizienten von r = 0,89 für den Gesamtwert der Form A. Nur unwesentlich niedrigere Werte ergaben sich mit 0,88 für die Formen A, B, D und E bzw. 0,86 für Form C in einer von Arnold [1] publizierten Studie. In einer neueren Arbeit auf der Basis von über 500 Testprotokollen teilten Overall u. Schaltenbrand [15] Reliabilitäten mit, die durchweg über 0,90 liegen.

Die Validität des SKT läßt sich zunächst unter dem Aspekt des Inhalts beurteilen. Da in den 9 Subtests offensichtlich Aufmerksamkeits- und Gedächtnisleistungen gemessen werden, kann für den SKT Inhaltsvalidität angenommen werden. Diese Annahme wird gestützt durch das Ergebnis einer faktorenanalytischen Untersuchung der Teststruktur [4]. Dabei konnten 2 Faktoren extrahiert werden, die als „Reaktionsschnelligkeitsfaktor" und „Gedächtnisfaktor" interpretiert wurden. Die Studie von Overall u. Schaltenbrand [15] beispielsweise führte zu einer vergleichbaren Faktorenlösung, die sie als „speed of information processing" und „memory" beschrieben.

Hinweise zur kriterienbezogenen Validität ergeben sich aus einer Reihe von Studien, in denen der SKT mit anderen Leistungstests sowie Selbst- und Fremdbeurteilungsverfahren korreliert wurde. Gute Übereinstimmung zeigte sich in der Arbeit von Fuchs [7] zwischen dem SKT und dem Syndrom-Test nach Böcker mit r = 0,61 sowie zwischen den SKT-Subtests, die Aufmerksamkeitsstörungen erfassen, und dem d2-Test nach Brickenkamp. Diese betrug für die entsprechenden Subtests jeweils mindestens r = 0,70. Andere Leistungsverfahren zur Erfassung hirnorganisch bedingter Defizite, deren Zusammenhang mit dem SKT überprüft wurde, sind der HAWIE-Gesamttest nach Wechsler [1], die HAWIE-Subtests „Zahlen-Nachsprechen", „Mosaik-Test" und „Zahlen-Symbol-Test" sowie der Benton-Test. Die dabei von Wagner [17] publizierten Korrelationen waren durchweg signifikant.

Die Bewährung des SKT bei der Evaluation therapeutischer Effekte

Die unserer Auffassung nach wichtigsten Belege für die Validität des SKT liefern klinische Studien zum Wirksamkeitsnachweis therapeutischer Maßnahmen — einer der Haupteinsatzbereiche des SKT. So zeigte sich im Verlauf von Langzeituntersuchungen, in denen neben dem SKT Fremd- und Selbstbeurteilungsverfahren zum Einsatz kamen, daß mit dem SKT gemessene Verbesserungen der Aufmerksamkeits- und Gedächtnisleistung mit günstigeren klinischen Gesamtbeurteilungen durch den behandelnden Arzt auf der CGI-Skala einhergingen [3, 8]. In einer Langzeitstudie mit über 200 Patienten [6], auf die im Beitrag Braun (in diesem Band) detaillierter eingegangen wird, wurde dabei u.a. eine statistisch hochsignifikante Korrelation zwischen SKT-Summenscore und der klinischen Globalbeurteilung anhand des CGI-Schweregrades nachgewiesen (p < 0,0001).

Bestätigt wurde das Arzturteil durch die Selbsteinschätzung der Patienten auf der Erlanger Depressions-Skala (EDS [3, 6, 8]), der Befindlichkeits-Skala (Bf-S) nach v. Zerssen [6] und der Lebenszufriedenheits-Skala nach Löhr und Walter [3]. In anderen Studien konnten beispielsweise von Fuchs [7] statistisch bedeutsame Zusammenhänge zwischen dem SKT-Gesamtscore und dem Arzturteil (p < 0,001) ermittelt werden. Wegener et al. publizierten 1982 [18] hochsignifikante Korrelationen mit dem Faktor 1 „Organische Hirnstörung" der SCAG-Skala nach Venn et al.

Eine umfassende Literaturdokumentation über den Einsatz des SKT in klinischen Studien befindet sich augenblicklich in Vorbereitung. Tabelle 1 gibt einen ersten Überblick über einige der mit dem SKT geprüften Substanzen und die in den entsprechenden Studien ermittelten Ergebnisse.

Tabelle 1. Ergebnisse aus klinischen Studien, in denen der SKT eingesetzt wurde (*Wo* Wochen, *Mo* Monat, *J* Jahre, *OPS* Organisches Psychosyndrom)

Autor	Ziel	Untersuchung	Stichprobe	Methodik	Ergebnisse
Blaha et al. 1989 [3]	Wirksamkeitsnachweis von Vinpocetin bei OPS	klinische Studie ambulant; 12 Wo CGI, SKT, EDS LZ	n = 217 58–91 J leichtes bis mittelgradiges OPS	randomisiert, placebokontrolliert, doppelblind	signifikante Unterschiede: CGI $p < 0,001$ SKT $p < 0,001$ LZ $p < 0,001$ EDS $p < 0,001$
Fenzl 1985 [6]	Wirksamkeitsnachweis von Vinpocetin bei OPS	klinische Studie ambulant; 12 Mo CGI, SKT, EDS BFS	n = 201 60–90 J leichtes bis mittelgradiges OPS	randomisiert, placebokontrolliert, doppelblind	signifikante Überlegenheit gegenüber Placebo; nach 12 Mo: SKT $p < 0,001$ Bf-S $p < 0,001$
Fischhof et al. 1989 [22]	Wirksamkeit von Nimodipin	klinische Studie mit Patienten eines psychiatrischen Krankenhauses SKT, SCAG, CGI	n = 130	randomisiert, placebokontrolliert, Nimodipin vs. Placebo	SCAG $p < 0,001$ SKT $p < 0,001$ CGI $p < 0,001$
Hindmarch et al. (in press) [8]	Wirksamkeitsnachweis von Vinpocetin bei OPS	klinische Studie ambulant; 16 Wo CGI, LZ, SKT, EDS, Bf-S	n = 165 60–88 J leichtes bis mittelgradiges OPS	randomisiert, placebokontrolliert, doppelblind	signifikante Unterschiede nach >8 Wo: CGI $p < 0,001$ LZ $p < 0,001$ SKT $p < 0,001$ EDS $p < 0,001$ Bf-S $p < 0,001$
Herrmann et al. 1986 [24]	Wirksamkeit von Pyritinol	klinische Studie stationär 6 Wo ambulant 6 Wo SCAG, GI, SKT, BGP, ZVT-G	n = 107 65–85 J leichtes bis mittelschweres OPS	randomisiert, placebokontrolliert, Pyritinol vs. Placebo	signifikante Unterschiede: SCAG: $p < 0,008$ SKT: $p < 0,004$
Herrmann u. Schärer 1988 [23]	Wirksamkeitsnachweis von Piracetam	klinische Studie SCAG, BGP, SKT, Benton	n = 130 OPS >60 J	randomisiert, placebokontrolliert, doppelblind	SKT: $p < 0,01$ SCAG: $p < 0,01$
Kanowski et al. 1989 [25]	Wirksamkeit von Nimodipin	klinische Studie bei Patienten eines psychiatrischen Krankenhauses SCAG, CGI, SKT, ZVT, BGP	n = 197 61–86 J	randomisiert, placebokontrolliert, Nimodipin vs. Hydergin vs. Placebo	signifikante Unterschiede: SKT: $p < 0,01$ (Hydergin: Placebo, Nimodipin: Placebo) SKT: $p < 0,01$ (Nimodipin > Hydergin)

Tabelle 1 (Fortsetzung)

Autor	Ziel	Untersuchung	Stichprobe	Methodik	Ergebnisse
Kinzler et al. 1988 [29]	Wirksamkeitsnachweis von Actovegin bei HOPS	klinische Studie stationär; 2 Wo SKT, SCAG	n = 46 $\bar{x}$ = 73,1 J IDC9 290.2, 290.4, 293.1	randomisiert, placebokontrolliert, doppelblind internistische Basismedikation	signifikante Überlegenheit gegenüber Placebo: SCAG p < 0,05, SKT p < 0,01
Knezevic et al. 1989 [26]	Wirksamkeit von Pyritinol	klinische Studie stationär 10 Wo HACHINSKI, SCAG, ADAS, SASS, CETM	n = 26 $\bar{x}$ = 76,2 J leichtes bis mittelschweres OPS	randomisiert, placebokontrolliert, Pyritinol vs. Placebo	signifikante Verbesserung kognitiver Leistungen SKT: Placebo $\bar{x}$ = 9,19, s = 4,61 SKT: Pyritinol $\bar{x}$ = 8,23, s = 3,94
Schulte 1981 [27]	Wirksamkeitsnachweis von Melperon bei OPS	klinische Studie stationär; 6 Wo PGRS, SKT, biologische Parameter	n = 60 59–96 J OPS nach BPRS	klinische und medizinische Untersuchung	meist hochsignifikante Besserung in den beobachteten Bereichen: SKT p < 0,001
Szobor et al. 1982 [28]	Wirksamkeitsvergleich von Cosaldon vs. Dihydroergotoxin bei zerebrovaskulärer Insuffizienz	klinische Studie stationär; 6 Wo SKT, MWT-B, biologische Parameter	n = 40 25–67 J chronische zerebrovaskuläre Insuffizienz	randomisierte Doppelblindstudie	in beiden Gruppen signifikant verbesserte SKT-Werte p < 0,01, bei Cosaldon etwas deutlichere Besserung

Dabei handelt es sich um Untersuchungsresultate mit verschiedenen Substanzen, die allgemein unter Bezeichnungen wie „Nootropika", „cognition enhancers" oder „neurotrope Substanzen" subsumiert werden. Die aufgrund des langen Untersuchungszeitraums wohl interessanteste Arbeit scheint uns die von Fenzl [6] durchgeführte Studie zu sein, in der über 12 Monate hinweg die Wirksamkeit von Vinpocetin geprüft wurde. Da die Ergebnisse dieser Studie auch angesichts der Stichprobengröße – in die Auswertung gingen Daten von über 200 Patienten ein – ganz besonders geeignet erscheinen, um Krankheitsverläufe und therapeutische Langzeiteffekte zu betrachten, werden diese gegenwärtig noch einmal – allerdings in statistisch wesentlich aufwendigerer Form – analysiert. Darauf wird in den Beiträgen von Hindmarch und Braun (beide in diesem Band) genauer eingegangen.

Schlußbemerkung

Bei der Konstruktion des SKT haben wir versucht, die meisten der in diesem Beitrag formulierten Anforderungen an psychologische Tests für die Beurteilung der klinischen Wirksamkeit therapeutischer Maßnahmen zu berücksichtigen. Die testpsychologischen Gütekriterien Objektivität, Reliabilität und Validität scheinen ausreichend, um dem Kriterium der sog. Therapiesensitivität, manchmal auch Pharmakosensitivität genannt, zu genügen. Der SKT eignet sich bei der Kontrolle therapeutischer Maßnahmen sowohl zur Bestimmung des Störungsgrades als auch zur Dokumentation des Verlaufs und damit zum Beleg therapeutischer Effekte auch über längere Untersuchungszeiträume. Durch den Einsatz der vorhandenen Parallelformen sind Wiederholungstestungen auch bei Patienten mit leichteren Störungsgraden möglich, bei denen mit höheren Lerneffekten zu rechnen ist.

Aufgrund seiner kurzen Abnahmedauer sowie enthaltener spielerischer Elemente wird der SKT von den Patienten positiv aufgenommen. Da Testungen mit dem SKT auch vom ärztlichen Hilfspersonal durchgeführt werden können und die Testauswertung keiner weiteren Einarbeitung bedarf, hat sich der SKT sowohl im klinischen Routinebetrieb als auch in der Praxis niedergelassener Ärzte bewährt: Diese zunächst in klinischen Studien gemachte Erfahrung wurde beispielsweise in Arbeiten von Kirkilonis [11] oder Schaltenbrand et al. [16] systematisch untersucht und bestätigt.

Die Erfahrungen mit dem SKT lehrten uns nach einer Zwischenbilanz, die 1986 auf der Basis statistischer Analysen von etwa 8000 Testprotokollen erstellt wurde, daß weitere Verbesserungen hinsichtlich der Praktikabilität anzustreben waren. Die Abbildungen 1 und 2 zeigen das Testmaterial der neuen SKT-Formen, das von einem Industriedesigner entworfen wurde, um Praktikabilität, Akzeptanz und u.E. auch die Ästhetik des SKT-Materials weiter zu verbessern.

Literatur

1. Arnold K (1983) Untersuchungen zu Aspekten der Normierung, Reliabilität und Validität eines Testsystems zur Erfassung von Aufmerksamkeits- und Gedächtnisstörungen. Dissertation, Universität Erlangen-Nürnberg
2. Arnold K, Heerklotz B (1980) Bewertung von Depressions- und Befindlichkeitsskalen bei alkoholischen Durchgangs-Syndromen. Neurol Psychiatr 6:217–220
3. Blaha L, Erzigkeit H, Adamczyk A, Freytag S, Schaltenbrand R (1989) Clinical evidence of the effectiveness of vinpocetine in the treatment of organic brain syndrome. Hum Psychopharmacol 4:103–111
4. Erzigkeit H (1989) Manual zum SKT Formen A-E, 4. Aufl. Beltz, Weinheim
5. Erzigkeit H, Lehfeld H, Branik M (1991) Überlegungen zur Anwendung von psychometrischen Testverfahren bei der Diagnose und Therapiekontrolle dementieller Erkrankungen. In: Möller H-J (Hrsg) Hirnleistungsstörungen im Alter. Springer, Berlin Heidelberg New York Tokyo
6. Fenzl E (1985) Medizinischer Abschlußbericht zur multizentrischen, kontrollierten Phase III-Studie zur Untersuchung der Verträglichkeit und Wirksamkeit von Vinpocetin im Verlauf einer einjährigen Behandlung von ambulanten Patienten mit einem

leichten bis mittelgradigen organischen Psychosyndrom. Eine placebokontrollierte Doppelblindprüfung). (Unveröffentlichter Bericht der Thiemann Arzneimittel GmbH, Waltrop)
7. Fuchs H-H (1979) Validierungsuntersuchungen zum Syndrom-Kurztest (SKT). Zur Quantifizierung von Durchgangs-Syndromen. Dissertation, Universität Erlangen-Nürnberg
8. Hindmarch I, Fuchs H-H, Erzigkeit E (1991) Efficacy and tolerance of Vinpocetine in ambulant patients suffering from mild to moderate organic psychosyndromes. Int Clin Psychopharmacol 6:31–43
9. Hoyer S (1984) Zum Begriff der Demenz. In: Fischer B, Lehrl S (Hrsg) Fünfte Klausenbacher Gesprächsrunde. Narr, Tübingen
10. Kanowski S, Coper H (1982) Das (hirn-)organische Psychosyndrom als Ziel pharmakologischer Beeinflussung. In: Bente D, Coper H, Kanowski S (Hrsg) (Hirn-)organische Psychosyndrome im Alter. Konzepte und Modelle für die pharmakotherapeutische Forschung. Springer, Berlin Heidelberg New York
11. Kirkilonis T (1978) Empirische Untersuchung über die Anwendbarkeit psychopathometrischer Verfahren in der ärztlichen Allgemeinpraxis. Dissertation, Universität Erlangen-Nürnberg
12. Lauter H (1973) Psychosyndrom, organisches. In: Müller C (Hrsg) Lexikon der Psychiatrie. Springer, Berlin Heidelberg New York, S 380–382
13. Peters UH (1981) Das organische Psychosyndrom – was ist das? Dtsch Med Wochenschr 106:1403–1405
14. Reisberg B, Ferris SH, de Leon MJ, Crook T (1982) The global deterioration scale for assessment of primary degenerative dementia. Am J Psychiatry 139:1136–1139
15. Overall JE, Schaltenbrand R (in press) The SKT neuropsychological test battery. Neuropsychopharmacology
16. Schaltenbrand R, Stahl D, Lehfeld H (1990) Überlegungen zur Akzeptanz eines psychometrischen Tests: Ein Gütekriterium? (Unveröffentlichtes Publikationsmanuskript der Thiemann Arzneimittel GmbH, Waltrop)
17. Wagner O (1985) Möglichkeiten und Probleme der testpsychologischen Erfassung dementieller Syndrome im mittleren und höheren Lebensalter. Schweiz Arch Neurol Neurochir Psychiatr 136/4:43–53
18. Wegener G, Reinhardt-Benmalek B, Zimmermann P (1982) An approach to cognitive disorders of psychogeriatric patients. Comparison of different assessment methods (Poster auf dem 13. CINP-Kongreß in Jerusalem)
19. Wieck HH (1977) Lehrbuch der Psychiatrie. 2. völl. neu bearb. Aufl. Schattauer, Stuttgart New York
20. DSM-III-R (1989) Diagnostisches und Statistisches Manual psychischer Störungen. Beltz, Weinheim Basel (übersetzt nach der Revision der 3. Auflage des Diagnostic and Statistical Manual of Mental Disorders der American Psychiatric Association; Dt. Bearb. u. Einf. von H-U Witchen, H Saß, M Zaudik, K Koehler)
21. Brinkmann R, Cramon D von, Schulz H (1976) The Munich Coma Scale (MCS). Neurol Neurosurg Psychiatr 39:788–793
22. Fischhof PK, Wagner G, Littschauer L, Rüther E, Apecechea M, Hiersemenzel R, Röhmel J, Hoffmeister F, Schmage N (1989) Therapeutic results with Nimodipine in primary degenerative dementia and multi-infarct dementia. In: Bergener M, Reisberg B (eds) Diagnosis and treatment of senile dementia. Springer, Berlin Heidelberg New York Tokyo, pp 350–359
23. Herrmann WM, Schärer E (1988) Effects and efficacy of nootropics discussed with the example of Pyritinol. In: Herrmann WM (ed) Higher nervos functions. International Symposium during the 7th Asian Oceanian Congress of Neurology. Vieweg, Wiesbaden
24. Herrmann WM, Kern U, Röhmel J (1986) On the effects of Pyritinol on functional deficits of patients with organic mental disorders. Pharmacopsychiatry 19:378–385

25. Kanowski S, Fischhof P, Hiersemenzel R, Röhmel J, Kern U (1989) Therapeutic efficacy of nootropic drugs — A discussion of clinical phase III studies with Nimodipine as a model. Springer, Berlin Heidelberg New York Tokyo
26. Knezevic S, Mubrin Z, Risberg J, Vucinic G, Spilich G, Gubarev N, Wannenmacher W (1989) Pyritinol treatment of SDAT patients: Evaluation by psychiatric and neurological examination, psychometric testing and rCBF measurements. Int Clin Psychopharmacol 4:25–38
27. Schulte R-M (1981) Therapie des organischen Psychosyndroms älterer unruhiger Patienten mit dem Breitbandneuroleptikum Melperon. Therapiewoche 31:8580–8586
28. Szobor A, Klein M, Bräuer H (1982) Therapie der chronischen zerebro-vaskulären Insuffizienz. Kontrollierte vergleichende Untersuchung zweier zerebraler Antihypoxydotika. MMW 124:897–900
29. Kinzler E, Lehmann E, Groth J, Heinrich K (1988) Actovegin in der Behandlung geriatrischer Patienten mit hirnorganischem Psychosyndrom. MMW 37:644–646

Stellenwert des CGI in der Beurteilung der klinischen Wirksamkeit von Nootropika

E. Lehmann

Aufgrund des Gesetzes zur Neuordnung des Arzneimittelrechtes wurde vom Bundesminister für Jugend, Familie und Gesundheit vor mehr als 10 Jahren eine Kommission „Alterskrankheiten und Schwächezustände" einberufen. Diese stellte sich die Aufgabe, alle Prüfverfahren zum Nachweis therapeutischer Wirkungen in diesem Bereich zu sichten und zu bewerten. Ich wurde damit beauftragt, klinische und psychologische Skalen zu untersuchen, die zur Erfassung „gewünschter und unerwünschter Arzneiwirkungen bei Hirnleistungsstörungen dienen, die bevorzugt im fortgeschrittenen Lebensalter vorkommen". Die Formulierung des Auftrags erscheint mir in seiner nosologischen Offenheit bemerkenswert, drückt sie doch aus, daß gültige Vorstellungen über die Ursachen von Hirnleistungsstörungen und deren Artung fehlten. Daran hat sich bis heute nichts geändert. Es gibt einige, unterschiedlich akzeptierte Konventionen, aber keine gültigen Vorstellungen über verschiedene Klassen von Störungen und die Wirkungsweise von Substanzen zur Verbesserung von Hirnleistungsstörungen, die bevorzugt im höheren Lebensalter auftreten. Ebensowenig gibt es gültige Aussagen über die Ursachen der Hirnleistungsstörungen. Solange das der Fall ist, muß theoriegeleitetes Vorgehen ergänzt oder abgesichert werden durch ein Vorgehen, das sich an den praktischen therapeutischen Ergebnissen orientiert. Ich hoffe, es wird sich zeigen lassen, daß die Variable „globale therapeutische Wirksamkeit" in diesem Belang einen hohen Stellenwert besitzt.

Als ich vor 10 Jahren die Literatur zwischen 1970 und 1980 nach klinischen Skalen für den geriatrischen Bereich durchsah, fanden sich bei einer unüberschaubaren Fülle testanalytisch kaum untersuchter, häufig nur einmal angewendeter Skalen nur 3, die in nennenswerter Häufigkeit unter kontrollierten Bedingungen Nootropika-Plazebo-Differenzen abgebildet hatten. Unter diesen 3 Skalen war es die Beurteilung des globalen Behandlungserfolgs, die am häufigsten, nämlich bei 26 Gelegenheiten 17mal differenzierte. Das hat zum Vorschlag eines praktikablen und gültigen Ansatzes zur Wirksamkeitsbeurteilung von Nootropika geführt [4]. Dabei ist anzumerken, daß diese Variable von einer zur anderen Untersuchung unterschiedliche Gestalt hatte und nicht der CGI-Variablen des National Institute of Mental Health entsprach, wie sie in den CIPS-Skalen aufgeführt wird [1]. Relativ häufig entsprach sie dem Item 19, dem „Gesamteindruck des Arztes" aus der SCAG-Skala [1], umd am häufigsten handelte es sich dabei um das, was im CGI des

National Institute of Mental Health „Gesamtbeurteilung der Zustandsänderung" genannt wird.

Im folgenden werde ich immer auf diesen Aspekt des CGI abheben, den wir mit einer eigenen Skala erfaßten. Unsere Skala nannten wir: „Globale therapeutische Wirksamkeit". Sie hat die 5 Ausprägungen: „deutlich gebessert, gebessert, leicht gebessert, unverändert, verschlechtert". Uns erschien es im Rahmen von Therapiestudien unnötig, im Bereich der Verschlechterung ebenso zu differenzieren wie im Bereich der Verbesserungen. Auch verzichteten wir auf die im CGI des National Institute of Mental Health vorgesehene Antwortrubrik „nicht beurteilbar". Bei Verwendung dieser Antwortmöglichkeit sahen wir erhebliche Probleme für die Datenanalyse.

Zunächst werde ich kurz den Vorschlag eines praktikablen und gültigen Untersuchungsansatzes zum Nachweis von Nootropikawirkungen aus dem Jahre 1984 wiederholen. Ausgehend von dem Grundproblem, daß der Nachweis von Nootropikawirkungen experimenteller Natur ist, weniger skalentechnischer Art, haben wir zur Vermeidung des multiplen Testens eine einzige entscheidende Variable für notwendig gehalten und die globale Beurteilung des Therapieerfolgs für geeignet befunden. Wir haben eine hierarchische Entscheidungsstrategie vorgeschlagen. Zuerst sollte mit dem „globalen Rating des Behandlungserfolgs" allein entschieden werden, ob Bedingungsdifferenzen vorliegen. Im zweiten Schritt sollte bei mehr als 2 untersuchten Bedingungen lokalisiert werden, welche paarweisen Differenzen zu der Gesamtdifferenz beigetragen haben, und drittens sollte mit differenzierteren abhängigen Variablen gezeigt werden, welche Einzelwirkungen am Gesamterfolg beteiligt waren. Wir hielten es aufgrund dieser prominenten Stellung des globalen Ratings über den Therapieerfolg für geboten, dieser Variablen im Bewußtsein der Rater mehr Geltung zu geben. Wir schlugen vor, dem Untersucher anzuraten, sein globales Rating auf der Basis aller sonstigen, auf unterschiedlichsten Ebenen gewonnenen Variablen vor dem Hintergrund seiner gesamten klinischen Erfahrung gewissenhaft abzugeben. Wir hielten es für geboten, durch geeignete experimentelle Kontrolltechniken, etwa die Doppelblindheit der Bedingungen, störende Versuchsleitererwartungen auszuschließen.

Bei dieser Vorgehensweise käme den in der Wichtigkeit nachgeordneten Parametern die Funktion zu, Entscheidungsfundament zu sein und Kommunikationsmittel für den Rater, wenn er sein Bezugssystem für das globale Rating verbalisiert. Das Entscheidungsfundament wäre dabei so breit zu wünschen, wie es die Forschungsökonomie zuläßt. Das Problem des multiplen Testens wäre davon nicht berührt.

Den differenzierteren Variablen könnte darüber hinaus die Funktion zufallen, Ausprägungsgrade weiterer unabhängiger Variablen zu definieren. Die Wirkung von Nootropika setzt sich offensichtlich, wie die Wirkung anderer Psychopharmaka auch, multifaktoriell aus einem stimulusspezifischen und einem bislang wenig berücksichtigten individualspezifischen Anteil zusammen. Darauf haben Prüfpläne Rücksicht zu nehmen. Sie müssen auf seiten der unabhängigen Variablen multifaktoriell angelegt sein. Dabei

Tabelle 1. Korrelationen der HAMA- und EWL-Veränderungen mit dem Urteil über den globalen Therapieerfolg bei Studienende

	Kavin vs. Plazebo n = 52	Fluspirilen 0,5; 1,0; 1,5 mg n = 106
HAMA-Gesamt	0,69[a]	0,60[a]
EWL-Angst	0,53[a]	0,48[a]

[a] p < 0,001.

kommt neben experimenteller Bedingungsvariation eine durch Skalen definierte, quasiexperimentelle Bedingungsvariation in Betracht. Die experimentelle Bedingungsvariation könnte so aussehen, daß neben dem Präparatfaktor ein Faktor Übung oder körperliche Aktivierung mit untersucht wird. Die quasiexperimentelle Bedingungsvariation könnte beinhalten, daß die Gesamtstichprobe hinsichtlich spezifischer Personenvariablen unterteilt wird.

Einer Aufklärung differenzierter Nootropikawirkungen durch die Erhebung vielfältiger abhängiger Variablen steht das Problem des multiplen Mittelwertvergleichs unüberwindlich im Wege. Meinen Bericht über die klinischen und psychologischen Skalen aus dem Jahre 1981 habe ich mit der Warnung abgeschlossen: „Wovor ich grundsätzliche Bedenken hege, ist, das künftige Heil der Gerontopharmakologie in besseren Skalen zu suchen. Es liegt in besseren Experimenten." Diese Experimente müssen auf seiten der unabhängigen Variablen multifaktoriell angelegt sein. Sie müssen auf diese Weise die wirkungsmodifizierenden Faktoren [6] mit untersuchen.

Nachdem wir diesen Vorschlag unterbreitet hatten, haben wir der Variablen „globale therapeutische Wirksamkeit" verstärkt Beachtung geschenkt und ihren Zusammenhang mit anderen Variablen untersucht. Es fand sich, was zu erwarten und erwünscht war, daß sie nämlich ihren Inhalt dem Kontext, in dem sie Verwendung fand, anpaßte. Tabelle 1 zeigt, daß das Urteil über den globalen Therapieerfolg in Anxiolytikastudien eng mit dem Ausmaß der Veränderung in fremd- und selbstbeurteilter Angst verbunden ist.

In einer doppelblinden plazebokontrollierten Studie erhielten 26 Angstpatienten 28 Tage lang 2mal 200 mg Kavain/Tag. 26 vergleichbare Patienten Plazebo. Es konnte eine deutliche Überlegenheit von Kavain bezüglich des globalen Therapieerfolgs sowie bezüglich fremd- und selbstbeurteilter Angst nachgewiesen werden [8]. Dabei korrelierte der globale Therapieerfolg über alle 52 Patienten zu 0,69 mit der Abnahme der fremdbeurteilten und zu 0,52 mit der Abnahme der selbstbeurteilten Angst.

Vergleichbare Korrelationen fanden sich in einer neuroleptanxiolytischen Studie zum doppelblinden Wirkungsvergleich von 0,5 mg (n = 35), 1,0 mg (n = 35) und 1,5 mg (n = 36) Fluspirilen. Auch hier konnte das Urteil über den globalen Therapieerfolg gut zwischen den 3 Bedingungen differenzieren. Und über die gesamten 106 Patienten korrelierte es zu 0,60 mit den in 6

Tabelle 2. Zusammenhang zwischen psychotischer Symptomatik (AMDP-Faktor 2) und globaler Besserung unter 16 und 80 mg Haloperidol bei Studienende

	Deutlich gebessert	Nicht deutlich gebessert	Gesamt
Symptomfrei	23	4	27
Nicht symptomfrei	4	17	21
Gesamt	27	21	48

χ^2 df = 1 : 21,00 (p < 0,001).

Tabelle 3. Korrelationen der Veränderungen im SKT-Gesamtwert, dem psychoorganischen Syndrom (AGP) und dem SCAG-Gesamtwert mit dem globalen Arzturteil bei Studienende (Actovegin vs. Plazebo)

	Actovegin vs. Plazebo n = 46
SKT-Gesamtwert	0,43[a]
Psychoorganisches Syndrom (AGP)	0,50[b]
SCAG-Gesamtwert	0,42[a]

[a] p < 0,01; [b] p < 0,001.

Wochen aufgetretenen Veränderungen der fremdbeurteilten und zu 0,48 mit den Veränderungen der selbstbeurteilten Angst [7].

Tabelle 2 zeigt den engen Zusammenhang zwischen der globalen therapeutischen Besserung nach 3wöchiger Behandlung mit 16 oder 80 mg Haloperidol mit dem Auftreten bzw. der Abwesenheit psychotischer Symptomatik bei akut schizophrenen Patienten [5].

Tabelle 3 zeigt schließlich, daß das globale Arzturteil über den therapeutischen Erfolg auch in Nootropikastudien mit therapierelevanten Variablen, nämlich dem SKT-Gesamtwert, dem psychoorganischen Syndrom aus dem AGP-System und dem SCAG-Gesamtwert, korrliert.

Wir hatten 46 Patienten mit hirnorganischem Psychosyndrom unter Doppelblindbedingungen 14 Tage lang täglich 250 ml Actovegin 20% (n = 23) oder 250 ml Plazebo infundiert. Diese Infusionen erfolgten zusätzlich zu einer internistischen Basistherapie. Es kam zu statistisch bedeutsamen Gruppendifferenzen hinsichtlich des SKT-Gesamtwertes, der Ausprägung der Skala „Psychoorganisches Syndrom" aus dem AGP und hinsichtlich des SCAG-Gesamtwertes. Alle 3 Variablen standen in engem Zusammenhang mit dem globalen Arzturteil über den Therapieerfolg [3].

Die Ergebnisse dieser Untersuchungen − und ich kenne keine Untersuchungsergebnisse, die diesen widersprechen − stützen die Auffassung, daß sich in der Variablen „globale therapeutische Wirksamkeit" methodische und inhaltliche Anforderungen an den Wirksamkeitsnachweis von Nootropika günstig verbinden. Ich erkenne an, daß die Empfehlung, zur Evaluierung der Wirksamkeit von Nootropika [2] mehrere Beobachtungsebenen zu berücksichtigen, inhaltlich besticht. Das methodische Problem, daß dieses Vorgehen multiples Testen zur Folge hat, läßt sich hierbei jedoch nicht lösen, es sei denn, man schafft eine globale Maßzahl, die stärker formalisiert ist, dem Wesen nach aber wieder ein globales Urteil über den therapeutischen Erfolg darstellt. Dieses Globalmaß könnte bei einer festen Zahl geprüfter Variablen diejenige Zahl von Variablen sein, die sich in die erwünschte therapeutische Richtung verändern. Eine solche Variable hätte aber den Nachteil, daß sie zu keiner individualspezifischen Gewichtung von Aspekten der Wirkung in der Lage ist. Das kann der klinische Globaleindruck leisten, wenn er mit genügender Aufmerksamkeit gewonnen und abgegeben wird.

Die Mehrebenendiagnostik müßte nach meinem Verständnis wirkungsmodifizierende individualspezifische Faktoren erfassen helfen, deren Wirkungsanteil in multiplen Plänen mituntersucht werden könnte. In diesem Bereich könnte und müßte die experimentelle Vorgehensweise theoriegeleitet sein. Die theoriegeleitete Auswahl abhängiger Variablen erscheint mir dem gegenwärtigen Wissensstand zum Thema Ursachen von Hirnleistungsstörungen im fortgeschrittenen Lebensalter nicht gemäß.

Literatur

1. CIPS (1981) Internationale Skalen für Psychiatrie. Beltz-Test-GmbH, Weinheim
2. Kanowski S, Ladurner G, Maurer K, Oswald WD, Stein U (1990) Empfehlungen zur Evaluierung der Wirksamkeit von Nootropika. Z Gerontopsychol Psychiatr 3:67–79
3. Kinzler E, Lehmann E, Groth J, Heinrich K (1988) Actovegin in der Behandlung geriatrischer Patienten mit hirnorganischem Psychosyndrom. MMW 130:644–646
4. Lehmann E (1984) Practicable and valid approach to evaluate the efficacy of nootropic drugs by means of rating scales. Pharmacopsychiatry 17:71–75
5. Lehmann E (1986) Experimentelle Untersuchungen zur Differentialdosierung von Haloperidol. Janssen Symposien, Neuß
6. Lehmann E (1987) Der Einfluß modifizierender Faktoren auf die klinischen Wirkungen von Gerontopharmaka. In: Coper H, Heimann H, Kanowski S, Künkel H (Hrsg) Hirnorganische Psychosyndrome im Alter III. Springer, Berlin Heidelberg New York Tokyo, S 117–122
7. Lehmann E (1989) The dose-effect relationship of 0.5, 1.0, and 1.5 mg fluspirilene on anxious patients. Neuropsychobiology 21:197–204
8. Lehmann E, Klieser E, Klimke A, Krach H, Spatz R (1989) The efficacy of cavain in patients suffering from anxiety. Pharmacopsychiatry 22:258–262

Methodenkritische Analyse einer Langzeituntersuchung am Beispiel von Vinpocetin

W. Braun

Vorstellung der Studie

Eine randomisierte, doppelblinde Langzeitstudie Vinpocetin vs. Placebo wurde nach den üblichen Methoden ausgewertet. Als Hauptzielgrößen waren der SKT und die CGI-Zustandsänderung im Prüfplan vorgesehen. Mit dem Mann-Whitney-U-Test wurde in den Hauptzielgrößen auch nach Bonferroni-Korrektur eine „hochsignifikante Überlegenheit" von Vinpocetin über Placebo nachgewiesen. Auch in den Begleitvariablen zeigt Vinpocetin gegenüber Placebo statistisch auffällige Effekte.

Ergebnisse

Der Mittelwertsunterschied im SKT zwischen Verum und Placebo betrug 1,4 SKT-Punkte. Im Vergleich dazu war der Placeboeffekt über 1 Jahr Behandlung im Mittel mit 1,7 SKT-Punkten geschätzt worden, d.h. im Mittel liegt der Therapieeffekt unterhalb des Placeboeffekts. Auch die Betrachtung der Mediane anstelle der Mittelwerte ändert nichts an dieser Situation.

Die folgende Übersicht zeigt nochmals eine Zusammenfassung der Ergebnisse.

Ergebnisse bei Vinpocetin:

- Qualität (Drop-out-Rate <10%).
- Struktur- und Beobachtungsgleichheit nachgewiesen.
- Vinpocetin ist Placebo in den Zielgrößen hochsignifikant überlegen (Mann-Whitney-U-Test, Bonferroni-korrigiert).
- Mittelwertsunterschied im SKT: 1,4 Punkte, zum Vergleich: Placeboeffekt im Mittel über 1 Jahr: 1,7 Punkte.

Ist ein Unterschied im SKT von 1,4 Punkten im Mittel *klinisch* relevant?
Stützen sich die Ergebnisse im CGI und SKT gegenseitig?

Diskussion der Ergebnisse

An diesen Zahlen entbrannte eine nicht endende, z.T. sehr laienhafte und emotional geführte Diskussion über die klinische Relevanz des in den verschiedenen Meßebenen festgestellten Therapieeffekts. Kritisch anzumerken ist, daß diese Diskussion anhand von Mittelwertunterschieden geführt wurde, was völlig unverständlich ist; denn für wen oder was sollten solche Unterschiede relevant sein? Ein weiteres Problem – heute leider Standard in der klinischen Forschung – ist, daß der angewendete statistische Test nicht die Unterschiede testet, die letztendlich beschrieben und diskutiert werden.

Der angewendete Mann-Whitney-U-Test testet – salopp gesagt – höchstenfalls einen Unterschied zwischen den Verteilungen der Behandlungsgruppen, falls diese Verteilungen einigermaßen die gleiche Form haben; aber auch das wird fast nie nachgeprüft. Eine Aussage wie: „Ein signifikanter Mittelwertsunterschied wurde nachgewiesen", ist bei diesem Zugang nicht nachweisbar. Eine weitere Schwierigkeit der Relevanzdiskussion sind die verschiedenen Meßebenen. Im allgemeinen muß man sich auf eine Meßebene beschränken und dort die Therapieeffekte beurteilen, ohne die in anderen Meßebenen gemessenen Effekte quantitativ berücksichtigen zu können. Es steht wohl eine große Zahl multivariater Methoden zur Verfügung, die jedoch i. allg. keine entsprechende Deskription erlauben und somit eine adäquate Relevanzdiskussion unmöglich machen. Wir versuchen doch gerade durch die Erfassung verschiedener Meßebenen, ein möglichst genaues Bild vom Patienten und dessen Krankheitsbild und -verlauf zu bekommen, nutzen dies jedoch nicht simultan bei der Interpretation der Ergebnisse.

Relevanz – Signifikanz

Zusammengefaßt führen die genannten Probleme dazu, daß oftmals versucht wird, die Relevanzdiskussion auf die Biometrie abzuwälzen, indem z.B. andere Tests gefordert werden, post hoc Powerbetrachtungen, Kovarianzanalysen usw. Mit solchen Forderungen kann das Relevanzproblem nicht gelöst werden; was jedoch die Biometrie und die Psychometrie leisten müssen, ist eine adäquate Darstellung der Daten, die eine Relevanzdiskussion erst erlaubt. Oftmals werden durch solche Deskriptionen die Ergebnisse so klar, daß weitere Diskussionen nicht mehr notwendig sind. Insbesondere ist eine Signifikanz-Relevanz-Diskussion in unklaren Situationen sehr aufschlußreich.

Die vorliegende Studie bietet sich an, da sie von der Qualität alle Voraussetzungen erfüllt, den Versuch zu unternehmen, die Daten so zu beschreiben, daß Diskussionen über Therapieeffekte möglich werden. Es sei nochmals erwähnt, daß es nicht das Ziel ist, irgendwelche Signifikanzen zu erarbeiten oder zu bestätigen. In dieser Studie ist anerkannterweise eine „hochsignifikante Überlegenheit" von Vinpocetin über Placebo in allen Meßebenen nachgewiesen. Dieser Punkt bedarf zwar keiner Klärung mehr, allerdings muß klargestellt werden, daß die Relevanzdiskussion einen Einfluß auf die Interpretation der Signifikanzen haben muß. Denn wenn schon bei der Planung der Studie keine allgemein anerkannten kritischen Differenzen vorliegen, so kann über die Patientenzahl jede Differenz „signifikant gemacht werden". Die Frage, ob ein irgendwie betrachteter relevanter Unterschied signifikant oder besser nicht zufällig ist, steht hier jedoch zur Diskussion und soll untersucht werden, wobei die Relevanzdiskussion am einzelnen Patienten zu erfolgen hat. (Darauf werden wir später eingehen).

Kritische Betrachtungen der Verteilungen

Die Ergebnisse in der Leistungsmeßebene (SKT) der ursprünglichen Auswertung zeigt Tabelle 1. Was der Aufmerksamkeit der meisten entgangen war, ist der Verlauf der Mittelwerte und der Standardabweichung in der Placebogruppe. Unabhängig davon, ob solche Lage- und Streumaße die vorliegende Verteilung überhaupt adäquat beschreiben können, zeigt Tabelle 1, daß die Mittelwerte im Verlauf stagnieren, jedoch eine starke Vergrößerung der Streuung zu beobachten ist. Dies ist ein Hinweis darauf, daß in der Placebogruppe Patienten mit verschiedenen Krankheitsverläufen zu finden sind; allein diese Tatsache zeigt, daß ein weiteres Studium der vorliegenden Verteilung erforderlich ist.

W. Sommer, ein ehemaliger Mitarbeiter von mir, hat für dieses Problem eine Darstellungsmethode (Sommer-Plot) entwickelt, die es erlaubt, Verteilungen im Verlauf zu studieren (Abb. 1).

Ohne Mühe erkennt man folgendes:

– Die Verteilungen von Verum und Placebo sind nach 90 Behandlungstagen noch „ähnlich", wenn auch etwas gegeneinander verschoben.

Tabelle 1. SKT-Gesamtscore (deskriptive Statistik)

SKT		SKT-Gesamtscore		Differenz zur Aufnahme	
	n	Mittelwert	SD	Mittelwert	SD
Vinpocetin					
Aufnahme	104	11,6	±2,1		
3 Monate	104	10,1	±2,7	−1,5	±2,0
6 Monate	104	9,2	±2,7	−2,4	±2,0
9 Monate	104	8,8	±2,8	−2,7	±2,3
12 Monate	104	8,5	±3,1	−3,1	±2,6
Placebo					
Aufnahme	96	11,6	±2,3		
3 Monate	96	10,7	±2,7	−0,9	±1,9
6 Monate	96	10,1	±3,4	−1,5	±2,9
9 Monate	96	9,9	±3,7	−1,6	±3,1
12 Monate	96	9,9	±4,1	−1,7	±3,6

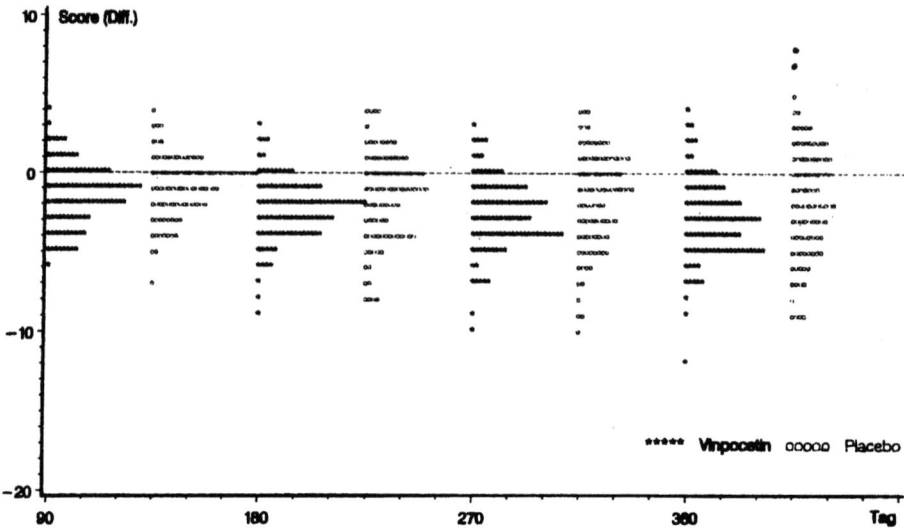

Abb. 1. SKT-Summenscore, Differenzen zu Tag 0 (Tage 90, 180, 270 und 360)

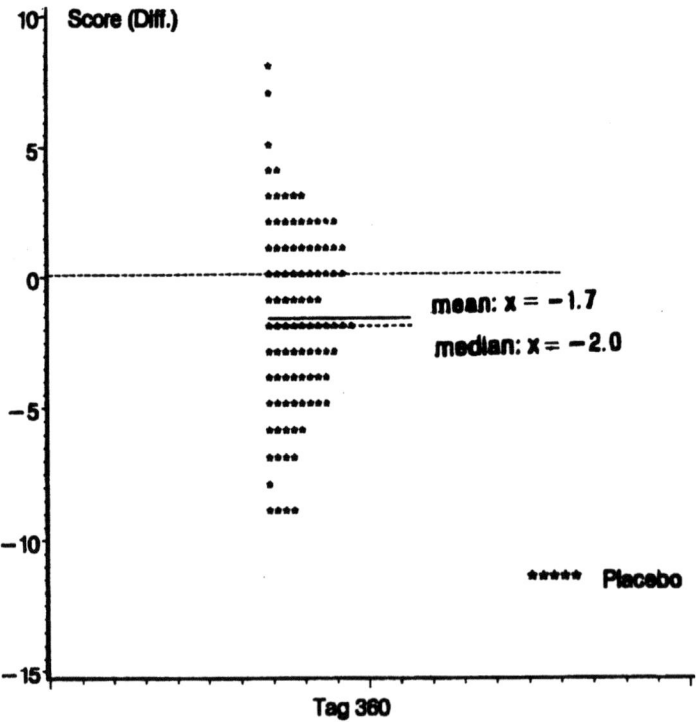

Abb. 2. SKT-Summenscore, Differenz zu Tag 0 (Tag 360)

– In der Placebogruppe bildet sich eine mindestens bimodale (mit Phantasie „dreigipflige") Verteilung systematisch über 1 Jahr heraus, die nach 360 Behandlungstagen eindeutig zu erkennen ist.
– Nach 1 Jahr Behandlung ist die Form der Verteilung in der Placebogruppe völlig verschieden von der Form in der Verumgruppe.

Abbildung 2 zeigt noch einmal die Verteilung nach 360 Tagen mit den entsprechenden Lagemaßen: arithmetischer Mittelwert und Median. Diese Abbildung verdeutlicht, daß die angegebenen Lagemaße weder die Größenordnung des Therapie- noch des Placeboeffekts in geeigneter Weise wiederzugeben vermögen.

Bevor wir die vorliegenden Verteilungen genauer beschreiben, müssen wir uns vergewissern, daß wir keinen Normierungsartefakt beschreiben. Schon bei Lienert („Testaufbau und Testanalyse") wird auf solche Ursachen für mehrgipflige Verteilungen hingewiesen.

Abbildung 3 zeigt die kumulative Verteilung der SKT-Rohwerte, aufgefaßt als Vektoren im R^9, wobei einfach der euklidische Vektorabstand als Maß genommen wurde. Man sieht leicht, daß die Verteilungen in den beiden Behandlungsgruppen völlig verschieden sind. Die Placebogruppe weist eine 3gipflige Verteilung auf.

Im folgenden werden die normierten SKT-Werte weiter untersucht. Sowohl die Darstellung in Abb. 3 als auch weitere Untersuchungen zeigen, daß die Betrachtung der Rohwerte im wesentlichen die gleichen Ergebnisse liefert, so daß Artefakte, hervorgerufen durch die Normierung, ausgeschlossen sind.

Zerlegen der Verteilungen

Um das Gesehene beschreiben zu können, sind wir mit folgender Hypothese an die Daten herangegangen:

Durch die Summe zweier Normalverteilungen lassen sich die Daten besser beschreiben als durch eine Normalverteilung. Mit Hilfe der Maximum-likelihood-Methode wurden die Normalverteilungen geschätzt; mit einem Informationskriterium (in diesem Falle der AIC, wobei das Leonard- und das Schwarz-Kriterium das gleiche ergeben) konnte eindeutig gezeigt werden, daß sich die vorliegenden Verteilungen durch die Summe zweier Normalverteilungen genauer beschreiben lassen.

Tabelle 2 zeigt die Ergebnisse in der Placebogruppe. Man sieht, daß sich in dieser Gruppe eine Population von ca. 25–30% abspalten läßt, die sich systematisch verschlechtert. Die Schätzungen zu den jeweiligen Zeitpunkten erfolgten unabhängig voneinander. Überraschend war, daß sich diese Subpopulation unabhängig vom Zeitpunkt der Messung in derselben Größenordnung nachweisen ließ, und dies sogar am Tag 90, einem Zeitpunkt, zu dem man noch keine bimodale Verteilung mit dem Auge erkennen kann.

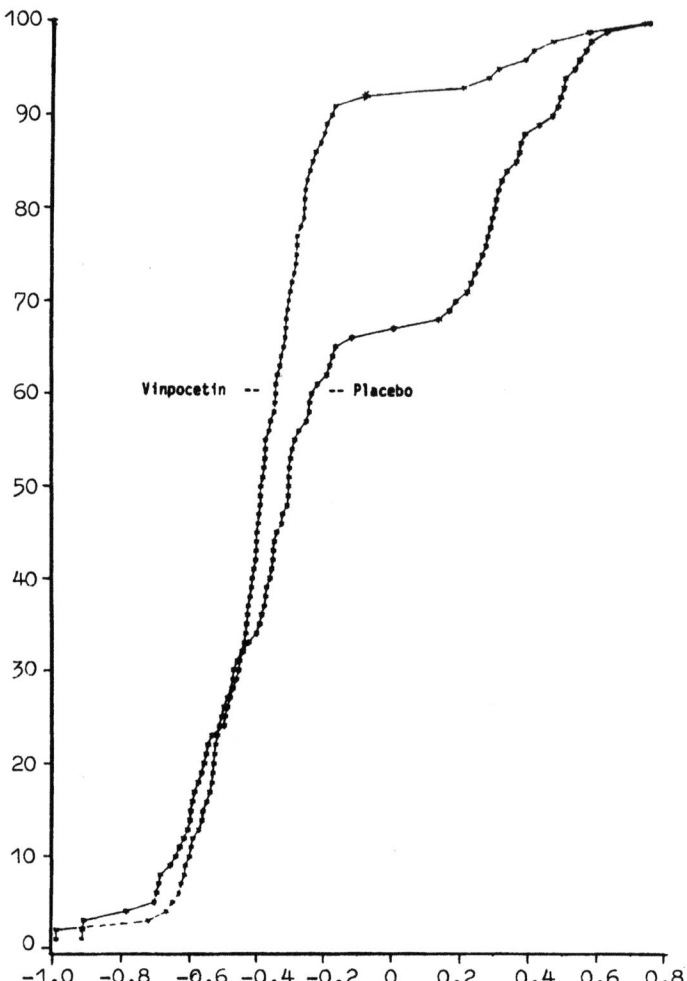

Abb. 3. Kumulative Verteilung der Vektordifferenz (ohne 0)

Tabelle 2. SKT-Differenz in der Placebogruppe

Tag	Subpopulation 1			Subpopulation 2		
	Mittelwert	SD	n	Mittelwert	SD	n
90	−1,2	±2,1	72	0,1	±0,6	24
270	−2,1	±2,3	76	0,7	±1,3	20
360	−2,9	±2,8	69	1,6	±1,3	27

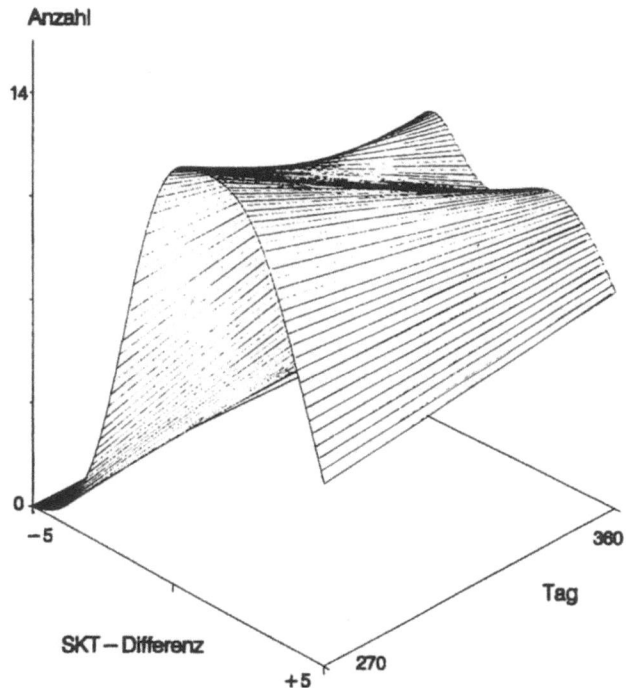

Abb. 4. Verteilung der SKT-Differenz im Verlauf. Gruppe Placebo

Kritisch anzumerken ist, daß am Tag 180 keine stabile Lösung gelungen ist; ferner weiß man bei diesem Ansatz nicht, ob ein Patient, der sich am Tag 90 in Population 2 befindet, auch am Tag 360 in diese Population klassifiziert wird. In Abb. 4 ist dieses Ergebnis graphisch dargestellt.

Die systematische Verschlechterung einer Teilpopulation ist deutlich zu erkennen.

Kritische Betrachtungen der Ergebnisse

Trotz der eindeutigen Ergebnisse und der anschaulichen Beschreibung gibt es folgende Kritikpunkte:

- Diese Beschreibung gibt den Zustand des Patienten nur in einer Meßebene wieder.
- Obwohl sich systematisch eine Stichprobe abspalten läßt, ist völlig unklar, ob die Zusammensetzung dieser Population über den gesamten Verlauf immer die gleiche ist. Die Patienten könnten sich verbessern und verschlechtern, so daß sich zufällig immer die geschätzte Konstellation ergibt.

- Das angegebene Verfahren schätzt nur Verteilungen, gibt jedoch keine Möglichkeit, den einzelnen Patienten in eine Subpopulation zu klassifizieren.

Anzumerken ist noch, daß es mit diesem Ansatz nicht gelungen ist, in der Verumgruppe die Verteilung des SKT in Teilstichproben aufzuspalten. Dies scheint nur unter Hinzunahme einer weiteren Meßebene möglich.

Um Klarheit über die vorliegende Situation der Patienten zu bekommen, suchen wir ein Verfahren, das folgendes leistet:

- Beschreibung derjenigen Patienten, die sich unter Berücksichtigung mehrerer Meßebenen verbessern, verschlechtern oder sich in einer Meßebene verschlechtern, wobei sich die Werte der anderen Meßebenen verbessern oder keine Änderungen aufweisen.
- Berücksichtigung des Verlaufs, d.h. ein Patient, der sich während des gesamten Verlaufs stetig verbessert, ist anders zu beurteilen als ein Patient, der über den gesamten Verlauf schwankt, auch dann, wenn die Endwerte gleich sind.

Clusteranalyse und Diskussion der Ergebnisse

Es wäre z.B. möglich, den SKT und die CGI-Zustandsänderung in einem Koordinatensystem aufzutragen und die passenden zusammengehörigen Punktwolken graphisch zu bestimmen. Da wir den gesamten Verlauf berücksichtigen wollen, kommen wir in höhere Dimensionen und können dies somit nicht mehr graphisch lösen. Ferner ist ein objektives Verfahren angebracht. Ein mögliches Verfahren, das dies leisten kann, ist die Clusteranalyse.

Die Ergebnisse für die Placebogruppe dieser Clusteranalyse (Zentroidmethode mit euklidischem Abstand) zeigt Tabelle 3. Es wurden 3 Cluster bestimmt:

Tabelle 3. Ergebnisse der Clusteranalyse für die Placebogruppe

Tag	Population 1 (n = 35)				Population 2 (n = 34)				Population 3 (n = 27)			
	SKT-Differenz		CGI-Zustandsänderung		SKT-Differenz		CGI-Zustandsänderung		SKT-Differenz		CGI-Zustandsänderung	
	Mittelwert	SD	Mittelwert	SD	Mittelwert	SD	Mittelwert	SD	Mittelwert	SD	Mittelwert	SD
90	0,6	±1,4	4,1	±0,7	−0,7	±1,1	3,2	±0,7	−3,0	±1,5	2,5	±0,9
180	1,0	±1,4	4,5	±0,6	−1,3	±1,7	3,0	±0,8	−4,9	±1,8	2,3	±0,6
270	1,2	±1,4	4,3	±0,6	−1,6	±1,5	3,1	±0,9	−5,3	±2,0	2,1	±0,6
360	2,0	±1,9	4,6	±0,8	−2,1	±1,4	2,8	±0,9	−5,9	±1,8	2,2	±0,9

Tabelle 4. Ergebnisse der Clusteranalyse für die Vinpocetingruppe

Tag	Population 1 (n = 36)				Population 2 (n = 56)				Population 3 (n = 13)			
	SKT-Differenz		CGI-Zustandsänderung		SKT-Differenz		CGI-Zustandsänderung		SKT-Differenz		CGI-Zustandsänderung	
	Mittelwert	SD	Mittelwert	SD	Mittelwert	SD	Mittelwert	SD	Mittelwert	SD	Mittelwert	SD
90	−0,3	±1,8	3,1	±0,9	−1,8	±1,7	2,6	±0,8	−3,7	±1,2	2,3	±0,5
180	−0,9	±1,8	2,8	±0,9	−2,7	±1,1	2,5	±0,8	−5,5	±1,7	2,1	±0,5
270	−0,6	±1,5	2,8	±1,0	−3,3	±1,4	2,4	±0,9	−6,0	±2,0	1,7	±0,5
360	0,5	±1,8	2,9	±1,1	−3,8	±1,3	2,3	±0,9	−6,8	±2,1	1,7	±0,6

– Population 1 verschlechtert sich kontinuierlich in beiden Meßebenen.
– Bei Population 2 ist eine Verbesserung in beiden Meßebenen zu verzeichnen.
– Population 3 zeigt eine starke Verbesserung in beiden Meßebenen.

Tabelle 4 gibt die Ergebnisse der Verumgruppe wieder, in der ebenfalls 3 Populationen bestimmt werden:

– Population 1 verbessert sich nur ganz gering,
– Population 2 verbessert sich („mittelmäßig").
– Population 3 verbessert sich erheblich.

Abbildung 5 zeigt dies anschaulich: In der Placebogruppe verschlechtert sich eine Teilpopulation erheblich in beiden Meßebenen; in der Verumgruppe gewinnt sogar die schlechteste Population durch die Therapie. In der Verumgruppe gewinnt in jeder Population der Patient durch die Therapie; wesentlich ist jedoch, daß das Fortschreiten der Krankheit – gemessen in beiden Meßebenen – aufgehalten wird.

Offensichtlich gibt es in der Placebogruppe bei dem eingeschlossenen Patientengut eine Teilpopulation, die einen stark progredienten Krankheitsverlauf aufweist. Da wir eine randomisierte doppelblinde Studie mit einer sehr kleinen Drop-out-Rate vorliegen haben, kommt diese Teilpopulation auch in der Verumgruppe vor (Prinzip des randomisierten Versuchs), in der jedoch eine Verschlechterung der Teilpopulation nicht zu sehen ist. Daraus folgt, daß das Präparat den progredienten Verlauf dieser Krankheit aufhält. Nach der gleichen Schlußweise sieht man, daß sogar Patienten, die sich sowieso verbessern würden (unter Placebotherapie), noch einen Gewinn durch die Therapie erfahren.

Nach den bekannten epidemiologischen Daten finden wir erwartungsgemäß bei dem eingeschlossenen Patientengut einen bestimmten Anteil von Patienten mit Alzheimer-Erkrankung (in frühem Stadium), wobei ein Pro-

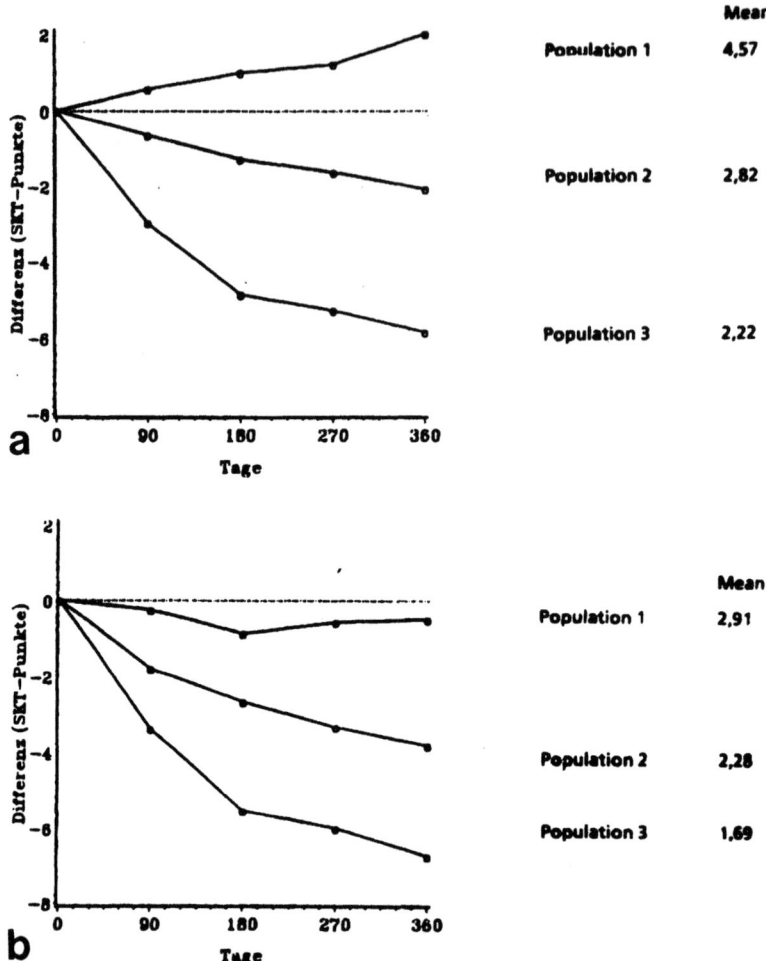

Abb. 5a, b. CGI-Zustandsänderung. **a** Placebogruppe, **b** Vinpocetingruppe

zentsatz zwischen 20 und 60% diskutiert wird. Es ist bekannt, daß gerade diese Patienten einen stark progredienten Krankheitsverlauf aufweisen. Unter der Voraussetzung, daß die Schwere der Alzheimer-Krankheit sich auf die gewählten Meßebenen projiziert, zeigt der obige Schluß eindeutig, daß Vinpocetin den progredienten Verlauf dieser Krankheit aufhält.

Abschließend noch einige Bemerkungen zur Clusteranalyse:

Die Anwendung der Clusteranalyse scheint kritisch, da die zu analysierenden Größen natürlich korreliert sind. Störend ist auch, daß der CGI ordinalskaliert ist.

Weitere Kritikpunkte sind:
- Wahl des Clusterverfahrens (z.B. welches Abstandsmaß),
- Fehlen eines anerkannten Verfahrens zur Ermittlung der Clusteranzahl.

Wir haben die Zentroidmethode mit dem euklidischen Abstand gewählt, da dies der Anschauung am nächsten kommt. Natürlich haben wir andere Clusterverfahren ausgetestet; die Ergebnisse unterscheiden sich nur unwesentlich von den hier vorgestellten. Simulationen zeigen, daß die gewählte Methode robust ist.

Viel kritischer ist die Anzahl der Cluster zu sehen, da im Prinzip jede Clusteranzahl möglich ist. Ein mögliches Maß zur Festlegung der Clusteranzahl ist das Verhältnis von Cluster*abstand* zu Cluster*durchmesser*, was wir bei der vorliegenden Studie zu optimieren versucht haben.

Bei allen Vorbehalten gegen das angewendete Verfahren halten wir es für die Beschreibung von Daten, wie sie in dieser Studie vorliegen, für geeignet. Selbstverständlich bedarf es noch weiterer Forschung, um dieses Verfahren für solche Situationen zu optimieren. Wir hätten die Daten auch dichotomisieren können in „verbessert"/„verschlechtert" und die daraus resultierenden Daten beschreiben können; die progrediente Teilpopulation hätten wir auch gefunden; der Prozentsatz hätte sich nur unwesentlich geändert, und der obige Schluß der antiprogredienten Wirkung von Vinpocetin wäre ebenso richtig.

Unser Ziel ist es jedoch, die Daten zu beschreiben. Daß in dieser Studie die verschiedenen Zugänge vergleichbare Ergebnisse bringen, ist der eindeutigen Datenlage zu verdanken. Bei anderen in der Literatur publizierten Studien sind große Unterschiede zu finden, so daß noch weitere Forschung nötig ist, um dieses Verfahren zu etablieren.

Einige Bemerkungen zur Auswertung des SKT

Im Manual zum SKT wird eindeutig gesagt, daß eine Profilanalyse des SKT keinen „Sinn" ergibt. Das ist falsch. Fassen wir die 9 Subtests des SKT als Vektoren auf, so ist bei geeigneter Normierung das Testprofil des SKT die Richtung des Vektors. Bei Behandlung kann sich nun sowohl die Länge als auch die Richtung des Vektors ändern. Der Differenzvektor mißt den Therapieeffekt, wobei die Richtung dieses Differenzvektors die Profiländerung beinhaltet. Abbildung 6 zeigt dies anschaulich. Am effizientesten läßt sich der ursprüngliche Vektor reduzieren, wenn man entlang der ursprünglichen Richtung geht. Die Größe $q = d : l$ ist ein Maß für diese Effizienz und gleichzeitig ein Maß für Profiländerungen.

Das Ergebnis für Verum und Placebo zeigt, daß der Effekt bei Verum doppelt so groß ist und einen „hochsignifikanten" Unterschied zwischen Verum und Placebo aufweist. Bei der üblichen Auswertung des SKT über Summenscores wird dies alles nicht berücksichtigt. Das Maß q ist ein einfacher Indikator dafür, daß durch die Therapie das Profil geändert wird. Eine detaillierte Analyse des Profils ist angebracht, wenn q bei den Behandlungsgruppen unterschiedlich ist. Dies ist jedoch schwierig und bedarf weiterer Forschung.

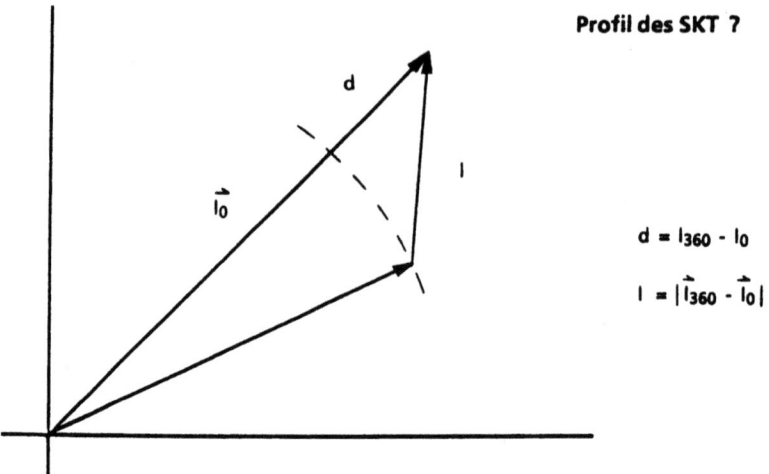

Es sei q = d / l, dann ergibt sich:

	d		l		q	
	Mean	SD	Mean	SD	Mean	SD
Vinpocetin	−0,22	0,21	0,40	0,14	−0,52	0,42
Placebo	−0,11	0,27	0,39	0,17	−0,21	0,57

Abb. 6. Vektoranalyse des SKT

Relevanz-Signifikanz-Plot

Bei dem Problem Relevanz-Signifikanz waren unsere Überlegungen patientenorientiert. Klinische Relevanz ist ein Begriff, der sich stets auf das klinische Bild *des einzelnen Patienten* beziehen muß. Am Beispiel des SKT möchten wir eine Möglichkeit der patientenorientierten Relevanz-Signifikanz-Diskussion aufzeigen. (Ähnliches läßt sich für andere psychometrische Daten durchführen). Dazu gehen wir wie folgt vor:

Zu jeder Zahl i (i = N) untersuchen wir, ob sich ein Patient mindestens um den Wert i verschlechtert, verbessert oder innerhalb des Intervalls (−i, +i) gleich bleibt. Bei einem Vergleich Verum vs. Placebo erhalten wir dann eine 2×3-Tafel, die wir z.B. mit einem χ^2-Test oder exaktem Fischer-Test prüfen können. Wir machen dies für jeden Wert i und tragen die Prozentzahl der Verbesserungen, Verschlechterungen und ungeänderten Fälle sowie den Signifikanzwert (p) in eine Graphik ein. Abbildung 7 zeigt das Ergebnis. Anhand der Graphik in Abb. 7 lassen sich detaillierte Relevanzdiskussionen durchführen. Zwei Beispiele sollen dies verdeutlichen.

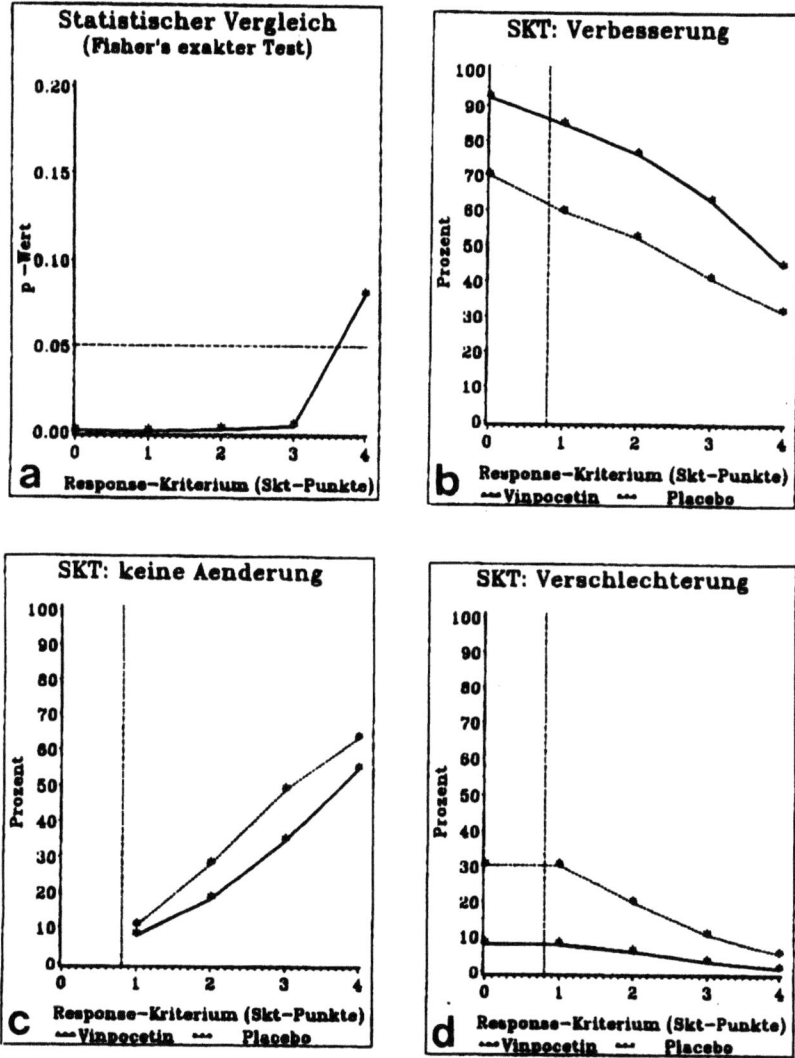

Abb. 7a. Statistischer Vergleich (Fisher's exakter Test), **b** SKT: Verbesserung, **c** SKT: keine Änderung, **d** SKT: Verschlechterung

Der SKT hat eine Reliabilität von 0,88, was bei der vorliegenden Studie einem geschätzten Meßfehler von 0,8 entspricht (Kuder-Richardson 20 oder 21). Sehen wir die Änderungen von mehr als 0,8 als relevant an, so zeigt die Graphik (Abb. 7), daß der Unterschied zwischen Verum und Placebo „hochsignifikant" ist. Bei einem Typ-1-Error von 5% in dieser Studie ist immerhin ein Unterschied von mehr als 3 SKT-Punkten noch signifikant (man vergleiche diese Zahlen mit eingangs erwähnten Mittelwertsunterschieden).

Die bisher vorgestellte deskriptive Analyse verdeutlicht, daß es zum einen wichtig ist, einen Signifikanztest auf Unterschiede in der Verteilung nach den

Tabelle 5. Ergebnisse für den CGI-Schweregrad[a]

	Vinpocetin				Placebo			
	Beginn		1 Jahr		Beginn		1 Jahr	
	n	[%]	n	[%]	n	[%]	n	[%]
Nicht krank bis leicht krank	30	28,6	73	69,5	40	41,7	50	52,1
Mäßig krank bis schwer krank	75	71,4	32	30,5	56	58,3	46	47,9

[a] Fisher-exact-Test, zweiseitig, p = 0,013.

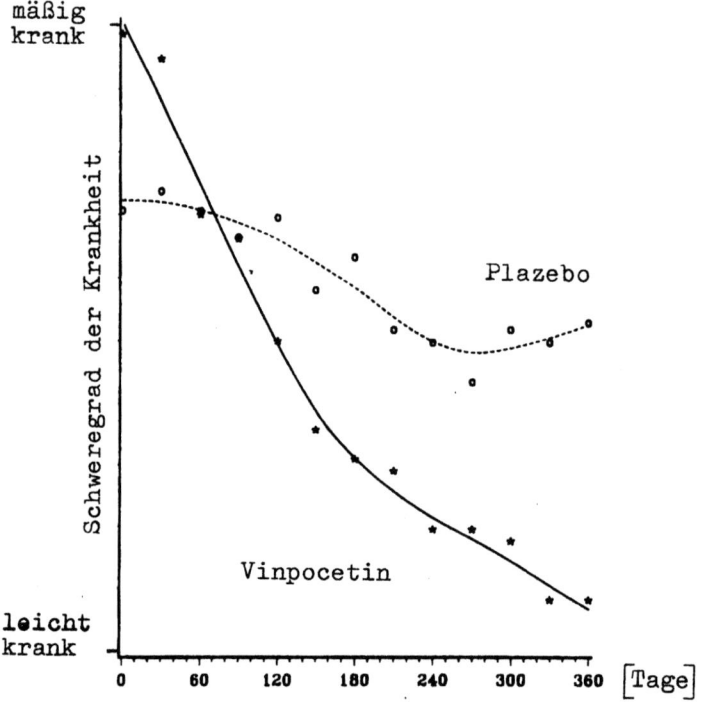

Abb. 8. Mittelwertverlauf des CGI-Schweregrades

strengen Regeln der Konfirmatorik durchzuführen, daß es zum anderen ebenso unabdingbar ist, zu studieren, welche Unterschiede in den Verteilungen auftreten. Dies gilt insbesondere im ZNS-Bereich, da wir sehr große Placeboeffekte haben und somit der Therapieeffekt schwer zu sehen und zu beschreiben ist. Kommt zusätzlich das Problem der Diagnosesicherheit, wie es im Bereich der Demenz vorliegt, so ist eine sehr kritische Betrachtung der Daten unumgänglich. Gerade bei der Alzheimer-Demenz kann man erwarten, daß große Placeboeffekte zu sehen sind. Jedoch ist damit zu rechnen, daß in einer Langzeitstudie das ursprüngliche Krankheitsbild nach einer

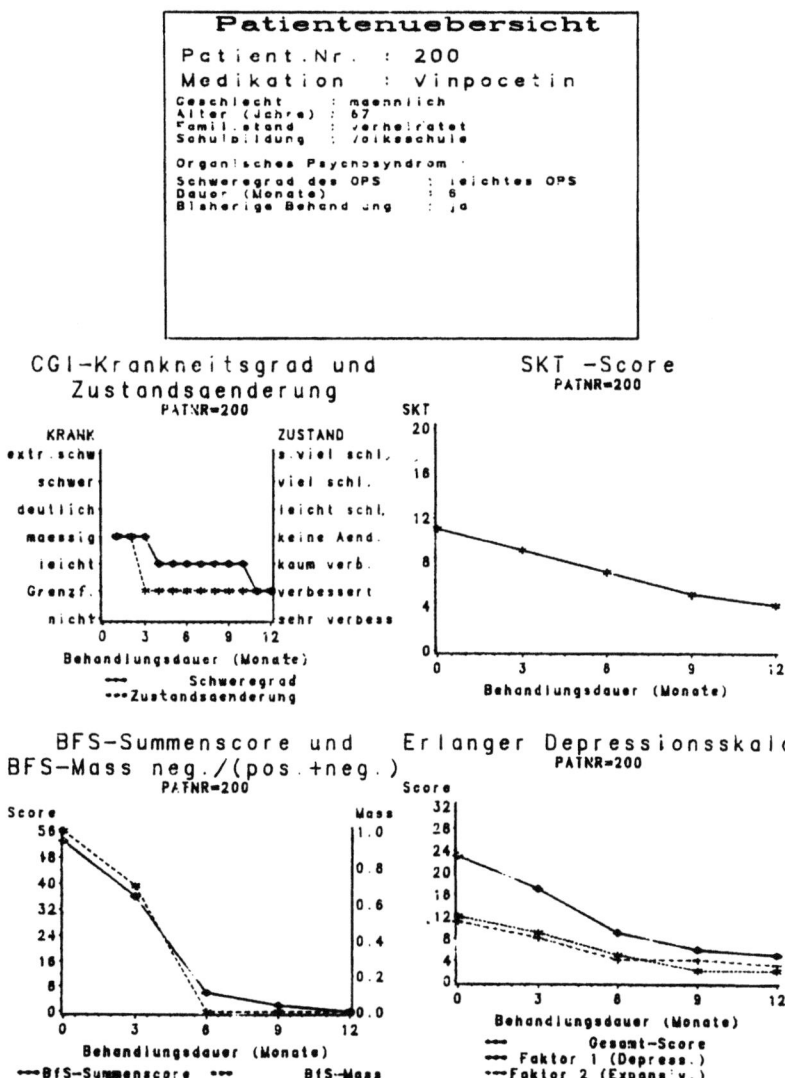

Abb. 9. Darstellung nach W. Sommer zur Betrachtung des Patienten in allen Meßebenen

gewissen Zeit überwiegt. Solche Effekte lassen sich i. allg. schwer an Änderungen aufzeigen; der Schweregrad der Krankheit ist besser geeignet, solche Fragen zu studieren.

Tabelle 5 zeigt den Schweregrad der Krankheit am Ende der Behandlung. Nach langem Studium der Tabelle kann man vermuten, daß Verum einen Vorteil haben könnte. Bilden wir jedoch den Mittelwert der Items des CGI-Schweregrades und stellen diesen im Verlauf dar, so erhalten wir die in Abb. 8 dargestellte Graphik. Die U-Form in der Placebogruppe sowie der Trend in der Verumgruppe sprechen für sich. Kritisch diskutiert wird an dieser Graphik die Verwendung des Mittelwertes, da dieser bei der vorliegenden Ordinalskala weder Lageschätzer noch Skalierungsinvariante ist. Inhaltlich jedoch ist dieser Mittelwert proportional zu der „Masse der Krankheit in den Behandlungsgruppen" und sehr wohl geeignet für die Interpretation. Auf der anderen Seite benutzen die meisten nichtparametrischen Verfahren einen mittleren Score zur Schätzung der entsprechenden Statistiken. Unabhängig von diesen Nachteilen ist es – gerade wegen des hohen Placeboeffekts – sehr wichtig für die inhaltliche Diskussion, Trends zu erkennen, um den Wert einer Therapie abschätzen zu können.

Zusammenfassung

Abschließend möchte ich erneut betonen, wie wichtig es ist, den einzelnen Patienten in allen Meßebenen zu betrachten. Speziell dafür hat W. Sommer die in Abb. 9 wiedergegebene Darstellung entwickelt. Sie erlaubt es, jeden gewünschten Patienten auf einen Blick in allen Meßebenen zu übersehen und detaillierte inhaltliche Diskussionen durchzuführen und so den wirklichen Wert einer Therapie für einen Patienten zu beurteilen.

Literatur

1. Cacoullos T (1973) Discriminant analysis and applications. Academic Press, New York
2. Deichsel G, Trampisch HJ (1985) Clusteranalyse und Diskriminanzanalyse. Gustav Fischer, Stuttgart
3. Erzigkeit H (1986) Manual zum SKT, Formen A-E. Vless, 8017 Ebersberg
4. Lienert GA (1989) Testaufbau und Testanalyse. Psychologie Verlags Union, Weinheim München
5. Winkler W (1983) Vorlesungen zur mathematischen Statisitk. Teubner, Stuttgart

Multimorbidität, Multimedikation und Medikamentenoptimierung bei alten Patienten

M. Linden, B. Geiselmann, M. Borchelt

Erkrankungshäufigkeit und Verordnungsmengen im Alter

Es entspricht der Lebenserfahrung wie auch wissenschaftlicher Erkenntis, daß mit zunehmendem Alter auch die Zahl körperlicher und geistiger Krankheiten und Gebrechen zunimmt. So findet Fichter [4] beispielsweise in einer epidemiologischen Erhebung in Oberbayern eine kontinuierliche Zunahme des Anteils kranker Menschen mit steigendem Alter (Tabelle 1). Dies gilt für psychische Erkrankungen wie auch für somatische Erkrankungen, wobei aber v.a. der Anteil der psychisch und gleichzeitig somatisch Kranken auf fast ein Viertel der über 75jährigen ansteigt, während die Rate der ausschließlich psychisch Kranken eher sogar abnimmt.

In gleicher Weise zeigen pharmakoepidemiologische Befunde einen kontinuierlichen Anstieg des Arzneimittelverbrauchs mit dem Lebensalter [10]. Etwa vom 45. Lebensjahr an steigt die Zahl der auf Kosten der gesetzlichen Krankenversicherung verordneten definierten Tagesdosen (DDD = „defined daily dose") je Versicherten von etwa 200 auf etwa 1000 DDD/Jahr jenseits des 75. Lebensjahres an. Dies bedeutet rein rechnerisch, daß jeder der in der GKV Versicherten in den höheren Altersgruppen 2–3 Medikamente kontinuierlich 365 Tage im Jahr einnehmen könnte, wobei die über Privatrezept verordneten und in Selbstmedikation eingenommenen Präparate nicht mitgerechnet sind.

Wenn man fragt, auf welche Präparategruppen dieser Anstieg bevorzugt zurückzuführen ist, dann sind das Medikamente, die ihre primäre Indikation bei den typischen Alterserkrankungen haben, d.h. bei Herz-, Kreislauf- und Gefäßerkrankungen einschließlich Hypertonie, bei Diabetes und ophthal-

Tabelle 1. Gesundheitszustand in verschiedenen Altersgruppen. (Nach Fichter 1988 [4])

Erkrankung	Altersgruppen (in Jahren)				
	15–19 (n = 117)	20–44 (n = 672)	45–64 (n = 463)	65–75 (n = 218)	>75 (n = 139)
Psych−/Somat−	67,8%	59,4%	36,9%	26,1%	22,3%
Psych−/Somat+	19,3%	21,0%	38,0%	54,1%	49,6%
Psych+/Somat−	8,2%	9,4%	5,0%	4,1%	5,0%
Psych+/Somat+	4,7%	10,3%	20,1%	15,6%	23,0%

Tabelle 2. Definierte Tagesdosen (DDD) der im Alter am häufigsten verordneten Medikamentenklassen je Versicherten in der GKV 1988 nach Altersgruppen. (Nach Arzneimittelverordnungsreport '89 [10])

Medikamentenklasse	Altersgruppen (Jahre)			
	20−24 (DDD)	40−44 (DDD)	60−64 (DDD)	80−84 (DDD)
Psychopharmaka	1,83	14,91	35,99	54,87
Hypnotika/Sedativa	0,53	3,17	12,54	30,70
Analgetika/Antirheumatika	7,25	15,61	41,25	81,32
Durchblutungsfördernde Mittel	0,39	2,42	26,80	80,03
Kardiaka	0,62	3,34	34,84	129,50
Koronarmittel	0,21	2,14	36,09	83,40
Antihypertonika	0,28	7,00	50,27	75,81
β-Blocker/Ca-Antagonisten	0,82	8,96	47,72	53,08
Diuretika	0,29	3,82	30,91	69,07
Antidiabetika	0,86	2,60	23,30	56,88
Ophthalmika	4,53	6,42	38,31	122,99
Venenmittel	2,27	9,16	30,85	50,50

mologischen Erkrankungen (Tabelle 2). Aber auch die psychotropen Pharmaka werden im Alter sehr viel verordnet. Dazu gehören die Psychopharmaka im engeren Sinne, d.h. Neuroleptika, Antidepressiva, ein Teil der Tranquilizer und ausgewählte Nootropika. Desweiteren spielen v. a. symptomatisch wirksame psychotrope Pharmaka eine Rolle, wie Analgetika, Hypnotika/Sedativa und Nootropika im weiteren Sinne, d.h. Medikamente zur Verbesserung der zerebralen Durchblutung und Leistungsfähigkeit, z.B. Ergotoxin oder Vincamin.

Diese Verordnungsmengen sind beeindruckend und führen dazu, daß Pharmakoepidemiologen warnend feststellen, daß „gerade ältere Menschen offenbar deutlich mehr Arzneimittel erhalten, als angezeigt wäre" [10]. Diese Warnung basiert zum einen auf allgemeinen pharmakologischen Überlegungen, wonach alte Menschen aufgrund einer veränderten Pharmakokinetik und -dynamik eine herabgesetzte Arzneimitteltoleranz haben und in der Gefahr stehen, verstärkt unerwünschte Arzneimittelwirkungen zu entwickeln [2]. Daher hat die Regel „weniger ist mehr" gerade bei der Arzneimitteltherapie des alten Menschen eine prinzipielle Rechtfertigung. Hinzu kommt natürlich auch der ökonomische Aspekt: Die über 65jährigen machen zwar nur 17% der Gesamtbevölkerung aus, aber sie verursachen 44% der Arzneimittelkosten (1988 immerhin ca. DM 1000 pro Versicherten und Jahr).

Datenbankgestützte Medikationsbewertung im Einzelfall

Diesen Warnungen vor dem Zuviel steht allerdings entgegen, daß ein Großteil der verbrauchten Arzneimittel Präparate gegen typische „Alterserkrankungen" sind, so daß also vorstellbar ist, daß diese Medikamente nicht nur verbraucht, sondern auch gebraucht werden, weil die Morbidität im Alter einen entsprechenden Behandlungsbedarf begründet. Deshalb ist eine Bewertung der Verordnungszahlen nicht möglich ohne eine präzise Kenntnis des Erkrankungsstatus, der Behandlungsnotwendigkeiten und der Behandlungsvorerfahrungen im Einzelfall. In diesem Sinne sind epidemiologische Untersuchungen zu Erkrankungshäufigkeiten und Behandlungsprävalenzen erforderlich, in denen diese Daten parallel erhoben, mit Blick auf den Einzelfall zusammengeführt und bewertet und erst dann gruppenstatistisch weiterverarbeitet und interpretiert werden [3]. Auf diese Weise geht die Berliner Altersstudie (BASE) vor. Es handelt sich dabei um eine interdisziplinäre Studie, die von der Arbeitsgruppe Altern und gesellschaftliche Entwicklung der Akademie der Wissenschaften zu Berlin durchgeführt wird und in der Internisten, Psychiater, Psychologen, Soziologen und Wirtschaftswissenschaftler gemeinsam eine repräsentative Stichprobe von über 70jährigen in Berlin extensiv untersuchen. Insbesondere die internistischer- und psychiatrischerseits erhobenen Befunde werden in einer sog. Konsensuskonferenz für jeden Einzelfall zusammengeführt, um auf diese Art einen Abgleich zwischen Erkrankungsstatus und Behandlungsdurchführung zu ermöglichen. Um das Problem der Behandlungsbewertung im Spannungsfeld von Multimorbidität und Multimedikation zu illustrieren, soll auf ein typisches Beispiel aus der Pilotphase der BASE-Studie illustrierend eingegangen werden.

Es handelt sich um eine 86jährige Frau, die in internistisch-hausärztlicher und in augenärztlicher Behandlung steht. Bei dieser Frau wurden aufgrund einer im Rahmen der BASE-Studie durchgeführten mehrstündigen internistischen und psychiatrischen Exploration und Untersuchung 12 verschiedene Krankheiten diagnostiziert, die teilweise in pathogenetischem Zusammenhang miteinander stehen, dennoch aber unterschiedliche Organsysteme betreffen und unterschiedliche Beschwerdekomplexe wie auch unterschiedliche Behandlungsnotwendigkeiten mit sich bringen (Abb. 1). Die Patientin wurde von ihrer behandelnden Internistin mit 3 Medikamenten behandelt. Von ihrer Augenärztin bekam sie ein viertes, und zusätzlich kaufte sie noch 2 weitere Präparate in der Apotheke. Die Patientin nahm also 6 Spezialitäten, die 36 Einzelsubstanzen enthalten, wovon allerdings 31 auf das Konto von Vitaminpräparaten und Roboranzien gehen. Wir haben es hier also mit einem typischen Fall von Multimorbidität und ärztlich verordneter wie selbstinduzierter Multimedikation zu tun.

Betrachtet man einen solchen Fall von der Medikationsseite, dann sind folgende Urteilsebenen möglich:

Ebenen der Medikationsbewertung:

1 prinzipielle Indikation,
2 Indikationsgrad,
3 Dosisangemessenheit,
4 UAW-Risiko,
4.1 bezüglich Einzelpräparaten,
4.2 bezüglich Interaktionen,
5 UAW-Verdacht
5.1 bezüglich aufgetretener UAW-ähnlicher Symptome,
5.2 bezüglich Kontraindikationen und Warnhinweisen,

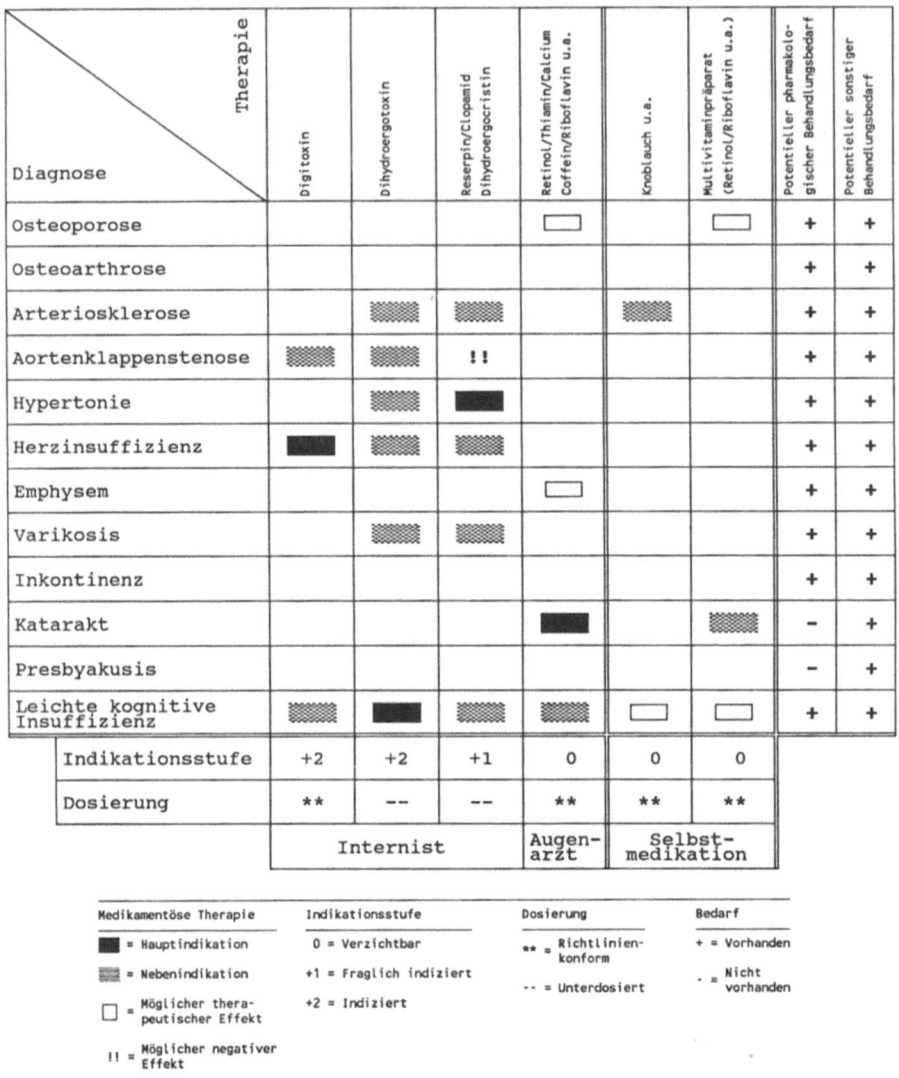

Abb. 1. Multimorbidität und Multimedikation im Alter. Beispielhafte Verordnungsanalyse bei einer 86jährigen Frau

6 Verordnungstyp,
6.1 Veranlassung der Einnahme,
6.2 Parallel-/Kombinationsmedikation.

1. Es ist nach der „prinzipiellen Indikation" zu fragen, d.h. inwieweit die offiziell für die Medikamente zugelassenen Indikationen im konkreten Fall vorliegen.

2. Der „Indikationsgrad" im konkreten Fall ist zu beurteilen, d. h. wie absolut oder relativ ist die Indikation für das jeweilige Medikament beim vorliegenden Gesundheitsstatus.
3. Des weiteren ist die „Dosisangemessenheit" festzustellen, d. h. ob die verordnete Dosis innerhalb offiziell empfohlener Dosisrichtlinien liegt.
4. Der Gefährdungsgrad durch unerwünschte Arzneimittelwirkungen (UAW), d. h. ein „UAW-Risiko", ist zu bewerten, wobei sowohl die möglichen Nebenwirkungen der einzelnen Spezialitäten als auch Nebenwirkungen aufgrund von möglichen Interaktionen zu berücksichtigen sind.
5. Dieses potentielle UAW-Risiko ist zu ergänzen durch ein Maß für den UAW-Verdacht im konkreten Fall. Darunter ist zu verstehen, wie viele der im Individualfall geklagten Beschwerden auch als UAW denkbar sind und inwieweit Kontraindikationen und Warnhinweise im gegebenen Fall von Bedeutung sind.
6. Schließlich ist der Verordnungstyp zu klären. Dazu gehört zum einen, durch wen die Medikamenteneinnahme induziert wurde, und zum anderen, ob es sich um eine Multimedikation im Sinne einer Parallelbehandlung oder einer Kombinationsbehandlung handelt.

Solche Urteile können von verschiedenen Ärzten oder Vertretern verschiedener Schulen sehr unterschiedlich gefällt werden [5]. Um sie dennoch nicht einer völligen individuellen Beliebigkeit zu überlassen, sondern statt dessen nachvollziehbar und wissenschaftlich kommunizierbar zu gestalten, besteht die Möglichkeit, sich auf eine offizielle Arzneimitteldatenbank zu beziehen, in der zu den verschiedenen Medikamenten alle Informationen niedergelegt sind, die benötigt werden, um die eben genannten Urteile fällen zu können. Bei diesem Fall der BASE-Studie geschieht dies unter Bezug auf die Arzneimitteldatenbank des Bundesverbandes Deutscher Apotheker (ABDA-Arzneimittelliste, Frankfurt), die über BTX oder CD-ROM zugänglich ist und zu jedem Präparat relativ umfangreiche Informationen enthält zu Generika, Wirkungsweise, Indikationen, Kontraindikationen, Warnhinweisen, Nebenwirkungen und Dosierungsrichtlinien.

Fragt man mit Blick auf den geschilderten Fall (s. Abb. 1 und Ebenen der Medikationsbewertung), ob die in der ABDA-Datenbank genannten offiziell zugelassenen Indikationen für die einzelnen Präparate bei der Studienteilnehmerin gegeben sind, dann ist das Ergebnis, daß für alle Medikamente in diesem Fall eine prinzipielle Indikation vorliegt, d. h. es besteht keine Fehlbehandlung. Fragt man nach dem Indikationsgrad und nimmt man für jedes einzelne Medikament ein Rating vor mit den Urteilspolen von absolut kontraindiziert (−3) über verzichtbar (0) bis zu absolut indiziert (+3), dann ist keines der Medikamente kontraindiziert. Bei den Multivitaminpräparaten und Roboranzien, die vorwiegend selbstverordnet sind, könnte man unter der Voraussetzung einer hinreichenden Diät von verzichtbar (0) sprechen. Das Antihypertensivum wurde als fraglich indiziert (+1) eingestuft, weil zum einen die Hypertonie nicht sehr ausgeprägt war und möglicherweise eine Monotherapie mit einem Kalziumantagonisten einem Kombinationspräparat der gewählten Art vorzuziehen wäre. Digitoxin und Dihydroergotoxin wurden als indiziert (+2) bewertet, da eine therapeutische Wirksamkeit bei den bestehenden Erkrankungen erwartet werden kann und auch im individuellen Fall zum Teil durch frühere Absetzversuche überprüft worden war.

Die Bewertung der Dosierung ergab, daß 2 der Präparate unterhalb der in der ABDA-Datenbank empfohlenen Richtdosis lagen und damit also von einer partiellen Untermedikation auszugehen ist.

Will man das potentielle UAW-Risiko abschätzen, indem man die in der ABDA-Datenbank pro Präparat aufgelisteten Nebenwirkungen und Interaktionen zusammenzählt, dann erhält man 44 potentielle Nebenwirkungen, wovon 30 allein auf das Konto von Digitoxin gehen. Des weiteren erhält man 2 Interaktionsrisiken; ein „schwerwiegendes" aufgrund der Kombination von Digitoxin und Clopamid und ein „leichtes" wegen Digitoxin und Reserpin. Vergleicht man zur Bestimmung des individuellen UAW-Risikos die von der Studienteilnehmerin geklagten Beschwerden mit den aufgelisteten potentiellen Nebenwirkungen, dann findet sich kein Nebenwirkungsverdacht. Auch von den in der ABDA-Datenbank genannten Kontraindikationen und Warnhinweisen trifft keiner im konkreten Fall zu.

Es handelt sich also zusammengefaßt um eine prinzipiell indizierte, wenn auch teilweise verzichtbare Medikation mit partieller Unterdosierung, einem mittleren UAW-Risiko, ohne UAW-Verdacht, die teilweise Arzt- und teilweise selbstinduziert ist und sowohl eine Parallel- wie Kombinationsbehandlung darstellt.

Behandlungsbedarf und mehrdimensionale Therapie

Die bisher angestellten Betrachtungen sind unter pharmakologischer Perspektive erfolgt, so wie sie in der Regel auch pharmakoepidemiologischen Analysen und Bewertungen des Arzneimittelverbrauchs zugrunde liegen. Dieser Zugang stellt insofern aber eine eingeschränkte Perspektive dar, als es bei der Arzneimitteltherapie natürlich nicht darum geht zu fragen, ob sich eine Indikation für ein bestimmtes Medikament finden läßt, sondern wie für eine bestimmte Erkrankung eine angemessene Therapie aussehen könnte. Im vorliegenden Falle liegen 12 Erkrankungszustände vor. Orientiert man sich an einschlägigen Therapiehandbüchern, z.B. von Krück et al. [7], dann werden dort z.T. umfängliche medikamentöse wie sonstige Behandlungsempfehlungen gemacht (Tabelle 3). Hätte die Patientin jeweils nur 1 der 12 Erkrankungen, dann wäre bezüglich jeder einzelnen ein sehr viel aktiveres Vorgehen denkbar.

Aufgrund wechselseitiger pathogenetischer Abhängigkeiten einerseits als auch mehrfacher Wirkungsdimensionen einzelner Präparate andererseits können jedoch die Einzelerkrankungen und deren Therapie nicht isoliert betrachtet werden. Statt dessen ergibt sich ein differenziertes Muster von Verknüpfungen zwischen Erkrankungen und Arzneimitteln. Verschiedene

Tabelle 3. Therapieempfehlungen pro Einzelerkrankung

Erkrankung	Pharmakotherapie	Andere Therapie
Osteoporose	Calcitonin Kalzium Östrogene Fluor	Diät
Osteoarthrose mit Schmerzen	Analgetika/Antirheumatika Benzodiazepine Myotonolytika Kortikoide Chondroprotektiva	Bewegungsübungen und physikalische Therapie
Arteriosklerose inklusive Schwindel	Thrombozytenaggregationshemmer und durchblutungsfördernde Medikation Ca-Antagonisten	periphere physikalische Therapie
Aortenklappenstenose	Digitalis	körperliche Schonung
Hypertonie	Diuretika Rezeptorblocker Methyldopa Vasodilatanzien ACE-Hemmer Ca-Antagonisten	Diät
Emphysem	Atemanaleptika	Atemübungen
Varikosis	Thrombozytenaggregationshemmer Venentonika (Ergotamine) Diuretika	Kompressionsbehandlung
Harninkontinenz	Trizyklische Antidepressiva	Hygiene
Katarakt	–	Operation
Presbyakusis	–	Hörgerät
Kognitive Insuffizienz	Nootropika durchblutungsfördernde Medikation	soziale Stimulierung und Interessenweckung

Erkrankungen können nach dem gleichen Wirkprinzip behandelt werden. So kann Digitoxin über eine Verbesserung der Myokardleistung sowohl die Aortenklappenstenose teilweise kompensieren als auch die Altersherzinsuffizienz bessern, als auch die zerebrale Durchblutung und sekundär die Hirnleistung steigern. Andererseits kann ein Medikament unterschiedliche Wirkungsdimensionen haben; z.B. Dihydroergotoxin, das sowohl ein peripherer α-Rezeptorblocker und ein Kalziumantagonist als auch ein zentralnervöser Hemmer der Noradrenalin-stimulierten cAMP-Synthese ist und klinisch zu einer Senkung des Blutdrucks, zu einer Verbesserung der zerebralen Durchblutung und einer Besserung der kognitiven Leistungsfähigkeit beitragen kann [1]. Ebenso können Medikamente im Einzelfall sowohl positive wie negative Wirkungen gleichzeitig haben; z. B. Clopamid: es kann zwar den Blutdruck senken, gleichzeitig aber wegen kaliuretischer Wirkungen negative Interaktionen mit Digitoxin und bezüglich der Aortenstenose zu einer unerwünschten Minderung des Füllungsdrucks im linken Ventrikel führen [7]. Daraus folgt, daß ergänzend zur pharmakonorientierten Analyse von Verordnungen eine erkrankungsorientierte treten muß, die in einer summierenden Aufrechnung über alle Medikamente und Erkrankungen nach einer Art „Zähler-Nenner-Prinzip" [6] Bedarfs- und Optimierungswerte pro Krankheit und letztlich pro Fall erbringt. Auf die methodischen Einzelheiten kann an dieser Stelle nicht weiter eingegangen werden. Es sollte statt dessen nur auf die Ergänzungsbedürftigkeit rein pharmakologisch-orientierter Verordnungsanalysen hingewiesen werden.

Die Rolle von Nootropika in einem Gesamtbehandlungsplan

Welcher Platz ist in einem solchen Gesamtbehandlungsplan für die Behandlung kognitiver Leistungsstörungen durch Nootropika? Im vorliegenden Fall ist es so, daß nach standardisierten Kriterien nicht die Diagnose eines hirnorganischen Psychosyndroms gestellt werden kann. So löste die Probandin beispielsweise alle Aufgaben des „Mini Mental State-Tests". Allerdings klagte sie über Vergeßlichkeit und Konzentrationsstörungen, was sie subjektiv als belastend und auch ein wenig ängstigend erlebte. Sie hat deshalb zur Selbsthilfe gegriffen, indem sie sich zusätzlich zu den ärztlich verordneten Arzneimitteln ein Multivitaminpräparat gekauft hat, mit der Vorstellung einer unspezifischen Prophylaxe sowie ein Knoblauchpräparat zur Verbesserung der „Durchblutung" und der intellektuellen Leistungsfähigkeit und Vitalität. Interessant ist, daß diese Indikationen durch die ärztlich verordnete Medikation schon im wesentlichen mitumfaßt werden, was für die Patientin jedoch nicht ohne weiteres zu erkennen ist. Eine erste Schlußfolgerung aus diesen Beobachtungen ist für die Entwicklung eines Gesamtbehandlungsplans und für die Medikationsauswahl, daß der Behandlungsbedarf der Patienten explizit berücksichtigt werden muß, da ansonsten mit zusätzlicher Selbstmedikation zu rechnen ist [8, 11]. Patientenerwartungen stellen somit eine wichtige Indikationsbegründung für die Auswahl eines Nootropikums dar.

Die zweite Indikationsebene ist, wie oben bereits angesprochen, eine Gesamtbetrachtung von Erkrankungsstatus, Behandlungsnotwendigkeiten und Behandlungsoptionen. Nootropika mit Blick auf die Besserung kognitiver Leistungsfähigkeit sind sicherlich eher relativ indizierte Medikamente im Vergleich beispielsweise zu Digitalis bei Herzinsuffizienz und Aortenklappenstenose. Andererseits haben Nootropika und durchblutungsfördernde Medikamente auch zusätzliche Wirkungsdimensionen, angefangen von der Erhöhung der zerebralen Hypoxietoleranz über eine Verbesserung rheologischer Eigenschaften bis zur Senkung des Blutdrucks oder analeptischen Wirkungen. Insofern kann ein Nootropikum unter Gesamtabwägung aller Wirkungsdimensionen trotz relativer Indikation hinsichtlich der Primärwirkung zu einem vorrangig indizierten Medikament werden, weil mit wenig pharmakologischer Belastung vielfältige therapeutische Effekte erzielt werden können. Im konkreten Fall hat das Dihydroergotoxin das am breitesten gestreute Wirkungsspektrum und die meisten primären Indikationen (Tabelle 3), so daß — falls es zu einer alternativen Abwägung zwischen den verschiedenen Medikamenten käme — beispielsweise eher auf das Antihypertensivum verzichtet werden könnte als auf das durchblutungsverbessernde, blutdrucksenkende Nootropikum.

Zusammenfassung

An diesem Einzelfall sollte gezeigt werden, daß pharmakoepidemiologische Globalanalysen mit großer Zurückhaltung bewertet werden sollten und daß es statt dessen erforderlich ist, einzelfallbezogene Untersuchungen von Erkrankungsstatus und Behandlungssituation durchzuführen. Daraus ergibt sich u. a. als eine wichtige Konsequenz, daß pharmakoepidemiologische Analysen das Gesamtspektrum aller potentiellen Wirkungen eines Pharmakons berücksichtigen müssen, da in der auf den einzelnen Patienten zugeschnittenen Therapie das Gesamtspektrum der therapeutischen Wirkungen u. U. wichtiger ist als die Betrachtung der Hauptindikation, so wie sie z. B. dem pharmakoepidemiologischen Ordnungssystem der ATC-Klassifikation [9] zugrunde liegt. Multimedikation und Multidimensionalität der Arzneimittelwirkungen bei Multimorbidität verlangen eine Betrachtung von Mustern und verbieten eindimensionale lineare Zusammenhangsvermutungen, die notgedrungen von Beginn an zu falschen Ergebnissen führen müssen.

Literatur

1. Bock KD (1983) Hochdrucktherapie im Alter mit Hydergin: Neue Gesichtspunkte. Schattauer, Stuttgart
2. Bressler R (1987) Drug use in the geriatric patient. In: Carstensen LL, Edelstein BA (eds) Handbook of clinical gerontology. Pergamon, New York
3. Dorsey R, Ayd FJ, Cole J, Klein D, Simpson G, Tupin J, DiMascio A (1979) Psychopharmacological screening criteria development project. JAMA 241:1021–1031
4. Fichter MM (1988) Die Oberbayerische Verlaufsuntersuchung: Psychische Erkrankungen in der Bevölkerung. Bericht an die DFG über das Projekt D4 am Sonderforschungsbereich 116 (Psychiatrische Epidemiologie), München
5. Heinrich K, Linden M, Müller-Oerlinghausen B (Hrsg) (1988) Werden zuviele Psychopharmaka verbraucht? Methoden und Ergebnisse der Pharmakoepidemiologie und Phase-IV-Forschung. Thieme, Stuttgart
6. Kress P, Strauch M, Hombach V (1988) Das Zähler/Nenner-Prinzip. Eine Methode zur Optimierung der medikamentösen Therapie bei Vorliegen mehrerer Erkrankungen. Therapiewoche 38:3687–3694
7. Krück F, Kaufmann W, Bünte H, Gladtke E, Tölle R (Hrsg) (1989) Therapiehandbuch. Urban & Schwarzenberg, München

8. Linden M (1986) Compliance. In: Dölle W, Müller-Oerlinghausen B, Schwabe U (Hrsg) Grundlagen der Arzneimitteltherapie. BI-Wissenschaftsverlag, Mannheim
9. NLN (Nordisk Läkemedelsnämnden) (1985) Guidelines for ATC classification. Nordisk Läkemedelsnämnden, Uppsala (NLN publication, no 16)
10. Paffrath D (1989) Arzneimittelverordnungen nach Altersgruppen. In: Schwabe U, Paffrath D (Hrsg) Arzneiverordnungs-Report 1989. Fischer, Stuttgart
11. Winckelmann HJ (1989) Selbstmedikation und der therapiebestimmende Patient. In: Heinrich K, Linden M, Müller-Oerlinghausen B (Hrsg) Werden zuviele Psychopharmaka verbraucht? Methoden und Ergebnisse der Pharmakoepidemiologie und Phase-IV-Forschung. Thieme, Stuttgart

Demenzpatient in Klinik, Pflegeheim und Praxis

Kriterien für die ambulante, klinisch-stationäre und Heimbetreuung von Dementen: medizinische vs. soziale Indikation

G.-K. Köhler

Einleitung

Mit der Diskussion der Kriterien für die ambulante, klinisch-stationäre und Heimbetreuung von Dementen bewegen wir uns in einem wissenschaftlich wenig beachteten Raum und damit in einer der Lage der psychiatrischen Versorgung in der Bundesrepublik Deutschland Anfang der 70er Jahre vergleichbaren Situation der Psychiatrie.

Etwas pointiert könnte man sagen, daß es an der Zeit ist, der Psychiatrie-Enquête der Bundesregierung eine Gerontopsychiatrie-Enquête folgen zu lassen. Vielleicht ist auch der Zeitpunkt gekommen, an Allgemeinkrankenhäusern – „überall dort, wo es möglich ist", wie es in der Psychiatrie-Enquête einmal hieß – psychiatrische und gerontopsychiatrische Abteilungen einzurichten. Diese Abteilungen könnten zum Träger einer Gerontopsychiatriereform werden, zu Kristallisationspunkten, Behandlungs- und Forschungszentren, integriert in ein Netz gerontopsychiatrischer und psychosozialer Versorgung.

Vorerst fehlt uns aber ein – aufgrund wissenschaftlicher Erhebungen oder „Begleitforschungen" – gesicherter Katalog von Kriterien, der es uns erlaubt, eine medizinisch und gleichzeitig sozial „richtige" Indikation für die Zuordnung eines dementen Patienten zu einem der 3 Typen gerontopsychiatrischer Versorgung zu treffen.

Hier – wie auch in der Psychotherapie von Patienten mit endogenen Psychosen – ist offenbar die Praxis der Theorie voraus.

Tendenzen der Versorgungspraxis dementer Patienten

Um aus der Versorgungspraxis Kriterien abzuleiten, müssen zuvor bestimmte Tendenzen der letzten Jahre in der psychiatrischen und gerontopsychiatrischen Versorgung in der Bundesrepublik Deutschland beachtet werden:
– In Kliniken, Praxen, psychiatrischen Großkrankenhäusern und in psychiatrischen Abteilungen (aber auch in nicht ausgelasteten inneren Abteilungen) an Allgemeinkrankenhäusern ist es im letzten Jahrzehnt zu einer erheblichen Zunahme gerontopsychiatrischer und dementer Patienten gekommen.

- Die höhere Lebenserwartung führt zu einer Zunahme dementer, primär endogen psychotischer Patienten im höheren Lebensalter in Praxen, Kliniken und Heimen.
- Gemeindenahe psychiatrische Versorgung bedingt eine Expansion psychosozialer und parasozialpsychiatrischer Dienste. Diese Entwicklung hat auch die Gerontopsychiatrie erfaßt.
- Die biologisch orientierten und die mehr psychosozial motivierten Geriater können und wollen in der Versorgungspraxis die zunehmende psychiatrische Bedeutung der gerontopsychiatrischen Psychotherapie bzw. psychotherapeutisch durchdrungenen Gerontopsychiatrie nicht mehr negieren oder vernachlässigen. Schon deshalb nicht, weil heute auch demente Patienten in ihren Familienangehörigen eine Lobby besitzen, die um die zeitgemäßen psychotherapeutischen Angebote für gerontopsychiatrische und demente Patienten weiß und immer nachdrücklicher fordert.
Diese neuen Ansprüche entspringen z.T. der besseren psychiatrisch-psychotherapeutischen Versorgung der Bevölkerung durch eine psychotherapeutisch versiertere Ärzte- und Fachärzteschaft sowie einer starken psychotherapeutischen Durchdringung psychiatrischer Abteilungen an Allgemeinkrankenhäusern in inzwischen über 100 Städten und Gemeinden der Bundesrepublik Deutschland.
- Kriterien zur Zuordnung dementer Patienten zu einem der 3 Versorgungssysteme werden auch von einer bedenklichen Tendenz zu einer Art neuer „Ausgrenzung" chronisch psychisch Kranker aus dem klinisch-stationären Bereich beeinflußt. Die dementen Patienten teilen damit das Schicksal anderer chronischer Kranker, endogen schizophrener Patienten, die unter einem manchmal sozialpsychiatrisch begründeten, unübersehbar aber ökonomisch beeinflußten Konzept frühzeitig als „unheilbar" (sprich: nicht mehr stationär behandlungsbedürftig) erklärt werden. Es folgt danach die umgehende Verlegung von der psychiatrischen Klinik ins Heim.
- Wie die Formulierung der Beitragsüberschrift schon suggeriert, haben wir – offenbar auch ein beruflicher Trend – einen Begriffswandel von der „Behandlung" über die „Versorgung" zur „Betreuung" zu berücksichtigen. Die Behandlung tritt offenbar hinter der Betreuung zurück.
- Zu fragen ist auch, ob es nicht mehr um „medizinische vs. soziale Indikation" geht, sondern ob es sich angesichts der „neuen Ausgrenzung" Dementer nicht bereits um eine „Kontroverse" handelt, die in der Praxis unsere Entscheidungen mehr beeinflußt als unsere so erfreulich fortschrittlichen psychopathologischen, biochemischen, nootropotherapeutischen sowie gerontopsychoanalytischen Möglichkeiten.

Aus den aufgezeigten Tendenzen der gerontopsychiatrischen Versorgungspraxis müssen wir folgern, daß es weniger um die Herausarbeitung eindeutig definierter und praktikabler Kriterien für die Zuordnung zu einem der 3 Versorgungssysteme geht als vielmehr darum, die Voraussetzungen für eine enge Vernetzung der 3 Systeme zu schaffen und für eine komplementäre, ja integrative Konzeption einzutreten.

In der Praxis entscheidet bereits heute nicht ein Kriterium oder eine wie auch immer geartete Kombination von Kriterien über die Zuordnung des Patienten zu einem der 3 Typen gerontopsychiatrischer Betreuung, sondern die in der Versorgungsrealität existierende Zusammenarbeit und dialogische, konsiliarärztliche oder sogar wirtschaftliche Durchdringung und Verbindung der 3 Systeme.

In der Oberhausen-Sterkrader Praxis heißt das z.B., daß ein Altenheim für demente, altersverwirrte bzw., altgewordene psychisch Kranke von niedergelassenen Ärzten und Fachärzten für Neurologie und Psychiatrie und von den Internisten und Urologen eines Allgemeinkrankenhauses gemeinsam konsiliarisch betreut wird. Gesundheitspolitiker, wie der Aufsichtsratvorsitzende eines großen evangelischen Allgemeinkrankenhauses in Duisburg bzw. Oberhausen-Sterkrade, Prof. Dr. W. Cordes, gründeten Heime für Altersverwirrte und Demente und gliederten sie der psychiatrischen Abteilung am Allgemeinkrankenhaus an. Ein Beratervertrag mit der psychiatrischen Abteilung am Allgemeinkrankenhaus sichert die psychiatrische, sozialpsychiatrische und psychotherapeutische Behandlung der alten und dementen Patienten.

Psychiatrische Abteilungen an Allgemeinkrankenhäusern erweisen sich zunehmend als Initiatoren für den Bau solcher Heime, als Koordinatoren der Zusammenarbeit sowie als integrierende und die Psychiatrie fördernde Promotoren einer begrüßenswerten Entwicklung und Verbesserung gerontopsychiatrischer Versorgung in Deutschland.

Kriterien für die ambulante Betreuung

Die ambulante Betreuung als Teil eines solchen Systems ist indiziert:

− wenn die diagnostischen (internistischen, neurologischen, laborchemischen, testpsychologischen, neurophysiologischen, radiologischen, v. a. „bildgebenden") Untersuchungen im Hinblick auf Diagnose, Differentialdiagnose und therapeutische Konsequenzen abgeschlossen sind;
− wenn die Therapie mit internistischen Medikamenten, Nootropika und Psychopharmaka zu medizinisch, klinisch-psychopathologisch und psychosozial akzeptabler Beeinflussung und Veränderung (Besserung) des Gesamtbefindens des dementen Patienten führt;
− wenn die den Arzt sowie professionelle und familiale Bezugspersonen einbeziehende Behandlung des dementen Patienten erfolgreich ist;
− wenn die Wohnsituation die Befriedigung vitaler Bedürfnisse sicherstellt und der psychopathologieimmanenten Selbst- und Fremdgefährdung begegnet;
− wenn eine patientenzentrierte medizinische, psychotherapeutische und psychosoziale Therapie den wechselnden psychischen Bedingungskonstellationen des dementen Patienten angepaßt werden kann, und zwar dort, wo er sich befindet.

Dabei ist es nicht entscheidend, ob diese ambulante Betreuung vom Hausarzt, vom Nervenarzt oder vom Klinikarzt durchgeführt wird, wenn eine fachliche Zusammenarbeit der beteiligten Ärzte mit wechselseitiger Information und Kompetenzabsprache erreicht wird.

Kriterien für die klinisch-stationäre Betreuung

Nach unserer praktischen Erfahrung gibt es folgende Kriterien für die klinisch-stationäre Betreuung dementer Patienten:

- Die chronisch-schleichende oder die akut-foudroyante körperliche und psychische, insbesondere intellektuelle Befundverschlechterung mit eingetretener oder drohender internistischer, chirurgischer, neurologischer, psychiatrischer und sozialer Dekompensation, die den z. T. auch wiederholten Einsatz medizinischer, psychiatrischer und psychotherapeutischer diagnostischer und therapeutischer Verfahren erfordert.
- Die Notwendigkeit, in kurzer zeitlicher Abfolge, d.h. kontinuierlich, Ärzte verschiedener Fachdisziplinen zu konsultieren.
- Die Notwendigkeit, eine die häusliche Altenpflege übersteigende, nur im Krankenhaus mögliche Krankenpflege zu garantieren.
- Die Notwendigkeit, über einen längeren Zeitraum ein multiprofessionelles Team mit besonderen Erfahrungen in Therapie und Psychotherapie gerontopsychiatrischer, insbesondere dementer Patienten, in die Behandlung einzubeziehen.
- Ein spezielles therapeutisches „Setting" wirksam werden zu lassen, das umfassend und konsequent in einer psychiatrischen Abteilung am Allgemeinkrankenhaus geschaffen werden kann.

Dort können die diagnostischen und therapeutischen Möglichkeiten auch der somatischen Medizin am einfachsten in Anspruch genommen werden. Die ambulant behandelnden Ärzte und betreuenden Bezugspersonen sollten in diese Phase der klinisch-stationären Behandlung einbezogen werden. Im Hinblick auf eine anschließende Heimbetreuung müssen therapeutische Beziehungen geknüpft werden und der Kontakt zu den weiterbetreuenden Nichtärzten und Ärzten schon während des klinisch-stationären Aufenthalts des dementen Patienten gepflegt werden.

Kriterien für die Heimbetreuung

Bitterkeit erfüllt viele Psychiater am Allgemeinkrankenhaus, weil nach ihrer Erfahrung in die Kriterien zur Heimunterbringung die bereits zitierte Kontroverse „medizinische vs. soziale Indikation" eingeht. Zur Zeit definieren wir die Indikation zur Heimbetreuung überwiegend negativ.

Wir „verlegen" die dementen Patienten in ein Heim,
- wenn auch unter klinisch-stationären Bedingungen in einer im Hinblick auf die Versorgungsaufgaben psychiatrischer Abteilungen an Allgemeinkrankenhäusern vertretbaren Zeit keine entscheidende Besserung des körperlichen und psychischen Zustandsbildes zu erreichen ist, und
- wenn eine intensive ambulante Betreuung trotz zunehmender Arzt- und Facharztdichte zu Hause (in der Region) nicht erreicht werden kann.

Auch bei intensiver psychotherapeutischer und sozialer Unterstützung der Familien bzw. Angehörigen muß deren psychische und körperliche Belastbarkeit in ihrer Begrenztheit ernst genommen werden, damit es zu Hause nicht zu einer schlechteren Betreuung des dementen Patienten kommt als in Klinik und Heim.

Die Tendenz der Kostenträger, demente Patienten wegen ihrer „Unheilbarkeit" schon frühzeitig, d.h. vor Ausschöpfung aller somatischen und psycho- und milieutherapeutischen Möglichkeiten als nicht mehr krankenhausbehandlungsbedürftig zu eklären, zwingt die Kliniken oft dazu, demente Patienten so schnell wie möglich in Heimen unterzubringen, ohne sich darauf verlassen zu können, ob in diesen Heimen eine Fortsetzung der Therapie - wenn auch nicht unter klinisch-stationären Bedingungen - gewährleistet ist.

Auch die milieutherapeutische Verbesserung der Lebensqualität ist mehr als eine Minimalbetreuung. Sie ist Therapie, die zu einer Entfaltung weniger der intellektuellen als vielmehr der affektiv-emotionalen Erlebnisfähigkeit auf lange Sicht führt. In welcher Intensität und Qualität diese therapeutische Betreuung und eine milieutherapeutische, tiefenpsychologische und kognitionstherapeutische Behandlung im Heim erfolgen wird, sollte die medizinische und soziale Indikation zur Heimunterbringung wesentlich beeinflussen. Praktisch entscheidet dagegen das Kriterium der „guten Beziehungen" zu den Heimen über die Verlegung, weil die Klinik gezwungen ist, den dementen Patienten frühzeitig, baldigst - d.h. unter Umgehung von Wartezeiten - im Heim unterzubringen.

Entscheidend sind oft wirtschaftliche, also soziale Kriterien, die im Einzelfall die medizinische, psychiatrische Behandlung in einem, oft ärztlich kaum zu vertretenden Ausmaß zurücktreten lassen.

Ein weiteres, eigenartiges Phänomen zwingt die „Abteilungspsychiatrie" zusätzlich zur vorzeitigen Verlegung dementer Patienten in Heime. Wir meinen die auffallende Bevorzugung akut psychisch Kranker jeden Lebensalters vor chronisch psychisch Kranken - unabhängig davon, ob die chronische Krankheit „schwerer" und deshalb intensiver, oft aber auch langfristiger klinisch-stationär behandelt werden muß. Die Folge ist, daß auch gerontopsychiatrische Patienten, am häufigsten Demente, zu früh in Heime verlegt werden. Wie in der Erwachsenenpsychiatrie auch, führt diese Praxis zu häufigeren und schnelleren Wiederaufnahmen, damit zu einem verstärkten Aufnahmedruck, zur Überbelegung und wiederum zu vorzeitigen Entlassungen aus den Kliniken. Hier gilt der Satz: Es ist ein Nachteil für die Versorgung, chronisch krank zu sein, besonders, wenn man dazu noch alt und dement ist.

Ausblick

Wenn Mängel und medizinisch-soziale Kontroversen die psychiatrischen Kriterien zur Zuordnung dementer Patienten zu verschiedenen Versorgungssystemen zum Nachteil der Patienten behindern, denn müssen die Ärzte, v. a. die in den psychiatrischen Abteilungen an Allgemeinkrankenhäusern, zu Anwälten der Dementen werden und folgendes fordern:

1) Bei unseren Bemühungen um eine bessere psychiatrische Versorgung in der Bundesrepublik Deutschland dürfen wir die Gerontopsychiatriereform nicht länger zurückstellen.
2) Die Weiterentwicklung der Gerontopsychiatrie in den psychiatrischen Abteilungen und die Schaffung gerontopsychiatrischer Abteilungen an Allgemeinkrankenhäusern muß zum integralen Bestandteil gemeindenaher Psychiatrie werden.
3) Gerontopsychiatrische Tageskliniken sollten vornehmlich an psychiatrische Abteilungen an Allgemeinkrankenhäusern angeschlossen werden.
4) Um dem zunehmenden Bedarf an gerontopsychiatrisch befriedigenden Altenheimen zu entsprechen, müssen die Konzepte und praktischen Grundlagen, ja eine Praxeologie des gerontopsychiatrischen Altenheimes formuliert werden.
5) Kooperation und Integration regionaler und überregionaler psychiatrischer und psychosozialer Versorgungssysteme sind Voraussetzungen für die Strategie der kontinuierlichen Zusammenarbeit zwischen niedergelassenen Ärzten, somatischen und psychiatrischen Abteilungen an Allgemeinkrankenhäusern, psychosozialen Diensten und gerontopsychiatrischen Heimen.
6) Der „phasenübergreifenden" kontinuierlichen konsiliarärztlichen und psychosozialen Betreuung gerontopsychiatrischer und dementer Patienten schon auf ihrem Wege in die ambulante, klinisch-stationäre Behandlung und in die Heimbetreuung sowie auf dem Weg zurück reden wir das Wort.
7) Der Ausbreitung ökonomischer Zwänge und einer Abwertung chronischer psychischer Krankheit im Alter ist zu begegnen. Ihr folgt eine Abwertung zunächst der klinisch-stationären Behandlung, danach der teilstationären und schließlich der ambulanten Therapie dementer Patienten und ihrer Therapeuten. Diese Abwertung wird sich auch auf die Pflegekosten, die die Gesellschaft dem chronisch Kranken und Dementen zubilligt – auch in den Heimen – auswirken.
8) Wir müssen entschieden dafür eintreten, daß die medizinische und soziale Indikation zur Heimunterbringung gerontopsychiatrischer und dementer Patienten in Zukunft positiv formuliert werden kann, d. h. daß die psychiatrisch-psychotherapeutische Kontinuität und Qualität der Altenheime zu einem wichtigen Kriterium für die Aufnahme dementer Patienten wird. Kostenintensive Therapie darf auch chronisch Kranken nicht vorenthalten werden, wenn sie alt und dement sind.

Beurteilung des Therapieerfolgs in der Praxis

I. Füsgen

Die massive Altersverschiebung, gerade mit der Verdopplung bis Verdreifachung der Anzahl der Hoch- und Höchstbetagten in der Bundesrepublik Deutschland, läßt uns hier in den nächsten 10 Jahren ein ganz massives Hochschnellen der Anzahl der dementen Patienten erwarten, wenn die neueren Erhebungen der Harvardt-Medical-School zutreffen. Danach dürfte jeder zweite über 85jährige von Demenz betroffen sein. Sollte dies zutreffen, wird unsere medizinische Versorgung sehr schnell an ihre Grenzen stoßen. Die Zahl der Gerontopsychiater und klinischen Geriater, die sich mit dementiellen Krankheitsbildern bisher besonders beschäftigt haben, wird zur Not noch zur Erstdiagnostik ausreichen, aber keineswegs zu einer korrekten Kontrolle des Therapieverlaufs. Therapiekontrollen werden also in Zukunft allein aufgrund der großen Anzahl Dementer Allgemeinärzte, Praktiker und Internisten durchführen müssen.

Bereits heute befindet sich die große Mehrheit der älteren hirnleistungsgestörten Patienten in der Behandlung dieser niedergelassenen Ärzte. In der Medizin ist es üblich, bestimmte Krankheitsbilder in ihrem Verlauf zu dokumentieren und in Zeitabständen Befunde zu erheben. Nur bei der Demenz begnügt man sich in der Allgemeinpraxis meist noch mit allgemeinen Definitionen wie „besser" oder „schlechter orientiert", „leicht verwirrt" oder „schwer verwirrt" usw. Unabhängig davon, daß es sich hier um ein unärztliches Handeln beim Vorliegen einer Erkrankung handelt, ist es bei medikamentöser Therapie unverantwortlich, ohne Verlaufskontrolle teilweise über mehrere Monate Medikamente zu verabreichen. Wie schon in einigen Beiträgen dieses Bandes erwähnt, gibt es eine Reihe medikamentöser Möglichkeiten, aktiv in die Vorgänge des Gehirns einzugreifen und zu einer Besserung dementieller Symptome zu führen. Aber bislang ist nicht voraussagbar, welches Medikament bei welchem Patienten erfolgreich einzusetzen ist. Es ist deshalb zur Therapiekontrolle mindestens einmal alle 3 Monate eine Einschätzung der Therapie in Abhängigkeit vom Status des Patienten notwendig. Dieser Zeitpunkt der Statuserhebung, mindestens einmal alle 3 Monate, ergibt sich aus meiner Sicht aus der Verlaufsform der primären Demenzen und der Wirksamkeitsprofile der meisten in diesem Bereich eingesetzten Medikamente. Alle sekundären Demenzen bedürfen einer spezifischen Ursachenbehandlung und brauchen natürlich kürzere Verlaufskontrollen. Diese Demenzformen stehen aber hier nicht zur Diskussion.

Da bisher keine standardisierten Schemata für solche Verlaufskontrollen in der Praxis des niedergelassenen Arztes existieren, stellt sich die Frage, was der niedergelassene Arzt von einer medikamentösen Behandlung dementer Patienten überhaupt erwartet. Ziel der Demenztherapie in der Praxis [1] kann nur eine Steigerung bzw. Erhaltung der Lebensqualität des Demenzkranken sein. Lebensqualität ist natürlich ein sehr subjektiver Begriff und kann für jeden Menschen etwas völlig anderes bedeuten. In der Betreuung dementer Patienten dürfte aber im Vordergrund die weitere Integration zu Hause mit größtmöglicher Selbständigkeit des Patienten als „Lebensqualität" gelten. Danach richten sich auch die zu fordernden Therapieziele für die ärztliche Praxis bei einer einzusetzenden Therapie, die natürlich neben medikamentösen Möglichkeiten zerebrale Übungsprogramme, psychosoziale Programme und die Motivierung der Patienten zur körperlichen Aktivität enthalten sollte.

Therapieziele und Therapiekontrolle

Als Therapieziel wird in der Regel in der Praxis des niedergelassenen Arztes eine Besserung der Integration und Selbständigkeit des Patienten zu Hause anzustreben sein, also eine Beseitigung aller Störungen, die in irgendeiner Weise zur Desintegration und Abhängigkeit des Patienten führen.

Allerdings wird die Erstellung eines Therapiezieles erst nach Abgrenzung altersgemäßer zerebraler Veränderungen möglich sein. Beispielhaft sei hier nur an die sog. soziale Demenz erinnert. Die daraufhin erfolgende Überprüfung und Statuserhebung wird sich natürlich an den Möglichkeiten zur Einschätzung eines Patienten richten müssen. Hier stellt sich zuerst die Frage: Was kann ich als Indikatoren für eine „Lebensqualität" prüfen? Die Hirnleistung, das Befinden (Selbst- oder Frembeurteilungsskalen), Aktivitäten des täglichen Lebens und Veränderungen bei bestimmten Symptomen kann ich heute entweder durch Einschätzskalen oder durch einfache Fragen kontrollieren. Eine solche Überprüfung und Einschätzung der „Lebensqualität" sollte natürlich für den niedergelassenen Arzt möglichst einfach erlernbar sein, da er bisher in seiner Ausbildung mit Einschätzskalen, z.B. für eine Überprüfung der Hirnleistung, nichts zu tun hatte. Sie sollten abrechenbar sein und einen relativ hohen Aussagewert über die durchgeführten Therapiemaßnahme ergeben.

Wir glauben, daß eine solche Testbatterie folgendermaßen aussehen könnte: Hirnleistungstest, ADL-Skala, Befindlichkeitsskala, Beeinflussung bestimmter Symptome (z.B. Unruhe).

Als Hirnleistungstest bietet sich u.E. besonders der SKT (Kurztest zur Erfassung von Gedächtnis- und Aufmerksamkeitsstörungen) an, der jetzt in der 4. überarbeiteten Auflage im medizinischen Fachhandel erhältlich ist. Das Vorliegen des SKT in 5 Parallelformen erlaubt die Erfassung eines Verlaufs. Da bei der Normierung des Verfahrens die Variablen Alter und Intelligenz berücksichtigt worden sind, ist der SKT für Patientengruppen über

65 Jahre, die ja bevorzugt von Hirnleistungsstörungen betroffen sind, besonders geeignet. Die Untersuchung kann nach kurzer Einarbeitungszeit auch durch eine Arzthelferin durchgeführt werden. Mit der Untersuchungsdauer von 10–20 min paßt sich der SKT in die übrigen Untersuchungsmethoden einer ärztlichen Allgemeinpraxis, z.B. EKG oder Doppler-Sonographie gut ein. Die Abrechenbarkeit ist durch EBM Ziffer 892 gegeben.

Als ADL-Skala wird in der Regel ausreichen, hier kurz die Selbständigkeit entweder durch den Patienten selbst, soweit dies möglich ist, oder durch den Angehörigen zu erfassen. Allerdings zeigen hier Untersuchungen aus der Schweiz [2], daß das Ausmaß der Fehleinschätzung von Angehörigen sowohl im Bereich der Unter- als auch Überschätzung oft ganz ausgeprägt ist. Hier sind die an der Geriatrie beteiligten Fachdisziplinen aufgerufen, einfach zu handhabende und aussagekräftige ADL-Skalen zu entwickeln.

Probleme wird es natürlich im Bereich der Befindlichkeitserfassung geben. Ich persönlich bin der Ansicht, daß auf Dauer gesehen auch der niedergelassene Arzt sich mit bestimmten Befindlichkeitsskalen (z.B. EWL-Befindlichkeit, Zung-self rating Depression-Scale, Beck-Depressionsskala) wird beschäftigen müssen. Anfänglich wird es aber sicherlich ausreichen, eine Einschätzung der Zufriedenheit des Patienten als auch der Angehörigen zu verzeichnen.

Von großer Bedeutung wird natürlich die Beeinflussung bestimmter Symptome sein, die das tägliche Leben zu Hause stören. Hier sei nur einmal die nächtliche Unruhe erwähnt, deren anamnestische Erfassung aber keine Schwierigkeiten bieten dürfte.

Einflußfaktoren auf die Demenz

Nicht vergessen werden sollten bei einer solchen Statuserhebung, den demenzbeeinflussenden Faktoren besondere Bedeutung zu schenken. Es würde vorschnell ein Medikament verurteilt, nur weil ein internistisches Krankheitsbild (z.B. eine Herzinsuffizienz) sich verschlechtert und zu einem Abbau der geistigen Leistungsfähigkeit führt. Nicht vergessen werden sollte, auch nach psychosozialen Veränderungen (z.B. Tod des Ehegatten) zu fragen.

Besondere Bedeutung kommt bei der meist bestehenden Multimorbidität älterer dementer Patienten der Überprüfung der Begleitmedikation wegen anderer organischer Erkrankungen zu. Hier sollte man sich eine richtige Checkliste demenzverstärkender bzw. demenzhervorrufender Medikamente anlegen, die man jeweils in bezug auf den betreffenden Patienten überprüft. Allgemein bekannt ist heute, daß Digoxin, Psychopharmaka, Theophyllin, Broncholytika und Antispastika zu Hirnleistungsstörungen führen können. Oft vergessen wir aber, daß auch ein β-Blocker, ein kaliumsparendes Diuretikum, ein Antiarrhythmikum oder sogar ein Virostatikum bzw. vielleicht sogar eine Azetylsalizylsäure in zu hoher Dosierung die Demenz verschlechtern.

Die hier kurz aufgeführten Möglichkeiten der Statuserhebung bzw. der Einschätzung der Lebensqualität sind nach unseren Erfahrungen in einfachster Form jederzeit durchführbar und besitzen einen ausreichenden Aussagewert über den Therapieerfolg.

Zusammenfassung

Aufgrund der großen Zahl dementer Patienten wird sich der niedergelassene Arzt in Zukunft der Therapiekontrolle bei dieser Patientengruppe stellen müssen. Aufgrund unserer Erfahrungen bietet sich hier eine Batterie (bestehend aus SKT, ADL-Einschätzung, Befindlichkeitseinschätzung und Symptombeurteilung) an.

Literatur

1. Füsgen I (1991) Demenz. MMV, München
2. Monsch AV, Ermini-Fünfschilling D (1990) Alzheimer-Krankheit im Anfangsstadium. Sandorama 1:4–10

Demenz aus der Sicht der Angehörigen

A. Kurz, M. Haupt, B. Romero, R. Zimmer

Einleitung

Das ärztliche Augenmerk richtet sich bei Demenzkranken v.a. auf diagnostisch wichtige Symptome wie Gedächtnisstörung und Intelligenzminderung. Entsprechend liegt der therapeutische Schwerpunkt bei ursächlich nicht zu behandelnden Demenzzuständen auf dem Versuch, kognitive Leistungen durch Nootropika oder durch verhaltenstherapeutische Techniken wie Realitäts- oder Gedächtnistraining zu verbessern. Ein anderes Erscheinungsbild bietet die Demenz aus der Sicht der Menschen, die mit den Patienten täglich zusammenleben, in vier Fünfteln der Fälle sind dies Familienangehörige [3]. Sie schildern v.a. die Unselbständigkeit der Kranken, ihre Unfähigkeit zu sinnvoller Beschäftigung und ihre Fülle von unspezifischen Verhaltensänderungen.

An einer relativ großen Stichprobe von Patienten mit klinisch diagnostizierter Alzheimer-Krankheit sind wir folgenden Fragen nachgegangen:

Welche Symptome werden von den Angehörigen am häufigsten beschrieben?

In welcher Beziehung stehen diese Beobachtungen zum klinisch festgestellten Schweregrad des Demenzsyndroms?

Welche der wahrgenommenen Krankheitssymptome tragen am stärksten zur subjektiven Belastung der pflegenden Familienmitglieder bei?

Welche therapeutischen Konsequenzen lassen sich aus dieser Alltagsperspektive der Demenz ableiten?

Methodik

Auf der Grundlage von Erfahrungsberichten vieler Angehöriger wurde ein Fragebogen zusammengestellt, der in insgesamt 112 Items wichtige Verhaltensauffälligkeiten Demenzkranker im täglichen Leben erfaßte. Die Items sind jeweils 5stufig nach Häufigkeit skaliert. Der Fragebogen wurde durch die Angehörigen von 134 zu Hause lebenden Patienten ausgefüllt, bei denen nach den Kriterien des DSM-III R für Demenz [2] und nach den Kriterien der NINCDS-ADRDA-Arbeitsgruppe [11] eine wahrscheinliche Alzheimer-Krankheit vorlag. Die Validität dieses Kriteriensatzes, beurteilt am Autopsiebefund, beträgt rund 90% [9]. Die Patienten waren zwischen 53 und 91 Jahre alt (Mittelwert: 74 Jahre), das Verhältnis von weiblichen zu männlichen Patienten betrug 5 : 2. Nach der Einteilung von Hughes et al. [8] hatte das Demenzsyndrom bei 28% einen leichten (CDR 1), bei 54% einen mittleren (CDR 2) und bei 17% einen schweren Ausprägungsgrad (CDR 3). Die Hauptkomponentenanalyse der Verhaltensbeobachtungen ergab eine gut interpretierbare Lösung in 8 Faktoren (s. Übersicht). Mit einem Trennwert der Faktorladung bei 0,5 wurden 32 der insgesamt 112 Items eliminiert. Dazu zählten u. a.: anklammerndes und peinliches Verhalten, ziellose Unruhe, Angstzustände und Sinnestäuschungen. Der Faktor 1 (herabgesetzte Alltagskompetenz) schließt Items zum Problemlösen, Urteils- und Planungsvermögen, lebenspraktische Aspekte der Intelligenz mit ein. Für die 134 Fälle wurden die Faktormittelwerte berechnet und in den 3 Schweregradkategorien nochmals gemittelt Zur Signifikanzprüfung der Gruppendifferenzen diente der Kruskal-Wallis-Test.

Verhaltensbeobachtung durch Angehörige: Faktorenlösung

Faktor 1: herabgesetzte Alltagskompetenz,
Faktor 2: emotionale Labilität,
Faktor 3: Depression,
Faktor 4: Gedächtnisstörungen,
Faktor 5: Aspontaneität, Interesselosigkeit,
Faktor 6: Kommunikationsstörungen,
Faktor 7: Orientierungsstörungen,
Faktor 8: Schlafstörungen und paranoide Erlebnisverarbeitung.

Bei 79 Patienten mit leicht- und mittelgradiger Demenz, die an einer longitudinalen Studie zur Identifikation von klinisch unterscheidbaren Sonderformen der Alzheimer-Krankheit teilnehmen, wurde von den Angehörigen zusätzlich ein von Zarit et al. [14] entwickeltes, von uns ins Deutsche übersetztes schriftliches Interview zur subjektiven Belastung durch die Pflege ausgefüllt. Der Fragebogen umfaßt 22 5stufig nach Häufigkeit skalierte Items. Auch er wurde einer Hauptkomponentenanalyse unterzogen. Sie ergab eine gut interpretierbare Lösung in 4 Faktoren (s. Übersicht unten). Bei einem Trennwert der Faktorladung von 0,5 entfielen 5 Items. Dazu gehörten die Besorgnis über die Zukunft des Patienten und der Wunsch, die Pflege abzugeben. Die Faktormittelwerte der 79 Angehörigen wurden berechnet und in den beiden Schweregradkategorien der betreffenden Patienten nochmals gemittelt. Zur statistischen Prüfung der Gruppendifferenzen diente der Mann-Whitney-U-Test. Schließlich wurden Pearson-Korrelationen zwischen den 8 Faktoren beobachteter Verhaltensauffälligkeiten und dem Faktor 1 (Überlastung) zu der von den Angehörigen berichteten subjektiven Belastung ermittelt und auf Signifikanz geprüft. Als Signifikanzniveau wurde jeweils $\alpha = 0,05$ angenommen.

Subjektive Belastung der Angehörigen: Faktorenlösung

Faktor 1: Gefühl der Überlastung,
Faktor 2: Schuldgefühle,
Faktor 3: Schamgefühle,
Faktor 4: Gefühl, ausgenutzt zu werden.

Ergebnisse

Die von den Angehörigen beschriebenen Verhaltensauffälligkeiten der Patienten nahmen in den Bereichen Kompetenzeinbuße, Aspontaneität, Kommunikationsstörungen und Orientierungsmängel jeweils signifikant mit dem klinisch festgestellten Schweregrad der Demenz zu. Kein solcher Zusammenhang ergab sich für die Verhaltensdimensionen emotionale Labilität, Depression, Gedächtnisstörungen und paranoide Erlebnisverarbeitung. Sie waren in den 3 Schweregradkategorien gleich stark ausgeprägt. Die Gegenüberstellung der beobachteten Verhaltensauffälligkeiten innerhalb der 3 Schweregradkategorien zeigte, daß bei Patienten mit leichter Demenz Gedächtnisstörungen im Vordergrund der Wahrnehmung standen, gefolgt von Aspontaneität und reduzierter Alltagskompetenz. Bei Patienten mit einer mittelgradigen Demenz rückte die verminderte Alltagsbewältigung an die erste Stelle, Gedächtnisstörungen und Aspontaneität traten ihr gegenüber zurück. Bei den schwer dementen Patienten wurde v.a. die eingeschränkte Kompetenz gegenüber Alltagsproblemen gesehen, gefolgt von Aspontaneität und Kommunikationsstörungen.

Die subjektive Belastung der Angehörigen stand wider Erwarten in keiner der untersuchten Dimensionen (Überlastung, Schuld, Scham, Ausgenütztwerden) mit dem klinischen Schweregrad der Demenz in Zusammenhang.

Das Gefühl der Überlastung auf seiten der Angehörigen war signifikant korreliert mit Verhaltensauffälligkeiten der Patienten in den Bereichen herabgesetzte Alltagskompetenz, emotionale Labilität, Depression, Aspontaneität und paranoide Erlebnisverarbeitung. Kein Zusammenhang ergab sich dagegen mit Gedächtnisstörungen, Kommunikationseinschränkungen und Orientierungsmängeln.

Diskussion

Die auf kognitive Leistungseinbußen bezogenen Verhaltensauffälligkeiten im Alltag nehmen parallel zum klinisch festgestellten Schweregrad der Demenz zu. Dies gilt nicht für unspezifische Krankheitssymptome wie emotionale Labilität, Depression und paranoide Erlebnisverarbeitung. Depressive Verstimmungen treten nicht nur bei leichtgradig Dementen auf, die in der Untersuchungssituation darüber berichten können, sondern auch in fortgeschrittenen Fällen. Danielczyk et al. [4] gelangten zu ähnlichen Ergebnissen bei Patienten im Krankenhaus. Andererseits stellen Wahnphänomene kein Spätsymptom der Alzheimer-Krankheit dar. In diesem Zusammenhang ist erwähnenswert, daß bei der ersten von Alzheimer [1] untersuchten Patientin Eifersuchtsgedanken am Beginn ihrer Krankheit standen. Aspontaneität und Interessensverlust wurden als charakteristische Merkmale des frühen Krankheitsstadiums von Sjögren [12] beschrieben.

Die Unabhängigkeit der subjektiven Belastung der Angehörigen vom klinischen Schweregrad der Demenz, der sich vorwiegend an kognitiven Symptomen orientiert, wurde auch in früheren Studien gefunden [5, 13]. Für diese Belastung sind sehr viel mehr die Hilfsbedürftigkeit der Patienten und die unspezifischen Verhaltensänderungen verantwortlich [6, 7, 10].

Insgesamt ergibt sich aus der vorliegenden Untersuchung, daß im täglichen Leben die kognitiven Symptome der Demenz eine geringere Rolle spielen als die durch sie verursachten Störungen der sozialen Interaktion in Form der völligen Abhängigkeit eines Interaktionspartners, den sehr eingeschränkten Möglichkeit der Kooperation und des gegenseitigen Verstehens sowie im Sinne überstarker emotionaler Reaktionen. Für die Therapie irreversibler Demenzzustände folgt daraus, daß sie sich nicht auf den oft vergeblichen Versuch beschränken sollte, kognitive Leistungen auf pharmakologischem oder verhaltenstherapeutischem Weg zu verbessern. Ebenso notwendig ist die Behandlung unspezifischer Verhaltensänderungen wie Angst, Aggressivität, Schlafstörungen, Unruhe und Wahn. Darüber hinaus sollten Interventionsstrategien zur Beeinflussung der verzerrten Interaktionsstruktur durch intensive Nutzung verbliebener Kompetenzen und Kooperationsmöglichkeiten sowie durch eine Förderung der Kommunikation eingesetzt werden.

Literatur

1. Alzheimer A (1907) Über eine eigenartige Erkrankung der Hirnrinde. Zentralbl Nervenheilkd Psychiatry 30:177–179
2. American Psychiatric Association (1987) Diagnostic and statistical manual of mental disorders, 3rd edn revised. American Psychiatric Association, Washington. (Deutsche Bearbeitung: Wittchen HU, Saß H, Zaudig M, Koehler K (Hrsg) Diagnostisches und statistisches Manual psychischer Störungen. Beltz, Weinheim Basel)
3. Bergmann K (1985) Epidemiological aspects of dementia and considerations on planning services. Dan Med Bull [Suppl 1] 32:84–91
4. Danielczyk W, Fischer P, Gatterer G, Simanyi M (1989) Depression in the course of MID and DAT. J Neurol Transm (P D Sect) 1:44
5. Gilhooly MLM (1984) The impact of care-giving on car-givers: factors associated with the psychological well-being of people supporting a dementing relative in the community. Br J Med Psychol 57:35–44
6. Gilleard CJ (1984) Living with dementia. Community care of the elderly mentally infirm. Croom Helm, London Sydney, Charles, Philadelphia
7. Gilleard CJ, Boyd MW, Watt G (1982) Problems in caring for the elderly mentally infirm at home. Arch Gerontol Geriatr 1:151–158
8. Hughes CP, Berg L, Danziger WL, Coben LA, Martin RL (1982) A new clinical scale for the staging of dementia. Br J Psychiatry 140:566–572

9. Joachim CL, Morris JH, Selkoe DJ (1988) Clinically diagnosed Alzheimer's disease: autopsy results in 150 cases. Ann Neurol 24:50–56
10. Mace NL (1984) Self-help for the family. In: Kelly WE (ed) Alzheimer's disease and related disorders. Research and management. Thomas, Springfield/IL
11. McKhann G, Folstein M, Katzman R, Price D, Stadlan EM (1984) Clinical diagnosis of Alzheimer's disease: Report on the NINCDS-ADRDA work group under the auspices of Department of Health and Human Services Task Force on Alzheimer's disease. Neuroly 34:939–944
12. Sjögren H (1952) Clinical analysis of Morbus Alzheimer and Morbus Pick. Acta Psychiatr Scand [Suppl] 82:109–115
13. Zarit SH, Reever KE, Bach-Peterson J (1980) Relatives of the impaired elderly: correlates of feelings of burden. Gerontologist 20:649–660
14. Zarit SH, Orr NK, Zarit JM (1985) The hidden victims of Alzheimer's disease. Families under stress. New York Univ Press, New York London

Umgang mit dementen Patienten aus gerontopsychiatrischer Sicht

E. Kinzler, A. Schweizer

Außer Frage steht, daß der Umgang mit dementen Patienten in vielerlei Hinsicht problematisch ist. Der Arzt sieht sich bei dementen Patienten mit einem Patiententypus konfrontiert, der in vielen Fällen in keiner Weise den Patienten entspricht, die einen einfachen und zumeist angenehmen Umgang garantieren. Sie stellen den Gegenpol zu dem Patienten dar, der in der Psychotherapieforschung als sog. Yarvis-Patient beschrieben wird, ein Patient, der mit den Eigenschaften jung, attraktiv, wohlhabend, wortgewandt, intelligent und gebildet ausgezeichnet ist. Daher wird oft auf die Schwierigkeiten und Besonderheiten im Umgang mit dementen Patienten verwiesen, häufig ist damit der Appell verbunden, diese Patienten nicht nur unter dem Aspekt ihres irreversiblen Abbaus und der daraus resultierenden geringen therapeutischen Erfolge zu betrachten.

Es ist unbestreitbar, daß die kognitiven und kommunikativen Defizite dementer Patienten ein ärztliches Gespräch erschweren. Bei diesen Patienten ist jedoch das Gespräch besonders wichtig, denn dabei handelt es sich nicht nur um die Sammlung von behandlungsrelevanten Informationen, sondern der Arzt sollte hier auch emphatisches Verständnis für die Schwierigkeiten des Patienten vermitteln. Die ohnehin gegebene „strukturelle Ungleichheit" [9] in der Stellung des Patienten als Laie gegenüber dem Fachmann Arzt stellt sich im Gespräch mit dem dementen Patienten akzentuiert dar. Gössling et al. [3] verweisen darauf, daß sich die Frequenz der Arztkontakte mit zunehmendem Lebensalter und dem damit verbundenen Krankheitsrisiko steigert, aber das Vorhandensein einer psychischen Störung die Häufigkeit der Arztkontakte verringert. Als einer der Gründe wird die bei Dementen gegebene Unfähigkeit, dem subjektiven Leiden in verständlicher Form Ausdruck zu geben, angesehen.

Des weiteren sind psychische Auffälligkeiten, z.B. häufig auftretende paranoide Reaktionen oder aggressive Verhaltensweisen, belastend. Nicht selten führen diese Auffälligkeiten, die auch als maladaptive Strategien der Krankheitsbewältigung vestanden werden können, zu Schwierigkeiten bei der Führung des Patienten.

Definitionsgemäß bezeichnet der Begriff „Umgang" die gesellschaftliche Verbindung von Mensch zu Mensch. Der Ausdruck „mit etwas umgehen" beinhaltet auch die häufigere oder intensivere Beschäftigung mit einem Sachverhalt oder Gegenstand. Der Begriff „Umgang mit einem Patienten" kann daher nicht nur die Art und die Ausgestaltung der individuellen Beziehung zwischen Arzt und Patient meinen, sondern betrifft auch Entscheidungsprozesse des Arztes, die zur Anwendung und Bereitstellung von Therapieangeboten in Abhängigkeit von der individuellen Situation des Patienten führen. Hiermit wird das Verhalten des Arztes hinsichtlich der „diagnostisch-therapeutischen Kennzeichnung des medizinischen Bereichs" angesprochen, bei der die technische Kompetenz in den Mittelpunkt rückt [4]. Demnach liegt die Aufgabe des Arztes in der wissenschaftlichen Erkenntnis, Erkennung und Behandlung von Krankheiten, darüber hinaus wird die Rolle des Arztes über die medizinische Spezialisierung mitgeprägt.

Immer noch ist die Verfügbarkeit effizienter Interventionsmöglichkeiten für demente Patienten eingeschränkt. Nach dem jetzigen Stand der medizinischen Erkenntnis ist in vielen Fällen die Progredienz der dementiellen Erkrankungen nur unzureichend zu beeinflussen. Es besteht die Gefahr, daß unter Beetonung dieses Aspekts die dementen Patienten eher Ablehnung erfahren.

Dafür sprechen die Ergebnisse einer Untersuchung von Jovic [6]. In einer anonymen Fragebogenaktion wurden ärztliche Direktoren, leitende Ärzte und Oberärzte aus psychiatrischen Institutionen der deutschsprachigen Schweiz befragt, ob gerontopsychiatrische Patienten behandelt werden bzw. ob die Bereitschaft zur Behandlung dieser Patienten gegeben ist. Lediglich 41% der Ärzte, die geantwortet hatten, führten eine ambulante, 38% eine stationäre Behandlung der Patienten durch. Die Bereitschaft, gerontopsychiatrische Patienten zu behandeln, war nur bei der Hälfte der Ärzte uneingeschränkt gegeben. Ein Drittel der Ärzte war bereit, gerontopsychiatrische Patienten gelegentlich zu behandeln, 14% lehnten eine Behandlung ab.

Von seiner Zweckbestimmung her läßt sich das Krankenhaus darstellen als Organisation, „in der nach dem Stande des medizinischen Wissens und Könnens das jeweils mögliche Optimum der Krankenbetreuung hinsichtlich Diagnose, Isolierung, Pflege und Therapie auf Dauer gestellt ist ..." ([4], S. 67–68). Isolierung meint die Abschirmung oder den Schutz des Patienten vor den Ansprüchen seiner Umwelt sowie aber auch den Schutz der Umwelt vor dem Patienten.

Garms-Homolova u. Schaeffer [2] interviewten Ärzte, die an Allgemeinkrankenhäusern tätig sind, hinsichtlich ihres Umgangs mit chronisch kranken alten Patienten nach ihren Handlungsroutinen in der Entlassungsphase. Aus den Ergebnissen dieser Untersuchung geht hervor, daß Ärzte, sind sie mit alten, multimorbiden Patienten konfrontiert, sich insbesondere im Realisieren der oben genannten Schutzfunktion angesprochen fühlen. Der multimorbide, chronisch kranke Alterspatient, darüber hinaus noch mit kognitiven Defiziten behaftet, stelle als „Adressat diagnostischer und therapeutischer Maßnahmen keine medizinische Herausforderung für den im Allgemeinen Krankenhaus tätigen Arzt dar". Vielmehr wird Versorgungsbedarf für den älteren Patienten vornehmlich in der Zuweisung von geeigneten Pflegestellen definiert, wobei weiterführende individuelle Therapiemaßnahmen selten empfohlen werden.

Ein weiteres beachtenswertes Ergebnis dieser Untersuchung ist, daß sich nach Einschätzung der befragten Ärzte die Einstufung eines Krankenhauses vornehmlich an der Chance zur Praktizierung sog. High-Tech-Medizin orientiert. Der so festgelegte Stellenwert eines Krankenhauses korrespondiere mit der Hierarchie der Patienten, bei der der chronisch kranke Alterspatient auf der untersten Stufe stehe. Deutlich wird, daß die begrenzten Interventionsmöglichkeiten mit einem aktuellen Selbstbild vieler Ärzte im Konflikt stehen, das die technisch-medizinische Kompetenz betont.

Darüber hinaus stellen gesellschaftliche Wertorientierungen, die eine zumeist negative Einschätzung des Alters beinhalten, eine weitere Bedingung für die mangelnde Akzeptanz alter Patienten dar, die sich dann deutlich zeigt, wenn diese zudem an einer psychischen Erkrankung leiden. Eingang gefunden hat die negative Sichtweise in das Defizitmodell des Alterns. Aus der Vielzahl der Veröffentlichungen, die sich mit optimistischeren Sichtweisen des Alterns auseinandersetzen, läßt sich ableiten, daß ein Wandel zu einem günstigeren Altersbild hin stattfindet, welcher sich im Kompetenzmodell des Alterns widerspiegelt.

Kruse [7] unterscheidet bei der Kompetenz eines älteren Menschen zwischen den objektiv bestehenden Fähigkeiten und Fertigkeiten und dem subjektiven Erleben. Das bedeutet, daß auch die Fähigkeit, ein „positives Selbstbild aufzubauen oder wiederzugewinnen, das von der Überzeugung bestimmt ist, wichtige Funktionen und Abläufe kontrollieren zu können", einen Aspekt der Kompetenz eines Individuums darstellt.

Gerontopsychiatrie – zumeist behaftet mit den Anschauungen aus dem Defizitmodell – muß sich neu definieren, entwickeln und festigen auf der Grundlage einer gewandelten, differenzierteren Sicht des Alters. Das Defizitmodell stellt sich als wenig geeignet für die Entwicklung tragfähiger und effizienter Behandlungsansätze dar. Die Annahmen dieses Modells haben für die Praxis, also für die Behandlung alter Menschen, eine große Bedeutung, denn sie legen eine resignative Haltung nahe und bieten keinen Ansatzpunkt zur Ableitung handlungsrelevanter Regeln, die zu geeigneten therapeutischen Ansätzen führen können.

Aus gerontopsychiatrischer Sicht kann der Umgang mit dementen Patienten sich dann positiv gestalten, wenn der Arzt bei der Auswahl des therapeutischen Angebots noch vorhandene Fähigkeiten des Patienten berücksichtigt und fördert. Internventionsmaßnahmen werden dann wieder sinnvoll auf die individuellen Bedürfnisse des Patienten abgestimmt.

Eine Interventionsmaßnahme zur Förderung der Kompetenz dementer Patienten ist die Sporttherapie. Wir untersuchten die Frage, welchen Effekt die Teilnahme an einer Sporttherapie auf die subjektive Befindlichkeit bei leicht bis mäßig dementen Patienten zeigt bzw. ob die Teilnahme an einem Sportprogramm die Kompetenz der Patienten im Sinne einer Verbesserung des subjektiven Erlebens verändert. Die teilnehmenden Patienten wurden nach Zufall in 2 Untersuchungsgruppen eingeteilt – eine Sportgruppe und eine Kontrollgruppe. Die Patienten der Kontrollgruppe nahmen zu einem späteren Zeitpunkt an dem gleichen Sporttherapieprogramm teil.

Tabelle 1. Patientenkennwerte

	Therapiegruppe (n = 15)		Kontrollgruppe (n = 15)			
	x̄	s	x̄	s	t	Signifikanz
Alter (Jahre)	78,13	5,71	82,43	6,02	1,97	n.s.
IQ (MWT-B)	98,33	8,16	95,06	9,94	−0,98	n.s.
SKT	12,67	3,60	12,27	4,77	−0,26	n.s.
Krankheitsdauer (Jahre)	14,67	10,44	14,73	12,34	0,02	n.s.
Hilfs- und Pflegebedürftigkeit (AGP)	0,40	0,63	1,87	3,16	1,76	n.s.

Die Patienten der beiden Untersuchungsgruppen unterschieden sich nicht hinsichtlich Krankheitsdauer, Intelligenzniveau, das mittels des MWT-B [8] erfaßt wurde sowie in der Ausprägung der Aufmerksamkeits- und Gedächtnisstörungen, die mit dem SKT [1] gemessen wurden. Allerdings hatte die Sportgruppe ein geringeres Durchschnittsalter als die Kontrollgruppe, dieser Unterschied wird aber nicht statistisch signifikant (Tabelle 1).

Die Sporttherapie wurde in Kleingruppen durchgeführt bei einer maximalen Gruppenstärke von 6 Personen, was eine individuelle Betreuung der Patienten gewährleistete. Die Dauer des Therapiezeitraums betrug 2 Wochen, wobei wöchentlich 5 45minütige Therapieeinheiten durchgeführt wurden. Koordination, Rhythmusgefühl, Gleichgewichtssinn, Lageempfinden, lokale Ausdauer und Flexibilität wurden unter Berücksichtigung trainingsmethodischer Prinzipien geübt. Diese aufgeführten Trainingsziele sollten zur Verbesserung der Körperwahrnehmung und sensomotorischen Abläufe führen, was insbesondere bei dieser Patientengruppe von Bedeutung ist, da ihre Alltagskompetenz häufig durch altersbedingte körperliche Beeinträchtigungen, z.B. Gangunsicherheit, Kraftverlust oder Flexibilitätseinbuße, gemindert ist. Die Übungen waren so gestaltet, daß diese an das jeweilige Leistungsniveau einzelner Patienten adaptiert werden konnten.

Zur Erfassung des subjektiven Erlebens wurde die EWL-S [5] eingesetzt, ein Verfahren, welches zur Selbstbeschreibung von 15 Aspekten des aktuellen Befindens, die 6 Bereichen zugeordnet werden können, dient. Bei der Auswertung wurden die übergeordneten Bereiche – leistungsbezogene Aktivität, allgemeine Desaktivität, Extraversion/Introversion, allgemeines Wohlbehagen, emotionale Gereiztheit und Angst/Deprimiertheit – zugrunde gelegt. Die zufallskritische Bewertung der Bedingungsdifferenzen der erhobenen Meßwerte erfolgte mit dem t-Test, unter Zugrundelegung der Differenzen zur Ausgangslage. Zu Beginn der Untersuchung bestanden zwischen den Untersuchungsgruppen keine Unterschiede hinsichtlich der Ausprägungen der EWL-Skalen.

Bei Beendigung der Therapie konnten bei den EWL-Skalen keine signifikanten Unterschiede auf den Skalen allgemeine Desaktivität, Extraversion/

Tabelle 2. t-Tests zum Vergleich der Ausprägungen der EWL-Skalen

	t	Signifikanz
Leistungsbezogene Aktivität	−3,47	$p < 0,01$
Allgemeine Desaktivität	1,01	n.s.
Extraversion, Introversion	−0,40	n.s.
Allgemeines Wohlbefinden	−2,33	$p < 0,05$
Emotionale Gereiztheit	0,05	n.s.
Angst	0,10	n.s.

Introversion, emotionale Gereiztheit sowie Angst/Deprimiertheit gefunden werden. Jedoch zeigten sich bei den EWL-Skalen leistungsbezogene Aktivität und allgemeines Wohlbehagen deutliche Unterschiede. Die Patienten, die an der Sporttherapie teilgenommen hatten, beschrieben sich im Vergleich zu den Patienten der Kontrollgruppe als aktivierter, konzentrierter, selbstsicherer und in gehobenerer Stimmung (Tabelle 2). Die Resultate dieser Untersuchung lassen sich als Hinweis dafür werten, daß die therapeutische Situation bei dementen Patienten durchaus unter positiven Aspekten betrachtet werden kann.

Literatur

1. Erzigkeit H (1989) Manual zum SKT. Ein Kurztest zur Erfassung von Gedächtnis- und Aufmerksamkeitsstörungen, 4. Aufl. Beltz, Weinheim
2. Garms-Homolova V, Schaeffer D (1989) Soziale Bewältigung chronischer Erkrankungen im institutionellen Kontext. Z Gerontopsychol Psychiatr, pp 126−135
3. Gössling S, Oesterreich K, Cooper B (1989) Versorgungsaufgaben bei alten Menschen und ihre Institutionen. In: Kisker KP, Lauter H, Meyer JE, Müller C, Strömgren E (Hrsg) Psychiatrie der Gegenwart 8: Alterspsychiatrie, 3. Aufl. Springer, Berlin Heidelberg New York Tokyo
4. Höflich JR (1984) Kommunikation im Krankenhaus. Maro, Augsburg
5. Janke W, Debus G, Huppe M (1984) Eigenschaftswörterliste zur Beurteilung des Befindens. Selbstbeurteilungsform (EWL 60-S). Hogrefe, Göttingen
6. Jovic N (1988) Psychogeriatrie − Konzepte und Realität. Schweiz Ärztez 69:178−184
7. Kruse A (1989) Psychologie des Alterns. In: Kisker KP, Lauter H, Meyer JE, Müller C, Strömgren E (Hrsg) Psychiatrie der Gegenwart 8: Alterspsychiatrie, 3. Aufl. Springer, Berlin Heidelberg New York Tokyo
8. Lehrl S (1977) Manual zum MWT-B. Perimed, Erlangen
9. Pribersky A (1986) Das Gespräch mit dem Patienten als Aufgabe des Arztes. In: Strotzka H, Wimmer H (Hrsg) Arzt − Patient Kommunikation im Krankenhaus. Facultas, Wien

Förderung von Selbständigkeit in Institutionen: Ein Trainingsprogramm für Pflegepersonal

S. Zank

Einleitung

Unselbständigkeit institutionalisierter alter Menschen gilt in der Praxis bei vielen Ärzten und dem Pflegepersonal als veränderungsresistentes Krankheitssymptom und wird als notwendige Folge biologischen Alterns akzeptiert. Zahlreiche Befunde über große interindividuelle Unterschiede im Verlauf des Alterns (Variabilität) und intraindividuelle Veränderbarkeit von Alternsprozessen (Plastizität) in bezug auf kognitive Leistungsfähigkeit, Sozialverhalten und biologische Funktionstüchtigkeit widerlegen jedoch dieses einseitige Defizitmodell vom Altern [1, 5, 6].

Weiterhin zeigen Ergebnisse aus experimentellen Studien, daß auch chronifizierte Verhaltensdefizite bzw. Unselbständigkeit bei der Eigenpflege (z.B. An- und Auskleiden, Körperpflege) institutionalisierter alter Menschen veränderbar sind, wenn selbständigkeitsfördernde Umweltbedingungen eingeführt werden [1, 2, 8]. Dies gilt auch für Patienten und Heimbewohner mit Erkrankungen aus dem dementiellen Formenkreis.

Schließlich belegen Beobachtungsstudien über Interaktionen zwischen alten Menschen und ihren Sozialpartnern (insbesondere Pflegepersonal), daß Verhaltensreaktionen des Personals auf selbständiges bzw. unselbständiges Verhalten von Bewohnern/Patienten systematisch differieren [3, 4]. Unselbständiges Verhalten der Bewohner wird durch Aufmerksamkeit und Hilfestellung gestützt, selbständiges Verhalten ignoriert. Auf der Basis lerntheoretischer Prinzipien bedeutet dies, daß unselbständiges Verhalten mit Sozialkontakt belohnt (verstärkt) und selbständiges Verhalten durch Nichtbeachtung bestraft wird. Vergegenwärtigt man sich die häufige soziale Isolation alter Menschen in Institutionen und die positive Bewertung des Sozialkontakts mit dem Pflegepersonal durch die Bewohner, dann besitzt unselbständiges Verhalten vielfach instrumentellen Charakter, indem es äußerst effektiv zur Gewinnung von Sozialkontakt eingesetzt werden kann.

Diese kurz skizzierten Befunde zur Verhaltensplastizität alter Menschen und zu den Interaktionsmustern zwischen Pflegepersonal und Bewohnern führten zu der Überlegung, daß die Optimierung sozialer Umweltbedingungen, d.h. die Veränderung der Verhaltensweisen des Pflegepersonals, zur vermehrten Selbständigkeit der Bewohner beitragen kann. In einer Pilotstudie konnte nachgewiesen werden, daß die beobachteten Interaktionsmuster prinzipiell veränderbar sind [7].

Im folgenden wird von einer systematischen Interventionsstudie berichtet, die an der Freien Universität Berlin durchgeführt wird (Erhaltung und Rehabilitation von Selbständigkeit im Alter: Ein Interventionsprogramm für Pflegepersonal; BMFT Nr. 0701764; Leitung: Prof. Dr. Margret M. Baltes & Dr. Eva-Maria Neumann). Das Ziel dieser Untersuchung liegt in der Verbesserung der sozialen Umweltbedingungen, indem Verhaltensweisen des Pflegepersonals durch ein Trainingsprogramm verändert werden sollen. Die Datenerhebungsphase wurde gerade abgeschlossen, so daß z.Z. leider noch keine Ergebnisse berichtet werden können. Die Darstellung beschränkt sich deshalb auf das Vorgehen und das Trainingsprogramm der Studie.

Die Interventionsstudie

Zur Optimierung von sozialen Umweltbedingungen institutionalisierter alter Menschen wird mit ihren Interaktionspartnern, dem Pflegepersonal, ein Trainingsprogramm durchgeführt. Das Programm zielt auf die Umstrukturierung von Kognitionen und Verhaltensweisen des Personals und damit auf eine Veränderung der Interaktionsmuster zwischen Personal und Heimbewohnern.

Dabei wird folgenden Forschungsfragen nachgegangen:

1) Können Verhaltensweisen des Pflegepersonals verändert werden?
2) Haben diese Veränderungen Auswirkungen auf das Eigenpflegeverhalten alter Menschen, d.h. wird unselbständiges Verhalten abgebaut und Selbständigkeit vermehrt gezeigt?
3) Können Kognitionen des Pflegepersonals über das Alter verändert werden?

Methoden

Die Untersuchung wurde mit Hilfe eines Prä-Posttest-Kontrollgruppendesigns durchgeführt. (TG = Trainingsruppe, KG = Kontrollgruppe).

Prätest
6 Beobachtungen   TG   KG

Trainingsphase   TG

Posttest
6 Beobachtungen   TG   KG

Follow up
3 Beobachtungen   TG   KG

Im Prätest wurden die Interaktionen zwischen Pflegepersonal und Bewohnern (Trainingsgruppe und Kontrollgruppe) 6mal beobachtet. Ein Teil des beobachteten Personals, die Trainingsgruppe, nahm dann am Training teil. Anschließend wurden wieder beide Gruppen in einem Posttest 6mal beobachtet. Nach einem Vierteljahr erfolgte ein Follow-up, in dem alle Personalmitglieder erneut 3mal beobachtet wurden.

Alle Beobachtungen wurden während der Morgenpflege durchgeführt und erfolgten mit Hilfe eines Verhaltenskodiersystems zur Erfassung der Interaktionen zwischen Personal und Bewohnern. Dieses Verhaltenskodiersystem wurde bereits in den USA und in Berlin (West) mehrfach erprobt [4]. Die Beobachter (Studenten) erhielten ein eingehendes Training, die Beobachterübereinstimmung betrug >0,80 (Kappa).

Zusätzlich zu den Beobachtungen wurde jeder Teilnehmer der Trainingsgruppe 3mal im Prätest, 3- bis 4mal während des Trainings und 1mal im Posttest während der Arbeit auf Video aufgenommen.

Die Untersuchung wurde in 2 Berliner Altenheimen mit erhöhter Pflege und auf der geriatrischen Station eines Krankenhauses durchgeführt. Die Gruppen umfaßten jeweils 5–6 Teilnehmer, so daß insgesamt 10–12 Personalmitglieder pro Institution an der Studie teilnahmen. Aufgrund der Fortbildungsunwilligkeit vieler Pflegekräfte, des Pflegenotstands und der Beeinflussung der Alltagsroutine, die das wissenschaftliche Anliegen mit sich brachte, gestaltete sich die Durchführung mitunter schwierig. So wurden beispielsweise feste Zusagen zur Teilnahme an der Untersuchung in letzter Minute abgesagt. Das geplante, zeitlich versetzte Training der Kontrollgruppen mußte mangels Personalinteresse aufgegeben werden.

Ein großes Hindernis für die Bereitschaft zur Teilnahme bedeutete die Bedingung an die Trainingsgruppenteilnehmer, sich auf Video aufnehmen zu lassen. Dies war jedoch eine unverzichtbare Voraussetzung des Trainings, das im folgenden erläutert werden soll.

Training

Das Trainingsprogramm wurde von 2 speziell geschulten Psychologinnen durchgeführt. Es bestand aus einem theoretischen, einem praktischen und einem Auswertungsteil. Für den *Theorieteil* fanden 10 Gruppensitzungen statt, die jeweils 1,5–2 Stunden dauerten. Es wurden dabei Kommunikationsregeln und -fertigkeiten, gerontologische Grundkenntnisse und Grundlagen der Verhaltensmodifikation vermittelt.

Das Erlernen von Kommunikationsregeln sollte einer angemessenen Gesprächsführung sowohl mit den Patienten als auch des Personals untereinander dienen. Es beinhaltete Elemente wie aktives Zuhören, Wahrnehmung emotionaler, nonverbaler Botschaften und nichtverletzende Verbalisierung von Kritik.

Mit der Vermittlung gerontologischer Kenntnisse wurde auf die Umstrukturierung von Kognitionen des Personals gezielt. Das verbreitete Defizitmodell vom Altern sollte revidiert werden, indem die Teilnehmer über die Variabilität des Alterns, Altersstereotype, Ursachen von Unselbständigkeit und Modifizierbarkeit von Verhalten im Alter unterrichtet wurden. Weiterhin wurden verschiedene Qualitätsstufen der Pflege diskutiert und die Reflexion der eigenen Berufsrolle angeregt.

Mit den Grundlagen zur Verhaltensmodifikation, also Elementen der Verhaltenstherapie, wurde dem Personal eine konkrete Methode beigebracht, selbständige Verhaltensweisen bei Bewohnern systematisch wieder aufzubauen. Die Teilnehmer lernten, realistische Aufgaben auszuwählen, diese in Teilschritte zu untergliedern, die Bewohner zur Mitarbeit zu motivieren und individuelle Verstärker einzusetzen.

Ein wichtiger Bestandteil des Trainings war die Selbstkonfrontation des Personals anhand von Videoaufzeichnungen, die während der Prätestbeobachtungsphase gemacht wurden. Die Trainerinnen sichteten dieses Material, um Filme mit positiven und negativen Verhaltensbeispielen jedes Teilnehmers zusammenzuschneiden und daraus individuelle Lernziele zu erstellen. Das Lernen am eigenen Modell ist eine sehr effektive Methode, die behutsam eingesetzt werden muß. Alle Teilnehmer bestätigten, daß sie ihre anfänglichen Ängste schnell überwanden und dann sehr davon profitierten.

Während des *praktischen Teils* führten die Teilnehmer der Trainingsgruppen über 3–4 Wochen mit jeweils einem ausgewählten Bewohner die Modifikation einer Selbstpflegetätigkeit durch. Diese Übungen wurden von den Trainerinnen während der Morgenpflege per Video aufgezeichnet und in Einzelsupervisionssitzungen den Teilnehmern wieder vorgeführt, so daß diese ihr eigenes Pflegeverhalten optimieren konnten.

Diese Verhaltensaufbauprogramme bestanden z. B. darin, daß eine Frau lernte, sich wieder allein ein Kleid anzuziehen und ihre Brille zu putzen; ein Mann rasierte sich wieder selbständig. Obwohl diese wiedererlernten Eigenpflegetätigkeiten vielfach bescheiden waren, ist es doch eine durchgängige Erfahrung, daß die Bewohner stolz und glücklich waren, etwas allein geschafft zu haben. Dies galt auch für demente Heimbewohner bzw. Patienten.

Während der Abschlußsitzungen *(Auswertungsteil)* sollten sich die Teilnehmer anhand ihrer Aufzeichnungen und Filme den Verlauf und die Ergebnisse ihrer Verhaltensmodifikation gegenseitig vorstellen. Schließlich sollten sie ihre Kurskritik und Verbesserungsvorschläge für das Trainingsprogramm äußern.

Das Training dauerte etwa 8 Wochen, es wurden 3mal pro Woche Gruppen- und Einzelsitzungen vor Ort, d.h. in den Institutionen, durchgeführt.

Evaluation

Die Evaluation des Trainingsprogramms erfolgt auf 3 Ebenen. Die wichtigste Ebene ist die Datenauswertung der Interaktionsmuster zwischen Personal und Bewohnern aus den Prä-Posttestbeobachtungen. Da die Auswertungen gerade begonnen haben, können hier noch keine wissenschaftlich seriösen Ergebnisse präsentiert werden. Erste deskriptive Häufigkeitsanalysen weisen jedoch auf einen Erfolg des Trainingsprogramms hin. Die Überprüfung der Veränderung der Verhaltenssequenzen oder Interaktionsmuster von Prä- zu Postttest ist unter Anwendung von Sequenzanalysen und loglinearen Verfahren geplant.

Die Veränderung von Kognitionen des Pflegepersonals wird auf einer zweiten Ebene durch die Auswertung eines Tests gerontologischen Wissens überprüft, der vor und (in einer Parallelversion) nach dem Training erhoben wurde.

Schließlich werden auf einer dritten Ebene Analysen der Prä- und Posttestvideofilme durchgeführt.

Literatur

1. Baltes MM, Barton E-M (1977) New approaches toward aging: A case for the operant model. Educ Geront 2:383–405
2. Baltes MM, Barton E-M (1979) Behavioral analysis of aging: A review of the operant model and research. Int J Behav Dev 2:297–320
3. Baltes MM, Reisenzein R (1986) The social world in longterm care institutions: Control toward dependency. In: Baltes MM, Baltes PB (eds) The psychology of control and aging. Erlbaum, Hillsdale/NJ, pp 315–343
4. Baltes MM, Wahl H-W (1987) Dependency in aging. In: Carstensen LL, Edelstein BY (eds) Handbook of clinical gerontology. Pergamon, New York, pp 204–221
5. Baltes PB (1984) Intelligenz im Alter: Zur Dynamik von Entwicklung und Abbau im Lebenslauf. Spektrum der Wissenschaft 5:46–60
6. Krauss-Whitbourne S (1985) The aging body. Physical changes and psychological consequences. Springer, Berlin Heidelberg New York Tokyo
7. Neumann E-M (1986) Modifizierbarkeit von Unselbständigkeit bei Altenheimbewohnern: Eine Interventionsstudie mit Pflegekräften. Phil. Dissertation, Freie Universität Berlin
8. Smyer MA, Frysinger M (1985) Mental health interventions in the nursing home community. In: Eisdorfer C, Lawton MP, Maddox GL (eds) Annual review of gerontology and geriatrics, vol 5. Springer, New York, pp 283–320

Gesellschaftliche Probleme
und Fragen der Bewältigung

Über Rechte älterer Menschen –
Eine tauschtheoretische Legitimation

O. Höffe

Ein Rollenkonflikt des Geriaters

Wer fremde Kulturen berufsmäßig studiert, der Ethnologe, neigt zu einem ethischen Relativismus. Mit Hilfe der Medien und wegen unserer Reiselust sind heute wir alle Ethnologen: in der Fachkompetenz Amateure, dagegen in der Berufsmoral, der Anerkennung des ethischen Relativismus, durchaus professionell. Außerdem leben wir in einer pluralistischen und aufgeklärten Gesellschaft, und für sie, unsere eigene Kultur, bildet der Relativismus eine Art von Basis- oder Hintergrundmoral. Den Gerontologen und Geriater bringt diese Situation in einen Rollenkonflikt. Sein Metier ist nämlich von einer normativen Leitidee bestimmt, für die er – sei es ausdrücklich, sei es stillschweigend – eine universale Gültigkeit beansprucht. Ich nenne die normative Leitidee das *gerontologische Grundgebot;* etwas traditionell formuliert heißt das: ehre das Alter. Der Rollenkonflikt des Gerontologen liegt nun in dem Gegensatz, der zwischen der Moral seiner pluralistischen Gesellschaft und der Moral seiner persönlichen Profession besteht. Als aufgeklärter Zeitgenosse hängt er dem ethischen Relativismus an; als Arzt unterstellt er dem gerontologischen Grundgebot eine universale und unbedingte Gültigkeit. Zusammen wollen wir überlegen, ob diese Unterstellung berechtigt ist: Läßt sich gegen den Relativismus unserer Kultur der Universalismus der ärztlichen Moral, in unserem Fall der des Geriaters, legitimieren?

Gleich zu Beginn sehe ich zwei Schwierigkeiten. Über die Frage, wie die Legitimation – wenn sie denn überhaupt möglich ist – genauer aussieht, wird in meinem Metier, unter Philosophen, heftig gestritten; auf einen Stand der Forschung kann ich nicht zurückgreifen; ich skizziere eine eigene Legitimationsstrategie. Zum anderen gibt es in der Philosophie dieses Thema, eine Ethik der Gerontologie und Geriatrie, noch gar nicht; wir müssen sie neu entwickeln. Nennen wir sie die *normative Gerontologie,* und beginnen wir heute mit ihrem allgemeinen Teil, der Legitimation des gerontologischen Grundgebotes. Den speziellen Teil mit seinen vielen konkretisierenden Detailfragen überlassen wir einer künftigen interdisziplinären Forschung.

Ein kulturvergleichendes Argument

In einer relativistischen Kultur liegt die Beweislast für eine universale Moral beim Kritiker des Relativismus. In einem freilich nur vorbereitenden Legitimationsschritt nehmen wir eine Umverteilung der Beweislast vor. Gegen die Selbstsicherheit des ethischen Relativismus bringen wir ein Argument, das sich auf genau dieselbe Methode beruft wie der Relativismus. Der Kulturvergleich bringt den Relativismus zumindest für unser Legitimationsziel in Beweisnot: wir finden das gerontologische Grundgebot in so gut wie allen Kulturen, zumindest in den sog. frühen oder einfachen Kulturen, anerkannt. Da wir Amateure der Ethnologie bleiben, folglich über die bunte Fülle der Kulturen keinen Überblick haben, bedienen wir uns eines Kunstgriffs. Die Moral einer Gesellschaft kondensiert sich in der Sprache; deshalb werfen wir einen − durchaus kulturvergleichenden − Blick in die Sprachgeschichte.

Im Deutschen klingt der Ausdruck „Senioren" etwas abfällig; seine sprachliche Wurzel teilt er aber mit den ehrenvollen Titeln „Seigneur", „Monsignore" oder „Sir". Bezeichnet wird der gesellschaftlich, oft auch politisch hohe Rang des älteren Menschen. Dasselbe trifft auf den „Senior" zu, der wörtlich genommen dem Rat der Alten, dem Senat, angehört. Selbst unsere alltägliche Anrede „Herr" verbindet von seiner althochdeutschen Wurzel „hêr" die Bedeutung „grauhaarig", also wieder das Alter, mit den Bedeutungen „erhaben" und „würdig". Wir können die Befunde zu einem ersten Zwischenergebnis generalisieren: für die vielen Völker des indogermanischen Sprachraums versteht sich über Jahrhunderte das gerontologische Grundgebot so gut wie von selbst.

Der Skeptiker wird sich so leicht nicht geschlagen geben. Zumindest der Gebildete unter uns Amateurethnologen wird dieses Gegenbeispiel kennen: Von den Bewohnern der Fidschi-Inseln wird berichtet, daß sie ihre Stammesgenossen, sobald sie das Alter von 60 Jahren erreicht haben, lebendig begraben. Die Praxis scheint also ein klares Gegenbeispiel zu liefern; in Wahrheit bestätigt sie aber unser Gebot. Die Fidschi glauben nämlich an ein Leben nach dem Tode und sind zusätzlich der Ansicht, daß dieses Leben in genau dem Zustand stattfinde, in dem man sich vor dem Tode befinde. So grausam die Fidschi-Praxis zunächst aussieht, so ist doch das, was wir für moralisch verwerflich halten, der Ausdruck einer Ehrfurcht vor dem Alter.

Dagegen ist unserer Kultur die Ehrfurcht nicht mehr selbstverständlich. Nach Auskunft der Sozialforschung [1, 3, 6, 7] breiten sich Verhaltensweisen aus, die man unter vier Problemfeldern rubrizieren kann. Nach zunehmender moralischer Verwerflichkeit geordnet, heißen sie:

1) Einschränkung des Handlungsspielraums älterer Menschen,
2) Entwürdigung im Alter,
3) Vernachlässigung, sogar
4) Gewalt gegen die Älteren.

Wegen dieser Verhaltensweisen ist unser erstes Argument, der Hinweis auf die generelle Geltung des gerontologischen Grundgebotes, tatsächlich nur ein vorbereitendes Argument. Die noch ausstehende Legitimation ist keine akademische Fingerübung; sie dient einer begründeten Kritik an einer moralisch verwerflichen Praxis.

Prinzip Tauschgerechtigkeit

In unserem Kulturraum legt sich für die Legitimation das Prinzip der Nächstenliebe nahe; in säkularisierter Variante entspricht es dem dritten Prinzip der französischen Revolution: der Brüderlichkeit, oder – mit weniger Pathos gesagt – der Solidarität. Eine derartige „altruistische" Legitimation klingt zwar einnehmend moralisch. Dagegen spricht jedoch, daß sie sich auf ein Prinzip nur unserer Kultur beruft; mit kulturabhängigen Argumenten kann man aber kein Gebot als universal gültig ausweisen. Es gibt noch ein weiteres Gegenargument: Die Solidarität ist eine sog. verdienstliche Pflicht; ihre Anerkennung hängt vom Wohlwollen und Mitleid der anderen ab, die ihre „Gnade" den Älteren jederzeit entziehen können. Um dieser Gefahr zu entgehen, bedarf es einer „Umwertung von Werten". Mindestens für einen Kernbereich ist zu zeigen, daß es nicht um Solidarität, sondern um Gerechtigkeit geht; die älteren Menschen haben gewisse unveräußerliche Rechte, deren Einhaltung sie kategorisch beanspruchen.

Nun finden wir bei Gerechtigkeitsprinzipien das wieder, was wir überwinden wollen, den ethischen Relativismus; nach welchen Grundsätzen etwas als gerecht gelten kann, ist heftig umstritten. Um den erneuten Relativismus zu überwinden, verwenden wir die schon geübte Argumentationsstrategie. Wir schauen noch einmal genauer hin und sehen, daß die Gerechtigkeitskontroversen v.a. *einen* Bereich betreffen: die Verteilungsgerechtigkeit; dagegen ist nicht kontrovers das Prinzip der Tauschgerechtigkeit. Zugegeben, welchen Wert die zu tauschenden Dinge haben, ist im Einzelfall schwierig festzustellen. Daß aber derjenige Tausch gerecht ist, der dem Prinzip der Gleichwertigkeit im Nehmen und Geben folgt, ist so gut wie unbestritten; gerecht ist, wenn der Vorteil des einen dem Vorteil des anderen entspricht, kurz: der wechselseitige Vorteil.

Die üblichen Legitimationskontroversen können wir mit diesem Prinzip unterlaufen; weil das Prinzip so nüchtern ist, wird ihm auch der Relativist die Anerkennung nicht versagen. Allenfalls wird er eine andere Skepsis formulieren: Läßt sich auf einem Prinzip, das so wenig nach Moral klingt, läßt sich auf der Tauschgerechtigkeit eine normative Gerontologie aufbauen? Bevor wir auf diese zweifellos berechtigte Frage antworten, können wir ein zweites Zwischenergebnis festhalten: Es gibt für unsere Legitimationsaufgabe ein bemerkenswert unkontroverses Grundprinzip.

Um die Tauschgerechtigkeit anzuwenden, müssen wir etwas suchen, das sich im Fall der Gerontologie nicht so leicht finden läßt: einen wechselseitigen Vorteil. Ich sehe mindestens vier Formen von Wechselseitigkeit; jede von ihnen legitimiert am gerontologischen Grundgebot einen anderen Aspekt.

Zeitgleicher Tausch: Kritik an der Vernachlässigung

Die einfachste Form der Wechselseitigkeit finden wir im synchronen (ungefähr) zeitgleichen Tausch. Eine besondere Rolle spielt er in traditionellen Kulturen, wo die Älteren den Jüngeren direkt helfen oder auch indirekt: durch die Vermittlung von Erfahrungen oder von Beziehungen. Die modernen Gesellschaften haben genügend traditionelle Züge behalten, um dem synchronen Tausch ein Gewicht zu lassen. Aus vielen Gründen haben wir es allerdings mehr und mehr verlernt, das Hilfs- und Erfahrungspotential der älteren Generation zu erkennen und „auszuschöpfen". Wenn wir es wieder lernen, statt die Älteren allzu eilfertig in Reservate für Senioren abzuschieben, dann treten wir dem ersten Problemfeld entgegen, der Vernachlässigung älterer Menschen. Hier liegt jedenfalls ein *erster Aspekt des gerontologischen Grundgebots,* eine erste moralische Pflicht: Wir sollten für das Hilfs- und Erfahrungspotential der Älteren sensibler werden und zugleich für diesen Aspekt der Tauschgerechtigkeit; ohne eine kleinliche Rechnung aufzumachen, gilt, daß die eine Hilfe die Gegenhilfe verdient.

Ein negativer Generationentausch: Kritik an der Gewalt gegen Ältere

Der in etwa zeitgleiche Tausch rechtfertigt nur einen Teil des gerontologischen Grundgebots. Das Argument versagt v. a. bei dem, was im angloamerikanischen Bereich „abuse of the elderly" heißt. Hier, bei der Gewalt gegen Ältere, werden – man muß es so deutlich sagen – deren Freiheitsrechte verletzt.

Eigentlich sind uns die Freiheitsrechte schon längst selbstverständlich. Trotzdem ist es schwierig, die genauen Gründe anzugeben, warum es sie geben soll: Rechte, auf die der Mensch, bloß weil er Mensch ist, Anspruch hat. Zur Legitimation des gerontologischen Grundgebots gehört es, für die Freiheitsrechte überzeugende Gründe zu finden. Die Legitimation ist aktuell, weil die Gewalt gegen Ältere – sagt die empirische Forschung – ein bemerkenswert hohes Maß angenommen hat; selbst das Pflegepersonal ist davon – leider – nicht ausgenommen.

Nach dem Legitimationsmuster „Tauschgerechtigkeit" müssen wir einen universalen und zugleich unverzichtbaren Vorteil ausfindig machen, einen Vorteil, den kein Mensch aufgeben kann, es sei denn, er gibt sich als Mensch auf. Ich muß die Argumentation abkürzen: Der unverzichtbare Vorteil kann nicht auf der Ebene unserer gewöhnlichen Interessen liegen; hier gibt es kaum Gemeinsamkeiten; selbst ein so elementares Interesse wie das eigene Leben ist mancher bereit für religiöse oder politische Ideale zu opfern oder für das Leben seiner Kinder. Den unverzichtbaren Vorteil gibt es nur auf einer logisch höheren Stufe: als die Bedingung, ohne die die „gewöhnlichen Vorteile" gar nicht möglich sind. Man kann von einem anthropologischen oder transzendentalen Vorteil sprechen, für den ich ein einziges Beispiel, die

Integrität von Leib und Leben, erwähne. Auch, wer nicht sonderlich am Leben hängt oder sogar – wie mancher ältere Mensch – des Lebens überdrüssig geworden ist, der hat – bewußt oder unbewußt – das Interesse an Leib und Leben. Der religiöse oder politische Märtyrer will selber entscheiden, wofür er sein Leben opfert; und wer des Lebens überdrüssig ist, will selber sagen, wann das der Fall ist und was der Fall für ihn bedeutet. Nicht weil im bloßen Überleben das höchste aller Güter liegt, wohl aber, weil man ohne das Leben weder etwas begehren noch sein Begehren zu erfüllen trachten kann, mithin als Bedingung der Handlungsfreiheit liegt im Leben ein für jeden Menschen unverzichtbarer Vorteil. Allerdings kann man sich des Vorteils nur erfreuen, wenn die anderen, und zwar alle anderen, einen Verzicht vornehmen; statt in den transzendentalen Vorteil einzugreifen, lassen sie – im Beispiel – Leib und Leben der Mitmenschen unangetastet. Der zu den Freiheitsrechten führende Tausch besteht in wechselseitigen Verzichten; es bleibt ein (ungefähr) zeitgleicher, ist aber ein negativer Tausch.

Die hier nur angedeutete tauschtheoretische Legitimation hat allerdings zur Voraussetzung, daß man die z.T. höchst unterschiedlichen Macht- und Drohpotentiale einfach beseite läßt. Gerade gegenüber den Älteren, insbesondere den Gebrechlichen, erscheint diese Voraussetzung als bedenklich. Man entkräftet die Bedenken, indem man den Freiheitstausch als phasenverschobenen Tausch betrachtet. So gut wie ohne Drohpotentiale ist der Mensch nämlich auch am Anfang seines Lebens. Um heranwachsen zu können, haben die Kinder, und um in Ehren alt zu werden, die gebrechlich gewordenen Eltern ein Interesse, daß man ihre Schwäche nicht ausnützt. Folglich ist es für die mittlere Generation vorteilhafter, ihre Machtüberlegenheit gegen die junge Generation nicht auszuspielen. Sie will, wenn die Kinder heranwachsen, sie selber aber zur dritten Generation geworden ist, ihrerseits nicht den Machtpotentialen der dann neuen mittleren Generation ausgesetzt sein. Somit zeigt der generationenübergreifende Blick, daß es nicht erst Solidaritäts-, sondern schon Gerechtigkeitsargumente sind, die zugunsten des gerontologischen Grundgebots sprechen.

Unsere *zweite gerontologische Pflicht* lautet: Genauso selbstverständlich, wie ich als Kind meine Schwäche nicht ausgenutzt sehen wollte, darf ich als Erwachsener nicht die Schwäche der Älteren ausnützen.

Die Phasenverschiebung hat allerdings eine Gefahr zur Folge, die wir im öffentlichen Verkehr „Schwarzfahren" nennen: Die erwachsenen Kinder verweigern den gebrechlich gewordenen Älteren die zum Generationentausch gehörenden Verzichtsleistungen. Sie können dies sogar risikolos tun, weil sie ihre Vorteile, früher in Empfang genommen, nicht mehr verlieren. Nun können sich die Älteren diese Gefahr „ausrechnen"; deshalb droht die weitere Gefahr, daß sie die Schwäche der Kinder ausnützen.

Der doppelten Gefahr entgeht man durch Vorkehrungen, die dafür sorgen, daß sich das „Schwarzfahren" nicht lohnt. Wie das Sich-nicht-Lohnen am besten organisiert wird, ist eine Zusatzfrage; diese kann in verschiedenen Gesellschaften unterschiedlich beantwortet werden. Für diese systematisch nachgeordnete Frage ist ein Relativismus durchaus berechtigt. Beispielsweise erzieht man zu einer „Dankbarkeit aus Gerechtigkeit", oder man richtet eine öffentliche Durchsetzungsmacht ein, jene Institution, die wir die Rechts- und Staatsordnung nennen, die jedoch legitimationstheoretisch besser „Schwert der Gerechtigkeit" heißt.

Der positive Generationentausch

Mit dem Argument des negativen Generationentausches können wir das zweite Problemfeld, die Gewalt gegen Ältere moralisch diskreditieren. Für ein weiteres gerontologisches Probem, die Vernachlässigung der älteren Generation, besagt das Argument aber nichts. Um auch sie tauschtheoretisch zu kritisieren, hilft uns der Gedanke einer zweiten phasenverschobenen Wechselseitigkeit. Während der zu den Freiheitsrechten führende Tausch negativer Natur ist – er besteht in Freiheitsverzichten –, handelt es sich hier um einen positiven Tausch, der Tausch von Leistungen.

Die Leistungen betreffen wieder eine anthropologische Ebene: Der Mensch wird nicht bloß machtlos, sondern auch extrem hilflos geboren; und nach einer Zeit relativer Selbständigkeit geht er aus der Welt wieder hilflos heraus. Deshalb hat er in beiden Epochen, am Anfang und am Ende seines Lebens, das Interesse, Hilfe zu erfahren. In der Wechselseitigkeit dieser Interessen besteht die dritte Tauschform; sie begründet eine *dritte moralische Pflicht:* Die Hilfe, die wir beim Lebensbeginn erfahren, ist durch eine Hilfe gegen die Älteren „wiedergutzumachen".

Sobald man sich die Idee eines Generationenvertrags ausbuchstabieren will, stößt man freilich auf eine Fülle von Schwierigkeiten. Zum Beispiel ist wegen der höheren Lebenserwartung, ferner wegen der gestiegenen geriatrischen Möglichkeiten die Zeitspanne gewachsen, in der die ältere Generation mit Hilfe der jüngeren in Anspruch nimmt. Werden also inzwischen die Älteren bevorzugt? Ohne eine kleinliche Krämerrechnung aufzumachen, kann man dieser Ansicht mit dem Hinweis entgegentreten, daß sich die Aufwendungen zugunsten der Jungendlichen ebenfalls erweitert haben, nicht zuletzt durch den relativ späten Zeitpunkt, zu dem man ins Berufsleben eintritt.

Eine antiautoritäre Gerontologie

Von den anfangs genannten vier Problemfeldern haben wir eins noch nicht behandelt. Bei der Gefahr der Entmündigung älterer Menschen scheint unsere Legitimationsstrategie, die Tauschgerechtigkeit, zu versagen. Es geht um die Frage, *wie* die Hilfeleistungen zu erbringen sind, und das Wie, wird man einwenden, darf nicht zu einem ökonomischen Geschäft erniedrigt werden; für die Art und Weise menschlicher Hilfeleistung sei die Tauschgerechtigkeit, eigentlich ein Geschäftsdenken, durch und durch unangemessen.

Dieser Einwand klingt zunächst überzeugend, hält aber einer näheren Überprüfung nicht stand. Zweifelsohne sind im Umgang mit den älteren

Menschen Einstellungen gefragt, die wir dem sog. harten Geschäftsleben nicht zuordnen: Verständnis, Zuwendung und Geduld. Wer aber genauer hinsieht, findet solche Einstellungen auch im Wirtschaftsleben, zumal in den zunehmend wichtigen Dienstleistungsberufen. Im übrigen gibt es ein stärkeres Argument. Was in der Erziehung der Kinder selbstverständlich geworden ist, gilt auch für die Beziehung zu den Älteren: man muß sich an deren Bedürfnissen orientieren. Analog zum Postulat einer kindzentrierten Pädagogik stelle ich ein weiteres, inzwischen *viertes moralisches Gebot* auf, die Forderung nach einer altenzentrierten Gerontologie und einer ebenso altenzentrierten Geriatrie.

Was uns bei Kindern selbstverständlich geworden ist, muß auch für die Beziehung zu den Älteren gelten: Obwohl sie vielfach auf eine „einseitige" Hilfe angewiesen sind, müssen wir ihnen trotzdem soweit wie möglich partnerschaftlich entgegentreten. Das Stichwort heißt „autoritätsarm" oder – mit dem Recht der Überpointierung und analog zur Erziehungstheorie: wir brauchen eine *antiautoritäre Gerontologie*.

Für konkrete Überlegungen ist der Ethiker und Philosoph ein Laie, der zum Abschluß seinen eigenen Beitrag wiederholt: Die Legitimation des gerontologischen Grundgebots erfolgt sachlich zuerst aus einem aufgeklärten Selbstinteresse, verbunden mit dem Gedanken der Tauschgerechtigkeit. Um dieser „Umwertung der Werte" die Härte zu nehmen, variiere ich ein moralisches Prinzip, das – kulturübergreifend gültig – noch einmal dem ethischen Relativismus widerspricht. Ich nenne die Variante die *goldene Regel der Gerontologie*. Im zweiten moralischen Gebot klang schon die negative Form an; ich formuliere jetzt die positive Form: „Behandle hilfsbedürftig gewordene ältere Menschen so, wie du als Kind und Jungendlicher von den Erwachsenen behandelt werden wolltest."[1]

Literatur

1. Costa JJ (ed) (1985) Abuse of the elderly. Lexington Press, Lexington
2. Eastmann M (1985) Gewalt gegen alte Menschen. Lambertus, Freiburg i.Br.
3. Gockenjan G, Kondratowitz H-J von (Hrsg) (1988) Alter und Alltag. Suhrkamp, Frankfurt am Main
4. Höffe O (1987) Politische Gerechtigkeit. Grundlegung einer kritischen Philosophie von Recht und Staat. Suhrkamp, Frankfurt am Main
5. Höffe O (1989) Normative Gerontologie. Der tauschtheoretische Entwurf einer neuen Disziplin der Sozialethik. Jahrbuch für christliche Sozialwissenschaften 30:135–148
6. Kosberg JJ (ed) (1983) Abuse and maltreatment of the elderly. Wright, Boston
7. Schneider HD, Sigg E (1990) Gibt es das: Gewalttätigkeit in Alters- und Pflegeheimen? Forschungsgruppe Gerontologie, Freiburg/Schweiz (Bericht 1)

---

[1] Den Überlegungen liegt eine Gerechtigkeitstheorie zugrunde, die ausführlicher dargestellt ist in [4]. Für den Versuch, diese Gerechtigkeitstheorie auf gerontologische Fragen anzuwenden, vgl. [5].

Ethische Fragen im Zusammenhang mit psychiatrischer Forschung aus der Perspektive eines niedergelassenen Nervenarztes

J. Meyer-Lindenberg †

Die niedergelassenen Nervenärzte begegnen ihren Patienten nicht nur als Ärzte, sondern sie haben sie auch immer mehr, vor allem in der Fragilität des Alters, vor der Ökonomisierung und der politischen Instrumentalisierung zu schützen.

Besonders in der Alterspsychiatrie haben die niedergelassenen Nervenärzte die durch Akkumulation pathologischer Vorgänge entstehende zunehmende Abhängigkeit der Patienten von Dritten immer wieder kritisch zu definieren. Diese Menschen mit vielfach eingeschränkten psychisch-physischen Funktionen laufen nämlich zunehmend Gefahr, ihre Unabhängigkeit zu verlieren; in diesem Bereich müssen die Nerven- und Hausärzte den Kranken besonders zur Seite stehen. Dies gilt auch für den Fall, in dem an ihnen Forschung betrieben wird bzw. betrieben werden muß.

Helmchen hat im deutschen Sprachraum die wesentlichsten systematischen Arbeiten zum Thema „Ethik und Psychiatrie" geschrieben. Forschung allgemein wird als wissenschaftliche Untersuchungs- oder Entdeckungsarbeit definiert und zielt auf Erkenntnisgewinn. Nach Helmchen soll therapeutische Forschung das Wissen über die allgemeine und differentielle Wirksamkeit sowie Sicherheit der Therapie auch verbessern. Beim kranken Menschen überschreitet aber der Forscher im klinischen Bereich, besonders sofern er Arzt ist, mitunter doch seine primäre Aufgabe; es gelingt ihm nicht mehr so selbstverständlich, „Schicksalsgefährte" seiner Patienten zu sein, um sich, wie Karl Jaspers es ausdrückte, in den „unberechenbaren Grenzfällen einer zwischen Arzt und Krankem entstehenden Freundschaft" auszukennen. Fordernd, planend ist der klinische Forscher in der schwierigen Lage, sich vornehmlich auf „Begreiflichkeiten" auszurichten; das Wissen hier von der eigenen Hinfälligkeit und von dem eigenen Unvermögen, tägliche Merkmale im sog. „praktischen Bereich", wird vielleicht dort in der Vorstellung einer wissenschaftlichen „Überlegenheit" zumindest manchmal unterdrückt. Es kommt nämlich sehr wesentlich darauf an, daß nicht nur die kognitiven, sondern auch die affektiven Wahrnehmungen des forschenden Arztes an den gemeinsamen Patienten gestärkt werden. Mit Recht plädiert daher Saß für eine „am Einzelfall orientierte Differentialethik".

Aber um dies klar und unmißverständlich doch zu sagen bzw. zu präzisieren: Wissenschaftliche Untersuchungen an psychisch kranken Menschen sind nötig. Wir müssen entsprechend alle gemeinsam dazu beitragen, daß weiter klinisch-wissenschaftlich geforscht wird, dies um so mehr als geeignete Modelle, etwa bei Demenzen, fehlen und wir nur durch wissenschaftliche Untersuchungen über Vorbeugung, Ursache und Behandlung auch unseren Beitrag für die Solidargemeinschaft leisten können. 1983 sprach Henderson von der „coming epidemie of dementia", schon heute haben wir es aber damit zu tun.

Niedergelassene Nervenärzte sind und müssen gerade im Hinblick auf die demographische Entwicklung unserer Gesellschaft besonders an praktisch relevanten geriatropsychiatrischen Forschungsergebnissen interessiert sein. Was ist da im Rahmen der notwendigen Kooperation mit den klinischen Forschern zu beachten; worauf kommt es, besonders aus ethischer Sicht, an?

Da sind zunächst grundsätzliche Prämissen zu beachten:
Der Mensch, der uns oft schon langjährig als Patient verbunden ist, muß – soweit dies auch nur irgend möglich ist – als ein autonomes, frei entscheidendes Wesen akzeptiert werden; was er für sich und seinen persönlichen Bereich festlegt, hat für uns, seine behandelnden Ärzte, einen wesentlichen Stellenwert; dabei haben wir mit besonderer Fürsorge auf diejenigen zu achten, deren Autonomie aus Gebrechlichkeitsgründen eingeschränkt ist bzw. verlorengeht.

Aus diesen Prämissen erwachen auch die Ansprüche aller Beteiligten an einer umfassenden Aufklärung für all das, was persönlich mit dem jeweiligen Kranken im Forschungslabor geschieht; so gesehen ist es auch verständlich, daß sich hieraus die Verbote ergaben, solche Menschen zum Objekt einer Untersuchung zu machen, nur weil sie etwa arm, im Gefängnis, krank, gebrechlich, kognitiv gestört sind oder in ihrem Verhalten nicht den gängigen Gesellschaftsnormen entsprechen.

Die ärztliche Verpflichtung zu helfen impliziert auch die zwingende Notwendigkeit, Patienten vor Schaden zu bewahren und ihr Wohlergehen nach Möglichkeit zu erhalten bzw. zu fördern. Auf dieser Grundlage sind letztendlich die Gedankengänge entwickelt worden, die eine öffentliche Förderung von Wissenschaft und Forschung bedingen; daraus ergibt sich auch die Forderung, daß die Risiken der Forschung minimiert und der Nutzen für die Betroffenen entsprechend maximiert werden muß. Dabei ist, wie z.B. Natalie Raetig dies ausdrückte, von einer „systematischen Gerechtigkeit" auszugehen, in der die Verantwortung für die Auswahl der „Versuchskollektive" so strukturalisiert ist, daß der Forscher nicht einseitig bzw. nicht übertrieben in seine Untersuchungen Menschen involviert, die wahrscheinlich kaum zu Nutznießern der mit seiner Hilfe letztlich gewonnenen wissenschaftlichen Ergebnisse zählen dürften. Die Risiken, über die ja vielfach und ausdrücklich auf Wunsch der Patienten auch wir als deren behandelnde Ärzte aufgeklärt werden sollen – um hernach auch vernünftig beraten zu können –, müssen ja angemessen sein, zumal in bezug auf den zu erwartenden Nutzen; daß der aus solchen Untersuchungen resultierende Wissensgewinn schon bedeutend sein sollte, wobei die Schwierigkeit der Definition gerade dieses Begriffs an den Kern dessen geht, was Wissenschaft überhaupt ist, kann nicht genug wiederholt werden. Hubert Markl, seit 1986 bekanntlich Präsident des DFG, definiert ja Wissenschaft als „das durch Erfahrung geleitete Verfahren, zuverlässiges Wissen zu erlangen und zu bewahren" und warnt ausdrücklich vor der „Wissenschaft als öffentlich finanziertem Dauerbildungsurlaub von der Praxis der Lebensbewältigung" [18].

Die behandelnden Ärzte und die besorgten, gleichwohl für das Forschungsvorhaben zu gewinnenden Angehörigen wünschen mit den Patienten bei derartigen „lebensbewältigungsorientierten Forschungen" nach Markl auch dadurch minimalisierte Risiken, daß geplante Untersuchungen in einem fundierten und bewährten Design bzw. in einer kritisch durchdachten Konzeption durchgeführt werden. Es ist aber auch selbstverständlich, daß wir gemeinsam (Patienten, Angehörige, Betreuer und Ärzte) von weitestgehenden Maßnahmen der Forscher ausgehen, die den privaten Bereich der Betroffenen und ihre Daten schützen. Und wir werden ja zusammen dann immer wieder versuchen müssen, das explizite freiwillige Einverständnis der Patienten bzw. das ihrer Rechtspfleger nach entsprechender Aufklärung zu gewinnen. In diesem Zusammenhang muß daran erinnert werden, daß Einverständnis- bzw. Einwilligungsverhandlungen, die ja vertraglichen Charakter haben, in einer angenehmen, nicht einschüchternden Atmosphäre erfolgen müssen; in einem Altenheim etwa sind Menschen häufiger von ihrer kustodialen Umwelt abhängiger und daher auch nicht immer ohne Schwierigkeiten in der Lage, an sie, z.B. von der Leitung des Hauses gerichtete „Forschungswünsche" abzulehnen [20]. Solche Unternehmungen muß der interessierte Forscher entsprechend so eindeutig und verständlich wie nur irgend möglich gestalten; es kommt nicht nur auf das klar definierte Ziel einer Studie an, sondern auch auf den überzeugenden mündlichen Vortrag des ausführenden Forschungsarztes. Der betroffene Mensch, der sich wissenschaftlichen Untersuchungen zur Verfügung stellt, muß – soweit das geht – umfassend begreifen, worum es geht (etwa ob es sich um experimentelle, diagnostische oder therapeutische Fragestellungen handelt) und muß bei seiner Entscheidung weitgehend – gerade dabei – vom Einfluß Dritter frei sein. Er/sie, die Probanden bzw. deren Rechtsvertreter, müssen also verstehen, daß Forschung mit minimalisierten Risiken betrieben wird bzw. daß – wenn mehr Gefahren befürchtet werden müssen – zumindest eine realistische Chance besteht, daß die Betroffenen persönlich auch etwas von den Forschungsergebnissen profitieren werden; d.h. das Ziel muß einen praktischen Aussagewert beinhalten. Deshalb begrüßen wir auch den neu gefaßten § 1 der Berufsordnung, in dem sich der Arzt „vor Durchführung klinischer Versuche am Menschen ... von einer Ethik-Kommission beraten lassen" muß. Es ist auch folgerichtig, daß nicht nur an den Universitäten, sondern auch an den Landesärztekammern Ethik-Kommissionen bestehen bzw. eingerichtet werden.

Es gilt daher, gerade beim alten Patienten und mehr als sonst beim psychisch kranken alten Menschen, Schutzmaßnahmen zu gestalten und ihre Rechte und ihr Wohlergehen als sog. „vulnerable Forschungssubjekte" zu maximieren. Nimmt diese Vulnerabilität nämlich zu, so wird es immer wichtiger, dann gemeinsam die Risiken solcher Forschungsvorhaben, ad personam etwa zu schaden, gegen den möglichen für die „Solidargemeinschaft" relevanten Nutzen bzw. ihre Vorteile abzuwägen. Hier – in enger Kooperation aller Beteiligten also – müssen solche Faktoren sorgfältig erwogen und entschieden werden.

Aber ist das denn überhaupt richtig, von so einer spezifischen „Altersgruppe" einfach auszugehen? Öffnen wir damit nicht einer völligen „Paternalisierung" endgültig Tür und Tor? Im Alter gibt es nämlich nach unserer täglichen Erfahrung, etwa in Altenheimen, eine – auch für die behandelnden Ärzte – breite „Heterogenität"; nicht jeder Alte ist ja – Gott sei Dank – „untergebracht", sondern lebt, und zwar nicht dement, für seine Umwelt wertvoll, aktiv und „unauffällig" dort wie zu Hause. Auch in diesem Kontext sieht der niedergelassene Nervenarzt vielfach mehr „Normalität" als der Kollege in der Klinik; seine Taxonomie bringt möglicherweise doch auch und gerade für den Forscher neue Gesichtspunkte ein.

Dazu gehören beispielsweise auch Fragen wie folgende, die primär den sog. „Medikamentenversuchen" gelten:
Bedarf es denn überhaupt einer „älteren Population", um bestimmte „Erkenntnisgewinne" zu erzielen? So sollte z.B. in einer amerikanischen Studie der Effekt bestimmter Substanzen auf regional meßbare Neurotransmittersysteme im Gehirn gemessen werden, und zwar an ätiologisch unterschiedlich definierten depressiven Patienten, Alzheimer-Kranken und an einem sog. „Normalkollektiv". Das mit dem Forschungsvorhaben konfrontierte Ethic Committee empfahl, die Untersuchung abzulehnen, und begründete dies folgendermaßen: Die psychiatrischen Patienten, die wahrscheinlich in ihrer Krankengeschichte spezifische Medikamente schon vorher vielfach erhalten hätten, würden die Interpretation der gewonnenen Daten sicherlich erschweren und die Beantwortung der gestellten primären Fragen wesentlich komplizieren. Daher wurde eine Untersuchung nur an „normalen Versuchspersonen" vorgeschlagen. In diesem Zusammenhang sollten auch wir kritisch über jenes Problem nachdenken, daß von uns aus die Neigung entstehen könnte im Interesse der sog. „Care givers" (der Betreuer also) gerade unruhige, laute und expansive Patienten in ein Forschungsvorhaben zu integrieren, das z.B. „beruhigende Komponenten" beinhaltet. Es ist auch wichtig, zur Kenntnis zu nehmen, daß nach einer amerikanischen Studie in Massachusetts im vorigen Jahr in sog. „Rest homes" 55% der Bewohner wenigstens mit *einer* psychoaktiven Substanz behandelt wurden und daß die Betreuer solcher Heime über die Wirkung und Nebenwirkung von Psychopharmaka „im Allgemeinen keine Ahnung hatten". So wie auch leider bei uns, ist mit hoher Wahrscheinlichkeit davon auszugehen, daß die verwendeten Medikamente dann nicht nur dem Wohl der Patienten dienen.

Oder: Sind denn ausreichend Schutz- und Überwachungsmaßnahmen vorhanden, um zumindest weitgehend zu verhindern, daß Nebenwirkungen bei derartigen Versuchen auftreten? Meines Erachtens gehört es zwingend auch zu einer wissenschaftlichen Untersuchung dieser Art, sich Kenntnisse darüber zu verschaffen, wie und ob ein Patient in der Vergangenheit Nebenwirkungen ausgesetzt wurde und ob er oder sie überhaupt in einer durchdachten und bestimmten Weise therapeutisch oder sonstwie betreut wurde, hier also durch das Forschungsvorhaben per se schon Interferenzen zu Lasten der Arzt-Patienten-Beziehung entstehen könnten. Wir sollten auch immer wieder fragen, ob denn diejenigen, die medizinisch-wissenschaftlich forschen, auch ausreichende praktische Erfahrung im Umgang mit solchen Patienten haben und – wenn überhaupt – erwogen wird, in einem sog. Notfall den behandelnden Arzt, der ja den Patienten mitunter schon sehr lange kennt, beizuziehen [24, 26].

Ist denn auch immer geregelt, daß allen diensthabenden Ärzten genaue Versuchsstandards vorliegen und nicht nur jenen, die aktiv an der Studie mitarbeiten? Und kann denn nicht generell für die Kontrolle patientenbezogener Forschungsvorhaben das institutionalisiert werden, was Helmchen für die Untersuchungen in der Psychiatrischen Klinik der Freien Universität hier in Berlin schon vor Jahren vorgestellt hat [6, 7]?

Es ist auch wichtig zu fragen, ob sich mit der Zeit nicht eine für den repetierenden wissenschaftlichen Forscher „angenehme Population" herauskristallisiert, mit der es sich eben „leichter arbeiten läßt". Ist das denn gerecht, könnten nicht andere gleichermaßen Betroffene auch eine Chance bekommen? Ist nicht die wiederholte Inanspruchnahme bestimmter „Forschungspatienten" an sich schon aus ethischer Sicht problematisch? „Warum denn immer ich?" ist eine Frage, die wirklich gestellt wird! Solche Vergleichsuntersuchungen an ein und demselben Menschen – auch wegen der Kosten – in einem möglichst kleinen Kollektiv, z.B. in einem Altersheim, in dem 5 oder 6 Antidepressiva oder Nootropika gegeneinander im Laufe der Zeit „getestet werden" – ist das denn wirklich vertretbar? Dann wiederum ist es ethisch beunruhigend, wenn der Patient X auf eine Substanz endlich – aus unserer Sicht – „anspricht" und er aus „Forschungsgründen" umgestellt wird bzw. umgestellt werden muß. Klinische Therapieforscher und Hausärzte bzw. Nervenärzte sollten daher, um ethische Grundprinzipien bei der notwendigen Forschung schon im Ansatz zu beachten, eine gemeinsame Strategie entwickeln, in der beispielsweise über die „Kompetenzfrage" intensiver nachgedacht werden sollte. Wenn rechtzeitig auch über eine mögliche „Fluktuation der Rationalität" sogar rechtlich relevante Vorkehrungen getroffen würden, wäre es für alle Beteiligten leichter, dem Vorwurf des Mißbrauchs zu begegnen. Es ist daher auch sehr wichtig, daß wir Informationen über die „Probanden" mit ihrem Einverständnis weitergeben, z.B. wie sie über eine „Teilnahme an der Wissenschaft" oder über die eigene „Gebrechlichkeitssituation" dachten, in einer Zeit, in der sie keinerlei Einbußen ihrer psychischen Leistungsfähigkeit aufwiesen.

Eine standardisierte Untersuchungsdokumentation – für wissenschaftliche Zwecke sicherlich sinnvoll – erlaubt mitunter die Objektivierung spezieller psychiatrischer Befunde auf einer höheren Abstraktionsebene, vernachlässigt aber, um hier Heimann zu zitieren, „vielleicht [doch] für den Einzelfall verschiedene Informationen". Deshalb wird die Sammlung von standardisiertem Datenmaterial der Individualität des Patienten nicht gerecht; eine darauf allein aufbauende Forschungs- bzw. Therapieerkenntnis vernachlässigt ganz wesentliche Elemente aus dem „Kernstück der psychiatrischen Diagnostik", wie dies auch Rudolf Münster [6], formulierte. Daran sollten wir, die Niedergelassenen, denken, wenn wir vernünftige Dokumentationen niederschreiben, in denen ja auch und gerade Verläufe nachvollzogen werden können, denn diese Darlegungen und Beobachtungen können dem Menschen, dessen Fähigkeit Entscheidungen zu treffen, aus welchen Gründen auch immer, eingeschränkt ist, später helfen, trotzdem seinen Willen zu realisieren. Dies ist natürlich auch für seine Rechtsvertreter von größtem Wert. Busse, Hamburg [9], empfiehlt in diesem Zusammenhang, einen sog. „penultimativen Lebenswillen" zu erstellen, der Auskünfte über die Zeit geben soll, in der jemand dann „inkompetent" wird; dort könnte auch etwas über die „Bereitschaft zur Teilnahme an der Wissenschaft" dokumentiert werden, auch dann, wenn nach menschlichem Ermessen die Chance nicht besteht, daß er/sie zum Nutznießer der an ihm/ihr vollzogenen Forschung wird.

Und noch ein Wort zur Mutmaßung, die möglicherweise klinische Forschungsvorhaben wegen mangelhafter Öffentlichkeitsarbeit – selbstkritisch auch der wissenschaftlichen Gesellschaften – belasten könnte. Wenn in der Psychiatrischen Universitätsklinik, patientenbezogene Kontrollmechanismen auch innerbetrieblich institutionalisiert werden und dann so kritisch und differenziert angewendet werden, dann sind ethisch fragwürdige Versuche mit psychisch kranken Menschen nicht mehr durchführbar. Diese Richtlinien (s. Anhang) zeugen von einer ausgeprägten ethischen Sensibilität. Ich vermisse allerdings die „Kooperationsbereitschaft" mit dem „Praktiker", sei er der Haus- oder der behandelnde Nervenarzt. Vielleicht ändert sich dies, dann werden über derartige Dinge wirkliche Primärärzte mit und für ihre Patienten und mit den Kollegen in der Forschung, besonders mit den klinischen Wissenschaftlern, rechtzeitig sprechen und damit, wiederum Saß zitierend, „den Ruf und das Ansehen der Medizin immer stärker von der Integration ethischer Abwägung in ärztlicher Forschung und Praxis" abhängig machen.

Anhang

Ethik der deutschen Ethikkommission (Aus Helmchen u. Winau [11])

1. Der Forscher muß einen detaillierten Versuchsplan vorlegen.
2. Der wissenschaftliche Gehalt und die Nutzen-Risiko-Abwägung des Projekts wird mit den sachverständigen anderen Forschern der Klinik im wissenschaftlichen Kolloqium erörtert. Denn ein Versuch, von dem kein sinnvolles Ergebnis erwartet werden kann, ist als unethisch anzusehen – ganz abgesehen davon, daß er bei dem heute in der Regel notwendigen hohen Aufwand an Motivation, Zeit und Geld dann auch nicht vertretbar ist.

3. Das Projekt wird in der Ärztekonferenz allen Ärzten und in der Pflegekonferenz dem Pflegepersonal bekannt gemacht.
4. Das vom ärztlich letztverantwortlichen Abteilungsleiter abgezeichnete Versuchsprotokoll geht an die Ethik-Kommission, das die Nutzen-Risiko-Abwägung sowie die ethischen Erwägungen des Forschers überprüft und ihm gegenüber Stellung nimmt.
5. Der Patient wird durch den Forschungsarzt in Gegenwart eines weiteren Mitarbeiters der Klinik, meist des behandelnden Arztes, der in der Regel mit dem forschenden Arzt nicht identisch ist, aufgeklärt; seine Einwilligung zur Teilnahme am Versuch wird erbeten. Bei Zweifeln an der Einwilligungsfähigkeit wird ein weiterer, versuchsunabhängiger Arzt hinzugezogen.
6. Jeder Mitarbeiter, der mit in Forschungsprojekte einbezogenen Patienten zu tun hat, kann sich selbst anhand des schriftlichen Versuchsprotokolls über den Versuch informieren.
7. Es gehört zur Dienstpflicht aller Mitarbeiter, auf mögliche Fehler aufmerksam zu machen und eventuelle Bedenken zu äußern, in der Regel in einer der genannten Konferenzen oder direkt gegenüber dem Abteilungsleiter.
8. Die Möglichkeit zu einer weiteren, externen Kontrolle durch die wissenschaftliche Öffentlichkeit wird schließlich mit der Publikation der Versuchsergebnisse eröffnet.

Literatur

1. Appelbaum PS, Roth LH (1982) Competency to consent to research. A psychiatric overview. Arch Gen Psychiatry 39:957–958
2. Buffalo NY (1982) Task force on legal and ethical issues, experimentation with mentally handicapped subjects. In: Edwards RB (ed) Psychiatry and ethics, pp 224–229
3. Crook TH, Bartus R, Ferris ST, Gershon S (eds) (1986) Treatment development strategies for Alzheimer's disease. Powley, Madison/CT
4. Elford RJ (ed) (1987) Medical ethics and elderly people. Churchill Livingstone, Edinburgh London Melbourne New York
5. Fletcher JC, Dommell FW Jr, Cowell DD (1985) Consent to research with impaired human subjects. IRB: Rev Hum Subj Res 7:1–6
6. Helmchen H (1984) Ethische Probleme der medizinischen Forschung, erläutert am Beispiel der psychiatrischen Therapie-Forschung. In: MPG (Hrsg) Verantwortung und Ethik in der Wissenschaft. Max-Planck-Gesellschaft, München (Berichte und Mitteilungen 3, S 42–63)
7. Helmchen H (1986) Aufklärung. In: Müller C (Hrsg) Lexikon der Psychiatrie, 2. Aufl. Springer, Berlin Heidelberg New York Tokyo
8. Helmchen H (1986) Einwilligung. In: Müller C (Hrsg) Lexikon der Psychiatrie, 2. Aufl. Springer, Berlin Heidelberg New York Tokyo
9. Helmchen H (1986) Ethische Fragen in der Psychiatrie. In: Kisker KP, Lauter H, Meyer JE, Müller C, Strömgren E (Hrsg) Psychiatrie der Gegenwart, 3. Aufl., Bd 2: Krisenintervention, Suizid, Konziliarpsychiatrie. Springer, Berlin Heidelberg New York Tokyo, S 309–368
10. Helmchen H (Hrsg) (1988) Wirkungen und Wirksamkeit von Nootropika. Springer, Berlin Heidelberg New York Tokyo

11. Helmchen H, Winau F (1986) Versuche mit Menschen. De Gruyter, Berlin New York
12. Helmchen H, Kanowski S, Koch HG (1989) Forschung mit dementen Kranken: Forschungsbedarf und Einwilligungsproblematik. Ethik Med 1:83–98
13. Jaspers K (1986) Die Idee des Arztes. In: Der Arzt im technischen Zeitalter. Piper, München (Serie Piper, Bd 441, S 7–18)
14. Kanowski S, Hedde JP (1986) Arzneimittel für die Indikation „Hirnorganisch bedingte Leistungsstörungen". In: Dölle W, Müller-Oerlinghausen B, Schwabe U (Hrsg) Grundlagen der Arzneimitteltherapie. Bibliographisches Institut Wissenschaftsverlag, Mannheim Wien Zürich, S 154–171
15. Lauter H (1988) Die organischen Psychosyndrome. In: Kisker KP, Lauter H, Meyer JE, Müller C, Strömgren F (Hrsg) Psychiatrie der Gegenwart, 3. Aufl, Bd 6: Organische Psychosen. Springer, Berlin Heidelberg New York Tokyo, S 3–56
16. Levine RL (1986) Ethics and regulation of clinical research. Urban & Schwarzenberg, München Wien Baltimore
17. Macklin R (1983) Problems of informed consent with the cognitively impaired. In: Pfaff DW (ed) Ethical questions brain and behavior. Springer, Berlin Heidelberg New York Tokyo, pp 23–40
18. Markl H (1989) Auftrag und Grenzen der Wissenschaft im Wandel unserer Welt. In: Wissenschaft: Zur Rede gestellt. Über die Verantwortung der Forschung. Piper, München (Serie Piper aktuell, Bd 1039, S 7–29)
19. Melnick VL, Dubler NN, Weisbard A, Butler RN (1984) Clinical research in senile dementia of the Alzheimer type: suggested guidelines addressing the ethical and legal issues. J Am Geriatr Soc 32:531–536
20. Morgan JP, Wardell WM, Weintraub M et al. (1974) Clinical trials and tribulations. Arch Intern Med 134:380
21. Reating N (1985) Ethical issues in geriatric research: Federal Policy. In: Stanley B (ed) Geriatric psychiatry: Ethic and legal issues. American Psychiatric Press, Washington (Monograph series, clinical insights, pp 81–89)
22. Roth LH, Meisel A, Lidz CW (1977) Test of competency to consent to treatment. Am J Psychiatry 134:279–284
23. Sass HM (1988) Ethik in der ärztlichen Praxis und Forschung. Bochum (Bochumer Materialien zur Medizinischen Ethik, duphar med script Nr 2)
24. Strain LA, Chappell NL (1982) Problems and strategies: ethical concerns in survey research with the elderly. Gereontologist 22/6:526–531
25. Wing JK (1981) Ethics and psychiatric research. In: Bloch S, Chodoff P (eds) Psychiatric ethics. New York, pp 277–294
26. Yordi CL, Chu AS, Ross KM, et al (1985) Research and the frail elderly: ethical and methodological issues in controlled social experiments. Gerontologist 22/1:72–77

Vinpocetin-Einjahresstudie*

Wirksamkeit und Verträglichkeit bei Patienten
mit organischen Psychosyndromen –
Hinweise auf antiprogrediente Effekte von Vinpocetin

I. Hindmarch

Einleitung

Unter den organisch bedingten psychischen Leistungsstörungen im Alter zählen die organischen Psychosyndrome bzw. dementiellen Erkrankungen leichter und mittlerer Ausprägung zu den größten Herausforderungen für die medikamentöse Therapie. Als häufigste Ursachen der charakteristischen Symptome organischer Psychosyndrome – diese bestehen in reversiblen oder dauerhaften Störungen kognitiver Funktionen sowie, abhängig vom Verlauf und Schweregrad der Erkrankung, in Veränderungen des Erlebens, Verhaltens und letztlich der gesamten Persönlichkeit – werden primär degenerative oder vaskuläre Veränderungen des Gehirns angesehen. Angesichts der generellen Schwierigkeit der differentialdiagnostischen Abgrenzung der verschiedenen Demenzformen unter ätiopathogenetischen Gesichtspunkten erfolgt die Klassifikation und Schweregradbeschreibung organischer Psychosyndrome bzw. dementieller Erkrankungen primär auf der Grundlage syndromaler Beschreibungen [1, 6, 11, 13, 20, 30].

Da eine allgemein anerkannte ursächliche Therapie bei Demenz vom Alzheimer-Typ oder Multiinfarkt-Demenz bislang nicht existiert [27], sind Maßnahmen, die eine Besserung der Symptomatik bewirken oder zumindest die Progression der Krankheit aufhalten, als Behandlungserfolge zu werten. Vergleiche zwischen den verschiedenen therapeutischen Ansätzen, deren Wirksamkeit in klinischen Studien nachgewiesen werden konnte, gestalten sich aufgrund uneinheitlicher diagnostischer Ein- und Ausschlußkriterien, insbesondere bei vorliegender „Multimorbidität", der unterschiedlichen Konzeption von Subtypen der Demenz sowie selten direkt vergleichbarer Untersuchungsdesigns und -instrumente in der Regel schwierig.

Die generelle Problematik des Wirksamkeitsnachweises und der Beurteilung der klinischen Relevanz der in diesem Indikationsgebiet erzielten therapeutischen Effekte wird seit vielen Jahren mit dem Ziel diskutiert, zunächst einen Konsens hinsichtlich der Beurteilungsstandards herzustellen. Übereinstimmung besteht mittlerweile dahingehend, daß mehrere unabhängige Beurteilungsebenen bei der Bewertung der Wirksamkeit eines Medikamen-

---

* Übersetzung und Bearbeitung des Vortragsmanuskripts von Hellmut Erzigkeit.

tes zu berücksichtigen sind. Die kürzlich von Mitgliedern der Beratungskommissionen des Bundesgesundheitsamtes (BGA) herausgegebenen Empfehlungen [2] geben den aktuellen Stand der methodischen Anforderungen an klinische Studien wieder.

In der vorliegenden Studie wurde Vinpocetin, ein vollsynthetisches Eburnamenin-Derivat, auf seine Wirksamkeit und Verträglichkeit hin untersucht. Aufgrund seiner hohen Lipophilie kann Vinpocetin die Blut-Hirn-Schranke leicht passieren. In einer Reihe von Studien wurden in vitro der Wirkmechanismus und in vivo die klinischen Wirkungen auf das Zentralnervensystem erforscht. Vinpocetin erhöht die zerebrale Sauerstoff- und Glukoseutilisation [26, 29] und wirkt als ein indirekter Adenosin-Agonist über eine Wiederaufnahmehemmung von zerebralem Adenosin [9, 26, 28]. Adenosin, das sich im Extrazellulärraum anreichert, gilt als potenter endogener Neuromodulator und trägt entscheidend zur Aufrechterhaltung der neuronalen Homöostase bei [5, 9]. Vinpocetin vereinigt die für verschiedene stoffwechselaktivierende, nootrop- oder vasoaktiv wirkenden Pharmaka erwähnten positiven Effekte [21]. Diese beinhalten neben den schon erwähnten positiven Verbesserungen des Sauerstoff- und Glukosestoffwechsels und der Steigerung des zerebralen ATP bei Erniedrigung des AMP-Gehaltes die Reduzierung des Laktatspiegels sowie eine gesteigerte Hirngewebeperfusion aufgrund vasodilatatorischer Eigenschaften. Wie Sauer et al. [28] zeigen konnten, hemmt Vinpocetin die Entstehung neuronaler Nekrosen. Bei gesunden Probanden wurde die Gedächtnisleistung verbessert [30]; bei Patienten mit leichten bis mittelgradigen Psychosyndromen konnte eine Verbesserung der intellektuellen Leistungsfähigkeit nachgewiesen werden [3, 10, 19, 24]. Insbesondere die Studien von Blaha et al. [3] und Hindmarch et al. [10] dokumentieren die therapeutische Wirksamkeit und Verträglichkeit bei großangelegten klinischen Studien, die in Praxen niedergelassener Ärzte durchgeführt wurden.

Methodik

Die vorliegende Studie wurde in den Jahren 1984 bis 1986 geplant und durchgeführt. Unter Verzicht auf die damals wenig verbreiteten apparativen diagnostischen Hilfsmittel wie CT und NMR wurde die Diagnose „organisches Psychosyndrom" (OPS) durch den behandelnden Arzt zunächst nach klinischen Kriterien gestellt. Der Patienteneinschluß und die Schweregradeinteilung des OPS erfolgten in Anlehnung an die von Lauter [15] formulierten syndromalen Beschreibungen des leichten bzw. mittelgradigen organischen Psychosyndroms (vgl. dazu die detaillierten Beschreibungen in [10]), da diese inhaltlich mit den „klassischen Beschreibungen" [12, 22, 25] übereinstimmen; zudem erschienen sie aufgrund ihrer prägnanten Formulierung als besonders geeignetes Unterrichtsmaterial für die Prüfarztschulungen. Die Schweregradeinstufungen wurden psychometrisch abgesichert: Neben den Kriterien nach Lauter stellte eine Mindestpunktzahl von 9 im SKT ein zweites Einschlußkriterium dar, da Werte >9 für ein leichtes bzw. mittelgradiges organisches Psychosyndrom sprechen [7, 8]. Weiterhin wurden in die Studien nur Patienten aufgenommen, die die in diesem Indikationsgebiet üblichen Kriterien für Ein- bzw. Ausschluß erfüllten (vgl. [10]).

Die Wirksamkeit und Verträglichkeit von Vinpocetin wurde in der Dosierung 3mal 20 mg täglich gegen 3mal Placebo in einer multizentrisch angelegten Studie über die Dauer eines Jahres bei 247 Patienten im Alter zwischen 60 und 90 Jahren (Mittelwert: 73 Jahre) mit der Diagnose eines leichten bis mittelschweren organischen Psychosyndroms überprüft. Die Untersuchungsvariablen und -instrumente wurden weitgehend an das Design der Studien von Blaha et al. [3] und Hindmarch et al. [10] angelehnt, von dem sich die vorliegende Untersuchung v.a. durch die Länge der Studiendauer von einem Jahr unterscheidet.

Zur Selbstbeurteilung wurde die Befindlichkeitsskala Bf-S' nach v. Zerssen [33] und die Erlanger Depressionsskala EDS nach Lehrl u. Gallwitz [18] eingesetzt. Mit dem MWT-B [17] wurde sichergestellt, daß die Patienten über eine für die Bearbeitung der vorgelegten Selbstbeurteilungsverfahren ausreichende sprachliche Kompetenz verfügten. Als Fremdbeurteilungsverfahren wurde das klinische Globalurteil (CGI, aus [4]) ausgewählt, das entsprechend den Untersuchungen von Lehmann [16] für die Beurteilung der therapeutischen Wirksamkeit von Nootropika besonders geeignet erscheint.

Die Patienten wurden halbjährlich körperlich untersucht, wobei gleichzeitig die Laborparameter bestimmt wurden. SKT, Bf-S' und EDS wurden vierteljährlich abgenommen, CGI und die Erfassung der Nebenwirkungen wurden einmal im Monat durchgeführt.

Zielvariablen der Studie waren die klinische Globalbeurteilung (CGI-Zustandsänderung) sowie die Gedächtnis- und Aufmerksamkeitsleistungen (SKT).

Ergebnisse

Die Zielvariablen (CGI-Zustandsänderung und SKT) wurden einer konfirmatorischen Datenanalyse unterzogen, wobei die Werte am Behandlungsende nach 12 Monaten zugrunde gelegt wurden. Als Prüfstatistik diente der (einseitige) Mann-Whitney-U-Test. Nach einer α-Adjustierung nach Bonferroni-Holm – a priori aufgrund der Annahme unabhängiger Meßebenen nicht gefordert – blieb die statistisch signifikante Überlegenheit von Vinpocetin in beiden Meßebenen bestehen.

Die Überprüfung der Homogenität der beiden Untersuchungsgruppen bei Studienbeginn erfolgte anhand üblicher Tests (t-Test, Mann-Whitney-U-Test, χ^2-Test). Begleitvariablen waren CGI-Schweregrad, Bf-S' und EDS.

Von den 247 Patienten, die in die Prüfung einbezogen wurden, konnte die Therapie bei 229 Patienten über den vorgesehenen Zeitraum von 12 Monaten durchgeführt werden; bei keinem der 18 Patienten, bei denen die Behandlung abgebrochen wurde, wurden Arzneimittelnebenwirkungen als

Abbruchgrund angegeben. Nachdem wegen Abweichungen vom Prüfplan weitere 28 Patienten von der statistischen Auswertung ausgeschlossen werden mußten, basieren die Studienresultate auf den Daten von 201 Patienten (n = 105 in der Vinpocetingruppe; n = 96 in der Placebogruppe). Die auf der Basis dieser 201 Fälle durchgeführten Homogenitätsprüfungen der beiden Untersuchungsgruppen erbrachten keinerlei auffällige Unterschiede, wobei neben den demographischen Parametern (Alter, Geschlecht, Größe, Gewicht), dem Schweregrad des organischen Psychosyndroms und den wichtigsten Verlaufsparametern (SKT, EDS und Bf-S') auch die nach ICD-9 kodierten Begleiterkrankungen und körperlichen Symptome betrachtet wurden.

Die Zielvariablen CGI-Zustandsänderung und SKT

Bereits nach 6 Monaten beurteilten die Ärzte anhand des CGI den Zustand von 59% der mit Vinpocetin behandelten Patienten als „verbessert" oder „sehr verbessert" (Tabelle 1); demgegenüber zeigten nur 31% der Patienten der Placebogruppe eine merkliche Verbesserung ihres Zustands. Diese Einschätzung blieb über den restlichen Untersuchungszeitraum nahezu stabil.

Weitgehend unverändert im zweiten Untersuchungshalbjahr blieb in beiden Gruppen auch die Zahl der Patienten, bei denen keine Veränderung bzw. eine Verschlechterung des Krankheitsbildes festgestellt wurde: Keine Veränderungen des Zustands nach 6 bzw. 12 Monaten konnten bei jeweils 11% der Patienten der Verum- und bei 25 bzw. 26% der Patienten der Placebogruppe beobachtet werden. Verschlechtert hatte sich das Krankheitsbild bei 2 bzw. 3% der Patienten unter Vinpocetin und bei 21 bzw. 20% der Patienten unter Placebo.

Tabelle 1. Häufigkeitsverteilung der CGI-Zustandsänderung nach 6 und 12 Monaten Behandlung

	Nach 6 Monaten				Nach 12 Monaten			
	Vinpocetin		Placebo		Vinpocetin		Placebo	
	n	[%]	n	[%]	n	[%]	n	[%]
Sehr verbessert	5	4,8	1	1,0	17	16,2	6	6,3
Verbessert	57	54,3	29	30,2	44	41,9	27	28,1
Kaum verbessert	29	27,6	22	22,9	30	28,6	19	19,8
Keine Änderung	12	11,4	24	25,0	11	10,5	25	26,0
Leicht verschlechtert	2	1,9	19	19,8	2	1,9	15	15,6
Viel schlechter	–	–	1	1,0	1	1,0	4	4,2
Gesamt	105		96		105		96	

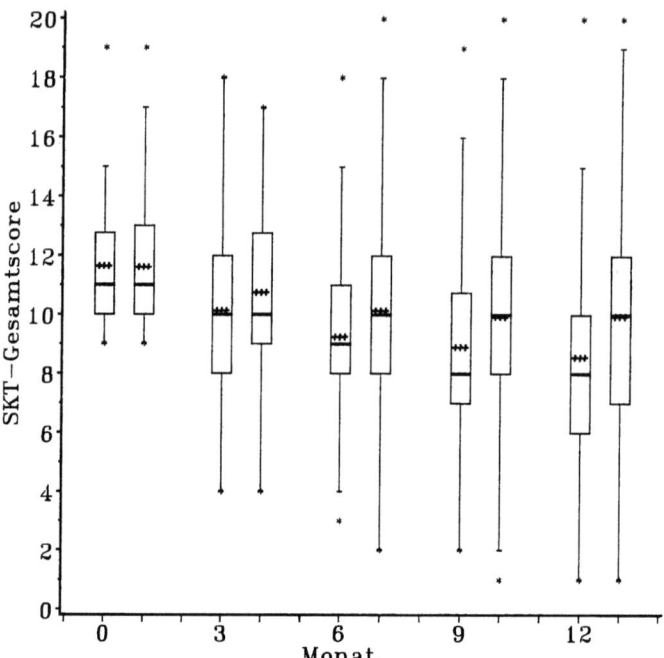

Abb. 1. Box-Whiskers-Plots für den SKT-Gesamtscore im zeitlichen Verlauf. Vinpocetin *(links)* vs. Placebo *(rechts)*. +++ = Mittelwert, --- = Median. Die Box wird durch das 1. und 3. Quartil begrenzt und enthält somit die mittleren 50% der Daten. Die *Balken* („whiskers") repräsentieren den kleinsten bzw. größten Wert innerhalb des 1,5fachen Quartalsabstandes, die *Sterne* (*) das Minimum bzw. Maximum der Verteilung. Eine Abnahme im Gesamtscore zeigt eine Verbesserung an

Die Zusammenfassung dieser Kategorien ergibt, daß bei Studienende nur 13% der mit Vinpocetin behandelten Patienten als unverändert bzw. verschlechtert eingestuft wurden, während dies für annähernd 46% der Patienten in der Kontrollgruppe zutraf. Der prüfstatistische Vergleich der Behandlungsgruppen bezüglich der CGI-Zustandsänderung bei Prüfungsende ergab einen statistisch signifikanten Vorteil zugunsten von Vinpocetin (p = 0,0001).

Im SKT erreichte die Placebo-Gruppe nach einer Behandlungsdauer von 6 Monaten ein Niveau, das dann bis zum Behandlungsende nahezu unverändert blieb, während sich bei der mit Vinpocetin behandelten Gruppe im gesamten Untersuchungszeitraum stetige Verbesserungen zeigten (Abb. 1). Im Mittel ergab sich nach 12 Monaten (Prä-post-Vergleich) unter Vinpocetin eine Verbesserung um 3,1, unter Placebo um 1,7 SKT-Normwertpunkte. Die konfirmatorische Datenanalyse erfolgte über den Vergleich der Differenzen zwischen dem Punktwert zu Beginn der Studie und dem SKT-Ergebnis nach 12 Monaten Behandlungsdauer.

Demnach fiel auch in der psychometrischen Leistungsebene der Unterschied zwischen Verum und Placebo statistisch signifikant zugunsten von Vinpocetin aus (p = 0,0009).

Tabelle 2. Deskriptive Statistiken für die SKT-Differenz und CGI-Zustandsänderung im zeitlichen Verlauf für die mit Hilfe einer Centroid-Clusterung ermittelten Subpopulationen. Zur Beschreibung der Clustermethode vgl. Beitrag Braun (in diesem Band)

	Vinpocetin (n = 105)						Placebo (n = 96)					
	SKT-Differenz			CGI-Zustandsänderung			SKT-Differenz			CGI-Zustandsänderung		
Monat	$\bar{x}$	Median	s	$\bar{x}$	Median	s	$\bar{x}$	Median	s	$\bar{x}$	Median	s
	Subpopulation 1 (n = 36)						Subpopulation 1 (n = 35)					
3	−0,25	0,0	±1,76	3,08	3,0	±0,87	0,57	0,0	±1,40	4,06	4,0	±0,68
6	−0,89	−1,0	±1,80	2,78	3,0	±0,90	1,00	1,0	±1,37	4,54	5,0	±0,61
9	−0,58	−1,0	±1,54	2,83	3,0	±1,00	1,23	1,0	±1,42	4,32	4,0	±0,64
12	−0,50	−1,0	±1,76	2,92	3,0	±1,13	2,00	2,0	±1,88	4,57	5,0	±0,81
	Subpopulation 2 (n = 56)						Subpopulation 2 (n = 34)					
3	−1,80	−2,0	±1,73	2,59	2,0	±0,76	−0,65	−0,5	±1,07	3,21	3,0	±0,73
6	−2,66	−3,0	±1,10	2,45	2,0	±0,81	−1,29	−1,0	±1,73	3,00	3,0	±0,82
9	−3,34	−4,0	±1,40	2,36	2,0	±0,92	−1,64	−1,0	±1,52	3,06	3,0	±0,90
12	−3,84	−4,0	±1,33	2,29	2,0	±0,85	−2,09	−2,0	±1,42	2,82	3,0	±0,90
	Subpopulation 3 (n = 13)						Subpopulation 3 (n = 27)					
3	−3,69	−4,0	±1,18	2,31	2,0	±0,48	−2,96	−3,0	±1,48	2,48	2,0	±0,94
6	−5,54	−5,0	±1,66	2,08	2,0	±0,49	−4,89	−4,0	±1,76	2,26	2,0	±0,59
9	−6,00	−6,0	±2,00	1,69	2,0	±0,48	−5,30	−5,0	±2,03	2,07	2,0	±0,62
12	−6,77	−7,0	±2,05	1,69	2,0	±0,63	−5,85	−5,0	±1,81	2,22	2,0	±0,85

CGI-Zustandsänderung: 2 = verbessert, 3 = kaum verbessert, 4 = keine Änderung, 5 = leicht verschlechtert.

Diese Ergebnisse bildeten die Grundlage für eine differenziertere explorative Analyse der Daten, in der sowohl Patientensubgruppen als auch verschiedene Subtests des SKT miteinander verglichen wurden. Die dabei ermittelten Ergebnisse finden sich in einer methodologisch orientierten Arbeit von Braun (in diesem Band), in der auch die verwendeten statistischen Analyseprozeduren beschrieben sind, die besser als die üblichen Lageschätzer geeignet erscheinen, Verteilungsänderungen im Untersuchungsverlauf nachzuweisen. Als Beispiel ist hier eine einfache Subgruppenbetrachtung herausgegriffen, die sich auf SKT und CGI-Zustandsänderungen bezieht. Die Basisdaten zu 3 Subgruppen, die mittels einer Clusteranalyse nach der Centroid-Methode aus der Placebo- bzw. Verum-Gruppe gebildet wurden, sind in Tabelle 2 gegenübergestellt.

Ein wichtiger Hinweis auf die Wirksamkeit von Vinpocetin ergibt sich aus dem Vergleich der als „Population 1" bezeichneten Stichproben. Während sich in der Placebo-Gruppe eine Population von 35 Patienten ermitteln ließ, die sich im Fortgang der Studie im SKT deutlich − um 2,0 SKT-Punkte im Durchschnitt − verschlechterten, konnte unter Vinpocetin-Behandlung keine vergleichbare Gruppe gefunden werden: Sämtliche hier identifizierten

Gruppen wiesen Verbesserungen auf. Selbst in „Population 1", der am wenigsten gebesserten Gruppe (n = 36), ergab sich eine geringfügige Verbesserung von 0,5 SKT-Punkten.

Gleichgerichtete Veränderungen innerhalb der jeweiligen Subpopulationen fanden sich für die mit dem CGI beurteilte Zustandsänderung.

Begleitvariablen

Bei der Beurteilung des CGI-Schweregrades zeigte sich ebenfalls ein deutlicher Unterschied zugunsten von Vinpocetin; nach einem Jahr Behandlung verbesserten sich die mit Verum behandelten Patienten im Mittel um etwa eine Schweregradstufe. Während in der Vinpocetingruppe eine kontinuierliche Verbesserung des klinischen Bildes über den gesamten Untersuchungszeitraum beobachtet werden konnte, war in der Placebogruppe nach etwa 7 Monaten eine Plateauphase erreicht, die aufgrund des angedeuteten U-förmigen Kurvenverlaufs vermutlich sogar auf eine neuerliche Verschlechterung des Krankheitsbildes hinweist (Abb. 2).

Die Analyse der weiteren Begleitvariablen − um über Befinden und Grundstimmung der Patienten Informationen zu erhalten, wurden die Bf-S'

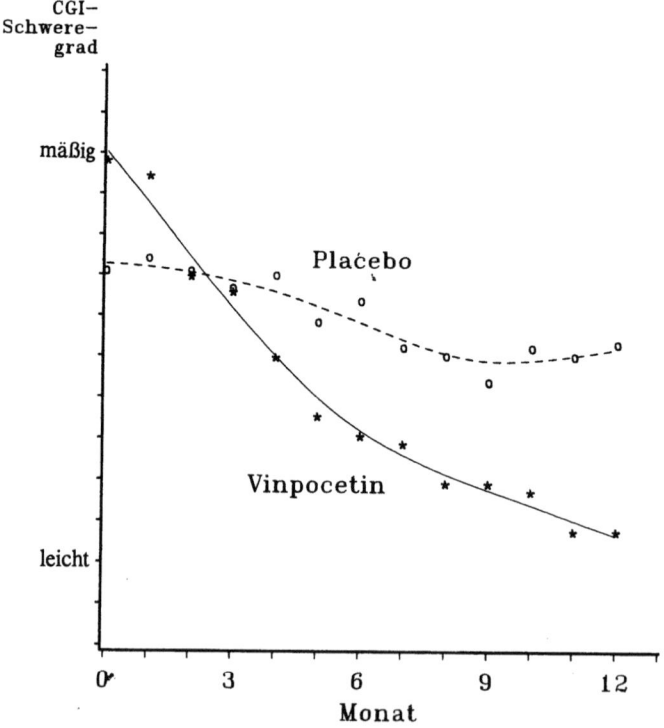

Abb. 2. Mittelwerte im CGI-Schweregrad im zeitlichen Verlauf. Zur Erklärung und kritischen Diskussion dieser Daten s. Beitrag Braun (in diesem Band)

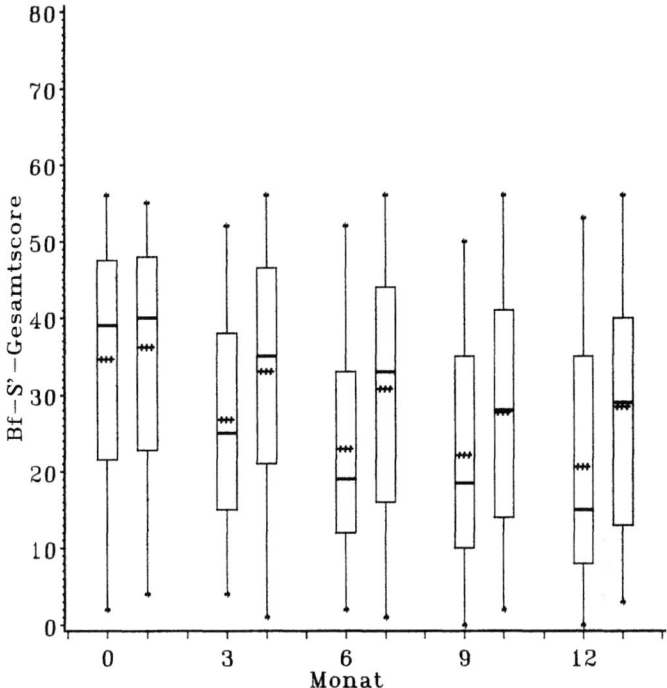

Abb. 3. Box-Whiskers-Plots für den Bf-S'-Gesamtscore im zeitlichen Verlauf. Vinpocetin *(links)* vs. Placebo *(rechts)*. Erklärung der Zeichen s. Legende zu Abb. 1

nach von Zerssen [33] und die EDS nach Lehrl u. Gallwitz [18] als Selbstbeurteilungsverfahren eingesetzt – bestätigte den bereits bei den Zielvariablen festgestellten günstigen Einfluß der Vinpocetin-Therapie.

Wie bei den Zielvariablen wurde als Prüfstatistik der (einseitige) Mann-Whitney-U-Test auf die Prä-post-Differenzen angewendet.

Die Befindlichkeitsskala erbrachte nach Beendigung der Studie einen Rückgang der mitgeteilten Beschwerden in der Vinpocetingruppe (Abb. 3), der signifikant stärker ausfiel als in der Vergleichsgruppe ($p = 0{,}0078$).

Die Erlanger Depressionsskala (Abb. 4) erbrachte einen ähnlich deutlichen Unterschied in der Verbesserung der depressiven Verstimmungen ($p = 0{,}0032$).

Unerwünschte Arzneimittelwirkungen

Neben der Prüfung der therapeutischen Wirksamkeit war die Verträglichkeit der Vinpocetin-Langzeittherapie von besonderer Bedeutung. Bei der Bewertung der Verträglichkeit wurden die Nebenwirkungsnennungen von sämtlichen Patienten (einschließlich Drop-outs und von der Wirksamkeitsanalyse ausgeschlossene Fälle) berücksichtigt.

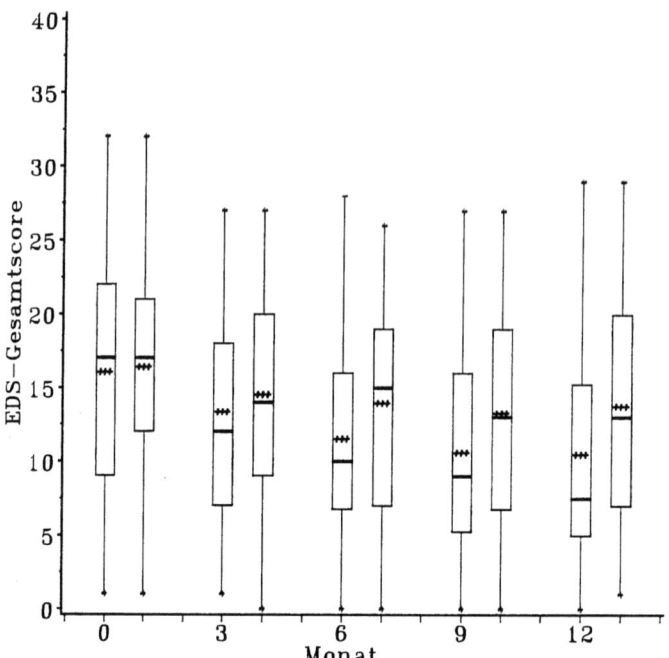

Abb. 4. Box-Whiskers-Plots für den EDS-Gesamtscore im zeitlichen Verlauf. Vinpocetin *(links)* vs. Placebo *(rechts)*. Erklärung der Zeichen s. Legende zu Abb. 1

In Tabelle 3 sind alle unerwünschten Arzneimittelwirkungen aufgeführt, die nach WHO-ART [32] kodiert wurden. Daraus wird ersichtlich, daß es in der Placebogruppe während des einjährigen Studienverlaufs mehr Patienten mit Nennungen gab (27 Patienten) als unter Vinpocetin (20 Patienten).

In der Vinpocetingruppe fiel die erhöhte Anzahl von 9 Patienten mit „Kopfdruckgefühl" (28 Nennungen) auf (unter Placebo 2 Patienten mit 3 Nennungen), in der Placebogruppe wurde bei 12 Patienten das Symptom „Magen-Darm-Beschwerden" mit 34 Nennungen dokumentiert (unter Vinpocetin 8 Patienten mit 13 Nennungen).

Ein gutes Indiz für die Verträglichkeit von Verum ist, daß es im Verlauf der Studie in keinem Fall aufgrund unerwünschter Arzneimittelwirkungen zu einem Abbruch der Studie kam. In nahezu allen Fällen führten die genannten Nebenwirkungen zu keiner wesentlichen Beeinträchtigung der Patienten.

Diskussion

Betrachtet man die Ergebnisse dieser Langzeitstudie im Zusammenhang, so schnitten die mit Vinpocetin behandelten Patienten in allen eingesetzten Testverfahren signifikant besser ab als die Patienten der Placebokontrollgruppe. Entsprechend den Empfehlungen der deutschen Hirnliga [13] oder

Tabelle 3. Unerwünschte Arzneimittelwirkungen. Anzahl der Patienten mit Nebenwirkungen sowie Häufigkeiten dokumentierter Nebenwirkungen (kodiert nach WHO-ART) für sämtliche Fälle (einschließlich Drop-outs, ausgeschlossene Patienten). Mehrfachnennungen im Verlauf der Studie möglich

Art der Nebenwirkungen	Vinpocetin (n = 124)		Placebo (n = 123)	
	Anzahl Patienten n = 20	Anzahl Nennungen n = 75	Anzahl Patienten n = 27	Anzahl Nennungen n = 68
Augenflimmern	–	–	1	1
Beinkribbeln	1	1	–	–
Beinschmerzen	–	–	1	1
Benommenheit	4	5	2	3
Brustkorbbeklommenheit	1	1	–	–
Exanthem	–	–	1	1
Hautbrennen/Hautjucken	2	3	–	–
Hitzewallungen/Kopfröte	1	3	2	2
Kopfdruckgefühl	9	28	2	3
Kopfsausen	1	2	–	–
Kopfschmerzen	3	3	–	–
Magen-Darm-Beschwerden	8	13	12	34
Müdigkeit	–	–	3	3
Mundtrockenheit	1	1	4	4
Nervosität	–	–	1	1
Ohrgeräusche	1	1	–	–
Schlafstörungen	1	3	4	6
Schwindel	4	7	3	4
Schwitzen	–	–	1	1
Tachykardie	–	–	1	1
Übelkeit	3	4	2	2
Verwirrtheit	–	–	1	1

der Beratungskommission des Bundesgesundheitsamtes [2] kann von der Wirksamkeit eines Nootropikums dann ausgegangen werden, wenn sich in der Verumgruppe – wie im vorliegenden Fall – auf der psychopathologischen, der psychometrischen und der Verhaltensebene unabhängig voneinander statistisch signifikante Verbesserungen gegenüber Placebo nachweisen lassen. Da die Wirksamkeit von Vinpocetin in der vorliegenden Untersuchung aufgrund des Arzturteils, mittels eines psychometrischen Tests und anhand der subjektiven Bewertungen des Patienten dokumentiert werden konnte, darf in Anlehnung an diese Empfehlungen von der Effektivität der Vinpocetin-Behandlung ausgegangen werden. Darüber hinaus sind diese Ergebnisse als Indikator der klinischen Relevanz anzusehen.

Neben dem klassischen Wirksamkeitsnachweis weisen auch die Ergebnisse der angestellten explorativen Subgruppenbetrachtung auf die therapeutische Wirksamkeit von Vinpocetin hin. Das Fehlen einer Subgruppe von Patienten, die sich unter Vinpocetinbehandlung verschlechtern – aufgrund der randomisierten Zuteilung zu den Gruppen waren in der Verumgruppe die gleichen Subpopulationen zu erwarten wie in der Placebogruppe –, muß auch bei vorsichtiger Interpretation als Hinweis auf eine antiprogrediente Wirkung von Vinpocetin bei organischen Psychosyndromen gewertet werden. Die zunehmende Verschlechterung der „Population 1" in der Placebogruppe gegen Ende der Studie, die bei einer kürzeren Beobachtungsdauer unentdeckt geblieben wäre, unterstreicht dabei zusätzlich die Bedeutung von Langzeituntersuchungen in diesem Indikationsgebiet.

Die vorliegende Studie wurde zu einer Zeit geplant und durchgeführt, als in der Bundesrepublik Deutschland die Orientierung an DSM-III-R oder den NINCDS-ADRDA-Kriterien für die Demenzdiagnostik unter Einbeziehung apparativer Untersuchungsmethoden bei der Evaluation therapeutischer Maßnahmen weniger bekannt war und noch nicht von Kommissionen oder wissenschaftlichen Fachverbänden empfohlen wurde. Ohne über den Einfluß heute gängiger diagnostischer Standards auf die Zusammensetzung der hier untersuchten Gruppen oder die Untersuchungsergebnisse spekulieren zu wollen, erscheinen die Ergebnisse der Studie jedoch per se mitteilenswert, da sie Beobachtungen an Patienten über den relativ langen Zeitraum eines Jahres dokumentieren und eine zum Untersuchungszeitraum gängige Behandlungspraxis reflektieren. Daß diese nicht gänzlich überkommen ist, zeigen z.B. Überlegungen von Oswald u. Oswald [23] zum sog. therapeutischen Milieu.

Die erst kürzlich von der Beratungskommission des Bundesgesundheitsamtes veröffentlichten Empfehlungen [2] legen es nahe, daß der vorliegenden Studie zugrundegelegte Design mit den aktuellen Anforderungen zu vergleichen und das Problem des Methodenwandels und seines möglichen Einflusses auf Langzeitstudien zu erörtern. Auch wenn in diesen Empfehlungen viele wichtige Fragen — etwa jene der Beurteilung der klinischen Relevanz von Meßwertdifferenzen oder, offensichtlicher noch, jene, die die Problematik der Differentialdiagnose und terminologischen Vielfalt betreffen, — nach wie vor nicht befriedigend gelöst sind, stellt die gegenwärtige Situation einen wichtigen Fortschritt im Vergleich zu der vormals deutlich defizienten Forschungspraxis dar: Entsprechend den jetzt publizierten Empfehlungen durchgeführte Studien lassen sich untereinander besser vergleichen; zudem tragen die zwischenzeitlich verfeinerten und v.a. auch weiter verbreiteten apparativen diagnostischen Methoden, deren Einsatz empfohlen wird, generell zur Erhöhung der Homogenität der Untersuchungsstichproben bei.

Bei der Planung der vorliegenden Studie dienten folgende Überlegungen als Konzeptionsgrundlage:

— Die Studie sollte die Ergebnisse früherer Studien überprüfen [3, 10], weshalb Methodik und Design weitgehend unverändert bleiben sollten.
— Ein Katalog von Einschluß- und Ausschlußkriterien sollte das im Zentrum des diagnostischen Entscheidungsprozesses stehende psychopathologisch orientierte Vorgehen unterstützen. Ziel war die klinisch gesicherte und psychometrisch objektivierte Diagnose eines organischen Psychosyndroms leichter bis mittelschwerer Ausprägung entsprechend der klinischen Klassifikation nach Lauter (in [10]).

- Der Wirksamkeitsnachweis sollte als geführt angesehen werden, wenn sich therapeutische Effekte der Vinpocetin-Behandlung im Vergleich zu Placebo in statistisch signifikanten Verbesserungen der Zielvariablen dokumentieren lassen, d. h. in der ärztlichen Globalbeurteilung des klinischen Bildes und der psychometrischen Erfassung von Verbesserungen der Aufmerksamkeits- und Gedächtnisleistung.
- Das Befinden der Patienten und deren – erwartungsgemäß eher depressiv getönte – Grundstimmung sollten kontrolliert werden.
- Die Studie sollte möglichst in dem therapeutischen Milieu durchgeführt werden, in dem das Medikament erwartungsgemäß hauptsächlich verordnet werden würde.

Bevor die Aktualität der erhaltenen Ergebnisse eingeschätzt werden kann, ist zunächst die Frage zu klären, inwieweit die zum Zeitpunkt der Untersuchungsplanung festgelegten diagnostischen Kriterien für dementielle Syndrome in bezug auf die Empfehlungen der BGA-Beratungskommission heute als überholt gelten können.

Gemäß diesen Empfehlungen sollte die Operationalisierung der diagnostischen Kriterien über standardisierte Verfahren erfolgen, die differenzierter und, um mit dem SIDAM nur eines der aufgeführten herauszugreifen, methodisch wesentlich anspruchsvoller sind als die in der vorliegenden Studie angelegten Kriterien. Jedoch würde – wie an anderer Stelle der Kommissionsempfehlungen nachzulesen – auch schon die Erfüllung eines Kriterienkatalogs, wie er beispielsweise im DSM-III-R enthalten ist, für die Diagnose der Demenz genügen – eine Forderung, die den hier gewählten diagnostischen Einschlußkriterien kaum überlegen zu sein scheint.

Weiterhin wird in den Empfehlungen festgestellt, daß gegenwärtig auf Versuche einer ätiopathogenetischen Differenzierung der Demenzformen, bei Beschränkung auf die Gruppen der SDAT, MID (Demenz vaskulärer Genese) und deren Mischformen, insbesondere auch wegen der Unspezifität des klinischen Syndroms verzichtet werden kann – es sei denn, man erwartet eine spezifische therapeutische Wirkqualität.

In der vorliegenden Vinpocetin-Studie wurde eine Subtypisierung und differentialdiagnostische Abgrenzung verschiedener Demenzformen auch aufgrund der von Blaha et al. [3] erhobenen Resultate nicht vorgenommen: In dieser Studie erbrachte die Hachinski-Skala, die von der Kommission für differentialdiagnostische Zwecke empfohlen wird ([2], S. 343), keine sinnvoll zu interpretierenden Ergebnisse.

Bei Durchsicht der Ausschlußkriterien fällt das Fehlen von Untersuchungen mit bildgebenden Verfahren auf; damals waren jedoch die heute im Rahmen klinischer Prüfungen als selbstverständlich geltenden Routinemethoden wie CT oder NMR kaum verfügbar. Damit können in der vorliegenden Studie Fehldiagnosen aufgrund nicht vorhandener Befunde mit apparativen diagnostischen Methoden nicht ausgeschlossen werden. Diese betreffen vermutlich in erster Linie nicht erkannte „primäre zerebrale, nicht degenerative Demenzen", wie sie etwa durch Hirntumore oder Hirnblutungen bedingt werden, oder „sekundäre Demenzen", etwa infolge chronischer Intoxikationen (vgl. auch [2], S. 343). Die Gefahr solcher diagnostischer Fehlzuordnungen besteht bei klinischen Prüfungen v. a. in der Fehleinschätzung des therapeutischen Effekts. Bei den vorliegenden Untersuchungsergebnissen können die gefundenen Verum-Placebo-Differenzen jedoch insofern als verläßliche Maße zur Abschätzung der therapeutischen Wirksamkeit – der Verbesserung der Aufmerksamkeits- und Gedächtnisleistung sowie der Besserung des klinischen Bildes im Sinne des CGI – gelten, als in der Verum- und Placebogruppe mögliche fehlerhafte diagnostische Zuordnungen erwartungsgemäß gleichverteilt sein dürften, zumal die untersuchten Stichproben relativ groß sind. Homogenisierenden Einfluß dürfte weiterhin auch die Tatsache haben, daß die Patienten den behandelnden Ärzten meist seit langem bekannt waren; es darf angenommen werden, daß sich dies auch positiv auf die Zuverlässigkeit der Diagnosestellung und auf die Beurteilung des therapeutischen Effekts auswirkte.

In den BGA-Kommissionsempfehlungen, die sich in diesem Punkt den bereits früher publizierten Empfehlungen beispielsweise der Hirnliga [13] anschließen, wird der Wirksamkeitsnachweis auf unterschiedlichen Beobachtungsebenen, der psychopathologischen, der psychometrischen und der Verhaltensebene, gefordert. In der vorliegenden Untersuchung wurden die ersten beiden Beurteilungsebenen durch die Zielvariablen abgedeckt, während die Verhaltensebene allenfalls implizit im CGI miterfaßt wurde. Bei der Konzeption dieser Studie stand jedoch kein elaboriertes Verfahren zur Erfassung medikamentös bedingter therapeutischer Effekte auf – im weiteren Sinne – Alltagsverhalten oder soziale Kompetenz zur Verfügung. Inwieweit fehlende Informationen über den Einfluß einer Therapie auf ADL-("activities of daily living")- oder IADL-("instrumental activities of daily living")-Aspekte, oder allgemeiner: auf die Verhaltensebene, für die Beurteilung des therapeutischen Potentials von Bedeutung sind, läßt sich aus den Empfehlungen der das BGA beratenden Kommission nicht eindeutig ableiten, obgleich in diesen die Berücksichtigung der Verhaltensebene gefordert wird. In der vorliegenden Studie könnten am ehesten die beiden eingesetzten Selbstbeurteilungsverfahren (Befindlichkeits- und Depressionsskala) dieser Ebene zugeordnet werden, mit denen, wie aufgeführt, signifikante positive Effekte unter Vinpocetin-Behandlung abgebildet werden konnten.

Ohne hier auf methodische Überlegungen und weiterführende statistische Analysen eingehen zu wollen – eine eigene Publikation dazu befindet sich in Vorbereitung [14] – kann aufgrund der vorliegenden Untersuchungsergebnisse die therapeutische Wirksamkeit von Vinpocetin angenommen werden.

Anhand einiger Passagen der kürzlich im Bundesgesundheitsblatt publizierten Empfehlungen [2] wurde versucht, die partielle Aktualität der Studienkonzeption aufzuzeigen und mögliche Fehlerquellen und Auswirkungen auf die Bewertung der therapeutischen Wirksamkeit von Vinpocetin zu diskutieren. Trotz – gemessen an derzeitigen empfohlenen Standards – aufzeigbarer Schwächen liefert die Einjahresstudie wichtige Informationen über klinische Aspekte des Krankheitsverlaufs und erlaubt über den Nachweis der

Wirksamkeit hinaus interessante Analysen zur Hypothesengenerierung ebenso wie zur methodischen Weiterentwicklung im Sinne der Validierung von Prüfungsalgorithmen.

Zusammenfassung

In einer placebokontrollierten, randomisiert und multizentrisch durchgeführten Doppelblind-Studie wurde die Wirksamkeit und Verträglichkeit von Vinpocetin (3mal 20 mg/Tag) − ein vollsynthetisches Eburnamenin-Derivat − an 247 Patienten mit leichten bis mittelschweren organischen Psychosyndromen untersucht; die Befunde von 201 Patienten gingen nach einem Untersuchungszeitraum von einem Jahr in die Auswertung ein. Die Zielvariablen und somit die Beurteilungskriterien für die therapeutische Wirksamkeit von Vinpocetin waren die klinische Globalbeurteilung (CGI, Clinical Global Impression) und als psychometrischer Test der SKT (Kurztest zur Erfassung von Gedächtnis- und Aufmerksamkeitsstörungen). Zusätzlich wurden eine Befindlichkeits- (Bf-S') und eine Depressionsskala (EDS) eingesetzt.

Unter Vinpocetin-Behandlung zeigten sich auf allen Beurteilungsebenen signifikante Verbesserungen gegenüber der Placebokontrollgruppe; es ergaben sich keine Hinweise auf schwerwiegende Arzneimittelnebenwirkungen. Eine weiterführende explorative Datenanalyse führte zu dem Ergebnis, daß Vinpocetin bei der eingeschlossenen Patientenpopulation antiprogredient auf die Symptomatik (hirn)organischer Psychosyndrome wirkt und die Behandlung generell eine Verbesserung der kognitiven Leistungen und des Befindens erwarten läßt.

Methodik und Design dieser von 1984 bis 1986 durchgeführten Studie werden mit den gegenwärtig geltenden Standards klinischer Prüfungen im Indikationsgebiet „Demenz" verglichen, wobei die Aktualität der Ergebnisse deutlich wird.

Literatur

1. Barry PB, Moskowitz MA (1988) The diagnosis of reversible dementia in the elderly. Arch Int Med 148:1914−1918
2. BGA (1991) Empfehlungen zum Wirksamkeitsnachweis von Nootropika im Indikationsbereich „Demenz" (Phase III). Bundesgesundheitsblatt 7:342−350
3. Blaha L, Erzigkeit H, Adamczyk A, Freytag S, Schaltenbrand R (1989) Clinical evidence of the effectiveness of vinpocetine in the treatment of organic psychosyndrome. Hum Psychopharmacol 4:103−111
4. CIPS − Collegium Internationale Psychiatriae Scalarum (1986) Internationale Skalen für Psychiatrie. Beltz, Weinheim
5. Dragunow M, Faull RLM (1988) Neuroprotective effects of adenosine. Trends Psychol Science 9:193−194
6. DSM-III-R (1989) Diagnostisches und statistisches Manual psychischer Störungen (dt. Bearbeitung und Einführung von HU Wittchen, H Sass, M Zaudig, K Koehler), Beltz, Weinheim

7. Erzigkeit H (1986) Manual zum SKT Formen A-E, 2. Aufl. Vless, Ebersberg
8. Erzigkeit H (1989) Manual zum SKT Formen A-E, 4. Aufl. Beltz, Weinheim
9. Fredholm BB, Lindgren E, Lindström K, Vernet L (1983) The effect of some drugs with purported antianoxic effect on veratridine-induces purine release from isolated rat hypothalamic synaptosomes. Acta Pharmacol Toxicol 53:236–244
10. Hindmarch I, Fuchs H-H, Erzigkeit H (1991) Efficacy and tolerance of vinpocetine in ambulant patients suffering from mild to moderate organic psychosyndromes. Int Clin Psychopharmacol 6:31–43
11. Homer AC, Honavar M, Lantos PL et al. (1988) Diagnosing dementia: do we get it right? Br Med J 297:894–896
12. Kanowski S, Coper H (1982) Das (hirn-)organische Psychosyndrom als Ziel pharmakologischer Beeinflussung. In: Bente D, Coper H, Kanowski S (Hrsg) (Hirn-)organische Psychosyndrome im Alter. Konzepte und Modelle für die pharmakotherapeutische Forschung. Springer, Berlin Heidelberg New York
13. Kanowski S, Ladurner G, Maurer K et al. (1990) Empfehlung zur Evaluierung der Wirksamkeit von Nootropika. Z Gerontopsychol Psychiatrie 3:67–79
14. Kanowski S et al. (in Vorbereitung) Ein-Jahres-Studie mit Vinpocetin bei Patienten mit organischem Psychosyndrom: Untersuchungen zur antiprogredienten Wirkung von Vinpocetin
15. Lauter H (1980) Demenzen. In: Peters UH (Hrsg) Die Psychologie des 20. Jahrhunderts, Band X. Kindler, Zürich
16. Lehmann F (1985) Entwurf eines praktikablen und gültigen Untersuchungsansatzes zum Nachweis der Wirksamkeit nootroper Substanzen. In: Bente D, Coper H, Kanowski S (Hrsg) Hirnorganische Psychosyndrome im Alter II. Springer, Berlin Heidelberg New York
17. Lehrl S (1977) Manual zum MWT-B. Perimed, Erlangen
18. Lehrl S, Gallwitz A (1983) Manual zur Erlanger Depressions-Skala (EDS). Reihe Psychopathometrie. Vless, Vaterstetten-München
19. Manconi E, Binaghi F, Pitzus F (1986) A double-blind clinical trial of vinpocetine in the treatment of cerebral insufficiency of vascular and degenerative origin. Curr Ther Res 40:702–709
20. Medical Application of Research, National Institute of Health (1987) Consensus conference: differential diagnosis of dementing diseases. J Am Med Assoc 258:3411–3416
21. Nicholson CD (1989) Pharmacology of nootropics and metabolically active compounds in relation to their use in dementia. Psychopharmacology 101:147–159
22. Oesterreich K (1984) Nosologie und Klassifikation dementieller Prozesse. In: Fischer B, Lehrl S (Hrsg) Fünfte Klausenbacher Gesprächsrunde. Zerebrale Insuffienz im Alter. Narr, Tübingen
23. Oswald WD, Oswald B (1988) Zur Replikation von Behandlungseffekten bei Patienten mit hirnorganischen Psychosyndromen im Multizenter-Modell als Indikator für klinische Wirksamkeit. Eine Placebo-kontrollierte Doppelblind-Studie mit Pyritinol. Z Gerontopsychol Psychiatrie 3:223–241
24. Peruzza M, DeJacobis M (1986) A double-blind placebo controlled evaluation of the efficacy and safety of vinpocetine in the treatment of patients with chronic vascular or degenerative senile cerebral dysfunction. Adv Therap 3:201–209
25. Peters UH (1981) Das organische Psychosyndrom – was ist das? Dtsch Med Wochenschr 106:1403–1405
26. Rischke R, Krieglstein J (1990) Effects of vinpocetine on local cerebral blood flow and glucose utilization seven days after forebrain ischemia in the rat. Pharmacology 41:153–160
27. Roberts F, Lazareno S (1989) Cholinergic treatment for Alzheimer's disease. Biochem Soc Trans 17:76–79
28. Sauer D, Rischke R, Beck T, Rossberg C, Mennel HD, Bielenberg GW, Krieglstein J (1988) Vinpocetine prevents ischemic cell damage in rat hippocampus. Life Sci 43:1733–1739

29. Shibota M, Kakihana M, Nagaoka A (1982) The effect of vinpocetine on the brain glucose uptake in mice. Folia Pharmacol Japon 80:221–224
30. Subhan Z, Hindmarch I (1985) Psychopharmacological effects of vinpocetine in normal healthy volunteers. Eur J Clin Pharmacol 28:567–571
31. WHO (1979) ICD: 9. Diagnosenschlüssel und Glossar psychiatrischer Krankheiten. In: Degkwitz R, Helmchen H, Kockott G, Mombour W (Hrsg) Dt. Ausgabe der internationalen Klassifikation der Krankheiten der WHO ICD (Interantional Classification of Diseases), 9. Rev., Kap. V, 5. Aufl (korrigiert nach der 9. Rev. der ICD). Springer, Berlin Heidelberg New York Tokyo
32. WHO (1988) WHO-ART: WHO Adverse Drug Reaction Terminology, 1. Version der dt. Übersetzung
33. Zerssen D von (1976) Manual zur Befindlichkeits-Skala (Bf-S). Beltz, Weinheim

Psychoanalytischer Zugang zur Situation des Alters

H. Radebold

Vorbemerkung

Parallel zu den bisherigen Sichtweisen des Alterns, versuche ich, in meinem Beitrag die psychoanalytische als eine weitere Sicht zu beschreiben (die allerdings bisher kaum eingeführt wurde). Das Adjektiv *psychoanalytisch* meint hier die Erforschung unbewußter Prozesse und die daraus abzuleitenden psychodynamischen Gesetzmäßigkeiten, die in Konsequenz sowohl spezifische Aspekte des Befindens und Verhaltens von organisch und insbesondere hirnorganisch Erkrankten zugänglich machen als auch für die psychotherapeutische Behandlung von neurotisch und reaktiv Erkrankten nutzbar gemacht werden können (und müssen!).

**Entwicklung im Lebenszyklus –
Ergebnisse psychoanalytischer Alternsforschung**

Die auf den gesamten Lebensablauf bezogenen Forschungsergebnisse der psychoanalytischen [1, 3, 5, 11] – ebenso der allgemeinpsychologischen – Entwicklungspsychologie sprechen übereinstimmend dafür, daß der über 60jährige ein reifer Erwachsener mit einer durchlaufenen psychosexuellen und psychosozialen Entwicklung ist, der jetzt in weitere Abschnitte seines Lebenszyklus eintritt. Unter Rückgriff auf seine bisherigen (möglicherweise neurotischen) Erfahrungen hat er unverändert sich ihm stellende psychosoziale Aufgaben (z.B. das Ausscheiden aus dem Arbeitsprozeß, die Bewältigung des Partnerverlustes oder die Verarbeitung eigener Erkrankungen) zu lösen. Seine individuelle Entwicklung und die chronologisch in der Alternssituation nicht zuordenbaren psychosozialen Aufgaben erklären die bekannte große psychosoziale Variabilität unter den Angehörigen einer gleichen Alterskohorte, ganz im Gegensatz zu der geringen Schwankungsbreite in Kindheit und Jugendzeit. Dieser Erwachsene wird außerdem nicht automatisch durch den Eintritt in sein Alter zu einem asexuellen Wesen, sondern muß sich unverändert mit prägenitalen und genitalen Triebimpulsen auseinandersetzen, sie verarbeiten, nach Befriedigungsmöglichkeiten suchen oder sie ggf. abwehren. Damit hat er sich unverändert mit unbewußten innerpsychischen wie auch intra- und intergenerativen Konflikten auseinanderzusetzen.

Nach bisherigen psychoanalytischen Forschungen verändert die Zeit als Komponente jeglichen Entwicklungsprozesses den psychischen Apparat auffallend unterschiedlich. Das Ich – psychoanalytischerseits aufgefaßt als ein Konstrukt, das die mehr bewußten Persönlichkeitsanteile und auch bestimmte Hirnfunktionen umfaßt, – reagiert deutlich auf Erfahrungen und Veränderungen während der weiteren Entwicklung (z.B. durch Verwendung immer reiferer Abwehrmechanismen). Ebenso zeigt z.b. das Gewissen deutliche Veränderungen teilweise im Sinne einer Verstärkung teilweise im Sinne einer Milderung bisheriger rigider Normen; andere Veränderungen lassen sich auch für das Selbstbild beschreiben. Dagegen erweisen sich die im Es zusammengefaßten unbewußten Anteile als weitgehend zeitlos und damit auch die aus Kindheit und Jugendzeit weiter bestehenden pathogenen unbewußten innerpsychischen Konflikte, an denen unverändert und in voller Intensität auch Erwachsene im mittleren, höheren und hohen Lebensalter leiden. Schließlich behalten auch die bisher das jüngere und mittlere Lebensalter erforschten psychodynamischen Gesetzmäßigkeiten, z.B. das Konzept der Progression und Regression, unverändert ihre Gültigkeit.

Welche Verständnis- und auch Behandlungsmöglichkeiten ergeben sich aufgrund dieser (zugegeben sehr kurzen!) Bilanz bisheriger psychoanalytischer Alternsforschung?

Regression im Dienste des Ich bei organisch/hirnorganisch Erkrankten

Mit zunehmendem Alter wächst bekanntermaßen (leider!) die Möglichkeit zunehmender Verluste [5, 6, 8, 12] an wichtigen Personen, an sozialer Stabilität und auch an physischen und psychischen Funktionen aufgrund organischer, insbesondere hirnorganischer Erkrankungen. Begreift man diese Verluste als stärkste psychische Stressoren [12], so gelingt es schon dem psychisch gesunden Älteren unter bestimmten Bedingungen kaum, diese anstehenden oder eingetretenen Verluste adäquat mit Hilfe eines Trauerprozesses zu bewältigen. Kumulierte Verluste, innerhalb eines kurzen Zeitraumes auftretend und entgegen den Erwartungen des Lebenszyklus (z.B. Verlust eines Kindes anstatt des älteren langfristig erkrankten Partners), führen unbewältigt zu verstärkter Abwehr unter Rückgriff auf bisher erprobte Abwehrmechanismen, sich klinisch z.B. als Altersrigidität manifestierend. Wird eine noch stärkere Abwehr benötigt, so zeigen sich regressive Prozesse, zunächst adaptiv im Dienste des Ich. Regression [6, 12] als psychoanalytisches Konzept verstanden, wird definiert als das Wiederauftreten seelischer Funktionsweisen, die für die psychische Tätigkeit des Individuums während früherer Lebensstadien charakteristisch waren. Dabei ist Regression kein einheitliches Geschehen, sondern betrifft einzelne Aspekte der Funktionen des Es, Ich oder Über-Ich. Viele Formen der Regression treten vorübergehend auf, sind somit reversibel und können durch progressive Schritte abgelöst werden. Klinisch manifestieren sich diese Regressionsformen in den generalisierend als „kindlich" eingstuften Verhaltensauffälligkeiten Kranker, insbesondere Dementer, die überdeutlich prägenitale, insbesondere orale und anale Verhaltensweisen und Triebbefriedigungen repräsentieren.

Die Verluste an physischen und psychischen Funktionen aufgrund von organischen, insbesondere hirnorganischen Erkrankungen erweisen sich zusätzlich dadurch als innerpsychisch bedrohlich, da sie zu Schädigungen von lebenswichtigen – eben zu Abwehrzwecken benutzten – Ich-Funktionen führen (z.B. bestimmte Hirnleistungen, Hören, Sehen, Beweglichkeit etc.). Somit stehen diesen Kranken nur geringe Möglichkeiten zur Verfügung, ihre Krankheit zu bewältigen. In Konsequenz leben sie auf einem regressiv stabilisierten Niveau, welches jederzeit durch neue Verluste bedroht werden kann. Häufig läßt sich dann ein weiterer, lang anhaltender, fortschreitender regressiver Prozeß beobachten, der teilweise in das Bild einer pathologischen Regression einmündet, sich klinisch z.B. als akute Dekompensation eines bestehenden hirnorganischen Krankheitsbildes manifestieren kann.

Mitentscheidend erweist sich die jeweilige innerpsychische Besetzung der Schädigung, so kann z.B. eine Arthrose der kleinen Fingergelenke für einen Musiker oder eine leichte Merkfähigkeits- oder Wortfindungsstörung für einen Wissenschaftler einen kaum vorstellbaren Verlust der Fähigkeit bedeuten, die bisher sein Selbstbewußtsein stabilisierte; die gleiche Schädigung kann dagegen für andere relativ bedeutungslos sein.

Behandlungskonsequenzen

Ob sich das durch die doppelte Bedrohung geschädigte Ich-Funktionen und anstehende/eingetretene Verluste aus Abwehrgründen erzwungene Regressionsniveau stabilisiert, verschlechtert oder durch progressive Schritte abgelöst werden kann, hängt entscheidend von der Interaktion mit der familiären und professionellen Umwelt ab, insbesondere davon, in welchem Umfang diese regressionsfördernde Maßnahmen (mehr oder weniger unbewußt) fördert bzw. vermeidet. Aufrechterhalten der Abhängigkeit, fehlende Ansprache der Erwachsenenanteile, infantilisierender Umgang, fehlendes Training vorhandener Ich-Funktionen zum Ausgleich und eine medikamentöse Polypragmasie durch die übermäßige Verordnung von Schlafmitteln. Tranquilizern und Neuroleptika stabilisieren das bestehende Regressionsniveau [6, 12] eindeutig. Setzt man diese regressionsvermeidenden Maßnahmen in ein systematisches Behandlungskonzept um, so lassen sich bei organisch bzw. hirnorganisch Erkrankten erstaunliche und auch lang anhaltende Verbesserungen als Ausdruck progressiver Schritte beobachten und auch klinisch belegen.

Psychoanalytische Psychotherapie
bei neurotisch/reaktiv erkrankten Älteren

Als Domäne psychoanalytischer Behandlungsmöglichkeiten gelten unverändert neurotische bzw. reaktive Erkrankungen [8], deren Häufigkeit aufgrund epidemiologischer Feldstudien [2, 4] bei über 65jährigen bei 10,2–10,8% liegt, von denen ein gewisser Anteil als behandlungsbedürftig angesehen wird. Aus Kindheit und Jugendzeit stammende pathogene ungelöste, unbewußte Konflikte können sich unterschiedlich im Lebensablauf manifestieren: von Kindheit und Jugendzeit anhaltend und damit über Jahrzehnte chronifiziert, mehrfach im Lebensablauf (also auch im Alter) und schließlich erstmals nach Kindheit und Jugendzeit erneut im Alter auftretend. Weiterhin können unter bestimmten Bedingungen sich kumulierende drohende oder bereits eingetretene Verluste zu reaktiven depressiven Erkrankungen führen, die offenbar einen großen Anteil der bekannten depressiven Altersmorbidität darstellen. Für beide Krankheitsgruppen hat sich die psychoanalytische Psychotherapie unter Berücksichtigung üblicher Indikationskriterien zumindest für die Altersgruppe der 60- bis 80jährigen als erfolgreich herausgestellt [9, 10]. In Krisensituationen als Kurz- oder Fokaltherapie mit 5–15 Behandlungsstunden genutzt, erfolgt sie im Regelfall als psychoanalytische niederfrequente Psychotherapie (1–2 Wochenstunden im Sitzen mit halbjähriger bis 1,5- bzw. 2jähriger Dauer). Parallel zur Einzeltherapie hat sich auch die psychoanalytische Gruppenpsychotherapie (insbesondere im institutionellen Bereich) bewährt. Im Erfolgsfall erbringen sie eine Minimalisierung bzw. das völlige Verschwinden der bestehenden Symptomatik, eine Lösung anstehender Konflikte oder psychosozialer Aufgaben, erneute psychische Stabilisierung und in Einzelfällen deutliche Veränderungen von Persönlichkeitszügen. Interessanterweise – ein Problem von uns Psychoanalytikern selbst [7] – wurden bisher kaum Psychoanalysen im klassischen Sinne bei über 50jährigen, geschweige denn bei über 60jährigen durchgeführt. Leider hat sich damit die Psychoanalyse für den Altersbereich bisher ihres traditionellen Forschungsinstruments nicht bedient.

Der psychoanalytische Zugang hilft damit, spezifische und besonders auffallende Verhaltensweisen dieser Kranken nicht als direkte Folge einer hirnorganischen Schädigung, sondern als Ergebnis unbewußter innerpsychischer Verarbeitung zu verstehen, und verdeutlicht gleichzeitig den Einfluß bestehender Interaktionsformen auf das Krankheitsbild. Weiterhin bietet er die Möglichkeit einer gezielten psychotherapeutischen Hilfestellung für neurotische und reaktive Erkrankungen Älterer.

Literatur

1. Colarusso CA, Nemiroff RA (1982) Adult development. Plenum, New York
2. Cooper B, Sosna K (1983) Psychische Erkrankungen in der Altenbevölkerung. Nervenarzt 54:239–249

3. Gutmann D (1981) Psychoanalysis and aging: A developmental view. In: Greespan ST, Pollock GH (eds) The course of life, vol 3: Adulthood and the aging process. National Institute of Health, Maryland
4. Häfner H (1986) Psychische Gesundheit im Alter. Fischer, Stuttgart
5. Pollock GH (1981) Aging or aged: Development of pathology. In: Greenspan ST, Pollock GH (eds) The course of live, vol 3: Adulthood and the aging process. National Institute of Health, Maryland
6. Radebold H (1979) Psychosomatische Aspekte in der Geriatrie. In: Uexküll TH von (Hrsg) Psychosomatische Medizin. Urban & Schwarzenberg, München
7. Radebold H (1988) Warum behandeln wir als Psychoanalytiker keine Älteren? psychosozial 11:44–53
8. Radebold H (1989) Neurotische, reaktive und psychosomatische Erkrankungen. In: Platt D, Oesterreich K (Hrsg) Handbuch der Gerontologie, Bd 5: Neurologie, Psychiatrie. Fischer, Stuttgart New York
9. Radebold H (1989) Psychotherapie. In: Kisker KP, Lauter H, Meyer JE, Müller CH, Strömgren E (Hrsg) Psychiatrie der Gegenwart, 3. Aufl, Bd 8: Alterspsychiatrie. Springer, Berlin Heidelberg New York Tokyo
10. Radebold H (1989) Psycho- und soziotherapeutische Behandlungsverfahren. In: Platt D, Oesterreich K (Hrsg) Handbuch der Gerontologie, Bd 5: Neurologie, Psychiatrie. Fischer, Stuttgart
11. Radebold H (1989) Altern und Alter aus psychoanalytischer Sicht. In: Werthmann HV (Hrsg) Unbewußte Phantasien – Neue Aspekte in der psychoanalytischen Theorie und Praxis. Pfeiffer, München
12. Radebold H (1990) Psychosomatische Sicht des höheren Lebensalters. In: Uexküll TH von (Hrsg) Lehrbuch der psychosomatischen Medizin, 4. Aufl. Urban & Schwarzenberg, München

Der Alterspatient und seine Familie

P. Joraschky

Zur Integration des alten Menschen in die Familie

Seit dem Jahre 1900 ist ein Anstieg der Einpersonenhaushalte von 7,1 auf 30,8% zu verzeichnen, ein Anstieg, der vorwiegend durch alleinstehende alte Menschen bedingt ist. Dem steht eine entsprechende Abnahme der Mehrpersonenhaushalte (insbesondere 5 und mehr Personen) von 44,4 auf 8,5% gegenüber [5]. Von soziogerontologischer Seite wird hierin ein Beleg für die Tendenz einer sinkenden sozialen Integration gesehen, welche wiederum von zentraler Bedeutung für die Lebenszufriedenheit im Alter ist.

Neben der materiellen Lage und dem gesundheitlichen Zustand werden in empirischen Unersuchungen [21] immer wieder für die Lebenszufriedenheit die Familie und die außerfamiliären Kontakte genannt. Dabei wird die Bedeutung außerfamiliärer Kontakte für die Lebenszufriedenheit im Alter um so geringer, je intakter die Familie ist. Großeltern suchen in der Familie in erster Linie emotionale Unterstützung. Bislang werden von der Altersforschung v. a. quantitative Aspekte des sozialen Netzes erfaßt. Die wenigen Kommunikationsuntersuchungen beschreiben ebenfalls stärker formale Aspekte: Rosenmayer und Köckeis [15] u. Rosenmayer [16] sprechen von der „inneren Nähe durch äußere Distanz". Die Autoren fanden, daß 95% der alten Menschen unabhängig von ihren Kindern sein wollen und daß sich aus dieser räumlichen Selbständigkeit ein Mehr an Kontakt ergeben kann. Entscheidend für die Lebenszufriedenheit ist jedoch die subjektiv zu erfassende Qualität dieser Kontakte.

Die Untersuchungen von Stosberg [21] ergaben eine Diskrepanz zwischen den Bedürfnissen alter Menschen im Hinblick auf ihre Familieneinbindung und den innerfamiliären Befriedigungsmöglichkeiten für solche Bedürfnisse. Eine Kompensationsmöglichkeit durch das Ausweichen auf andere Interaktionspartner des sozialen Netzes muß nach diesen Untersuchungen relativiert werden: alte Menschen gehen gerade nach dem Verlust des Ehepartners keine neuen Kontakte mehr ein. Zu Bewältigungs- und integrativen Fähigkeiten ist zu sagen, daß alte Menschen, die sich während ihres gesamten Lebens auch außerhalb der Familie bewegt haben, diese Aktivitäten auch im Alter fortsetzen.

Interessen und Wünsche, Einstellungs- und Verhaltensmuster divergieren zwischen den Generationen einer Familie stärker als innerhalb einer Generation; für die jüngere Generation ist weniger die Familie, sondern eher die Peer-group zum Maßstab geworden. Diese Entwicklung bleibt nicht ohne Einfluß auf die Stellung älterer Menschen in der Familie: Mit dem Funktionswandel von der „Produktionsgemeinschaft zur Lebensgemeinschaft" [9] sind strukturbedingte familiäre Konflikte nahezu unausweichlich. Dieser Prozeß spielt sich v. a. in der Zwei-Generationen-Kernfamilie, den Ehepartnern und Kindern, ab. Die Großelterngeneration gehört zur weiteren Verwandtschaft, hier besteht eher Distanz.

Die Möglichkeiten intrafamiliärer Kommunikation im Alter werden häufig zu optimistisch beurteilt. Angesichts insgesamt gestiegener Scheidungsziffern ist die Grundlage für die „Verankerung" des alten Menschen in der Kernfamilie unsicher geworden, d.h. die Zwei-Generationen-Kernfamilie ist aufgrund ihrer Strukturmerkmale kaum in der Lage, die auf sie gerichteten Bedürfnisse alter Menschen zu befriedigen. Mit dem Rückgang der Kinderzahl kommt es außerdem zu einer Reduktion der potentiellen Kommunikationspartner.

Vor diesem Hintergrund postuliert die Familiensoziologie Verschiebungen zwischen den Generationen, nämlich die Erweiterung der „Zwei-Generationen-Solidarität" zu einer „Drei-Generationen-Solidarität" [16]. Die Annahme, die Mitglieder der jüngeren Generation seien im Zusammenleben der Generationen ausschließlich die Hilfegewährenden und die älteren Menschen ausschließlich die Hilfeempfangenden, ist einseitig. Durch die erweiternde Perspektive auf die dritte Generation ergeben sich wichtige familiendynamische Hypothesen, z.B., wie intergenerationell Parentifizierungen stattfinden, wie Kinder in die Konflikte der Eltern mit ihren eigenen Eltern direkt oder indirekt durch die unbewußt vermittelten Wünsche einbezogen werden [17]. Es muß die Frage gestellt werden, über welche Austauschwerte alte Menschen in einer Gesellschaft, die durch raschen sozialen Wandel gekennzeichnet ist, verfügen. Versuche, die Kompetenz im Alter zu erhöhen und ein zufriedenes Altern zu ermöglichen, laufen darauf hinaus, Austauschwerte alter Menschen für das Zusammenleben der Generationen zu verbessern.

Die Kontaktwünsche älterer Menschen sind also mit zunehmendem Alter vermehrt auf die Familie gerichtet. Dies kann zu einer Überforderung der Kinder (Familien) führen. Besondere Brisanz erhält die Problematik, wenn alte Menschen pflegebedürftig werden. Über 90% der Bevölkerung ziehen für den Fall der Pflegebedürftigkeit eine Pflege in der Familie vor. Die hiermit verbundene psychische Belastung auch der Helfer wird bei den Forderungen nach ambulanter Betreuung zu wenig gesehen, und als Forderung für die langzeitliche medizinische Versorgung der alten Menschen muß die Untersützung der Familie stärker beachtet werden. Dies bedeutet, daß die Kenntnis der Familiensituation, der wirksamen Kräfte in der Familie zu den Grundkenntnissen des geriatrisch Tätigen, auch des Arztes, gehören muß.

Das Vermächtnis und die unsichtbaren Bindungen

Der Generation der Ältesten kommt in der heutigen Zeit angesichts einer Überbetonung der Autonomie bis hin zur Bindungslosigkeit, angesichts der vielfältigen Spaltungen zwischen den Generationen und innerhalb der Familien eine zunehmend wichtige protektive und integrative Funktion zu. Diese Funktion kann in Anbetracht der Ausgedehntheit der lebenszyklischen Phase des Alters differenziert und mit vielfältigen Spielräumen ausgefüllt werden.

In dieser Konzeption ist der alte Mensch nicht der Stigmatisierte, Defizit und Einengung Vermittelnde, sondern der aktiv Gebende, Sinnstiftende, Werte und Traditionen Vererbende, nicht der zu Entmündigende, sondern der zu Bemündigende.

Das Befinden eines Menschen hängt nicht nur mit seiner eigenen Geschichte und seiner eigenen Gegenwart zusammen, sondern untrennbar auch mit der Geschichte seiner Familie. Die historisch orientierten Schulen der Familientherapie versuchen deshalb, wo immer möglich, die Großelterngeneration in die Behandlung einzubeziehen. Richter [14] und Stierlin [20] thematisieren, wie Rollen und Aufgaben von Generation zu Generation weitergegeben werden; zeigen, daß Erwachsene ihren Kindern die Erfüllung eigener noch ungestillter Bedürfnisse delegieren. Dieses „Mehrgenerationenmodell" wurde v.a. von Boszormenyi-Nagy u. Spark [1, 2] und Sperling et al. [18] vertieft.

Auf folgende transgenerationelle Prozesse soll eingegangen werden:

- Das Nichtteilhaben der jüngeren Generation an den Vermächtnissen der Alten entwurzelt und entwertet.
- Das Nichtbewußtmachen unaufgelöster Konflikte führt zur Wiederkehr des Verdrängten in der nächsten Generation.
- Unaufgedeckte Lebenslügen, falsche Ideale der Eltern erschweren die Identitätsbildung der Kinder.
- Bestehende Doppelbindungen widersprüchlicher Delegationen stehen in Beziehung zu Ausbruchs- und Ausschließungsversuchen der nächsten Generation.
- Nicht stattfindende Konfliktlösung und Versöhnung können mit Familienzerfall in der Folgegeneration einhergehen.

Der in der Mehrgenerationenperspektive tätige Familientherapeut geht den Weg zu den Alten in der Regel von der jungen Generation aus. Diese Betrachtungsweise soll an einem kurzen *Fallbeispiel* illustriert werden:

Die 32jährige Patientin hat seit einem Jahr wegen Angstattacken ihr Haus nicht mehr verlassen. Sie arbeitet als Diplombetriebswirtin zusammen mit ihrem Mann in der elterlichen Firma. Im gleichen Zeitraum leidet die Mutter an starken Herz- und Glenkbeschwerden. Die Erkrankungen werden von der Familie auf die krisenhafte Zuspitzung der finanziellen Verhältnisse der Firma bezogen. Die Mutter spielt mit dem Gedanken, diese zu verkaufen, die Tochter macht ihr starke Vorwürfe und möchte das Erbe verwalten. Wie die Mutter, verehrt die Tochter den geschäftlich erfolgreichen Großvater, der vor 10 Jahren starb.

Zu den über die Generationen vermittelten Vermächtnissen stellt sich heraus:

a) Geschäftliches hatte immer Vorrang vor persönlichen Werten: Der Großvater drohte seiner Frau mit Scheidung, als diese die Mitarbeit seines Bruders in der Firma verhindern wollte.
b) Unaufgedeckte Schuld war der Hintergrund bei diesem Prozeß: Der Großvater hatte entgegen der Erbfolge als jüngster seiner Brüder das Geschäft übernommen und damit Verpflichtungen seinem ältesten Bruder geegnüber einzulösen.
c) Durch die Einbeziehung dieses 86jährigen, in einem Altersheim lebenden Bruders des Großvaters, war es möglich geworden, daß dieser einen Teil des ausbezahlten Vermögens in Millionenhöhe in der Firma beläßt und dadurch postmortem einen Ausgleich zwischen den Brüdern herstellt. Als Retter konnte er eine Teilversöhnung zwischen sich und der jüngeren Generation herbeiführen, was zu einem erstmals wieder intensiveren Kontakt führte.
d) Der verherrlichte innovative und erfolgreiche Großvater konnte angesichts seines doppelbödigen Vermächtnisses, eine „erfolgreich defizitäre" Firma zu hinterlassen, entidealisiert werden. Seine Delegation, wer nach mir kommen will, muß noch einmal von vorne anfangen, konnte im Hinblick auf die Chancenlosigkeit des Nachfolgers aufgedeckt werden.
e) Zur Loyalität: Seine einzige Tochter, die er immer eng an sich gebunden hatte, hatte den Doppelauftrag, ihm treu und verbunden zu bleiben, aber gleichzeitig Chefin zu werden, ihr Mann durfte nicht seine Nachfolge antreten. Doppelbindungen und Delegationen fixieren die Mutter in einer dauerhaft triangulierten Position. Herzneurotische Beschwerden treten auf bei dem Gedanken, die Firma zu verkaufen.
f) Diese asymmetrische Rollenverteilung setzte sich auch in der dritten Generation fort, auch hier sollte die Frau die Führung übernehmen, auch ihr Mann wird vom Schwiegervater ausgeschlossen.

Zusammengefaßt kommt durch die Angstsymptomatik der Patientin die gesamte sich langsam voranbewegende Geröllawine der Vermächtnisse und Delegationen zum Stoppen, und die mühsam ausgeglichenen Spannungen eskalieren.

Geschlechts- und Berufsrollen mußten in der Familientherapie neu angegangen werden, das Vermächtnis und der unaufgelöste Bruderkonflikt konnten erstmals offen angesprochen werden und auch an der richtigen Stelle der Lösung übergeben werden. Hier spielte wie dargestellt die Einbeziehung der ältesten Generation die entscheidende Rolle. Diese transgenerationellen Vermächtnisse, Loyalitäten, Verdienstkonten, Familientribunale, Ausgleichsbestrebungen und Delegationen, das Geben und Nehmen, wie sie von Boszomenyi-Nagy [2] beschrieben werden, geben der Großelterngeneration eine Schlüsselposition. Auch wenn hier häufig starre Regeln und Traditionen auf den ersten Blick nur wenig Spielraum ermöglichen, können meist über das Verständnis ein affektiver Ausgleich und wichtige Versöhnungsarbeit eingeleitet werden. Neben dieser Arbeit am gemeinsamen Familiensinn kommt es automatisch zu einer prophylaktischen, konfliktaufdeckenden Arbeit. Die Bewältigungsressourcen müssen nicht von außen gestellt werden, sie liegen immer in Ansätzen in der Familie verborgen.

Die Einbeziehung der Familie bei Krisen im Alter

Ein weiteres kurzes Fallbeispiel:

Eine 76jährige Patientin war wegen eines spastischen Kolons in der Inneren Medizin dem psychosomatischen Konsiliarius vorgestellt worden. Es stellte sich eine reaktive Depression bei einem Bindungs- und Trennungskonflikt heraus: Durch die zunehmende Pflegebedürftigkeit ihrer 99jährigen Mutter, mit der sie kontinuierlich zusammenlebte, fühlte sich die sehr agile Tochter, die Stadt- und Museumsführungen macht, eingeengt und nun gedrängt, sich von der Mutter abzulösen. Ihre jüngere, 73jährige Schwester, Mutters Liebling, hatte sich im Erleben der Patientin immer schon auf die Sonnenseite gestellt, es sich immer leicht gemacht und wollte sich auch nun wieder bei der Versorgung heraushalten.

Die Patientin hatte längst ihr Verdienstkonto ausgeglichen, der Preis, von der Mutter etwas zu holen, was sie vorenthalten erlebte, war hoch gewesen, sie hatte keine eigene Familie gegründet. Aber alle drei Frauen hatten in den unausgetragenen infantilen Konflikten sich offensichtlich affektiv vital und auch äußerlich jung gehalten. In einem einmaligen gemeinsamen Gespräch einschließlich der 99jährigen Mutter konnten die schon vorbewußt verstandenen Konflikte offen ausgetauscht werden, die Situation der schuldhaften Bindung und der Rivalitätskonflikte der Schwestern waren unter dem Schutz des Therapeuten sofort klärbar. Unter Einbeziehung einer ambulanten Haushilfe konnten die Schwestern die Lasten der Betreuung untereinander umverteilen.

Hiermit soll dargestellt werden, wie in Krisensituationen, wie auch etwa Heimunterbringungen, Ausstoßungs- und Bindungskräfte, die meist unausgetragen in Familien vorhanden sind, neu aktiviert werden. In dieser Situation kann sehr rasch der gemeinsame Trauer- und Trennungsprozeß durch Ausstoßung blockiert werden und schuldhafte Verstrickungen können tradiert werden.

Vor allem über das Gesprächsangebot kann ein offener kommunikativer Austauch herbeigeführt werden, der die längst bekannten, nie ausgesprochenen Konflikte in Bewegung bringen kann. Diese Krisen stellen sich in der Regel dem Hausarzt, der bei entsprechender Einbeziehung der Familie wesentlich effektiver und konstruktiver zur Krisenbewältigung beitragen kann. Meist sind es gerade bei Pflegeproblemen und Heimunterbringungen einzelne Familienmitglieder, die divergente Interessen haben. In der Zusammenführung aller können die wirklich wirksamen, oft unterschwelligen Kräfte an einen Tisch und zum Austragen gebracht werden. Die hierin liegende psychohygienische Funktion kann als bedeutsam erachtet werden.

Der Demenzpatient und seine Familie

Nachdem bereits kognitive und verhaltenstherapeutische Zugangswege dargestellt wurden (vgl. Beitrag Kurz), soll hier v. a. die affektive Belastung der Angehörigen angesprochen werden.

Gerne wird die Situation des Demenzpatienten so dargestellt, daß Eltern wieder zu Kindern werden. Die Analogie zum Kleinkind besteht v. a. in der Abhängigkeit, Hilflosigkeit und dem Angewiesensein auf mütterliche Versorgung. Bruder [4] beschreibt die Rollenumkehr, wo die Betreuer, meist Töchter oder Schwiegertöchter, zur Mutter werden, auch als „Mutti" angeredet werden. Patienten reden über sich ähnlich wie Kinder in der dritten Person. Im Gegensatz zur Kindheit impliziert die Demenz jedoch Unfähigkeit, Rückbildung, Identitätsverlust und schließlich Tod, während die Kindheit stets Hoffnung und Entwicklung enthält. Dieser Aspekt ist für den Betreuer, der mit seiner eigenen Regulation von Wachstum und Einschränkung, mit Zerfall und Tod konfrontiert ist, von elementarer Bedeutung. Seine Angstabwehr wird mobilisiert, sein ungelebtes Leben angesprochen, Sinnfragen werden gestellt. Die Einengung intellektueller Kontaktmöglichkeiten kann schmerzlich eigene reduzierte Fähigkeiten im unmittelbaren herzlichen körperlichen Umgang bewußt machen. Die Neueinstellung auf die reduzierten Kontaktmöglichkeiten ist für Angehörige ein schwieriger Anpassungsprozeß. Besonders belastet sind in der Regel Familien, in denen die Demenz des Alten gerade von geringer Ausprägung zu einem mittleren Schweregrad fortschreitet. Bei ausgeprägten Dementen hat sich meist eine gewisse Sicherheit des Umgangs entwickelt, wenn es auch emotional schwer genug ist, mit der fortschreitenden personalen Entfremdung umzugehen.

Durch die Dissoziation zwischen den meist stark eingeschränkten kognitiven Fähigkeiten und der besser erhaltenen emotionalen Intuitivität ergeben sich bei der Betreuung besondere Möglichkeiten und Schwierigkeiten:

1) Für die Angehörigen ist es sehr schmerzlich, den Kampf des Alten um seine schwindende Selbständigkeit mitzuerleben. Bemühungen gehen oft dahin, die Erfahrung der Abhängigkeit möglichst lange zu ersparen, die Fertigkeit in Teilbereichen möglichst zu stärken. Oft ist die schließlich eingetretene Hilfsbedürftigkeit und elementare Abhängigkeit auch eine emotionale Tür für Angehörige, die lange für sie verschlossen war. Jetzt ist eine emotionale Annäherung möglich geworden. In einer neuen Zeichensprache, wie sie Feldmann [6] sehr einfühlsam darstellte, können affektive Signale, die vorher isoliert waren, in der Beziehung zum Tragen kommen. Am Ende der Pflege soll das Gefühl der Dankbarkeit und nach dem Tode des Gepflegten das Gefühl, es „befriedigend zu Ende gebracht zu haben", stehen.

2) Es geht darum, wie Lauter [10] sagt, den Dementen aus Abwehr und Ausgrenzung herauszulösen, ihm aber ausreichend Raum zum Rückzug zu geben, um ihn nicht mit der falschen Sprache zu überfordern und zum Analphabeten zu machen.

3) Bei den Interaktionsprozessen innerhalb der Familie fällt auf, wie stabile Muster sich auch trotz der Demenz des Patienten wiederholen und der Demente affektiv an diesen teilhat. Der Familie gibt diese affektive Anteilnahme wiederum Kraft für die Betreuungsarbeit.
4) Ein wichtiges Thema bei Dementen ist die Angst vor dem Verlassenwerden. Diese frühesten Ängste werden durch direkte oder indirekte Drohungen mit der Heimunterbringung oder durch die phantasierte Heimunterbringung ausgelöst. Die Heimangst signalisiert auch, daß die Umsorgung wahrgenommen wird, die Angst vor deren Beendigung groß ist und daß oft hinter dem trotzigen manifesten Verweigern eine starke Abhängigkeit gelebt wird. Diese Bindungsseite auch des Trotzes ist den Angehörigen immer wieder zu vermitteln. Der manipulative, teilweise erpresserische Einsatz der Schwächen stößt häufig Aggressionsspiralen an, die den Angehörigen zermürben können. Um diese affektive Belastung zu reduzieren sollte immer wieder auf die Erhaltungs- und Angstseite der Machtkämpfe verwiesen werden.
5) Oft ist es nicht so sehr die Fähigkeit, Hilfe zur Verfügung zu stellen, die sich in der Balance zwischen Helfen und Sich-Helfen-Lassen stellt, vielmehr die Schwierigkeit auch des alten Menschen, Hilfe anzunehmen, ohne dabei das Gefühl zu haben, an Autonomie und Würde einzubüßen. Diese Aufrechterhaltung des Stolzes stellt die Helfenden oft vor Barrieren. Häufig findet man alte Menschen vor, die ängstlich und mit aller Kraft um eine Fassade, ein Bild ihrer selbst kämpfen, das als leistungsfähig und belastbar angesehen werden kann. Sie befürchten, im Moment der erkennbaren Schwäche ausgestoßen zu werden. Dieser individuelle Stolz findet sich auch in vielen Familien als „Familienstolz": Sie bürden sich auf, die Versorgung ihres alten und pflegebedürftigen Angehörigen ausschließlich mit eigenen Ressourcen leisten zu müssen. Hier ist auch von außen die Beurteilung und Entlastung notwendig, um nicht die Ressourcen ausbrennen zu lassen.
6) Die häufig fluktuierende Fähigkeit der Realitätsprüfung des Dementen macht es Angehörigen oft schwer, hinter vielen Verhaltensweisen nicht böse Absicht zu entdecken, etwa wenn das alte Familienmitglied den Urinfleck, den es auf dem Sessel hinterlassen hat, verleugnet. Hier ist es wichtig, Informationen über diese Unfähigkeiten zu geben und abzugrenzen von der Schwäche, die als Machtmittel manipulativ eingesetzt wird.

Bei der begleitenden Familienbetreuung, die in der Regel beim Allgemeinarzt liegt, ist zusammengefaßt die gemeinsame Trauerarbeit des fortschreitenden Verlustes zu leisten. Wichtig ist es, die Schuldverpflichtungen und die daraus resultierende Überprotektivität, das Verausgaben und schließlich Ausbrennen zu erfassen, um nicht die Trauer der Angehörigen in Depression übergehen zu lassen.

Noch einmal zu der wichtigen Balance zwischen Geben und Nehmen:
Ein Fallbeispiel:

Eine 60jährige pflegt hingabevoll ihren verwirrten 86jährigen Vater. Sie kann mütterliche Gefühle reaktivieren, kann empathisch dessen Fähigkeiten herausfiltern, indem sie Gedichte repetiert, alte Lieder singt und seine begrenzten motorischen Möglichkeiten ausschöpft. Sie genießt es zunächst, den Vater so elementar abhängig von sich zu erleben und gleichzeitig die eigenen Abhängigkeitsbedürfnisse ausgleichen zu können, die in der Kindheit nicht realisierbar waren. Diese Balance zwischen Geben und Nehmen wird jedoch zunehmend, nachdem ein Status quo eingetreten ist und über Jahre die Verwirrtheit konstant blieb, auf Kosten eigener Lebensmöglichkeiten verschoben. Erst durch das Auftreten eigener somatischer Schwierigkeiten und Schwächezustände ist es möglich, den gezahlten Preis auch anzusprechen.

Die Tochter wurde zur Symptomträgerin als Ausdruck einer Dysbalance. Hier ist es wichtig, das Gefangensein in Verpflichtungen und Treuebindungen zum Familienproblem zu machen und der Selbstüberforderung rasch ein Ende zu setzen, damit nicht neue Konten der nächsten Generation eröffnet werden müssen. In diesem Fall erwies sich die Heimunterbringung mit intensiver Betreuung durch die Angehörigen in den 4 Jahren bis zum Tode des Vaters als Kompromiß, der allen Beteiligten nutzte.

Ansätze der Familienbetreuung

Eine familienorientierte Medizin oder Familienpsychosomatik [8] ist auf die Einbeziehung des Partners, der Familie und der weiteren Umgebung der Kranken ausgerichtet. Sie zielt darauf ab, die soziale Integration trotz vorhandener Einschränkung, Behinderung und Veränderung so lange wie möglich im gewohnten bzw. gewünschten sozialen Milieu zu erhalten oder eine soziale Reintegration zu erreichen. Dabei müssen die besonderen Einstellungs- und Verhaltensweisen der Kranken wie auch ihre eingeschränkte Fähigkeit, soziale Rollen zu erfüllen, respektiert und akzeptiert werden. Wichtige Beiträge zum Coping in Familien kommen von der Bewältigungsforschung, die sich besonders chronischer Krankheiten und ihres Einflusses auf die Identität und Lebensqualität annimmt. An dieses Konzept knüpfen Hilfestellungen für Angehörige etwa in Form von Angehörigengruppen von Altenheimbewohnern oder von Dementen an [4, 23]. Unterbringung, Pflege oder Rehabilitation Älterer gestalten sich günstiger, wenn einzelne Familienangehörige oder die gesamte Familie von Anfang an in den Prozeß einbezogen werden. Zukünftige Heimbewohner werden zusammen mit ihren Familienangehörigen vor und während der Heimaufnahme bis zur Eingewöhnung beraten [3].

Familientherapie im engeren Sinne wird bis auf wenige Ausnahmen [8] bislang praktisch nicht durchgeführt [11, 13]. Wie dargestellt, zielen die familiendynamischen Konzepte darauf ab, den Älteren als Mitglied in die Behandlung der Gesamtfamilie einzubeziehen. Erst auf Ältere zentrierte familientherapeutische Behandlungskonzepte erlauben es, gegebene Möglichkeiten einer Familientherapie systematisch zu untersuchen. Beim differenzierten Behandlungsangebot für psychisch Alterskranke in einer psychiatrischen Institutsambulanz kommt familientherapeutischen Ansätzen eine wichtige, von Möglichkeiten und Umfang bisher jedoch nicht ausreichend untersuchte Bedeutung bei [11].

Literatur

1. Boszormenyi-Nagy I, Spark GM (1973) Invisible loyalties: Reciprocity in intergenerational family therapy. Harper & Row, New York (Dt. Ausg. 1981: Unsichtbare Bindungen. Die Dynamik familiärer Systeme. Klett-Cotta, Stuttgart)
2. Boszormenyi-Nagy I (1989) Transgenerationelle Solidarität: Therapie und Prävention in einem erweiterten Kontext. Psychother Med Psychol 39:433–484
3. Brody EM (1977) Long-term care of older people: A practical guide. Human Sciences, New York
4. Bruder J (1983) Zur Gruppenarbeit mit Angehörigen von dementen und nicht-dementen alten Menschen. In: Radebold H (Hrsg) Gruppenpsychotherapie im Alter. Vandenhoeck & Ruprecht, Göttingen
5. Bundesministerium für Jugend, Familie und Gesundheit (1986) Vierter Familienbericht. Die Situation der älteren Menschen in der Familie. Bonn
6. Feldmann L (1989) Leben mit der Alzheimer-Krankheit. Piper, München
7. Joraschky P (1986) Psychotherapie im höheren Lebensalter. Nervenheilkunde 5:186–189
8. Kluge C, Kluge P (1982) Familientherapeutische Möglichkeiten für das höhere und hohe Alter im Rahmen einer ärztlichen Praxis. In: Radebold H, Schlesinger-Kipp G (Hrsg) Familien- und paartherapeutische Hilfen für ältere und alte Menschen. Vandenhoeck & Ruprecht, Göttingen
9. König R (1976) Soziologie der Familie. In: König R (Hrsg) Handbuch zur empirischen Sozialforschung, 2. Aufl, Bd 7. Enke, Stuttgart, S 1–217
10. Lauter H (1989) Vorwort. In: Feldmann L (Hrsg) Leben mit der Alzheimer-Krankheit. Piper, München
11. Radebold H (1989) Psycho- und soziotherapeutische Behandlungsverfahren. In: Platt D (Hrsg) Handbuch der Gerontologie, Bd 5: Neurologie, Psychiatrie. Fischer, Stuttgart New York
12. Radebold H (1990) Psychosomatische Sicht des höheren Lebensalters. In: Uexküll T von (Hrsg) Psychosomatische Medizin, 4. Aufl. Urban & Schwarzenberg, München Wien Baltimore, S 1099–1121
13. Radebold H, Schlesinger-Kipp G (1982) Familien- und paartherapeutische Hilfen bei älteren und alten Menschen. Vandenhoeck & Ruprecht, Göttingen
14. Richter HE (1972) Patient Familie. Reinbek, Rohwohlt
15. Rosenmayer L, Köckeis E (1965) Umwelt und Familie alter Menschen. Luchterhand, Neuwied (Aufl. 1983: Severin & Siedler)
16. Rosenmayer L (1983) Die späte Freiheit. Das Alter – ein Stück bewußt gelebten Lebens. Berlin
17. Schwob P (1988) Großeltern und Enkelkinder. Zur Familiendynamik der Generationsbeziehung. Asanger, Heidelberg
18. Sperling E, Massing A, Reich G, Georgi H, Wöbbe E (1982) Die Mehrgenerationen-Familientherapie. Vandenhoeck & Ruprecht, Göttingen
19. Sperling E (1982) Zur Dynamik der Mehr-Generationen-Familie. In: Radebold H, Schlesinger-Kipp G (Hrsg) Familien- und paartherapeutische Hilfen bei älteren und alten Menschen. Vandenhoeck & Ruprecht, Göttingen
20. Stierlin H (1982) Delegation und Familie. Suhrkamp, Frankfurt am Main
21. Stosberg M (1989) Alter und Familie. Zur sozialen Integration älterer Menschen. Habilitationsschrift, Universität Nürnberg-Erlangen
22. Weakland JH, Herr JJ (1988) Beratung älterer Menschen und ihrer Familien, 2. Aufl. Huber, Bern Stuttgart Toronto
23. Zarit SH (1979) Organic brain syndromes and the family. Univ of Southern California Press, Los Angeles

Bedeutung der medikamentösen Therapie dementieller Prozesse

K.-H. Ruhl

Das Interesse an der gleichermaßen sensiblen wie komplexen Problematik der Geriatrie ist nicht nur durch die soziodemographische Entwicklung der Bevölkerung bedingt, sondern wird auch als eine *soziale* und *gesellschaftliche Aufgabe* mit *hoher* Priorität verstanden.

Naturgemäß erweckt ein neuentwickeltes Arzneimittel zur Behandlung von Hirnleistungsstörungen im Hinblick auf den Wirkmechanismus (unter besonderer Berücksichtigung der Progredienzhemmung) anspruchsvolle Erwartungen.

Über den Wirksamkeitsnachweis hinaus ist es wegen der gesundheitspolitischen Rahmenbedingungen in der BRD geboten, auch die *Wirtschaftlichkeit* eines neuen Medikaments zu belegen. Der aus dem Einsatz einer Neueinführung erwachsende *Nutzen* für alle Beteiligten (v.a. die Volkswirtschaft, Krankenkassen und nicht zuletzt die Patienten und deren Familien) sollte in monetären Kategorien erfaßt und gegen die Kosten abgewogen werden. Damit wird gegenüber den Entscheidungsträgern im Gesundheitswesen deutlich gemacht, daß ein pharmazeutisches Unternehmen bereit ist, über die wirtschaftlichen Konsequenzen seiner Neuentwicklung Rechnung zu tragen (Abb. 1).

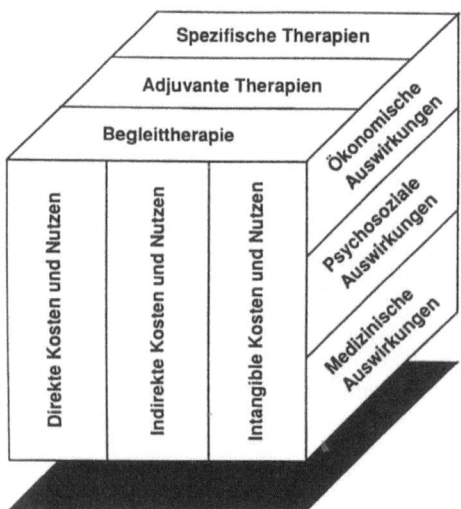

Abb. 1. Dimensionen der Wirtschaftlichkeitsanalyse

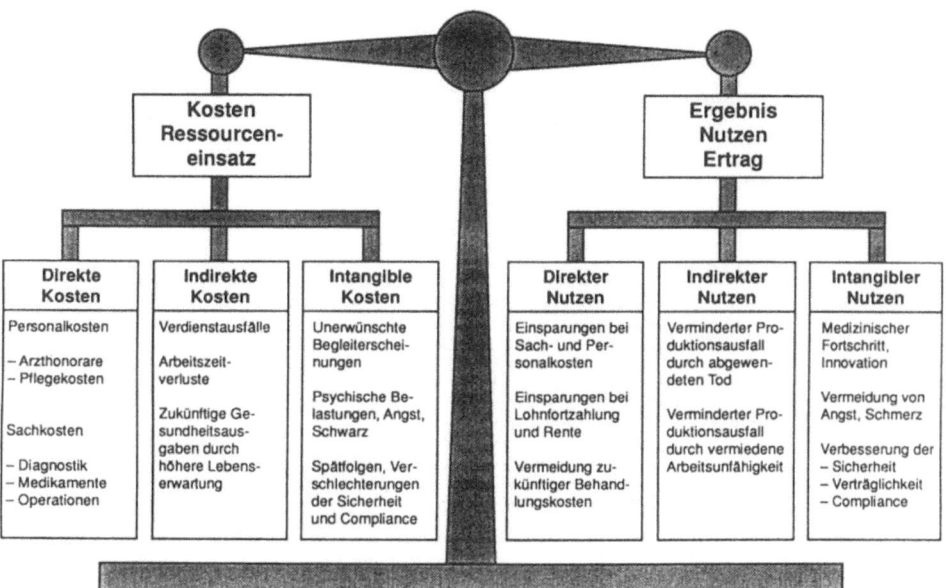

Abb. 2. Kosten-Nutzen-Vergleich

In der Tat hat die vergleichsweise junge Disziplin der *Gesundheitsökonomie* aussagefähige Analysen im Kosten-Nutzen-Vergleich erstellt, vorzugsweise bei abgegrenzten und überschaubaren Krankheitsbildern (Abb. 2).

Methodische Probleme treten dann auf, wenn es sich wie im Falle der Hirnleistungsstörungen um fließende Übergänge von Symptomen und Beschwerden sowie um die Diagnosesemantik handelt. So verwenden niedergelassene Ärzte zur Bezeichnung von Hirnleistungsstörungen im Alter häufig die Termini *zerebrale Durchblutungsstörungen, zerebrovaskuläre Insuffizienz* und *Zerebralsklerose;* allein unter diesen Diagnosenstellungen erfolgen jährlich mehr als 10 Mio. Arzt-Patienten-Kontakte.

Ein weiteres Problem resultiert aus dem Sachverhalt, daß *kognitive* und *affektive* Störungen alter Patienten als eher naturgegeben betrachtet werden und daher nicht annähernd so häufig diagnostiziert werden, wie dies aus medizinischer und sozialer Plausibilität zu erwarten wäre.

Ein Beispiel mag für viele andere stehen:
Eine Repräsentativumfrage bei niedergelassenen Ärzten für Allgemeinmedizin und Internisten zur Definition des hirnorganischen Psychosyndroms (HOPS) zeigt einen hohen Stellenwert der „depressiven Verstimmung". Dennoch wird die Depressivität – im Vergleich zu mittleren Altersklassen – bei alten Patienten relativ wenig diagnostiziert und behandelt, sicher ein auffälliges und erklärungsbedürftiges Phänomen (Abb. 3).

Offensichtlich richtet der behandelnde Arzt aufgrund der Dominanz der Multimorbidität alter Menschen seine Aufmerksamkeit primär auf die im

Antworten auf "offene Frage":

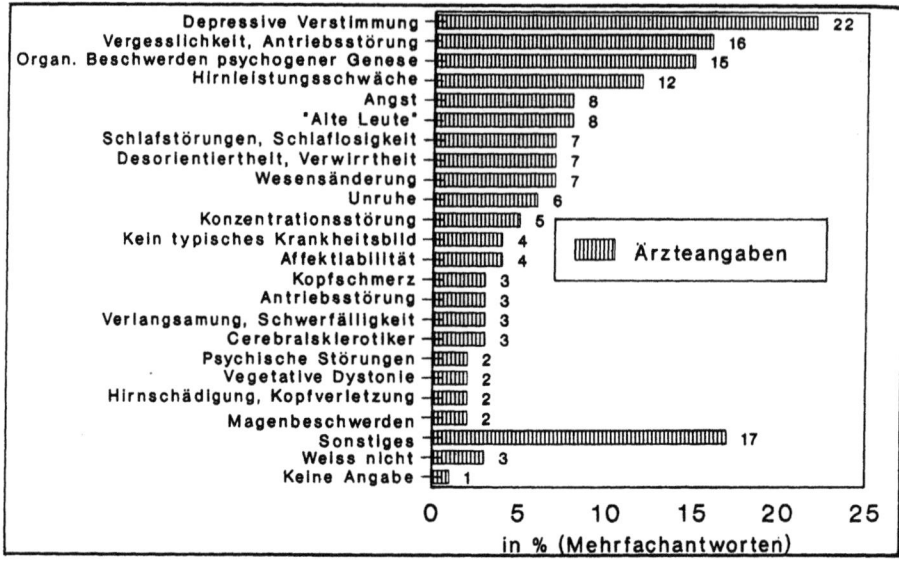

Abb. 3. Umfrage bei praktischen Ärzten/Internisten (n = 237): „Wie definieren Sie das organische Psychosyndrom? Wie sieht der ‚typische' Patient aus?"

Vordergrund stehenden Organerkrankungen. Der Patient wiederum äußert sich nicht oder allenfalls andeutungsweise über seine psychischen und sozialen Probleme. Es kommt daher nicht zu einem Konsensus: Musterbeispiel einer verschwiegenen, übersehenen und uneingestandenen Problematik!

Läßt sich dieser erstaunliche Vorgang aus der Sicht des Patienten mit dem Argument einer gewissen Resignation erklären, so lassen sich zum *Verhalten des Arztes* folgende Hypothesen formulieren:

- Zwar sieht der Arzt täglich bei alten Patienten eine Vielzahl seelischer Belastungen (durch die Lebensbedingungen des Alters) und zugleich eine abnehmende Fähigkeit der Problemverarbeitung; er betrachtet aber die daraus resultierenden Verstimmungszustände nicht als im eigentlichen Sinne auffällig oder gar pathologisch.
- Selbst wenn es ein ärztliches Anliegen sein sollte, auf die deprimierende Verfassung alter Menschen einzugehen, besteht jedoch wenig Interesse an einer differentialdiagnostischen Abklärung oder einer diagnostischen Einordnung.
- Man beschäftigt sich wenig damit herauszufinden, ob die Resignation und Unbeteiligtheit alter Patienten eher ihrer sozialen Situation entspricht oder vielmehr eine Reaktion auf körperliche Abbauprozesse darstellt.
- Auch wenn man die Insuffizienzgefühle und Unzufriedenheiten versteht, ja sogar nachvollziehen kann, werden jedoch diese nicht als abnorme Reaktionen empfunden.

Insgesamt treten bei niedergelassenen, nichtpsychiatrischen Ärzten folgende *Motivationen* in Erscheinung:

- die Entpathologisierung depressiver Zustände durch ihre Häufigkeit bei alten Patienten,
- die Uneindeutigkeit der Bewertung depressiv-resignativer Haltungen zur Lebensbewältigung alter Menschen,
- die Unklarheiten über Auswirkungen und Wechselbeziehungen zwischen Alterserscheinungen und Depressivität,
- die bislang fehlenden kausaltherapeutischen Perspektiven für die Behandlung der Demenz!

Jedenfalls: Wenn die im Gefolge eines HOPS einhergehende depressive Verstimmung gewissermaßen als der Normalzustand des Alters verstanden wird, wundert es nicht, wenn entsprechende Diagnosenstellungen unterbleiben und wirksame Hilfen nicht erfolgen.

Ungeachtet der z.Z. noch existierenden Defizite in der Erkennung und Zuordnung der Demenz wird der Versuch gewagt, Hinweise auf die volkswirtschaftliche Bedeutung dieser Krankheit zu vermitteln.

Bevölkerungsstruktur

Der Anteil der Einwohner über 65 Jahre ist in den letzten Jahrzehnten von 3 Mio. (Weimarer Republik) auf 6 Mio. (1970) auf heute 9 Mio. (bei gleichbleibender Bevölkerungszahl von etwa 60 Mio.) angestiegen (Abb. 4).

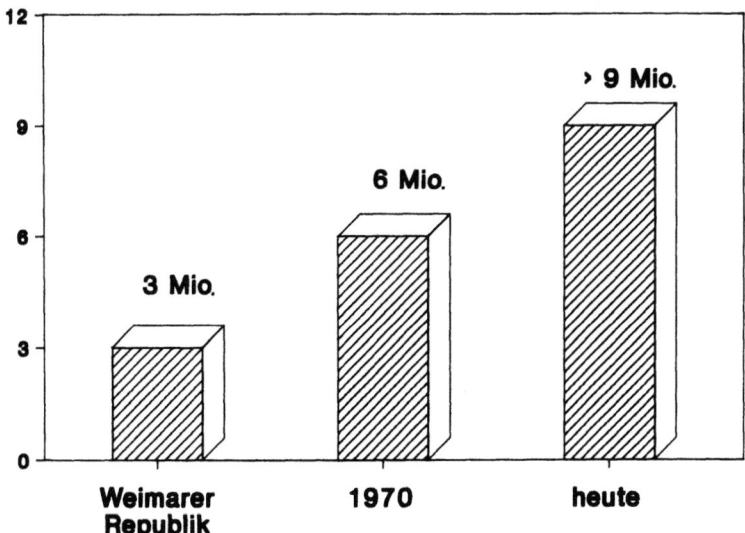

Abb. 4. Bevölkerungsentwicklung der Altersgruppe >65 Jahre

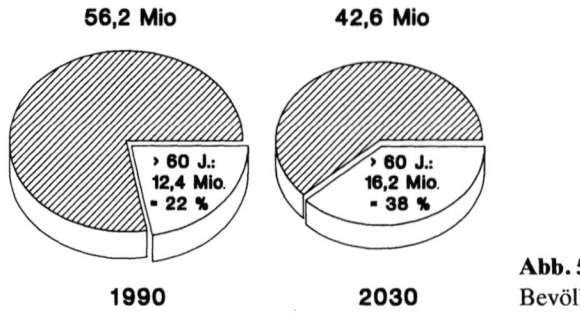

Abb. 5. Prognose der Bevölkerungsentwicklung

Heute werden Männer durchschnittlich 71 Jahre und Frauen 78 Jahre alt.
Aus diesem gesellschaftlichen und medizinischen Fortschritt resultieren hohe Kosten im Gesundheitswesen. Die über 65jährigen mit einem Anteil von ca. 15% der bundesdeutschen Bevölkerung verursachen 54% der Kosten für *Arzneimittel* und 49% der Kosten für die stationäre Behandlung.

Ein anderes Beispiel:

Die Krankenversicherung der Rentner nahm 1986 fast 20 Mrd. DM ein. Gleichzeitig hatte sie aber 46,3 Mrd. DM für die alten Patienten aufzubringen! Bei der absehbaren Bevölkerungsentwicklung wird diese Schere zukünftig noch weiter auseinanderklaffen.

Es ist von Interesse, daß 40% der über 65jährigen (Grundgesamtheit) allein im eigenen Haushalt leben.

Prognose der Bevölkerungsentwicklung

Nach einer vom Bundesinnenministerium 1987 veröffentlichten Modellrechnung wird für die Bundesrepublik Deutschland bis zum Jahre 2030 eine Abnahme der Bevölkerung auf 43 Mio. erwartet (Abb. 5).

Folge: Die Zahl der über 60jährigen steigt auf 16 Mio. an. Infolge gestiegener Lebenserwartung und niedrigerer Geburtenrate steigt der Anteil der Älteren auf nahezu 40% („Jahrhundert der Senioren").

Krankenzahlen und Kosten für Patienten mit Hirnleistungsstörungen heute

Etwa 25% der Altenbevölkerung der Bundesrepublik Deutschland leiden unter psychischen Störungen unterschiedlicher Schweregrade. Dazu tragen Neurosen und Persönlichkeitsstörungen mit 11% bei. Die schweren und leichteren Formen hirnorganischer Psychosyndrome halten sich mit jeweils 5% die Waage. Mit zunehmendem Alter steigt die Prävalenz dieser Erkrankung steil an:

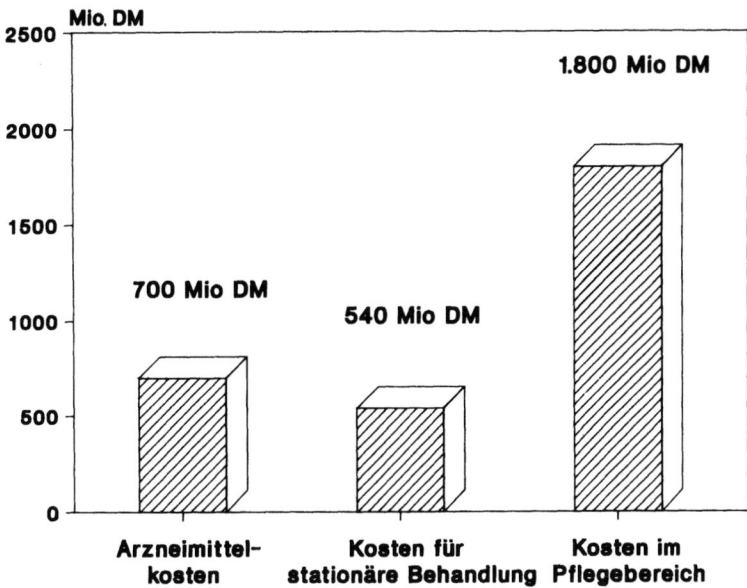

Abb. 6. Hirnleistungsstörungen

Bei den über 85jährigen finden sich 20% schwere und mittelschwere Demenzen.

Was kosten Hirnleistungsstörungen heute?

Die bereits erwähnten 10 Mio. Arzt-Patienten-Kontakte erzeugen 700 Mio. DM an Arzneimittelkosten; auf diesen Posten wird an späterer Stelle en détail eingegangen.

Zur stationären Behandlung:

1987 gab es 73 500 Krankenhausfälle, wobei jeder Fall durchschnittlich 7400 DM an Kosten verursachte. Jeder dieser Patienten lag durchschnittlich 25 Tage in der Klinik, während der durchschnittliche Krankenhausaufenthalt sonst 15 Tage dauert.

Die stationäre Behandlung verursacht somit 540 Mio. DM (Abb. 6).

Hohe Kosten für demente Patienten fallen in Pflegeheimen an. Hier interessieren primär die Sozialhilfekosten, für die die Allgemeinheit aufzukommen hat. In psychiatrischen Einrichtungen und in Alten- bzw. Pflegeheimen leiden 25% an schweren Hirnleistungsstörungen. Nach der Sozialhilfestatistik 1987 gibt es 265 000 Sozialhilfeempfänger, die in Einrichtungen leben und Hilfe zur Pflege erhalten. Diese Pflegehilfe verursacht jährlich Kosten von 27 000 DM pro Person, also insgesamt 7,1 Mrd. DM. Setzt man den Schlüssel von 25% dementen Personen in Pflegeeinrichtungen an, so entfallen Pflegeaufwendungen aus den Sozialhilfeausgaben in Höhe von knapp 1,8 Mrd. DM auf Patienten mit Hirnleistungsstörungen.

Ohne Berücksichtigung der ärztlichen ambulanten Kosten verursachen demente Personen also zusammengenommen Kosten in Höhe von 3 Mrd. DM jährlich.

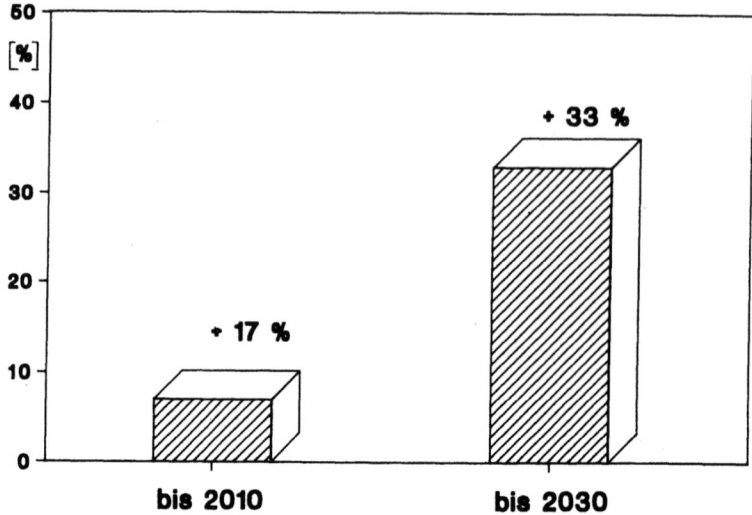

Abb. 7. Prognose der Kostenentwicklung zur Behandlung von Hirnleistungsstörungen (allein aufgrund der Bevölkerungsentwicklung)

Prognose der Kostenentwicklung unter Berücksichtigung der Bevölkerungsentwicklung

Auf der Basis der epidemiologischen Daten ist infolge der zunehmenden Zahl alter Patienten in unserer Bevölkerung mit einem Kostenanstieg derjenigen mit Hirnleistungsstörungen um 17% in den nächsten 20 Jahren und um 33% bis zum Jahre 2030 zu rechnen (Abb. 7).

Unberücksichtigt sind dabei sogar folgende Faktoren:

- Für Demenzen ist der Gradient der Zunahme erheblich steiler als für die meisten anderen Erkrankungen. Die Prävalenzrate dementieller Krankheiten steigt für jede Dekade jenseits des 65. Lebensjahres um das 4fache.
- 85–90% der betreffenden Patienten leben z. Z. noch in Privathaushalten. Angesichts der Tatsache, daß immer mehr Personen älter werden und damit auch häufiger an Demenzen erkranken und vor dem Hintergrund der Frage, ob die heute Jungen noch bereit sein werden, die alten Kranken zu Hause zu pflegen, ist eine weitere Zunahme der Kosten im Pflegebereich programmiert.
- Hinzu kommt noch, daß es immer mehr kinderlose Ehepaare gibt. Stirbt ein Partner, so ist der Zurückgebliebene, der erkrankt, erst recht auf die Hilfe in Pflegeeinrichtungen angewiesen.

Es ist die große Aufgabe unserer Zeit, auch dem alten Menschen in unserer Wohlstandsgesellschaft sein volles Recht zu geben, ihn gleichberechtigt neben die junge Generation zu stellen und ihm auf seine speziellen Bedürfnisse ausgerichtete Medizin anzubieten. Das Ziel muß es sein, das Nachlassen der Hirnleistung zu bremsen und die Pflegebedürftigkeit der an Demenz Erkrankten zu verhindern oder wenigstens hinauszuzögern.

Der ökonomische Nutzen der medikamentösen Therapie von Hirnleistungsstörungen

Die bereits erwähnten 700 Mio. DM an Arzneimittelkosten werden insgesamt von etwa 1 Mio. Patienten verursacht; demnach würde der rechnerische Durchschnitt 700 DM/Patient und Jahr betragen.

Indessen sieht die Realität anders aus:

Fundierten Marktuntersuchungen zufolge zeichnet sich mehr als ein Drittel der Patienten durch diskontinuierliche Einnahmegewohnheiten aus (situativ-passagere Beschwerden, Ad-hoc-Verordnungen, kurzfristige Medikation, aber auch mangelhafte Compliance).

Zieht man die Verbrauchsanteile „gelegentlicher" Verwender – unter Berücksichtigung unterschiedlicher Laufzeiten – von der Gesamtsumme ab, so errechnen sich für den chronischen Verwender Arzneimittelkosten zu Lasten der gesetzlichen Krankenversicherung in Höhe von

DM 891,72 pro Patient und Jahr.

An diesem Betrag kann sich die Herstellerfirma einer neuen Substanz orientieren.

Der Nutzen der medikamentösen Therapie liegt nach der Einführung eines neuen Moleküls

– in einer wirksamen medikamentösen *Alternative* gegenüber einem (zumindest partiellen) therapeutischen Nihilismus und somit in der *Substitution obsoleter Produkte* und v. a.
– in der Reduzierung oder gar Vermeidung der Pflege in aufwendigen Einrichtungen.

Der Nutzen erfolgt im Zeitablauf; immer mehr Neuerkannte werden einer Therapie mit Vinpocetin zugeführt, die Pflegekosten gehen zurück. Diese Pflegeeinsparung kommt den Krankenkassen besonders zugute, wenn die Patienten nicht oder allenfalls später zu Schwerstpflegefällen werden!

Beachten wir schließlich die *Relationen:*
1 Pflege*tag* kostet in Akutkrankenhäusern DM 266,00 (1987).
1 Pflege*tag* kostet in Sonderkrankenhäusern DM 90,00–120,00.
Dagegen stehen DM 900 an Arzneimittelkosten *pro Jahr!*

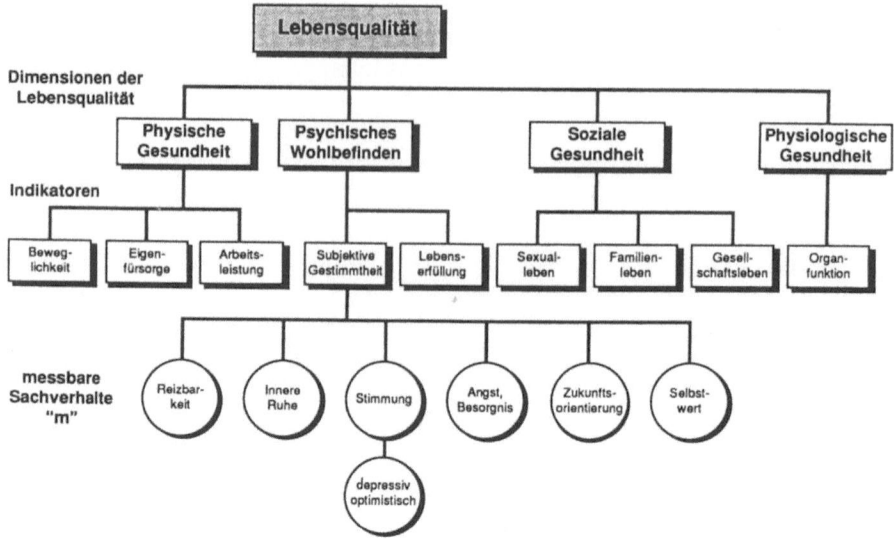

Abb. 8. Bestandteile der Lebensqualität

Neues Medikament und Lebensqualität

Die gesundheitsbezogene Lebensqualität ist ein fundamentales Bedürfnis des Menschen.

Unter „quality of life" verstehen wir subjektives und objektives Wohlbefinden bei uneingeschränkten geistigen, körperlichen und sozialen Aktivitätsmöglichkeiten (Abb. 8).

Von diesem Idealzustand sind alte Menschen mit Hirnleistungsstörungen weit entfernt. Es darf aber die Hypothese gewagt werden, daß die medikamentöse Therapie mit Vinpocetin zu einer Besserung der Beschwerden, einer Verbesserung der psychischen und physischen Belastbarkeit und schließlich einer positiven Beeinflussung der sozialen Kommunikationsfähigkeit führt, welche sich wiederum auf eine verbesserte Lebensqualität der in Mitleidenschaft gezogenen Verwandten auswirkt.

Jedenfalls ist der positive Einfluß eines zerebral wirksamen Medikaments auf die subjektive Gestimmtheit mit Indikatoren wie „innere Ruhe", Reizbarkeit, Angst, Besorgnis, Zukunftsorientierung, Selbstwertgefühl und depressive Verstimmung von hohem Stellenwert (Abb. 9).

Der intangible Nutzen einer neuen Therapieintervention zur Hinauszögerung von Pflegejahren dementer Patienten (= gewonnene Lebensjahre) erhöht die soziale Wohlfahrt unserer Gesellschaft.

Aus den spezifischen Abgrenzungsproblemen bei Hirnleistungsstörungen alter Patienten läßt sich auch ein Positivum ableiten:

Anstelle starrer diagnostischer Etiketten bietet sich ein dynamisches Konzept an, welches den Arzt veranlaßt,

Bedeutung der medikamentösen Therapie dementieller Prozesse

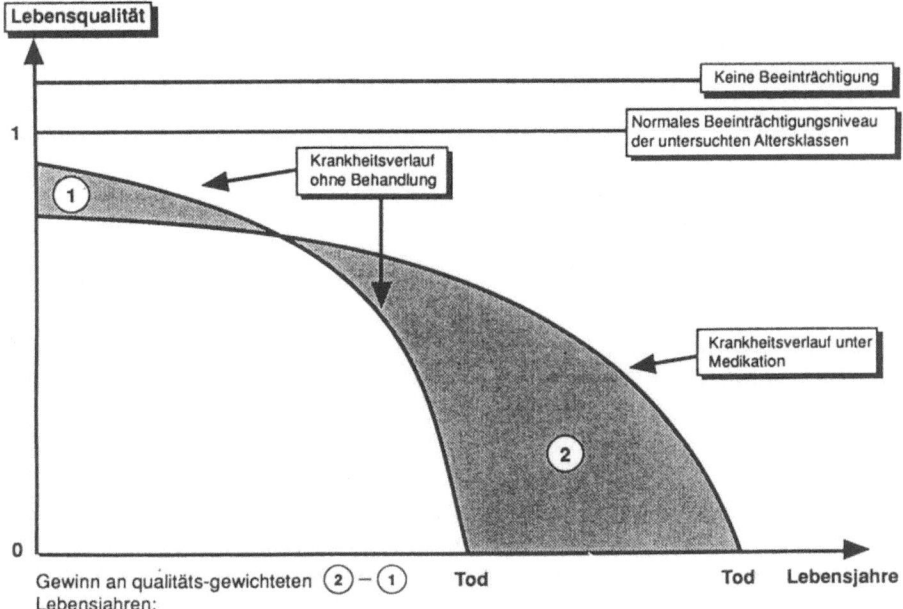

Abb. 9. Darstellung des Gewinns an Lebensqualität

- seine Aufmerksamkeit stärker dem Leidensdruck alter Patienten und den Besonderheiten seines Lebensschicksals zuzuwenden,
- die sozialen Bedingungen seiner Fehlentwicklung zu berücksichtigen und
- die Diagnose zugleich als Therapieplan zu formulieren.

Dieses Vorgehen wäre ein Beitrag zu einer humaneren Einstellung gegenüber dem psychisch-kranken alten Menschen, dessen Stellung in Familie und Gesellschaft ohnehin schwierig genug ist.

Ein neuartiges, wirksames Medikament zur Behandlung von Hirnleistungsstörungen eröffnet dann den Weg zum „Prinzip Hoffnung", wenn
- die Störungen der Befindlichkeit richtig erkannt und bewertet werden,
- die Erlebnissphäre des Patienten als Krankheitsquelle in den diagnostischen Erwägungen berücksichtigt wird und
- die medikamentöse Therapie dieser neuen Substanz Hand in Hand mit der ärztlichen Zuwendung, der Aussprache und Begleitung einhergeht.

Demenz und die Krankenkassen

G. Glaeske

Schon bei der wichtigsten Frage müssen die Krankenkassen passen: Wie häufig Demenz überhaupt diagnostiziert und zu Lasten der gesetzlichen Krankenversicherung (GKV) beahndelt wird, ist nicht ausreichend bekannt.

Bekannt ist allerdings durch den jährlich erscheinenden Arzneiverordnungs-Report die Verordnungsanzahl der in Frage kommenden Arzneimittel (Basis: 1‰ige Stichprobenerfassung aller zu Lasten der GKV verordneten Arzneimittel). Im folgenden werde ich mich daher auf eine exemplarische Analyse der Verordnungshäufigkeit und -kosten für eine bei Demenz typischerweise angewandte Arzneimittelgruppe, den Nootropika, beschränken.

Ergebnisse aus Stichprobenerhebungen

Nootropikaverordnungen

So sind im Jahre 1988 unter den 2000 meistverordneten Arzneimitteln die in Tabelle 1 aufgelisteten Nootropika in der kassenärztlichen Arzneimitteltherapie verwendet worden ([2], S. 354).

Die verordneten Tagesdosierungen (z.B. beträgt die Tagesdosierung von Piracetam 2,4 g; z.B. in Normabrain, Nootrop, Piracetam Ratiopharm, Cerebroforte, Cuxabrain u.a.) addieren sich zu insgesamt 49,1 Mio.; verordnet wurden nach dieser Auflistung innerhalb der gesetzlichen Krankenkassen v.a. Piracetam-haltige Arzneimittel neben dem Meclofenoxat-haltigen Helfergin und dem Pyritinol-haltigen Encephabol. Die durchschnittlichen Kosten für eine Tagesdosierung liegen bei 2,27 DM (z.B. Encephabol 3,28 DM, Nootrop 2,68 DM, Helfergin 1,95 DM, Cuxabrain 1,24 DM).

Diese verordneten Tagesdosierungsmengen reichten übrigens aus, um ca. 135 000 Patienten täglich mit einer ausreichenden Dosierung eines Nootropikums zu „versorgen", wenn jeder Patient diese Mittel in Dauertherapie bekäme. Daß eine solche, bei einer chronischen Krankheit wie der Demenz, eigentlich zu erwartende Dauertherapie keineswegs die Verschreibungsrealität bestimmt, wird weiter unten ausgeführt.

Die *Nützlichkeit* einer Therapie mit Nootropika wird im schon zitierten Arzneiverordnungs-Report deutlich bestritten:

Tabelle 1. Nootropikaverordnungen 1988[a] (*DDD* definierte Tagesdosen)

Name	Verordnungen 1988 (in Tausend)	Veränderung[b] [%]	Umsatz (in Mio. DM)	Veränderung [%]
Nootrop	438,4	− 6,8	31,2	− 8,5
Normabrain	413,1	− 10,8	28,8	− 8,3
Piracetam Ratio	262,4	+ 33,2	9,2	+ 30,8
Cerebroforte	227,2	− 7,0	10,4	− 6,8
Helfergin	213,5	− 7,0	14,1	+ 1,0
Encephabol	188,6	− 9,3	14,9	− 11,1
Cuxabrain	83,4	+101,1	2,9	+115,5
Gesamt	1826,6		111,5	

[a] Arzneimittel mit dem Inhaltsstoff Dihydroergotoxin (z. B. Hydergin) wurden hier und im folgenden nicht berücksichtigt, obwohl auch solche Mittel häufig bei Demenz eingesetzt werden dürften, da die gängige Arzneimittelklassifikation N 06 D nur die *ausschließlich* als Nootropia angewendete Arzneimittel auflistet.
[b] Die Veränderungen in Prozent sind gegenüber 1987 angegeben.

„Für einige Stoffe sind vigilanzsteigernde Wirkungen gezeigt worden, deren klinische Bedeutung jedoch nicht endgültig beurteilbar ist, da es einwandfreie Studien zur Wirksamkeit von Nootropika und zur möglichen Vorhersage potentieller „Responder" und „Non-Responder" bisher nicht in ausreichender Zahl gibt. Der allgemeine therapeutische Wert dieser Präparate ist somit nach wie vor zweifelhaft. [...] Die relativ hohen Kosten kontrastieren auffällig mit den unsicheren Erfolgen. [...] Die Entwicklung wirksamerer Substanzen erscheint als eine der wichtigsten gegenwärtigen Forschungsaufgaben" [1], S. 365.

Die Verordnungszahlen für 1989 liegen noch nicht veröffentlicht vor. Bekannt sind allerdings bereits die Absatzzahlen pharmazeutischer Firmen (Basis: Verkauf über Apotheken):

Danach wurden 1989 2,2 Mio. Packungen „Zerebroaktivatoren" (Klassifikation N 06 D) verkauft, Industrieumsatz 72,3 Mio. DM. Gegenüber 1988 wird bei der Packungsanzahl ein Rückgang von 10%, beim Umsatz von 16% verzeichnet.

Diagnosehäufigkeit

Die *Verschreibungsstatistiken* des Instituts für Medizinische Statistik (IMS; Stichprobenerhebung bei einem ca. 5%igen Ärztepanel im niedergelassenen Bereich) geben Auskunft darüber, daß z.B. bei den demenztypischen Diagnoseziffern 290 oder 294 (ICD 9) in 12% aller 1,1 Mio. Diagnosefälle, also ca. 135 000mal, Nootropika verordnet werden. Der Hauptanteil der Verordnungen aber, nämlich über 50%, entfällt dagegen auf typische Psychopharmaka wie Neuroleptika (z.B. Eunerpan, Dipiperon, Haldol) und Tranquilizer (z.B. Tavor, Lexotanil) sowie Hypnotika und Sedativa (z.B. Rohypnol, Noctamid).

Tabelle 2. Verordnung von Nootropika nach Arztgruppen (*VO* Verordnungen)

Arztgruppe	Anzahl VO	DM
Praktiker	5 681 (43,9%)	302 937,21 (44,9%)
Internisten	4 820 (37,2%)	247 647,11 (36,7%)
Nervenärzte	1 398 (10,8%)	74 062,44 (11,0%)
Gesamt	12 954 (100%)	675 433,49 (100%)

Verlaufsdaten aus Krankenkassen

Häufigkeiten und Kosten der Nootropikaverordnungen

Während die bislang zitierten Stichprobenauswertungen und hochaggregierten Daten lediglich Aussagen über die durchschnittliche „Verordnungsrealität" zulassen, können versichertenbeziehbare Daten bei den Krankenkassen genauere Verlaufscharakteristika für die Verordnung einzelner Arzneimittelgruppen vermitteln (die folgenden Daten beruhen auf eigenen Auswertungen bei der AOK Mettmann):

Ohne Einbeziehung von Diagnoseauswertungen wurde für einen Zweijahreszeitraum festgestellt, daß von insgesamt rd. 125 000 Versicherten 2416 insgesamt 12 954 Verordnungen von Nootropika der weiter oben genannten Art erhielten. 64% der Rezeptbezieher waren Frauen, 36% Männer. Die Altersverteilung war erwartungsgemäß: Fast 90% waren älter als 60 Jahre.

Insgesamt kamen 354 744 Tagesdosierungen zusammen, Kosten für die Kasse rd. 675 400 DM.

Die Verordnungen wurden vorzugsweise von Praktikern, Internisten und Nervenärzten ausgestellt. Die prozentuale Verteilung der ärztlichen Fachgruppen in der gesamten Ärzteschaft sieht wie folgt aus: Praktiker und Allgemeinmediziner 38%, Internisten 16,3% und Nervenärzte 5,1%; dies macht deutlich, daß Internisten und Nervenärzte gegenüber Praktikern und Allgemeinmedizinern im Durchschnitt deutlich häufiger Nootropika verordnen (Tabelle 2).

Betrachtet man den Zweijahresdurchschnitt, so kommt man zu dem Ergebnis, daß jeder Nootropikumbezieher durchschnittlich 5,4 Verordnungen mit 146 Tagesdosierungen zum Preis von rd. 280,- DM erhielt.

Dauer der Nootropikaverordnungen

Die verordneten Tagesdosierungsmengen reichen also im Schnitt für die Behandlung eines 5-Monatszeitraums in den analysierten 2 Jahren aus.

Die versichertenbezogene Auswertung zeigt allerdings starke Abweichungen von dieser zeitlichen Durchschnittsbehandlung, die Anwendungsdauer des größten Nootropikumanteils ist überraschend gering, wenn man von der Chronizität der Erkrankung ausgeht:

Etwa 40% aller Tagesdosierungen werden für einen Zeitraum von nur 1 Monat (27 DDD) innerhalb des Zweijahreszeitraums verordnet, ca. 14% für 2 Monate, 8% für 3 Monate und nur 25% für einen Zeitraum länger als 6 Monate. Die Häufigkeit, in der ein Patient Nootropika während des gesamten Zweijahreszeitraums bekam, liegt unter 1%.

Demnach wird also häufig antherapiert, bald aber wieder abgesetzt oder auch passager, z.B. mit Arzneimitteln bei Durchblutungsstörungen oder auch Psychopharmaka, v.a. Neuroleptika (z.B. Eunerpan oder Dipiperon), kombiniert verordnet.

Verordnungsbeispiele bei diagnostizierter Demenz

Zwei Verordnungsbeispiele im Zusammenhang mit ambulant diagnostizierter Demenz sollen diesen Befund verdeutlichen, wobei hier ausschließlich die Verordnungen von „durchblutungsfördernden Mitteln" und von „Psychopharmaka inklusive Nootropika" aufgelistet sind:

Beispiel 1: Patientin (1916 geboren)
Verordner ist ein Allgemeinarzt:

19.11.1987   Piracetam Ratiopharam,
24.11.1987   Pento Puren (Pentoxifyllin), Piracetam Ratio,
04.01.1988   Piracetam Ratiopharm,
08.02.1988   Orphol (Dihydroergotoxin),
23.02.1988   Piracetam Ratiopharm,
17.03.1988   Orphol,
15.04.1988   Orphol,
20.05.1988   Orphol,
05.07.1988   Dipiperon (Neuroleptikum: Pipamperon),
19.07.1988   Orphol,
08.08.1988   Dipiperon,
16.08.1988   Orphol,
19.09.1988   Dipiperon,
27.09.1988   Orphol,
26.10.1988   Orphol,
29.11.1988   Orphol,
17.01.1989   Orphol,
14.02.1989   Orphol,
28.03.1989   Orphol,
18.04.1989   Pentoxifyllin Ratiopharm,
19.05.1989   Pentoxifyllin Ratiopharm.

Beispiel 2: Patient (1912 geboren)
Verordner ist ein Internist.
Hier werden keine „durchblutungsfördernden Mittel verordnet, sondern während des gesamten Untersuchungszeitraumes –
13.10.1987 bis 06.06.1989 – Cerebroforte (Piracetam),
einmal zusätzlich Dizepam Ratiopharm.

Während mit dem Beispiel 2 einer der sehr selten in den Verlaufsdaten gefundenen Langzeitverordnungsfälle für Nootropika vorliegt, stellt Beispiel 1 die weitaus typischeren Verläufe dar: Mit „durchblutungsfördernden Mitteln" werden gleichzeitig Neuroleptika und Nootropika im Wechsel verordnet, ein nicht unbedingt verständliches Therapieregime, da doch Nootropika als vigilanzsteigernde Mittel und Neuroleptika als stark dämpfende Pharmaka einen ganz unterschiedlichen Therapieansatz signalisieren.

In Ergänzung dieser Befunde wurde eine Patientengruppe näher analysiert, die wegen einer von Ärzten konstatierten und diagnostizierten Demenz, u.U. neben anderen Krankheiten, einen Antrag auf Pflegebedürftigkeit gestellt hatten. Gefunden wurden am Ende des Jahres 1989 44 Patienten, 13 Männer und 31 Frauen.

Der Untersuchungszeitraum betrug auch hier wiederum 2 Jahre (Oktober 1987 – September 1989), das mittlere Alter der Patienten lag während dieses Zeitraums bei 78–80 Jahren (die ältesten Patienten waren 1990 98 Jahre alt, die jüngsten 60).

In Tabelle 3 sind die einzelnen Daten der 44 Patienten aufgelistet, wobei v.a. auf die Arzneimittel der *Rote-Liste-Gruppen 36:* „Mittel bei Durchblutungsstörungen" und *70:* „Psychopharmaka" geachtet wurde, da dies die typischen Mittel beim Krankheitsbild „Demenz" zu sein scheinen. Innerhalb der Psychopharmakagruppe 70 sind auch die Nootropika subsumiert.

Tabelle 3 zeigt, daß selbst in diesem Bereich der ärztlich diagnostizierten Demenz kaum Nootropika, sondern – mit wenigen Ausnahmen – meist passager durchblutungsfördernde und beruhigende Mittel verordnet wurden. Diese Verordnungscharakteristika lassen sich auch an den Kosten ablesen.

Gesamtkosten für die 44 Patienten in 2 Jahren:
130 324,15 DM, im Durchschnitt 2961,91 DM pro Patient.
Davon entfielen auf *„durchblutungsfördernde Mittel":*
11 757,41 DM; im Durchschnitt 267,21 DM pro Patient.
Dies entspricht 9% des Gesamtvolumens.

Von den Gesamtkosten entfielen auf Psychopharmaka:
6801,93 DM; im Durchschnitt 154,59 DM pro Patient.
Dies entspricht 5,2% des Gesamtvolumens.

Von den Gesamtkosten entfielen auf *Nootropika:*
2657,35 DM; im Durchschnitt 58,35 DM pro Patient.
Dies entspricht 2% des Gesamtvolumens.

Alle Werte beziehen sich auf einen Zeitraum von 2 Jahren.
Die durchschnittlichen Jahresarzneimittelkosten betrugen für einen Versicherten im Jahre 1989 bei der AOK Mettmann 527,92 DM, für einen Demenzpatienten wie hier aufgeführt 1480,96 DM.

Diese Kosten werden aber v.a. für Arzneimittel zur internistischen Behandlung aufgewendet, also für Diabetes, Hypertonie, rheumatische Beschwerden etc.

Tabelle 3. Zweijahresverschreibungsdaten für 44 Demenzpatienten

Lfd. Nr.	Alter (Jahre)	Geschl.	Kosten (DM) und Menge der Arzneimittel (DDD) Gesamtkosten	davon in Gruppe 36	Gruppe 70
01	86	w.	444,68	Nico Padutin 16 DDD 27,45 DM	Dipiperon 24 DDD 28,30 DM
02	98	w.	3539,43	Cinnarizin 383 DDD 253,91 DM	Haldol 528 DDD 518,31 DM
03	86	w.	478,19	Sermion/Orphol 46 DDD 110,60 DM	Bromazepam 20 DDD 6,50 DM
04	92	w.	172,01	–	–
05	85	w.	121,83	–	Eunerpan/Atosil 87 DDD 95,22 DM
06	83	w.	1763,11	–	Eunerpan 229 DDD 389,00 DM
07	90	w.	5803,63	Complamin ret. 495 DDD 987,69 DM	Normabrain 450 DDD 1194,75 DM
08	91	m.	19,85	Peripherin 82 DMMM 19,85 DM	–
09	74	w.	6203,05	Cosaldon 141 DDD 161,39 DM	–
10	82	w.	869,85	–	–
11	85	w.	14 560,81	Tebonin ret. 396 DDD 630,40 DM	Eunerpan 22 DDD 39,11 DM
12	86	w.	1197,95	–	Tafil 10 DDD 12,12 DM
13	96	w.	2125,10	–	Distraneurin Dipiperon 288 DDD 1393,85 DM
14	87	m.	1433,58	–	Lexotanil 270 DDD 153,60 DM
15	83	w.	959,30	Roekan 72 DDD 175,94 DM	Imap/Piracetam 163/10 DDD 360,27/22,25 DM
16	93	w.	3633,60	–	–

Tabelle 3 (Fortsetzung)

17	86	w.	132,30	Hydergin 16 DDD 34,60 DM	Sigaperidol 106 DDD 61,25 DM
18	91	w.	1455,53	–	–
19	83	w.	1124,58	–	Adumbran Nootrop 124 DDD 30 DDD 188,57 DM
20	87	m.	6522,21	Tebonin forte 33 DDD 69,40 DM	Sedariston 106 DDD 78,40
21	88	w.	4468,63	Tebonin forte 478 DDD 1043,01 DM	–
22	84	w.	591,11	–	Haldol 44 DDD 77,45 DM
23	82	w.	1135,20	Trental 135 DDD 250,10 DM	Dipiperon Eunerpan 87 DDD 290,75 DM
24	83	w.	1961,59	–	–
25	89	m.	1971,29	Intradermi 369 DDD 132,49 DM	Haldol 86 DDD 89,55 DM
26	79	m.	6239,28	Dusodril Trental 712 DDD 1420,10 DM	–
27	80	w.	5123,28		Haldol Dipiperon 102 DDD 210,15 DM
28	60	w.	2461,02	Pentoxifyllin 231 DDD 349,65 DM	Haldol 96 DDD 131,95 DM
29	83	m.	136,90	–	–
30	83	w.	993,42		Dipiperon 120 DDD 602,85 DM
31	70	m.	4912,98		Cerebroforte 490 DDD 782,20 DM

Tabelle 3 (Fortsetzung)

Nr	Alter	Geschl.	Kosten	Mittel 1	Mittel 2
32	67	m.	7909,64	Bufedil 476 DDD 1755,25 DM	Adumbran 16 DDD 12,98 DM
33	82	m.	6059,04	Pentoxifyllin 497 DDD 812,35 DM	Piracetam 218 DDD 400,30 DM
34	88	w.	3909,17	Tebonin 511 DDD 1219,15 DM	–
35	77	w.	978,94	–	–
36	87	m.	3491,32	Orphol 339 DDD 644,30 DM	Piracetam/Dipiperon 45/30 DDD 197,85 DM
37	81	w.	1047,24	Roekan 99 DDD 243,03 DM	
38	83	w.	2861,71		Piracetam 460 DDD 1072,55 DM
39	81	m.	5942,91		Eunerpan 52 DDD 224,97 DM
40	92	w.	1855,20	Rentylin 338 DDD 633,45 DM	Eunerpan 116 DDD 384,27 DM
41	84	m.	3036,81	–	Anafranil 409 DDD 982,10 DM
42	88	w.	3162,92	–	–
43	83	w.	5662,25	Dusodril 462 DDD 783,30 DM	Dipiperon 300 DDD 863,15 DM
44	89	w.	1851,71	–	Eunerpan 12 DDD 21,20 DM

DDD = Tagesdosierungen; *Alter* im Jahre 1990; unter den DDD-Werten sind die DM-Kosten angegeben; die DDD-Werte geben einen Anhaltspunkt darüber, wie viele Tage mit dem jeweiligen Mittel innerhalb des Zweijahreszeitraumes therapiert werden konnte. 730 DDD würde bedeuten, daß eine „Normaldosierung" für 2 Jahre ausgereicht hätte. Die Ergebnisse zeigen den zumeist passageren Einsatz von „durchblutungsfördernden Mitteln" (Gruppe 36) und Psychopharmaka bzw. Nootropika (Gruppe 70).

Fazit

Die Behandlung mit durchblutungsfördernden Mitteln oder Nootropika tritt bei der hier untersuchten Patientengruppe mit diagnostizierter Demenz weit zurück. Im Vordergrund steht die Pharmakotherapie internistischer Erkrankungen.

Hierfür gibt es zumindest 2 Begründungsannahmen:

— *Entweder* bestehen beim Arzt ohnehin Zweifel an der Nützlichkeit von Nootropika oder „durchblutungsfördernden" Arzneimitteln bei der Demenz, die er bei einem Therapieversuch bestätigt findet,
— *oder* die mangelnde Kenntnis von Diagnose und Therapie der Demenz ist Ursache des auffällig zurückhaltenden Verordnungsverhaltens.

Das geringe Verordnungsvolumen mit der damit verbundenen geringen Kostenbelastung ist möglicherweise einer der Gründe dafür, weshalb bei Krankenkassen, z.Z. jedenfalls, weder die Anzahl dementer Patienten noch die Therapiekosten für die Demenz besondere Aufmerksamkeit erregt haben. Unter der Berücksichtigung der epidemiologischen Daten über die vermutete Anzahl dementer Patienten, v.a. im Zusammenhang mit dem zu erwartenden Anstieg der Alterspyramide, wird sich der Aufmerksamkeitsgrad der Krankenkassen für die Demenz in Zukunft sicherlich rasch ändern.

Literatur

1. Lohse MJ, Müller-Oerlinghausen B (1989) Psychopharmaka. In: Schwabe U, Paffrath D (Hrsg) Arzneiverordnungs-Report '89. Fischer, Stuttgart New York, S 352–367
2. Schwabe U, Paffrath D (Hrsg) (1989) Arzneiverordnungs-Report '89. Fischer, Stuttgart New York

Sachverzeichnis

ABDA-Arzneimittelliste 235
abstraktes Denken 182
Abwehrmechanismen 303
Acetyl-CoA 88, 91
Acetylcholin 77
Acetylcholinbildung 88
Adaptionsleistungen 144
adaptiv im Dienste des Ich 303
ADAS (Alzheimer's Disease Assessment Scale) 179
Adenosin 42
– Adenosinagonisten 42
– – Vinpocetin (indirekter Adenosin-Agonist) 287
Adenosinrezeptorantagonisten 99
ADL (Activity of Daily Living; alltägliche Aktivitäten) 178, 189ff.
– funktionelle 189–191
– instrumentelle 189–191
ADL-Skala 250
ADRDA (Alzheimer's Disease and Related Disorders Association) 124, 125
– NINCDS-ADRDA-Kriterien 183
Affekthemmungen 73
affektive
– ärztliche Wahrnehmung 278
– Belastung der Angehörigen 312
– Störungen alter Patienten 317
Affektivität 182
Affektkontrolle 187
Affektstörungen 73
Agitiertheit, psychosomatische 188
AGP-System 183
Aktivitäten, alltägliche (s. ADL) 178, 189ff.
Akzeleration 17
Akzeptanz 134
– Alzheimer-Demenz 202
– SKT 202
Alkylxanthine 96, 97
Allergien 12
Allgemeinkrankenhäuser, psychiatrische Abteilungen 244

Alltagskompetenz 254
α-Ketoglutaratdehydrogenase 88
Alten- und Pflegeheime 134
– mit erhöhter Pflege 265
– gerontopsychiatrische 248
Alter/ alter Mensch 130ff.
– Altern/Altwerden 131
– – Defizitmodell 263, 265
– – psychoanalytischer Zugang 302ff.
– – und Transmitterfreisetzung 45ff.
– – Variabilität 265
– Altersabhängigkeit 115, 120
– – von Gedächtnisleistungen 120
– Altersaufbau 3
– Altersfragen 17
– Alterspsychiatrie 278
– Berliner Altersstudie (BASE) 233
– biologische Altersforschung 4
– und Demenz, anthropologische Aspekte 130ff.
– Erkrankungshäufigkeit 231ff.
– funktionales 131
– Gebäralter 13
– Gewalt gegen 274
– Grenze für Berentung und Pensionierung 22
– Heime für Altersverwirrte 245
– institutionalisierter 264
– Integration in der Familie 307ff.
– Interaktionen, alter Mensch/Sozialpartner 263
– kognitive und affektive Störungen alter Patienten 317
– Kommission für Alterskrankheiten und Schwächezustände 210
– körperliches Training 21
– Krisen, Einbeziehung der Familie 311
– Merkfähigkeit, altersbedingte Störung 96
– psychoanalytische Psychotherapie 305
– Rechte 271ff.
– Rückbildungsalter 130
– Sexualität 22
– Sport 21

Sachverzeichnis

- statistischer Durchschnitt der Arbeitnehmer 20
- Verordnungsmengen 231ff.
- Vorwegnahme des Alters 133
- Zunahme des Durchschnittsalters 16

Alzheimer's Disease Assessment Scale (ADAS) 179
Alzheimer-Demenz (s. DAT) 76ff., 90, 182
Alzheimer-Filamente 31
Alzheimer-Typ, senile Demenz (SDAT) 96, 183
ambulante Heimbetreuung von Dementen 243ff.
- Kriterien 245

Aminobuttersäure, γ-Aminobuttersäure 88
Ammoniak 91
Amnesie 115
- Merkmale 115, 116
- Tests 116
Amyloid 92
- β-Amyloid-Protein 29
Amyloidablagerungen 27
Amyloidfibrille 29
Amyloidplaque 29
Analgetika 232
Analyse, Vinpocetin 215ff.
Angehörige 253ff.
- affektive Belastung 312
- Pflegebelastung 254, 255
- Verhaltensbeobachtung 254
Angstsymptomatik der Patienten 310
Anpassungsfähigkeit 142
anthropologische Aspekte, Alter und Demenz 130ff.
antiautoritäre Gerontologie 276
Antidepressiva 42, 232
APP 92
Arbeitnehmer, statistischer Altersdurchschnitt 20
Arbeitsleistung, geistige 19
Arzneimittel
- ABDA-Arzneimittelliste 235
- Kosten 232
- - Hirnleistungsstörungen 321
- neuentwickeltes, Behandlung von Hirnleistungsstörungen 316
- Verbrauch im Alter 231
- unerwünschte Arzneimittelwirkungen (UAW) 293, 295
Arzt/Ärzte
- ärztliche Wahrnehmung 278
- - affektive 278
- - kognitive 278
- ärztliches Gespräch 258

- Arzt-Patient-Beziehung 278, 282
- - Kooperationsbereitschaft mit dem Praktiker 283
- niedergelassener nichtpsychiatrischer Arzt, Motivation 319
- Schicksalsgefährte seiner Patienten 278
Aspartat 52, 88
- NMDA (N-Methyl-D-Aspartat) 89
Aspartataminotransferasereaktion 91
Asthma 12
ATC-Klassifikation 239
ATP 38, 87
Auffassung 182
Aufgaben, existentielle 135
Aufklärung 280
Aufmerksamkeits- und Gedächtnisstörungen, Kurztest zur Erfassung (s. SKT) 180, 198ff., 250, 299
Ausgliederungsprozeß, sozialer 20
autosomal dominanter Erbgang 13, 27
axoplasmatischer Fluß 53

BASE-Studie (Berliner Altersstudie) 233
Bedingungsvariation
- experimentelle 212
- quasiexperimentelle 212
Befinden 250
Befindlichkeitsskala 250, 288
Behandlung (s. auch Therapie)
- Behandlungsbedarf 236
- Behandlungsinzidenz 11
- Behandlungskonsequenzen 304
- stationäre, Hirnleistungsstörungen, Kosten 321
Belastung
- affektive, der Angehörigen 312
- durch die Pflege 254
Beobachtungen/Beobachtungsstudien 263
- während Morgenpflege 265
Beratungskommission des Bundesgesundheitsamtes 295
Bereitschaft zur Teilnahme an der Wissenschaft 283
Berentung und Pensionierung, Altersgrenze 22
Berliner Altersstudie (BASE) 233
β-Amyloid-Protein 29
Betreuer (care givers) 281
Betreuung durch Familie 314
Beurteilungsverfahren, mehrdimensionales 175, 176
Bevölkerungsentwicklung 319, 320
Bevölkerungsstruktur 319
Bewältigung, gesellschaftliche Fragen und Probleme 269ff.

Bewertung, neuropsychologische 127
Bewertungsskala
— DAT-Diagnosen 126
— FTD-Diagnosen 126
Bewohner/Pflegepersonal, Interaktionsmuster 263, 264
Bindungen, unsichtbare und Vermächtnis 309
biologische
— Altersforschung 4
— Demenz 18
— — medizinische Konsequenzen 20
Blut, Fließeigenschaften 97
Bundesgesundheitsamt, Beratungskommission 295

Ca^{2+}-Einstrom 98
Ca-Homöostase 92
Ca^{2+}-Kanal (-channels) 54, 89
— rezeptorgesteuerte (ROCC) 37
— second messenger-operated (SMOC) 55
— spannungsabhängige (VSCC) 37
Ca^{2+}-Leitfähigkeit 54
CaBPr (calcium-binding-proteins) 54
cAMP 98
care givers (Betreuer) 281
CDR (Clinical Dementia Rating) 189
Centroid-Methode, Clusteranalyse 291
CGI (Clinical Global Impression) 210ff., 215, 299
— Schweregrad 288
— Zustandsänderung 288
2-Chloradenosin 43
Chlorpromazin 42
Cholinmangelhypothese 142
Chromosom 21 27
Clusteranalyse 222
— Alzheimer—Demenz 223
— Centroid-Methode 291
Co-Dergocrin 97
CO_2-Produktion 90
Creutzfeld-Jakob-Erkrankung 12
Cyclohexyladenosin 43

Dankbarkeit aus Gerechtigkeit 276
DAT (Demenz vom Alzheimer-Typ) 76ff., 90, 182
— Clusteranalyse 223
— Diagnosen, Bewertungsskala 126
— Differentialdiagnostik 189, 194
— Energiestoffwechsel 87ff.
— funktionelle Veränderungen 190
— Glukose- und Sauerstoffmetabolismus 76ff.
— Glukosestoffwechsel, zerebraler 89
— Glukosehomöostase, gestörte 92
— Kaliumregulation 51ff.
— Kalziumhypothese 52
— kognitive Leistungen 190
— Molekularbiologie 27ff.
— Neurotransmittersynthese 87ff.
— Neurotransmittersysteme, monoaminerge 67ff.
— PET 78
— Schweregradbestimmung und Stadienbeschreibung 190
— zellbiologische Ausgangsstörung 76
Dauer
— der Erkrankung 9
— Nootropikaverordnung 328
Definition, Demenz 182
Defizienz 133
— Defizitmodell vom Altern 132, 263, 265
Delir 182
demente Patienten aus gerontopsychiatrischer Sicht 258
Demenz
— und Alter, anthropologische Aspekte 130ff.
— vom Alzheimer-Typ (s. auch DAT) 76ff., 90, 182
— beeinflussende Faktoren 251
— biologische 18
— Definition 3, 182
— Diagnostik, operationalisierende 149
— diagnostizierte, Verordnungsbeispiele 329
— frontotemporale (FTD) 125
— frühe Formen (early dementias) 182
— irreparable 16
— Klassifizierung 123
— und Krankenkassen 326ff.
— Medikamente, demenzhervorrufende 251
— Patient
— — und seine Familie 312
— — in Klinik, Pflegeheim und Praxis 241ff.
— Screening 176
— senile 45
— soziale 18
— Therapie 250
Denbufyllin 97
Dendriten 53, 55
— dendritische Dornen 53
Denken, abstraktes 182
Depression/Depressivität 187
— depressive Pseudodemenz 182
— deutsche Hirnliga, Empfehlungen 295
— Erlanger Depressionsskala (EDS) 288
— major depression 183
Dextrorphan 41

Dezeleration 17
Diabetes 231
Diaglycerin (DAG) 53
Diagnose/Diagnostik 113ff., 123ff.
– Alzheimer-Krankheit 189, 194
– Demenz 176
– diagnostische Differenzierung, hirnorganisches Psychosyndrom 151–153
– Differentialdiagnose 113ff., 123ff.
– – differentialdiagnostische Verteilung 8
– Häufigkeit 327
– Mehrebenendiagnostik 214
– operationalisierende Diagnostik 149
Diätetik des Lebens 21
Dimensionsanalyse 183
Dizocilpin 41
Dokumentation 282, 283
– standardisierte Untersuchungsdokumentation 282
Dopa-Decarboxylase-Aktivität 72
Dopamin 71
– AD/SDAT-Stoffwechsel 71
Doppelblind-Studie, placebokontrollierte, Vinpocetin 299
Dosisangemessenheit 235
Down-Syndrom 13
Drei-Generationen-Solidarität 308
Drogen 23
DSM-III-R 124
Durchblutung 238

Eburnamenin-Derivat, vollsynthetisches, Vinpocetin 287
Einverständnis- bzw. Einwilligungsverhandlung, Forschung 280
Emopamil 39
Encephabol, pyritinolhaltiges 326
Energiestoffwechsel, Demenz vom Alzheimer-Typ 87ff.
Entwicklungspsychologie, psychoanalytische 302
Enzephalitis 12
Enzyme 80, 82
Epidemiologie 6
– coming epidemic of dementia 279
– pharmakoepidemiologische Befunde 231
– Ursachenforschung 12
Erbgang, autosomal dominanter 13, 27
Erfassung, psychopathologische Syndrome bei Demenz 182ff.
Ergotoxin 232
Erkrankungsdauer 9
Erkrankungsrisiko 6
Erlanger Depressionsskala (EDS) 288

Ernährung 17
Erstkonsultationen 11
Ethik/ethische Fragen 4, 278ff.
– am Einzelfall orientierte Differentialethik (Saß) 278
– Ethikkommission 280
– – deutsche 283, 284
– ethischer Relativismus 271–273
– und Psychiatrie 278
EURODEM 6
Evaluation
– psychometrische Tests 178
– psychopathologische Begleiterscheinungen der Demenz 177
– therapeutischer Erfolg 175, 179
– des Trainingsprogramms 266
EWL-Skalen 262
existentielle Aufgaben 135
Experiment
– experimentelle Bedingungsvariation 212
– quasiexperimentelle Bedingungsvariation 212
Exzeßmortalitäten 9

Faktoren, demenzbeeinflussende 251
Fall-Kontroll-Studie 12
Fallregister 11
Familie
– Betreuung 314
– Demenzpatient und seine Familie 312
– familiäre Häufung 13
– Integration des alten Menschen 307ff.
– intrafamiliäre Konfrontation 308
– Soziologie 308
– Strukturen 134
Färbung
– Furo-2-Färbung 53
– Quin-2-Färbung 53
FAST (Functional Assessment Staging) 178, 190
– Klassifizierung 193
– Reliabilität 192–194
– Schweregradbestimmung 190
– Skala 193
– Stadienverlauf 190, 192, 194
– Validität und Zuverlässigkeit 192
– Vorteile 194
FDG-PET 79, 80, 82
Feldstudien 6
Fettsäure, freie 91
Fließeigenschaften, Blut 97
Flunarizin 39
Fluß, axoplasmatischer 53
Fokal- oder Kurztherapie 305

Forschung
- Einverständnis- bzw. Einwilligungsverhandlung 280
- Forschungswünsche 280
- Kompetenzfrage 282
- lebensbewältigungsorientierte 280
- vulnerable Forschungssubjekte 280
Fos-Proto-Onkogen 52
freie Fettsäure 91
freie O_2-Radikale 76
Freiheitsrechte 274, 275
Freizeitindustrie 135
Fremdbeurteilungsverfahren 201
frühe Formen, Demenz (early dementias) 182
FTD (frontotemporale Demenz) 125
- Bewertungsskala, FTD-Diagnosen 126
Functional Assessment Staging (s. FAST) 178, 190ff.
Funktionsverluste, physische und psychische 304
Furo-2-Färbung 53

γ-Aminobuttersäure 88
γ-Protein 31
GDS (globale Verschlechterungs-Skala) 178, 189
Gebäralter 13
Gebrechlichkeit 279
- eigene 282
Gedächtnis- und Aufmerksamkeitsstörungen, Kurztest zur Erfassung (s. SKT) 180, 198ff., 250, 299
Gedächtnisstörungen 115, 182
Gefährdungsgrad 235
Gefäß-, Herz- und Kreislauferkrankungen 231
Gehirn
- mangelhafter Gebrauch 19
- regional meßbare Neurotransmittersysteme 281
geistige Arbeitsleistung 19
geistiges Training im Alter 21
gemeindenahe Psychiatrie 248
Generationen
- Drei-Generationen-Solidarität 308
- Mehrgenerationenmodell 309
genetische Faktoren 13
Gerechtigkeit 273
- Argumente 275
- Dankbarkeit aus 276
Geriater, Rollenkonflikt 271
Geriatrie 271, 277
Geriatrika 4
geriatrische Station, erhöhte Pflege 265

Gerontologie 277
- antiautoritäre 276
- gerontologische Grundkenntnisse 265
- gerontologisches
- - Grundgebot 271-273, 275
- - Wissen 267
- normative 271, 273
Gerontopsychiatrie, demente Patienten 258, 260
- gerontopsychiatrische Abteilungen 243
- gerontopsychiatrisches Altenheim 248
Gesamtbehandlungsplan, Nootropika 238
Gesellschaft
- gesellschaftliche Fragen und Probleme, Bewältigung 269ff.
- Gesellschaftsnormen 279
- pluralistische 271
- und Politik, Reaktion 19
Gespräch, ärztliches 258
Gesundheitsamt, Beratungskommission des Bundesgesundheitsamtes 295
Gewalt gegen Ältere 274
Gewinn an Lebensqualität 325
Glizinbindungsstelle 40
Glukokortikoidspiegel 56
Glukose 54
- Abbau 88
- Homöostase bei DAT, gestörte 92
- Kohlenstoff 88
- und O_2-Mechanismus 76
- und O_2-Metabolismus, Demenz vom Alzheimer-Typ 76ff.
- Stoffwechsel 76, 77, 82
- - zerebraler, Demenz vom Alzheimer-Typ 87, 89
- Transportsystem 52
Glutamat 38, 52, 56, 88, 98
- Rezeptoren 40
Glutamin 88
Glykolyse 87
Glyzin 40
- Antagonisten 42
graue Hirnsubstanz 67
Greis 131
- kindischer 3
Grundkenntnisse, gerontologische 265
Grundlagen der Verhaltensmodifikation 265, 266
Gruppenpsychotherapie, psychoanalytische 305

(^{3}H)GBR-12935-Bindung 72
Hamilton Rating-Scale for Depression (HAM-D) 177

Hämodilutionstherapie 159
Häufigkeit
– Diagnosehäufigkeit 327
– familäre 13
– Nootropikaverordnung 328
Hauptkomponentenanalyse 186
heat shock proteins (HSP) 92
Heimbetreuung von Dementen 243ff.
– Indikation, medizinische vs. soziale 243ff.
– Interaktionsmuster, Heimbewohner/Pflegepersonal 263, 264
– Kriterien 246
Heime
– für Altersverwirrte 245
– Altenheime mit erhöhter Pflege 265
– gerontopsychiatrisches Altenheim 248
Helfergin, meclofenoxathaltiges 326
Herpes 12
Herz-, Kreislauf- und Gefäßerkrankungen 231
Hexokinase 87
Hippocampus 39
– Schädigung 39
Hirn (s. auch Vorderhirn)
– Durchblutung 141
– Empfehlungen der deutschen Hirnliga 295
– Hirnleistung 250
– Hirnleistungsstörungen 141, 210
– – Behandlung mit neuentwickeltem Arzneimittel 316
– – Termini 317
– Hirnleistungstest 250
– hirnorganisches Psychosyndrom (s. HOPS) 147, 151ff., 185, 317, 318
Hirnsubstanz
– graue 67
– weiße 67
HMPG (3-Methoxy-4-hydroxyphenylglycol) 71
Homovanillinsäurekonzentration 71
HOPS (hirnorganisches Psychosyndrom) 147, 151ff., 185, 317, 318
– chronisches 96
– Definition 317
– diagnostische Differenzierung 151–153
– medikamentöse Beeinflußbarkeit 147, 153
HSP (heat shock proteins) 92
5-HT (5-Hydroxytyramin; s. auch Serotonin) 43
– monoaminerge Systeme 69
Hypertonie 231
Hypnotika 232

Hypoglykämie 56
Hypothalamus 73

I.S. (Ischemic Score) 126, 127
Ich-Funktionen 304
Imipramin 42, 165, 166
– Serotonin-sensitive Imipraminbindung 69
Indikation 234
Indikationsgrad 235
Infarkt, Multiinfarktdemenz 96
Infektionsrisiken 12
Inositoltriphosphat (IP$_3$) 53
institutionalisierte alte Menschen 264
Institutionen 8
intellektuelle Leistungsfähigkeit, Verbesserung 287
Interaktion
– alter Mensch und seine Sozialpartner 263
– Interaktionsmuster 266, 267
– – Heimbewohner/Pflegepersonal 263, 264
– Interaktionsprozesse 313
– Interaktionsstruktur 256
– pharmakokinetische 165ff.
Interventionsmöglichkeiten 259
Interventionsstudie 264
intrafamiläre Konfrontation 308
Inzidenz 10
– Behandlungsinzidenz 11
irreperable Demenz 16
ischämische Schädigungen 98
Isolation, soziale 134
Isozytratdehydrogenase 88

Kainat 40
Kainatrezeptor 89
Kaliumregulation 51ff.
Kalzium
– Antagonisten 39
– Homöostase 37, 89
– Hypothese 52
– Signale 54
Katecholaminumsatz 97
Ketoglutaratdehydrogenase
– α-Ketoglutaratdehydrogenase 88
– Ketoglutaratdehydrogenase-Komplex (KGDHc) 81
kindischer Greis 3
Klassifizierung
– ATC-Klassifikation 239
– Demenz 123
– – degenerative 125
– – gefäßbedingte 126
Klinik, Demenzpatient 241ff.

– klinisch-stationäre, Heimbetreuung von Dementen 243ff.
– – Kriterien 246
klinische
– Relevanz, SKT 215, 216
– und psychologische Skalen 210
– Versuche am Menschen 280
Kognition 97
kognitive
– ärztliche Wahrnehmung 278
– Leistungen, Alzheimer-Demenz 190
– Paradigma 182
– – nichtkognitive Symptome 182
– Störungen alter Patienten 317
Kombinationsmedikation 234, 235
Kommission
– Alterskrankheiten und Schwächezustände 210
– Beratungskommission des Bundesgesundheitsamtes 295
Kommunikationsregeln 265
Kompetenzförderung 260
Konflikt, unbewußter 302
Konfrontation, intrafamiliäre 308
Konkordanzrate 13
Konsensuskonferenz 233
Konsultation, Erstkonsultationen 11
Kontrollmechanismen, patientenbezogene 283
Kontrolltechniken, experimentelle 211
Konzentration
– Fähigkeit 187
– Störung 238
Kooperationsbereitschaft mit dem Praktiker 283
körperliches Training im Alter 21
Korsakow-Patienten 120
Kosten für Hirnleistungstörungen 320–323
– Arzneimittel 321
– Nootropikaverordnung 328
– Pflegebereich 321
– stationäre Behandlung 321
Kosten-Nutzen-Vergleich, neues Medikament 317
Krankenkassen 326
Krankenzahlen 320
Kreatinphosphat 88
Kreislauf-, Herz- und Gefäßerkrankungen 231
Krisen im Alter, Einbeziehung der Familie 311
Kulturentwicklung 16
Kunsttherapie 22
Kuru-Erkrankung 12
Kurz- oder Fokaltherapie 305

Kurztest zur Erfassung von Gedächtnis- und Aufmerksamkeitsstörungen (s. SKT) 180, 198ff., 250, 299

Landesärztekammern Ethik-Kommissionen 280
Langzeittherapie, Vinpocetin 293
Lazaroide 43
lebensbewältigungsorientierte Forschungen 280
Lebensdiätetik 21
Lebensende 135
Lebensentwurf 135
Lebenserwartung 3, 9
Lebensplan 135
Lebensqualität 250
– neues Medikament 324
Lebenswillen, penultimativer 283
Lebenszyklus 303
Lebensqualität, Gewinn 325
Leistungsfähigkeit, intellektuelle, Verbesserung 287
Leistungstests 200, 201, 203
Letalität 161
Lipasen 91
Liquor, Metaboliten 71
Locus coeruleus 71
Loyalitäten 310

Malatdehydrogenase 88
Mann-Whitney-U-Test 215
MAO (Monoaminooxidase) 72
– MAO-A 72
– MAO-B 72
– MAO-Hemmer 166
MCT (Metakontrastverfahren) 128
meclofenoxathaltiges Helfergin 326
Medikament
– demenzhervorrufendes 251
– Medikamentenindikation 234
– Medikamentenoptimierung, alter Patient 231ff.
– medikamentöse
– – Beeinflußbarkeit, hirnorganisches Psychosyndrom 147, 153
– – ökonomischer Nutzen 323
– – Therapie 316ff.
– Medikationsbewertung 233
– neues
– – Behandlung von Hirnleistungsstörungen 316
– – Kosten-Nutzen-Vergleich 317
– – Lebensqualität 324
– – Wirtschaftlichkeit 316
– Versuche 281

medizinische Konsequenzen, biologische und soziale Demenz 20
Mehrgenerationenmodell 309
Memantine 41
Meningitis 12
Merkfähigkeit, altersbedingte Störung 96
Meßebenen 216
Metaboliten im Liquor 71
Metakontrastverfahren (MCT) 128
3-Methoxy-4-hydroxyphenylglycol (s. HMPG) 71
Mini-Mental State Examination/-Test (MMSE) 176, 177, 238
Mitochondrien
 − Funktion 90
 − Suspensionen 97
MMSE (Mini-Mental State Examination) 176, 177
Mnestik 182
mnestische Störungen 115ff.
Modellentwicklung, geeignete 144
Molekularbiologie, Alzheimer−Demenz 27ff.
monoaminerge
 − Neurotransmittersysteme, Demenz vom Alzheimer-Typ 67ff.
 − Systeme, 5-HT 69
Monoaminooxidase (MAO) 72
Morbidität, Multimorbidität alter Patient 231ff.
Morbus Alzheimer (s. auch DAT) 119
Motivation, niedergelassener nichtpsychiatrischer Arzt 319
Multiinfarktdemenz 96
Multimedikation 233
 − alter Patient 231ff.
Multimorbidität, alter Patient 231ff.
Multivitaminpräparat 238
Mutterkornalakloide 96

N-Methyl-D-Aspartat (NMDA) 89
Naftidrofuryl 43
Nahrungsmittel 17
Nervenarzt, Schicksalsgefährte seiner Patienten 278
neuentwickeltes Arzneimittel zur Behandlung von Hirnleistungsstörungen 316
Neuerkrankungen 10
Neuritenwachstum 55
neuritische Plaques 92
neurochemische Untersuchungen 80
neurodegenerative Prozesse 56
neuroendokrine Störungen 73
Neurofibrillenknäuel 27
Neuroleptika 232
Neuronen

 − kultivierte 39
 − zerebrale 98
Neuroprotektion
 − durch Adenosinagonisten 42
 − durch Kalziumantagonisten 39
 − Nachweis 38
 − durch NMDA-Antagonisten 40
 − durch Pharmaka 37ff.
 − durch Radikalfänger 43
neuropsychologische Bewertung 127
neurotische Erkrankungen, Häufigkeit 305
Neurotoxizität 89
Neurotransmitter
 − Störungen 67
 − Synthese, Demenz vom Alzheimer-Typ 87ff.
 − Systeme
 − − im Gehirn, regional meßbare 281
 − − monoaminerge, Demenz vom Alzheimer-Typ 67ff.
nichtkognitive Symptome 182
Nikotingenuß 23
Nimodipin 39, 96
NINCDS (National Institute of Neurological and Communicative Disorders and Stroke)
 − NINCDS-ADRDA-Kriterien 183
NMDA (N-Methyl-D-aspartat) 40, 55, 89
 − Antagonisten 40
 − Rezeptoren 52
 − − postsynaptische 98
Nootropika 48, 141ff., 232, 288, 326
 − CGI 210ff.
 − Gesamtbehandlungsplan 238
 − Indikationsgebiete 148, 149, 152
 − Nootropikakonzept in der Pharmakotherapie 139ff.
 − Placebo-Verum-Differenzen 147, 150
 − Prüfung 147ff.
 − − Problematik 149, 150
 − − Richtlinien 147, 148
 − − Therapieerfolgsmessung 150, 153ff.
 − − Zielvariable 152
 − Verordnung 328
 − − Dauer 328
 − − Häufigkeit 328
 − − Kosten 328
 − Verträglichkeit 149
 − Wirksamkeitsnachweis 147ff.
Noradrenalin 71
 − AD/SAT-System 71
Nucleus caudatus 71
Nukleotide, zyklische 97
Nutzen der medikamentösen Therapie, ökonomischer 323

O_2-Mechanismus und Glukose 76
O_2-Radikale, freie 76
O_2-Spannung 97
O_2-Verbrauch 90
Ökonomie eines Tests 200
ökonomischer Nutzen, medikamentöse Therapie 323
ophthalmologische Erkrankungen 231, 232
OPS (organisches Psychosyndrom) 287
– leichtes 288
– mittelgradiges 288
organisches Psychosyndrom (s. OPS)
Orientierungsstörung 184
Osmotherapie 159
Oxidationsäquivalenten 88

PAF (plättchenaktivierender Faktor) 43
– Antagonisten 43
Papaverin 96
Parkinson-ähnliche Symptomatik 73
Patch-clamp-Methode 53
patientenbezogene Kontrollmechanismen 283
Patientensubgruppen 291
PDHc (Pyruvatdehydrogenase komplex) 80, 81
– Aktivität 81
Pedigree-Studie 13
Pensionierung und Berentung, Altersgrenze 22
Pentazocin 41
Pentoxifyllin 97
penultimativer Lebenswillen 283
Personal, Selbstkonfrontation, Trainingsbestandteil 266
PET (Positronenemissionstomographie) 77, 127
– Demenz vom Alzheimer-Typ 78
– FDG-PET 79, 80, 82
– Geräte 79
– Untersuchung 80
PFK (Phosphofruktokinase) 80
– Aktivität 81, 82
Pflege
– und Altenheime 8, 134
– – Demenzpatient 241ff.
– – mit erhöhter Pflege 265
– Bedürftigkeit 323
– Belastung 254, 255
– Kosten im Pflegebereich, Hirnleistungsstörungen 321
– Personal
– – Interaktionsmuster, Pflegepersonal/ Heimbewohner 263, 264
– – Trainingsprogramm 263ff.

Pharmaka, Neuroprotektion durch 37ff.
pharmakoepidemiologische Befunde 231
pharmakokinetische Interaktionen 165ff.
Pharmakotherapie
– Nootropikakonzept 139ff.
– rationale 49
Phencyclidin 41
Phencyclidinbindungsstelle 41
Phenothiazine 41
Phosphatidylcholin 92
Phosphodiesterase, spezifische 97
Phosphofruktokinase (PFK) 80, 87
Phospholipasen 92
– Phospholipase C 37
Phosphorylierung 53
physische und psychische Funktionsverluste 304
Piracetam 326
Placebo-Verum-Differenzen, Nootropika 147, 150
placebokontrollierte Doppelblind-Studie, Vinpocetin 299
Plaques, neuritische 92
Plastizität 55, 263
plättchenaktivierender Faktor (PAF) 43
pluralistische Gesellschaft 271
Poesietherapie 22
Politik und Gesellschaft, Reaktion 19
Positronenemissionstomographie (PET) 77, 127
postsynaptische NMDA-Rezeptoren 98
Prävalenz 6ff.
– Raten 6
– Unterschiede 6
Praxis, Demenzpatient 241ff.
Profilanalyse, SKT 225
Progredienzhemmung 316
Progression 303
Protease 52, 92
Proteolyse 91
proteolytische Aktivität 53
Prüfpläne 211
Pseudodemenz, depressive 182
Psychiater, Schicksalsgefährte seiner Patienten 278
Psychiatrie
– Alterspsychiatrie 278
– Ethik und Psychiatrie 278
– gemeindenahe 248
– psychiatrische Abteilungen, Allgemeinkrankenhäuser 244
psychische und physische Funktionsverluste 304
psychischer Apparat 303
Psychoanalyse 305

psychoanalytische
- Entwicklungspsychologie 302
- Gruppenpsychotherapie 305
- Psychotherapie bei Älteren 305
- - niederfrequente Psychotherapie 305
psychoanalytischer Zugang, Altern 302ff.
psychologische und klinische Skalen 210
psychologische Tests 198
Psychomotorik 182
Psychopathologie 113ff.
- psychopathologische
- - Begleiterscheinung der Demenz, Evaluation 177
- - Syndrome bei Demenz, differenzierte Erfassung 182ff.
Psychopharmaka 232, 281
psychosomatische Agitiertheit 188
psychosoziale Aufgaben 302
Psychosyndrom
- hirnorganisches (s. HOPS) 147, 151ff., 185, 317, 318
- organisches (s. OPS) 287
Psychotherapie 134, 246
- psychoanalytische, bei Älteren 305
psychotrope Pharmaka 232
pyritinolhaltiges Encephabol 326
Pyruvatdehydrogenase 88
- komplex (PDHc) 80, 81
Pyruvinkinase 87

quality of life (s. auch Lebensqualität) 324
Quin-2-Färbung 53
Quisqualat 40
- Antagonisten 42
- Rezeptor 89

Raphekerne 71
Rauchen 23
rCBF (regional cerebral blood flow) 123
Reaktion von Politik und Gesellschaft 19
reaktive Erkrankungen, Häufigkeit 305
Rechte älterer Menschen 271ff.
Rechtsvertreter 283
Regression 303
- pathologische 304
regressionsfördernde Maßnahmen 304
regressionsvermeidende Maßnahmen 304
Relativismus 275
- ethischer 271–273
Relevanz, klinische, SKT 215, 216, 226
Relevanz-Signifikations-Plot 226
resignative Haltung/Resignation 130, 318
Rheuma 12
Risikofaktoren 10
Roboranzien 233

ROCC (rezeptorgesteuerte Ca^{2+}-Kanäle) 37
Rollenkonflikt des Geriaters 271
Rückbildungsalter 130

Sauerstoff- und Glukosemetabolismus, Demenz vom Alzheimer-Typ 76ff.
Scale of Functional Capacity 189
Schädel-Hirn-Trauma 12
Schuldverpflichtungen 313
Schwächezustände und Alterskrankheiten, Kommission 210
Schweregrad-(Stadien)-Bestimmung 177
Scopolamin 145
Screening, Demenzscreening 176
SDAT (senile Demenz des Alzheimer-Typs) 96, 183
Sedativa 232
Selbständigkeit
- in Institutionen 263ff.
- selbständiges Verhalten 263
Selbstbeurteilungsverfahren 201
senile Demenzen 45
Seniorenresidenzen 20
Serotonin (5-Hydroxytyramin) 43
- Serotonin-sensitive Imipraminbindung 69
Sexualität 22
Signifikanz 216
Singlephotonemissionstomographie (SPECT) 77, 82, 127
Sinnhaftigkeit 135
Skala
- ADL- 250
- Befindlichkeitsskala 288
- Erlanger Depressionsskala (EDS) 288
- EWL-Skalen 262
- FAST– 193
- GDS (globale Verschlechterungs-Skala) 178, 189
- klinische und psychologische 210
- Scale of Functional Capacity 189
- SKT (Kurztest zur Erfassung von Gedächtnis- und Aufmerksamkeitsstörungen) 180, 198ff., 215, 250, 299
- Akzeptanz 202
- Ergebnisse aus klinischen Studien 204ff.
- Formen (Testmaterial) 206
- Gesamtscore 217
- Gütekriterien 202, 207
- klinische Relevanz 215, 216
- Profilanalyse 225
- Verteilung der SKT-Differenz im Verlauf 221

SMOC (second messenger-operated Ca^{2+} channels) 55
Solidarität 273
– Argumente 275
soziale
– Bedeutung 134
– Demenz 18
– – medizinische Konsequenzen 20
– Isolation 134
sozialer Ausgliederungsprozeß 20
soziales Netz 307
sozialmedizinische Kriterien 16ff.
Sozialparter/alter Mensch, Interaktionen 263
soziale Faktoren 133
SPECT (Singlephotonemissionstomographie) 77, 82, 127
Sport im Alter 21
Sporttherapie 260
Sprechfähigkeit 21, 22
Sprechtherapie 22
stationäre Behandlung, Hirnleistungsstörungen, Kosten 321
Sterberisiko 9
Stimulus-Freisetzungs-Kopplung 47
Stirn-Hirn-Syndrom vom Nicht-Alzheimer-Typ 124
Stoffwechselaktivatoren 97
Streß, zellulärer 92
Studien
– Beobachtungsstudien 263
– Fall-Kontroll-Studie 12
– Feldstudien 6
– Interventionsstudie 264
– Pedigree-Studie 13
– placebokontrollierte Doppelblind-Studie, Vinpocetin 299
– testpsychologische Untersuchung 4
– Vinpocetin-Einjahresstudie 286ff.
– Zwillingsstudien 13
Subsyndrome 187
Succinatdehydrogenase 88
Symptome, nichtkognitive 182
synaptische Transmission, zerebrale, Aktivierung 47
Syndrome
– Down-Syndrom 13
– Stirn-Hirn-Syndrom vom Nicht-Alzheimer-Typ 124
– Subsyndrome 187
Tanztherapie 22
Tauschgerechtigkeit 273, 274, 276, 277
– Vernachlässigung 274
Terminie, Hirnleistungsstörungen im Alter 317

Testinstrumente 199, 202, 206
testpsychologische Untersuchung 4
Tests/Testverfahren 198–200
– Beobachtungsstudien 263
– Hirnleistungstest 250
– Kurztest zur Erfassung von Gedächtnis- und Aufmerksamkeitsstörungen (s. SKT) 180, 198ff., 215, 250, 299
– Mann-Whitney-U-Test 215
– Mini-Mental State-Test 238
– psychologische, bei Alterspatienten 198, 199
– – Leistungstests 200, 201, 203
– – multiple 211
– – Ökonomie eines Tests 200
– – Testinstrumente 199, 202, 206
– – Testverfahren 198–200
Theatertherapie 22
therapeutische Wirksamkeit und Verträglichkeit, Vinpocetin 287, 295, 299
Therapie (s. auch Behandlung) 236
– Empfehlungen pro Einzelerkrankung 237
– Erfolg in der Praxis 249ff.
– Erfolgsmessung, Nootropika 150, 153ff.
– Gesamtbehandlungsplan, Nootropika 238
– Intervention zur Hinauszögerung von Pflegejahren 324
– Kurz- oder Fokaltherapie 305
– medikamentöse 316ff.
– mehrdimensionale 236
– Sporttherapie 260
– Therapieformen bei Demenzen 22
– zerebrovaskulärer Insult, akuter 158ff.
– Ziele 250
Thrombozyten 73
Thyroiderkrankungen 12
Tod 133
TPH (Tryptophanhydroxylase) 69
Tradition 133
Training 265
– im Alter 21
– – geistiges 21
– Selbstkonfrontation des Personals 266
Trainingsprogramm 265–267
– Evaluation 266
– Pflegepersonal 263ff.
Tranquilizer 232
Transmitterfreisetzung und Altern 45ff.
Trauer 313
Trauerprozess 303
Tryptophanhydroxylase (TPH) 69
Tryptophankonzentration 71

U-Form 229
U-Test, Mann-Whitney 215
UAW (unerwünschte Arzneimittelwirkungen) 235
– Risiko 235
Überlebenszeiten 9
Überlieferung 133
Umweltbedingungen 263, 264
unerwünschte Arzneimittelwirkungen (UAW) 235
Unselbständigkeit 263–265
Untersuchungsdokumentation, standardisierte 282
Untersuchungsverfahren 152
Ursachenforschung, epidemiologische 12

Variabilität 263
– des Alterns 265
Vasodilatation 96
Vasodilatatoren 96
Vergeßlichkeit 238
Vergleichsuntersuchungen 282
Verhalten
– Beobachtung durch Angehörige 254
– Grundlagen der Verhaltensmodifikation 265, 266
– selbständiges 263
– Verhaltensplastizität 263
Verluste 303
– an physischen und psychischen Funktionen 304
Vermächtnis
– transgenerationelles 310
– und unsichtbare Bindungen 309
Verordnungsbeispiele bei diagnostizierter Demenz 329
Verordnungstyp 234, 235
Verschlechterungs-Skala, globale (GDS) 178, 189
Verschreibungsdaten für 2 Jahre 330–333
Versorgungspraxis dementer Patienten 243
Versuche am Menschen
– klinische 280
– medikamentöse 281
Verteilung, differentialdiagnostische 8
Verträglichkeit, Nootropika 149
Verwirrtheit, Heime für Altersverwirrte 245
Video 265, 266
Vincamin 232
Vinka-alkaloide 96

Vinpocetin 48, 97, 160, 165
– antiprogrediente Effekte 286
– Einjahresstudie 286ff.
– indirekter Adenosin-Agonist 287
– Langzeittherapie 215ff., 293
– placebokontrollierte Doppelblind-Studie 299
– therapeutische Wirksamkeit und Verträglichkeit 287, 295, 299
– vollsynthetisches Eburnamenin-Derivat 287
Viruserkrankungen 12
Vitamin-B_{12}-Mangel 73
Vitaminpräparate 233
Vitaminversorgung 17
volkswirtschaftliche Bedeutung der Demenz 319
Vollendung 136
Vorderhirnischämie
– fokale 39
– globale 38
VSCC (spannungsabhängige Ca^{2+}-Kanäle) 37
vulnerable Forschungssubjekte 280

Wahrnehmung 182
Warfarin 165, 169
weiße Hirnsubstanz 67
Weisheit 133
Wirksamkeitsbeurteilung 210, 211, 213
Wirtschaftslichkeitsanalyse, neues Medikament 316
Wissenschaft (s. auch Forschung) 280
– Bereitschaft zur Teilnahme 283
Würde 134
Wüstenrennmaus 98

Zelltod 51
zellulärer Streß 92
zerebrale
– Ischämie 98
– Neuronen 98
– synaptische Transmission, Aktivierung 47
zerebraler Glukosestoffwechsel, Demenz vom Alzheimer-Typ 89
zerebrovaskulärer Insult, akuter, Therapiemaßnahmen 158ff.
Zitronensäurezyklus 88
Zn^{2+}-Bindungsstelle 41
Zukunft 135
Zwiespältigkeit 132
Zwillingsstudien 13
Zytosol 51

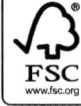

MIX
Papier aus verantwortungsvollen Quellen
Paper from responsible sources
FSC® C105338

If you have any concerns about our products,
you can contact us on
ProductSafety@springernature.com

In case Publisher is established outside the EU,
the EU authorized representative is:
Springer Nature Customer Service Center GmbH
Europaplatz 3, 69115 Heidelberg, Germany

Printed by Libri Plureos GmbH
in Hamburg, Germany